JN223324

Home Healthcare Nursing

在宅看護学講座

スーディ神崎和代 編 Kazuyo Kanzaki-Sooudi

第2版

ナカニシヤ出版

はじめに

　2018 年には，介護報酬，障害福祉サービス，診療報酬など在宅看護のあり方に影響する大きな改定が複数ありました。医療と日常生活を支える介護サービスを一体化した介護医療院も新たに導入されました。地域包括ケアシステム始動時からの在宅・地域で療養・看取りができる体制を整備するようにとの国策がさらに強化されたかたちになりました。在宅看護が担う役割の重要性が改めて示された改定と言えます。

　人々の「可能な限り自分の生活の場で療養をしたい」という古から変わらぬ願いに加えて，人口動態の変化や社会的・政策的要因により在宅看護の必要性はますます高まっています。在宅看護（訪問看護）に係る看護師数の増加に貢献する役割もさることながら，加えて，専門性の高い在宅看護師の育成は在宅看護教育に携わる者の担うべき役目のひとつであると考えます。

　本書では 2018 年の制度改定をはじめ在宅看護に関連する最新情報や知見（意思決定支援，ICT を用いた在宅看護など）を新たに加えました。在宅看護を学ぶ学生や新人在宅看護師（訪問看護師）*の諸氏のみならず，急性期病院の看護職の方々にも活用していただき，患者さんを地域（在宅）へ効果的につなぐために役立てていただくことも意識して執筆しています。特段の注意を要する語や意味の補足を要する術語などは欄外に一口メモとして説明を加えています。

　在宅看護は療養者の生活の場において 1 対 1 で療養者と家族に向き合い，看護を提供します。療養者と家族の文化（思考法，コミュニケーション法，生活上の行動様式・行儀作法など）を理解し，尊重することは在宅看護の出発点となります。本書では個々の対象者を異なる文化を持って暮らす個性のある人と定義して，「異文化アセスメント」の手法も紹介しています。加えて，「その人を中心に据えたパーソン・センタードの考え方」については，従来の認知症の人だけに適用する考え方として捉えるだけではなく，すべての在宅療養者に対してその人を中心に看護活動をするという，文字どおりパーソン・センタードの考え方として適用すべきであるとの姿勢で解説しています。

　真の意味での在宅看護学論を構築するには揺るぎのない論拠を導き出す研究と時間が必要ですが，そこに至るまでの基礎看護教育としての在宅看護学の学びに本書を活用していただければ幸いです。

　執筆者一同，誠心誠意努めましたが，改善が必要な点などについてご意見を賜りますれば，さらなる学びの糧とさせていただきます。また，できるだけ多くの学生や看護師の方々が購入しやすい価格に留めるために，カラー印刷を適用しておりませんことを申し添えます。

2019 年 9 月末日

スーディ神崎 和代

＊日本では在宅看護制度が整備途上であるために在宅看護と訪問看護が同義で用いられている。本来は，訪問看護活動は在宅看護に包括された在宅看護活動の一部である。

目　　次

第Ⅰ部　在宅看護学とは何か

第1章
在宅看護の歴史

スーディ神崎和代

1 はじめに

　どの国の歴史を見ても，家族が病んでケアが必要な時には家族が看病をするというケアの原点から出発しているのが分かるだろう。アジアの国々や中南米の多くの国では現在でも家族がケアの中心を担っていることが多い。しかし，近年，欧米では入院日数を減らして医療コストを軽減するために地域でのケアを促進するという政策的・経済的な事情で，早期に在宅ケア（本書では包括的に医療，看護，介護などを指す）への移行が図られてきた。それに伴い，かつては想像できなかったような在宅用の高度な医療機器が開発されてきた。また，高度な看護技術をもつ専門看護師（CNS：Certified Nurse Specialist）育成などに伴い，在宅看護は在宅ケアの中でも重要な位置を占めるようになっている。米国ではナース・プラクティショナー（NP：Nurse Practitioner）が在宅看護の分野でも活躍をしている。日本では世界で初めてと言ってもいい超高齢社会を迎え，また，少子化を背景に急速に在宅ケアのニーズが高まり，2000年の介護保険の整備，それに伴い，ケアマネジャーの育成，訪問看護事業所の整備などが行われてきた。しかし，政策的・経済的事情があったとしても，基本的に，人は自分がホーム（わが家）であると感じている所でケアを受けたいと願っている。厚生労働省の終末医療に関する調査によると63.3%の人が自宅で療養することを願っていると答えており（厚生労働省，2008），別の同様の調査では80%以上の人が自宅で過ごしたいと答えている（財団法人日本ホスピス・緩和ケア研究振興財団，2008）。個人がケアを受ける場の選択肢が増え，介護保険の整備などで個人の希望に沿いやすくなったと言える。

　在宅看護の対象者は高齢者だけではなく，すべての年齢層の諸疾患や健康課題をカバーするのはもちろんである。またそれは通常は単独で療養者宅を訪問し，看護サービスを提供するという大変ユニークな領域である。したがって，療養者を生活者として全人間的（holistic）に捉える姿勢や確かな看護技術と判断力などが必須となる。

ナース・プラクティショナー（NP）
米国においては全50州がNPによる医療行為を認めている。医師の補助に加えて初期症状の診断，処方，投薬などを行うことができる。しかし，外科手術を行うことは許されていない。救急室のゲート・キーパー的役割や医師不在の過疎地域での活躍も多い。

2 世界の在宅看護の歴史

　日本の看護の歴史は派出看護や巡回看護という形で在宅看護から始まったと言っても過言ではない。そして，その歴史は150年前にさかのぼる。在宅看護が基礎教育として看護教育に組み込まれたのが1997年（平成9年）であり，2008年（平成20年）から統合分野に入れられたところであり，看護教育の視点から考えると新しい看護領域であるが，在宅看護実践の歴史ははるかに長い。本章ではイギリスおよびアメリカ合衆国を中心に世界の在宅看護の歴史をたどり，その影響

を大きく受けて発展してきた日本の在宅看護の歴史を振り返る。「故きを温ねて新しきを知る」ことでこれからの在宅看護のあり方や在宅看護教育の方針を考える出発点となることを願っている。

（1）イギリス

多くの国の在宅看護の歴史がそうであったように，イギリスの在宅看護の歴史も経済力や社会的な力をもった主要人物が必要を感じて，まずは訪問看護という形で在宅看護を始める機会をつくった。イギリスの在宅看護の歴史はリバプール在住の裕福な商人でもあり慈善家でもあったウィリアム・ラスボーン（William Rothborn）が，1859 年（安政 6 年）に病気の妻のために自宅にナイチンゲール看護師養成所の卒業生であった看護師を招いて看護サービス提供を依頼したのが始まりであったとされる。その経験から在宅看護の重要性を認識したラスボーンが看護学校をリバプールに創立したのは 1860 年（万延 1 年）であった。この時に生まれたのが「地区看護（District Nursing）」の考え方で，地区看護師（District Nurse）は現在でもこの名称で活動している。地区看護師はある一定の地域で病院以外の環境（一般的には在宅）で看護を提供し，在宅看護師としての役割を果たしている。このように在宅看護の基礎を構築した業績によりラスボーンはイギリスの公衆衛生看護の創始者と評価されている人物である。

1889 年（明治 22 年）には訪問看護の全国的組織がつくられ，この仕組みや考え方は同時期に多くのイギリス人が移民として移り住み，関係の深かったアメリカ合衆国やオーストラリアなどへも広がった。イギリスは 1948 年（昭和 23 年）には病院における医療，地域医療，家庭医（GP：General Practitioner）を統合して NHS（National Health Service）制度をつくり，在宅看護師はその中のプライマリ・ケア・トラスト（Primary Care Trust），つまり一次的ケア提供者として位置づけられた。NHS は全国民に医療サービスを提供しており，大部分のサービスが近年まで無料で提供されてきた。記録によると，当時在宅看護に携わっていた看護師数は 7,758 人であり，NHS のもとに各地方におかれた地方自治体保健局（LHA：Local Health Authority）に直接雇用されていた在宅看護師は 6 割以上であった。しかし，NHS は幾多の変遷を経て 1990 年代に組織改革の必要に迫られて大幅な制度改革が実施された。

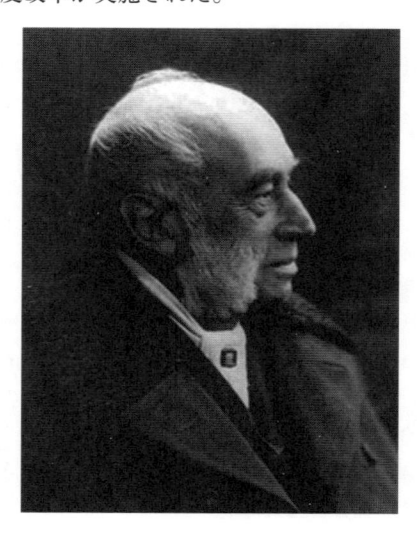

図 1-1　ウィリアム・ラスボーン（出典：*One hundred and fifty years of District Nursing.*）

　現在，イギリスの在宅ホスピスの拠点は約 340 か所で年間約 4 万人の新たなホスピス療養者を受け入れている。療養者を在宅ヘルスケアへ結び付けるのに家庭医の果たす役割は大きい。

　現在ではディストリクトナースと呼ばれる在宅看護師として働くには看護教育を終了してから少なくとも 2 年の実践経験が必要である。

　参考に地区看護師（ディストリクトナース）募集案内に示されている主な業務内容を下記に示す。

- ・家庭医（GP：General Practitioner）や病院からの依頼を受けての看護活動
- ・療養者の健康状態のアセスメント・看護計画の立案・健康状態の管理
- ・療養者とその家族への精神的な支援，および基本的なケア技術の教育
- ・療養者の家族，主介護者，他の専門職者との連携構築
- ・服薬や治療についての説明，および服薬方法の指導
- ・社会的な課題がある場合，アセスメントを実施して適切な専門職者や社会資源との連携支援
- ・血圧測定，与薬，注射・点滴，褥瘡ケア，検体採集などの基本的な看護活動
- ・他職種との密な連携構築
- ・病状の進行状態を観察し，治療方針と照らし合わせてのアセスメント
- ・必要に応じて介護専門者（Health Care Assistants）の導入などの指示
- ・療養者の状況と希望により配食サービスや集中在宅ケアの手配，などである。

　王立看護大学（Royal College of Nursing）が発行した「地区看護における変化と挑戦」と題した文献には地区看護師としての重要項目が挙げられているので，主な項目を下記に参考として述べる。

- ・最新の研究に基づいた安全でかつ臨床的に効果的な看護実践を行う
- ・療養者のニーズを明確に把握し，ニーズに応えるべく必要な技術を修得しておく
- ・地域在住高齢者数や地域療養者の慢性疾患の状況など地域の実情をつねに把握して，社会資源へ連結させるネットワークを構築する
- ・他専門職（multi-disciplinary）との連携を通して療養者のニーズに応える
- ・新しい療養者の紹介があった場合，緊急なケースであれば 4 時間以内に，それ以外のケースでは 24 時間以内に療養者と連絡を取る
- ・地区看護を実践するにあたり他職種，あるいは地区看護協会との連携は必須であり，それらの連携を効果的に推進するにはコミュニケーション技術は重要である
- ・地区看護師を目指す学生の指導は大切な役割である[1]
- ・卒後，最低 5 日間の継続学習の機会が必要である，などである。

（2）アメリカ合衆国

　イギリスと同様にアメリカ合衆国（以下，アメリカ）でも在宅看護は宗教団体や慈善団体などのボランティア活動から出発している。1813 年（文化 10 年），サウスカロライナ州の都市チャールストン市在住のサラ・ルーサー（Sarah

サウスカロライナ州
サウスカロライナ州はアメリカ南東部に位置し，1776 年（安永 5 年）に英国から独立をしてアメリカ合衆国を最初に築いた 13 州の 1 つである。アメリカ合衆国の国旗の 13 本の線はそれらの 13 州を表している。ちなみにアメリカ国旗の星は 50 の州を表している。

---

1) 1981-2001 年までに地区看護師として働いていた看護師は学生の指導者として認定されているが，それ以降に地区看護師になった者は指導者として必要な 3 レベルに及ぶ指導者コースである mentorship course を習得する必要がある。

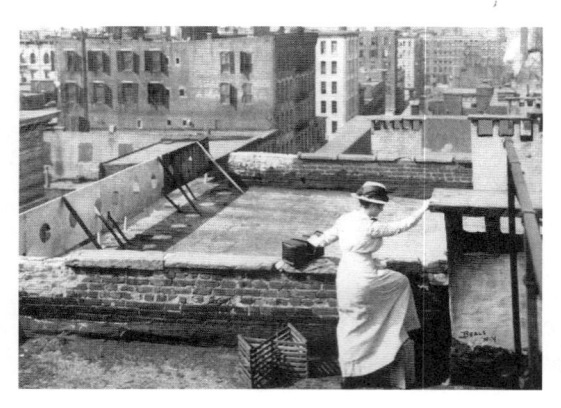

図 1-2　リリアン・ワールド：ニューヨーク市内で
療養者宅を訪問（出典：jewishmag.com）

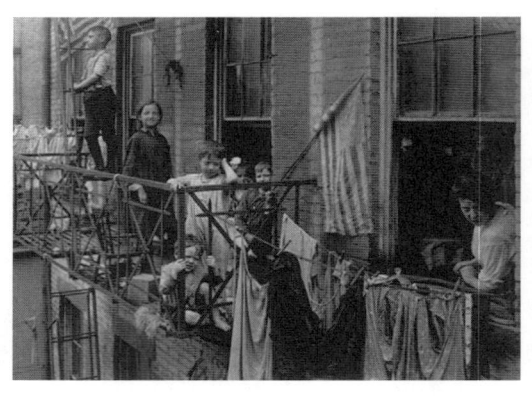

図 1-3　リリアン・ワールドは貧しい移民の療養者
宅を訪問中（出典：workingnurse.com）

Ruther）が 2 人の娘と姉妹と共に貧困かつ病む人を対象にヘルス・ケアを慈善事業として提供し始めたのが在宅看護のアメリカでのルーツであると言われている（Charleston Ladies Benevolent Society）。しかし，実際に在宅ケアの専門教育を受けた看護師が自宅を訪問し，看護を提供したのは 1877 年（明治 10 年）に設立されたニューヨーク市ミッション（キリスト教会）であった。その後，訪問看護協会は各地に設立され 1890 年（明治 23 年）には 21 か所に事業所が開かれていた。

　ドイツ系ユダヤ人の両親のもとに生まれたリリアン・ワールド（Lillian Wald：1867-1940）は専門職としての訪問看護の基礎を構築した人物として知られている。また，彼女は公立学校での看護教育や保険に加入している被保険者に訪問看護を提供するシステムを整備したことでも知られる。1891 年（明治 24 年）に看護教育を修了したワールドはさらに研究科レベルで学び，徐々に看護活動の範囲と訪問看護師数を増やす地道な基礎づくりを行った。1893 年（明治 26 年）に最初の事業所を開設した後，1911 年（明治 44 年）には 55 名の訪問看護師で年間 17,500 回の訪問をしたと言われる。1913 年（大正 2 年）にはニューヨーク市内のヘンリー通り（ここを 40 年間の訪問看護の拠点とした）を活動拠点とし，92 名のスタッフと共に幅広い活動をした。たとえば，病気のために学校を欠席する生徒がいると自ら学校へ出向いて訪問看護を提供するという体制を整備し，これは後に創立されたニューヨーク市保健局の基礎となった。もう 1 つの彼女の大きな功績は 1903 年（明治 36 年）に大手保険会社のメトロポリタン社（Metropolitan Life Insurance Company）を説得し，訪問看護のサービスを保険商品として被保険者へ提供することに成功した。これによって一度に多額の支払いを余儀なくされる状況から，訪問看護サービスを経済的，かつ計画的に受けることを可能にするシステムにした。

　しかし，アメリカを襲った世界大恐慌の波（1929 年（昭和 4 年）以降）は訪問看護事業にも影響を及ぼし，財源不足のために多くの事業所が閉鎖に追い込まれた。1940 年代には慢性疾患患者があふれ，訪問看護が改めて見直されるようになった。1965 年（昭和 40 年）にメディケア（Medicare：基本的には 65 歳以上の国民を対象とした老齢者医療保険制度で，65 歳以下でも末期の腎疾患などの特別な障がいがある者を対象とする）が連邦政府により制定されるまで多くの訪問看護事業所は寄付と公的財源を中心に運営されていた。先述のワールドが最初の訪問看護事業所を開設してから 90 年後の 1983 年（昭和 58 年）に最初のア

メリカ合衆国訪問看護協会（VNAA：Visiting Nurse Associations of America）が設立された。

　在宅ヘルスケア（看護を含む）は地域で生活する人が可能な限り健康を維持し，機能を回復し，安楽を得られるようにサービスおよび教育を提供する分野である，と定義され，在宅看護の第一人者の一人であるウィドマーは在宅ケアを成功させる鍵は看護，介護，医療などあらゆる諸職種と地域の社会資源を連携させることであると指摘している（Widmer, 2002）。在宅ヘルスケアの増加に伴い，在宅ヘルスケアに充当したメディケア予算も増大し，1990 年（平成 2 年）には 39 億米ドルであった在宅ヘルスケア経費が 1996 年（平成 8 年）には 173 億米ドルとわずか 6 年間で 4 倍以上に増加した。また，メディケアが制定されてからの 28 年間でメディケア認定の在宅ヘルスケア事業所は 429％ にも増加した（Grindel-Waggoner, 1999）。その後，財源と経費を 1997 年（平成 9 年）の BBA（Balance Budget Act）や 1998 年（平成 10 年）の IPS（Interim Payment System）などで調整を図りながら進んできた経緯がある。

　1980 年代にマネージド・ケアが始まり，質の良いヘルスサービスを経済的に療養者へ提供するとことが強調されるようになった。このマネージド・ケアの視点から在宅ヘルスケアは歓迎され，小さな事業所は合併や提携をしてそのサービス提供力を強化してきた。現在，在宅ヘルスケアは単に病む療養者へ看護を提供するだけではなく，理学療法士などとのチーム・ヘルスケア・アプローチで健康増進，リハビリテーションなど幅広いサービスを提供している。また，急性期で用いる医療器具はベンチレーター，セントラルラインなども含め在宅でも使用可能になっている。ICT（Information & Communication Technology）を活用した遠隔テレメトリー（long-distance telemetry）なども用いられ，急性期病院との壁はほぼ消失しつつあり，まさしく継続ケア（continuum of care）の重要な一翼を在宅ヘルスケアが担っていると言える。

　1996 年（平成 8 年）の全米調査では在宅ヘルスケアを受けている人の半分以上が女性で，72％ は 65 歳以上の高齢者であった。また，ホスピス療養者の 78％ は 65 歳以上の高齢者であった。1 人の療養者は平均 3 つの疾患を患っており，循環器系，呼吸器系，外傷・毒物，2 型糖尿病の順であった（NCHS：National Center for Health Statistics, 1996）。2004 年（平成 16 年）に実施された同調査では 65 歳以上が 70％ を占め，療養者の半分以上が女性であり，約 130 万人が在宅でヘルスケアを受けていた（NCHS, 2004）。2007 年（平成 19 年）時点では全国に 14,500 か所の在宅ヘルスケア事業所があり，内 25％ はホスピスケアを提供していた（これらの事業所数には家事援助などの在宅介護のみを扱う事業所は含まれていない）。2007 年（平成 19 年）には在宅ヘルスケアを受けている人は増加し 146 万人となったが，高齢療養者の占める割合の変化は少なく，69％ であり，うち女性が 69％ であった。事業所単位で見てみるとホスピス療養者以外の療養者のみを対象としている事業所は平均で 109 名で，ホスピス療養者もその他の療養者も対象としている事業所では平均 178 名の療養者に在宅ヘルスケアを提供していた。在宅ヘルスケアへの依頼の 70-97％ は病院や家庭医を含む一般のクリニックの医師が来ている。ホスピスのみを対象としているか否かで多少異なるが事業所の収入源の約 60％ はメディケア，20％ がメディケイド，他は民間保険などである。中にはまったく支払不能なケースもある（NCHS, 2007）。

　同調査によると在宅ヘルスケアを受けている人の 27％ は少なくともアドバンス・ダイレクティブ（advance directive：事前に希望する治療方法や選択などに

マネージド・ケア（managed care）
マネージド・ケアとは多様な手段を用いてヘルスケアの質を低下させずに関連コストを可能な限り抑制して，ケアサービスを提供する手法を表すのに用いられる用語であり，1980 年代初めに米国で高騰する医療費を抑えるために生まれた手法である。質とコストのバランスの維持は非常に難しく，コスト節減に力が注がれて質の担保ができていないなどの批判の対象になった経緯がある。

医療事前指示書（アドバンス・ダイレクティブ：advance directives）
個人の判断能力や思考力に問題がない時から，生命の回復が困難な状況になり，かつ医療的処置について判断する能力がない状況になった時のために，医療的処置等について事前に文書で自分の意思を示しておくことを指す。advance medical directives, advance care directives などとも呼ぶ。米国の事前指示書の歴史は 1960 年代にさかのぼり，現在ではネットから様式がダウンロード可能になっている。患者の意思は法律的にもサポートされる仕組みになっている。内容は具体的に，人工呼吸器の使用，CPR，経管栄養等について示される（スーディ神崎他, 2016）。

ついて指示を正式に行い，医療機関や医師へ示しておく。このことを第三者へ委ねる場合は power of attorney と呼ばれる書類を作成し，その第三者に医療的決断を委ねる）を準備し，また在宅ヘルスケアを受けている 65 歳以上の人は若年者に比べて 2 倍の割合でアドバンス・ダイレクティブを準備している（高齢者は34%）（NCHS, 2007）。同調査によると白人療養者（32%）の方が黒人療養者（13%）よりもアドバンス・ダイレクティブを準備している。アドバンス・ダイレクティブは健康で意識も明瞭な時に一般的に弁護士に依頼して作成することが多く，結婚をした時，第一子が生まれた時，ひとり暮らしになった時など人生で大きな節目に準備をする場合が多い。2007 年（平成 19 年）に在宅ホスピスの目的で病院から退院した療養者の 88% にアドバンス・ダイレクティブの用意があった。ホスピス療養者のアドバンス・ダイレクティブの内容の 80% が「CPR（Cardio Pulmonary Resuscitation：心肺蘇生）を望まない」であった。

アメリカでは日本で用いる「訪問介護」は一般的にホームケア（home care）と呼び，看護師や理学療法士などの免許を有した専門職が在宅ケアに関わる場合はホームヘルスケア（home health care）と区別する。ビジティング・ナース（visiting nurse）という表現も用いるが，他の専門職種と連携してケアを提供する「ホームヘルスケア」に在宅看護はあたり，在宅看護師は英語では「ホーム・ヘルスケア・ナース」と呼ぶ。ちなみに VNAA の正式学会学術誌（The Journal for the home care and hospice professional）での名称は「Home Healthcare Nurse」である。

アメリカは広大な土地とそれぞれにユニークな歴史的背景をもつ 50 州により成り立っているので基本的には州ごとで独立した運営体制をとっている。したがって，全州がまったく同じ体制ではないが，基本的には在宅ヘルスケアは 24 時間体制で，チームアプローチをとっている。入院期間が短い（平均 4.6 日）（AHRQ, 2010）ので病院（退院調整担当），長期高齢者施設，在宅看護事業所などを連携して効果的にかつ経済的に患者の急性期病院からの移行に向けて調整を図る重要な役割をケース・マネジャーが担っている。ケース・マネジャーは，1980 年代初めに高騰化し続ける医療費を抑制するためにマネージド・ケアの考え方が生まれた時期と同時期に生まれた職種である。それまでの医療費の出来高払い方式から疾患別に保険の支払額を決定する方式，つまりマネージド・ケア・システム（managed care delivery systems）への変更と共に在宅看護も再認識されたという経緯がある。2000 年（平成 12 年）から開始された日本の介護保険の仕組みや 2003 年度（平成 15 年度）から病院で導入開始された包括支払い制度なども基本的にはマネージド・ケアの考え方から生まれた制度である。

これは日本の在宅看護の現場でも求められるが，他職種（multi-disciplinary）と連携をしつつ，単独で訪問し質の良いサービスをできるだけ経済的に提供するには次のような能力が特に必要となると，米国の在宅看護の専門家は強調している。すなわち，

・他職種との連携に際しての調整能力
・医師を含めて他職種への在宅ヘルスケアに関する教育
・急性期の病院では用いられない地域の社会資源の活用能力，などである。

（3）オーストラリア

オーストラリアはアメリカと同じ連邦制をとっており，6 州とノーザンテリトリーとキャンベラ特別地区の 2 準州からなっている（連邦政府は 1901 年に成立）。

イギリスからの移民を主に多く受け入れてきた多民族国家であり，20 世紀初めから老齢年金制度を設けたが給付対象は低所得者層のみであった。1984 年（昭和 59 年）にメディケア制度（アメリカのメディケア制度とは内容が異なり，全年齢層が対象である。カナダでもメディケア制度があるがこれもアメリカやオーストラリアの制度とも内容は多少異なるので注意が必要である）の導入が開始されて初めて国民皆保険が実現した。現在，基本的には病院は急性期・亜急性期の患者のみを受け入れ，退院後は地域や在宅での療養へ移行する仕組みになっている。アメリカと同様に家庭医（GP：General Practitioner）制度が確立しておりゲート・キーパーの役割を果たしている。

1985 年（昭和 60 年）に在宅・地域ケア法（HACC：Home and Community Care Act）が制定され，連邦政府の意向で在宅ケア重視への方針転換がなされ，以来，在宅・地域ケア法にオーストラリアの在宅ケアは支えられている。在宅・地域ケア法は虚弱高齢者や若年障がい者が地域や在宅で QOL の維持・向上を図りながら療養することを支援し，不適切な入院を避けることを意図した法である。したがって，在宅で介護をする人をも含めて総合的かつ包括的な支援を行うことを支援する法であるが，財源の 60％は連邦政府が，40％は州政府が負担している。また，1985 年（昭和 60 年）の在宅・地域ケア法制定と同時に GAT（Geriatric Assessment Team）と呼ばれる仕組みが創設された。GAT は高齢者の不適切な施設入居を避けるために事前にアセスメントを受けることを義務づけたものである。これは現在の高齢者ケア・アセスメント・チーム（ACAT：Aged Care Assessment Team）の前身にあたる仕組みである。ACAT の特徴は多職種により構成されたチームによる適切なアセスメント，包括的なケア計画を構築する点にあり，この仕組みにより不適切な施設への入居を避け，できるだけ長く地域や在宅での療養生活が可能になった。つまり，先述の在宅・地域ケア法と高齢者ケア・アセスメント・チームとが車の両輪のように機能して高齢者や若年障がい者の療養生活を保護していると言える。ちなみに 65 歳以下の在宅・地域ケア利用者は約 20％である。

在宅・地域ケアの利用希望者は電話で簡単にアクセスができ，利用者のニーズに合わせたケアサービスが受けられる仕組みになっている。運営は州単位で行われるためにサービス内容は州により異なる場合もあるが主に，

- 家事・介護サービス（レスパイトケアや手すりの取り付けなどの住宅改修も含む）
- 訪問看護
- 理学療法，作業療法，足病治療，言語療法，栄養指導などを含むリハビリテーション
- 配食サービス，地域の食堂などでの食事提供などの食事サービス
- 運動やアクティビティを中心としたデイ・サービス
- 医療機関での予約，送迎，安全の確保や電話での安否確認などの支援
- 若年障がい者の介護者である家族支援として一時的に介護を引き受けるサービス（日本の小規模多機能施設のショートステイに似ている），などがある。

訪問看護に関しては最低 2 時間／月が保証されていて，他のサービスについては最低 5 時間／月が保証されている。広大な国であるために全国統一のサービス基準などは未整備で，各地域で基準を定めている。また，先住民族が多く住んでいる地域では特にルーラル・ヘルスケア（僻地ヘルスケア）が活発であり，多額の財源の投入も行われている（11th National Rural Health Conference AU,

ゲート・キーパー（gate keeper）
本来は門番という意味で家庭医やかかりつけの医師のように全体的に病状をアセスし，適切な治療を行い，必要に応じて適切な専門医に紹介をする役割を果たす医師を指す。

ルーラル・ヘルスケア（僻地ヘルスケア）
オーストラリアは広大であるために僻地ヘルスケアや在宅ヘルスケアに力を入れており，急性期の病院から在宅や施設への移行もヘルスケアが断続的にならないように地域連携室が活躍している。

HOME CARE PACKAGE (HCP) REFERRAL FORM AND CARE PLAN

ROYAL PERTH HOSPITAL DEPARTMENT OF GERIATRIC MEDICINE		Government of Western Australia Department of Health		

SERVICE PROVIDER:		ACCOUNT HOLDER:		

URN				
Surname		DOB	Referrer	Consultant
First Name		Age	Referral Date	Speciality
Address			Hospital Discharge Date	Ward
Suburb		Post Code	HCP Start Date	Review Date
Male ☐ Female ☐	Marital Status		HCP End Date	
Telephone		Mobile		

PRIMARY CARER / OTHER	Lives Alone ☐ Lives with Carer ☐ Other ☐
Name Relationship	
Contact details :	
Alternative contact :	

INTERPRETER REQUIRED	Yes ☐	No ☐	LANGUAGE

GENERAL PRACTITIONER			
Name & Address		Telephone	Fax

CURRENT DIAGNOSIS & RELEVANT MEDICAL HISTORY	MEDICATIONS
	Self managed: Yes ☐ No ☐
	Blister Pack: Yes ☐ No ☐
	Pharmacy :

SERVICE REFERRALS – including hospital extended services and community based services

Program / Service Type	Exist ✓	New ✓	Service Name	Telephone/ fax no
Hospital In The Home (HITH)				
Rehabilitation In The Home (RITH)				
Aged Care Assessment Team (ACAT)				
Home And Community Care (HACC) Personal Care ☐ Transport ☐ Domestic Assistance ☐ Meals ☐				
Community Aged Care Package (CACP)				
Extended Aged Care at Home (EACH)				
Other				

November 2009 Version   Page 1 of 2

図 1-4（1） 国立パース病院の在宅への移行アセスメントシート

2011）。

　急性期から在宅や地域への移行を平滑に実現するために重要な役割を果たすのが退院調整看護師（Discharge Nurse）である。オーストラリアでのその歴史は浅く 1993 年（平成 5 年）に訪問看護事業所からの派遣という形で始まったが，1994 年からは専任の退院調整看護師制度が設けられた。退院調整看護師はオーストラリアのみならず日本やアメリカでも在宅看護を支える重要な役割を担っている。医療機関は不必要に入院日数を長引かせない，再入院を予防する，という 2 つの目標を掲げているが，退院調整看護師は患者の QOL の維持・向上を図りながら在宅や地域への移行を他職種と調整を図りつつ円滑に進めるという役目を担っている。1980 年代から退院調整看護師の役割が重視されてきたアメリカでは「退院プロセスは入院時から開始する」と言われ，退院調整看護師の高い調整

HOME CARE PACKAGE (HCP) REFERRAL FORM AND CARE PLAN

Patient's Name			URN		
DETAILS of CARE TO BE PROVIDED (frequency & timing)					
Days of the week for visits: Daily □　Mon □　Tues　□　Wed □　Thurs □　Fri □　Sat □　Sun □					
Time　AM □　　PM □　　　Service continuous □　　　reducing　□					
TYPE OF ASSISTANCE	✓		✓		✓
Home Settling		Shopping		Social Support	
Meal Assist		Laundry		Respite　Care – carer	
Therapy Assist		Nursing/Care Assessment	✓	Transport	
Domestic Assistance		Personal Care		Medication Assist	

DISCHARGE SUMMARY / CARE PLAN (to include functional status, carer support,)

Functional status (cognition, behaviour, continence, sensory and mobility)

Special needs, equipment provided or to be installed

Details of assistance required (level of assistance required and support services required)

Goals/expected outcomes /ongoing services anticipated

HCP LETTER OF CONSENT GIVEN TO PATIENT	Yes	□	No	□
DISCUSSED WITH PATIENT VERBAL CONSENT GIVEN	Yes	□	No	□

Any changes to this care plan must be discussed and approved by the HCP Coordinator.

Designated HCP Case Manager is:　　　　　DISCHARGE COORDINATOR RPH

Phone No:　　　　　　　　　　　　　　Fax No:

November 2009 Version　　　　　　　　　　　　　　　　　　　　Page 2 of 2

図 1-4（2）　国立パース病院の在宅への移行アセスメントシート

能力が要求されるが，オーストラリアでも退院以前から訪問看護師や家庭医らとコミュニケーションを図り，在宅や地域ケアへの移行に大きな役割を果たしている（Chung & Shirasawa, 2007）。

（4）韓　国

　韓国では「子どもが親を扶養するのは当然である」，という考えが従来主流であったが，近年の社会的変化に伴い親の扶養に関する考えは変わりつつある。1960 年代の核家族化や産業化に伴い，医療技術の高度化，核家族の増加，女性の社会進出，人口の都市部への集中などが始まった。2005 年には 9.5％であった 65 歳以上の高齢者人口は 2020 年には 15％になると予測されている（韓国保健福祉部資料）。複数世帯が減少し，単独世帯（1 世帯）が 10 年間で 16.9％から 28.8％へと増加しており，ひとり暮らしの高齢者数は 2000 年時点では 16.2％で

あった（韓国社会科学研究所社会福祉研究室，2002）。韓国はイギリスやドイツのシステムも参考にしたが，最終的には日本の介護保険システムを参考にしながら，2008 年に日本の介護保険にあたる「老人スバル保障制度」を施行した（Chung & Shirasawa, 2007）。韓国の介護保険は在宅看護にも使用可能であり，65 歳以上と 65 歳以下でも老人性疾患を患う人であれば使用できる。適用可能な在宅ケアサービスの内容としては，訪問介護，訪問入浴，訪問看護，昼夜間保護，短期保護，福祉用具サービスである。個人負担額は当該長期療養にかかる費用の15％であるが，医療給付受給者・所得財産が一定以下の場合は個人負担額を50％軽減する（Lee, 2011）。韓国では 1994 年にはすでに在宅看護の料金が決められており，在宅看護の必要性を認めながらも在宅看護にかかるコストと国の負担とのバランスのとれた妥協案を模索している面もある。そのために 2007 年の段階で 1,083 か所ある病院のうち，わずか 185 か所のみが在宅看護を提供しており，在宅看護の普及率は必ずしも伸びてはいない（Ryu, 2009）。日本などの外国を参考にしながら韓国では在宅看護の保障制度を整備しつつある。

(5) 日　本

　日本で近代看護教育を始めたのはロンドンの医学校（St. Thomas' Hospital Medical School）で学んだ高木兼寛（1849-1920，薩摩藩，現宮崎県高岡町出身），アメリカ事情に明るかった新島襄，アメリカ人宣教師であったメアリー・トゥルー（Mary T. True）らであった。高木はロンドン留学中にナイチンゲール看護学校（現 Florence Nightingale School of Nursing & Midwifery at King's College）を見聞し，看護学校について学ぶ機会を得た。帰国後，高木は新島やトゥルーらと看護学校設立に取り組んだ。1884 年（明治 17 年）にはアメリカ人看護師 E. リード（E. Read）の支援を得て有志共立東京病院看護婦教習所（現慈恵会看護専門学校）が設立された。1888 年（明治 21 年）は有志共立東京病院看護教習所が看護婦（Trained Nurse）を派出看護婦として輩出した年であった。日本の看護教育の基盤はナイチンゲール看護教育にあったと言える。日本の在宅看護のルーツは 1886 年（明治 19 年）に設立された京都看病婦学校（同志社）へ教員としてアメリカから招聘され教育に携わっていたリンダ・リチャーズ（Linda Richards：1841-1930）にあるとも言える。リチャーズはアメリカで初めて専門

高木兼寛
高木はマルチタレントの人であったようで軍医，研究者，教育者，経営者など多岐にわたって活躍した。当時，脚気は国民病として大きな課題であった。脚気は一般に考えられていたような伝染病ではなく栄養問題であるとしてビタミンの研究をしたことでも知られる。また，北海道夕張郡角田村と長沼村（現夕張市と長沼町）に未開墾の土地を購入し北海道開拓にも関わった。後に高木は購入した土地を寄付したが，角田神社はその土地の一角である現在の夕張市内に建っている。

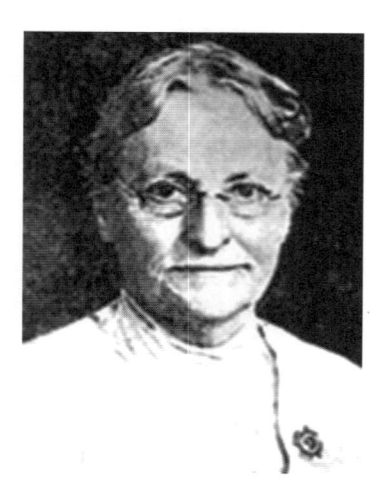

図 1-5　リンダ・リチャーズ
（出典：アメリカ看護協会 nursing world.org）

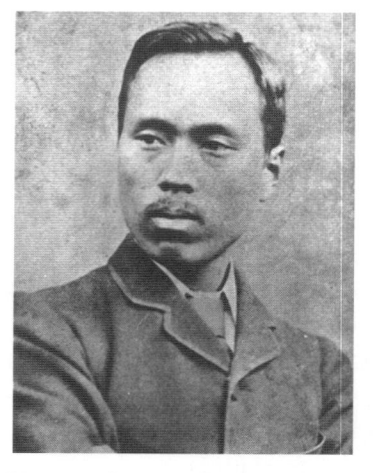

図 1-6　ロンドン留学当時の高木兼寛
（出典：東京慈恵会医科大学 pref.miyazaki.lg.jp）

教育を受けた看護師として卒業した人物として知られている。彼女は幼時期に父親を結核で，13 歳で母親を失い，母方の祖父に育てられた。母親と主治医の影響を大きく受けて看護師の道を選んだ。リチャーズはアメリカでは「看護のパイオニア」と呼ばれている人物である。キリスト教の宣教師でもあったリチャーズは京都で現在の訪問看護の先駆けとも言える「巡回看護」活動を開始した。社会事業活動としてキリスト教の精神に基づいて貧しい人々を対象に地域で活動を行っていた。1891 年（明治 24 年）にリチャーズは帰国し，その後，「巡回看護」は学校閉鎖などの諸事情により途絶えた。1923 年（大正 12 年）には済生会（旧済生会芝病院，現済生会中央病院）が訪問看護活動を再開し，聖路加病院や東京市もそれに続いた。主な活動内容は伝染病予防などの保健指導，妊婦や出産への支援，育児相談などであった。1937 年（昭和 12 年）には保健所法が制定されて乳幼児，妊婦，結核患者，感染症患者，精神科疾患患者への訪問指導が本格化した。第 2 次世界大戦後，これらの保健活動は全国的に展開されるようになった。

　現在のような在宅看護の形態が整い始めたのは 1960 年代後半から 1970 年にかけて継続看護（continuum of care）の重要性が認識されるようになった時期と重なる。高齢者人口の増加，医療費の高騰に対処するためのマネージド・ケアの考え方の浸透，疾病構造の変化などを背景に，1982 年（昭和 57 年）に老人保健法の制定により保健事業としての機能訓練や訪問指導などが可能になった。また，1986 年（昭和 61 年）の老人保健法の改正を機に施設医療福祉から在宅ケアへの移行が推進された。1985 年（昭和 60 年）の診療報酬改定で病院から訪問看護への移行に退院患者継続看護指導料として報酬がついたことは画期的なことであった。1992 年（平成 4 年）には老人保健法改正を受けて老人訪問看護制度が設けられ，老人訪問看護ステーションの設立へとつながった。1994 年（平成 6 年）には高齢者以外の難病，重度障がい者，末期のがん患者なども訪問看護を受けることが可能になったのは健康保険法の改正による。幅広く在宅療養者への看護サービス提供が可能となったのである。1997 年（平成 9 年）には介護保険法が公布（2000 年施行）され，高齢者ケアへの基盤整備が充実した一方で訪問介護サービスが拡大し，福祉的な訪問看護を行っていた訪問看護事業所が閉鎖や縮小に至ったケースもある。改めて看護と介護の違い，質を担保した看護のあり様を論拠に基づいて利用者へ示すことの重要性が強調された時期でもあった。

　たとえば，1951 年（昭和 26 年）には約 83％の人が在宅で死を迎えていたが1976 年（昭和 51 年）を境に病院で終焉を迎えるケースが増加し，2003 年（平成15 年）にはわずか 13％が在宅で死を迎えていた事実がある（図 1-7）。在宅から

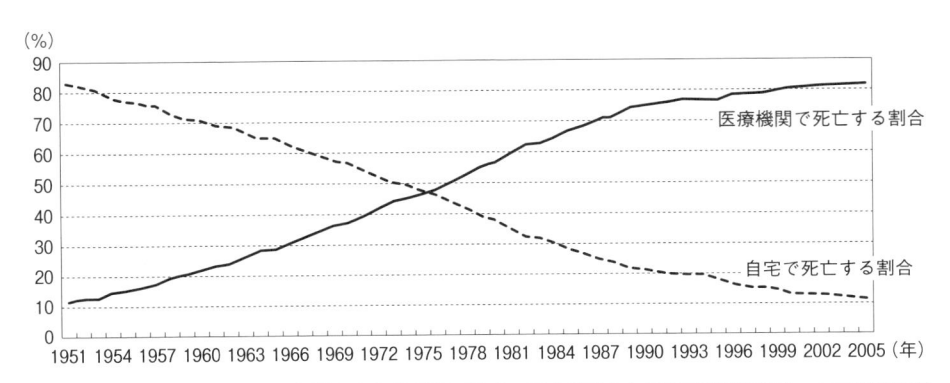

図 1-7　医療機関における死亡割合の年次推移（出典：厚生労働省大臣官房統計情報部，人口動態統計）

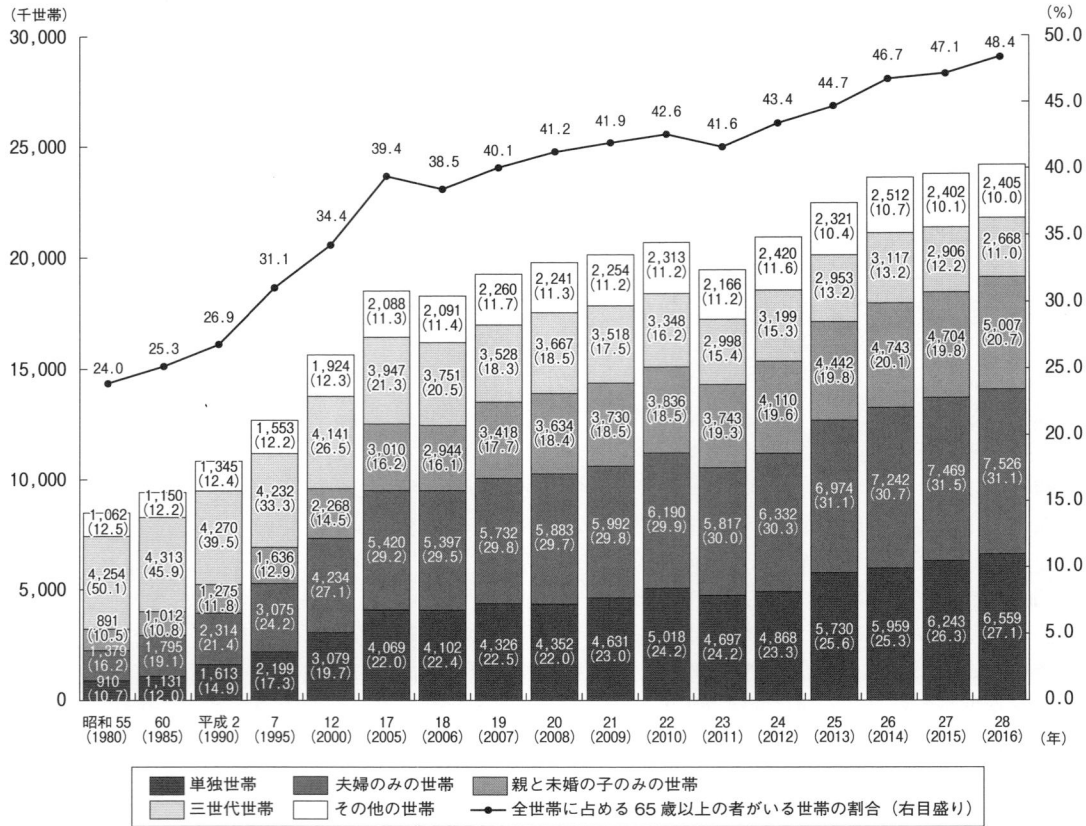

資料：昭和 60 年以前の数値は厚生省「厚生行政基礎調査」，昭和 61 年以降の数値は厚生労働省「国民生活基礎調査」による
注：1）平成 7 年の数値は兵庫県を除いたもの，平成 23 年の数値は岩手県，宮城県および福島県を除いたもの，平成 24 年の
　　数値は福島県を除いたもの，平成 28 年の数値は熊本県を除いたものである．
　　2）（　）内の数字は，65 歳以上の者のいる世帯総数に占める割合（%）
　　3）四捨五入のため合計は必ずしも一致しない．

図 1-8　65 歳以上の者のいる世帯数および構成割合と全世帯に占める 65 歳以上の者がいる世帯の割合
（出典：厚生労働省，平成 27 年度人口動態統計より，内閣府資料〈https://www8.cao.go.jp/kourei/whitepaper/w-2018/html/
zenbun/s1_1_3.html〉）

病院へと看護の場が変遷した歴史と並行している．そして，近年，再び在宅看護
が注目されるようになったのと同時に看護教育における在宅看護の重要性が説か
れるようになってきたことと関連している．その背景には医療費の高騰化，ケア
ニーズの高い高齢人口の増加（図 1-8），入院日数の短縮化などの社会的および
経済的変化がある．加えて，女性の社会進出に伴い家庭で介護者の役割を果たす
人の減少，複数の世代が暮らす家庭の減少（高齢者世帯・高齢者の単独世帯の増
加；図 1-8，図 1-9）などの世帯構成員の変化も背景としてある．
　在宅看護は対象者を全人間的（holistic）に捉えてその人の生活の場で看護サ
ービスを提供することであるが，近年，生活の場（ホーム）の形は「家族の意
思」から「個人の意思」をより尊重するという社会的な傾向や医療経費抑制など
の国の政策などの影響を受けて変化している．グループホーム，有料老人ホーム，
宅老所，血縁関係のない仲間同士で生活の場をつくるなど，人々の「生活の場」
の形が多様化している例である．しかし，ひとり暮らしの人が終末期まで在宅で
療養するには必要な社会資源が不足しているのも現実である．家族や友人（家族
に代わる人）による主介護者としての支援を得て初めて在宅看護が成立している

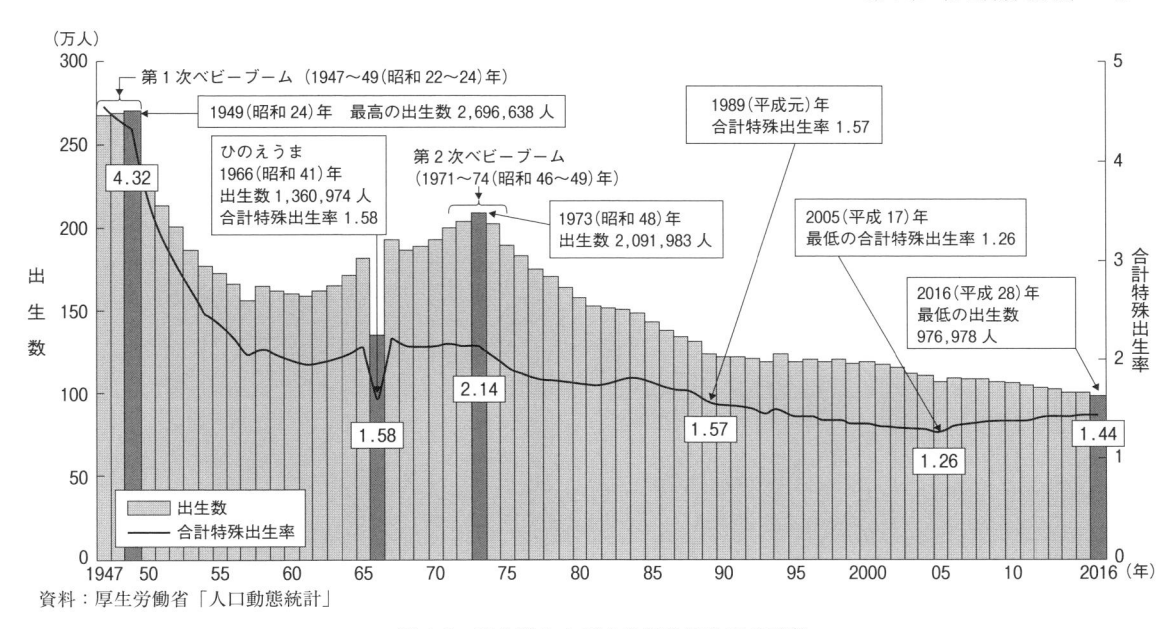

図 1-9　出生数および合計特殊出生率の推移

（出典：厚生労働省，平成 30 年度版少子化社会対策白書〈https://www8.cao.go.jp/shoushi/shoushika/data/shusshou.html〉）

ことが多い。たとえば，「終末期ケアをどこで受けたいのか」という問いに約 60％の人が「在宅」と回答しているが，同時に在宅ケアを望まない理由の第一は「介護をしてくれる家族の負担」であると 80％が答えている（厚生労働省，2004）。家族の介護負荷を避けたいという高齢者の思いに加えて，高齢者のみの世帯の絶対数の増加により（図 1-8）高齢者が高齢者を介護するというケースや軽度の認知症がある高齢者がさらに進行した認知症の配偶者や兄弟姉妹の介護をするという例も増えている。また，逆に核家族世帯の増加に伴い，若年層の療養者を抱える世帯では介護支援を求められる家族が身近にいないために親がストレスを抱えたままで子どもの在宅療養を支えている例もある。

　これらの状況を緩和し，「人が望む場所で療養をし，また，終末期を在宅で過ごし死を迎える」ことを可能にする体制を整備し，質の維持・向上を図りながら高騰する医療費をコントロールする仕組みの強化には教育，行政，在宅看護などの立場からの次のような課題に取り組む必要がある。

- ・在宅看護の専門家の育成と継続教育体制構築
- ・在宅看護学分野の研究促進
- ・退院調整，地域連携の強化
- ・在宅看護を支援する他職種との連携強化
- ・訪問看護事業所へ経営支援と安定化
- ・在宅ケア（看護，医療，介護）の普及啓発　など

　病院から在宅への継続的な看護を入院した時点から，計画的に，かつ継続的に退院調整を行っていくことで退院後 30 日以内の再入院（救急室訪問も含む）を 30％減らしたという先行研究もある（Boutwell & Hwu, 2009）。同研究は各患者に担当看護師をつけ，入院中から退院後のその人の生活を意識しての患者教育の実施，病院から在宅への移行に際しての個別小冊子作成（主治医へも同じ冊子を送付），服薬管理指導，退院 2-4 日後には薬剤師から退院患者への電話による服薬管理フォローアップも含んでいる。療養者の QOL（生活の質）の維持・向上

を図りながらも再入院などの経済的負担を増やさないで在宅療養を望む人たちへ看護を提供できることは先行研究や調査からも推測される。2018 年（平成 30年）時点で全国の訪問看護事業所は 10,418 か所（平成 30 年，全国訪問看護事業協会）であるが，地域のニーズに応えて訪問看護の拡大を図るには十分とは言えない。また，継続看護のコンセプトに基づいた病院との連携強化や ICT などの導入により在宅看護の的確なニーズ把握は安定した在宅看護の供給につながる。最も重要なことは今後も高まる在宅看護のニーズに応える在宅看護の専門家の育成と卒業後の継続教育体制強化であり，それらを支える基盤となる論拠に基づいた在宅看護学の確立である。

3 在宅看護の位置づけ

　日本の訪問看護の歴史が示すように従来，保健師が公衆衛生看護活動の一環として在宅看護活動をしてきたが，より多くの人々が居宅を看護サービスを受ける場として選択するようになり，また，在宅環境で提供される看護技術が高度化し，公衆衛生看護の範疇ではすべてのニーズを充足することは困難になってきている。地域で生活をしている人を対象に看護サービスを提供するという意味では在宅看護は地域看護の中に含まれるが，個々を「holistic」に全人間的な生活人として捉え，療養者の自己決定権を尊重し，療養者と家族の生活の質の向上に看護の立場から貢献する点からは，集団に焦点を当てて政策やシステム構築に重きをおく地域看護の枠組みとは異なる。在宅看護を学ぶということは集団を対象とする地域看護の視点を理解しつつ，すべての年齢層の個人を対象と考えて老年看護，精神看護，成人看護，小児看護，母性看護などの総合的な専門知識と技術を修得することである。

　本書では在宅看護学と各看護学領域との関連は図 1-10 に示しているように，基礎看護学を基盤として各看護学領域と関連をもっている領域であると定義をする。在宅看護は乳児から高齢者までのすべての年齢層のあらゆる疾病や健康課題（終末期看護も含む）を抱えて在宅療養をしている個人を対象にする。また，在宅看護学は「看護実践の場」に特徴があり，療養者の生活の場を看護実践の場とする。したがって，療養者個人だけではなく療養者と生活を共にしている家族の理解も病院に比べてより重要となる。看護管理者として訪問看護ステーションの

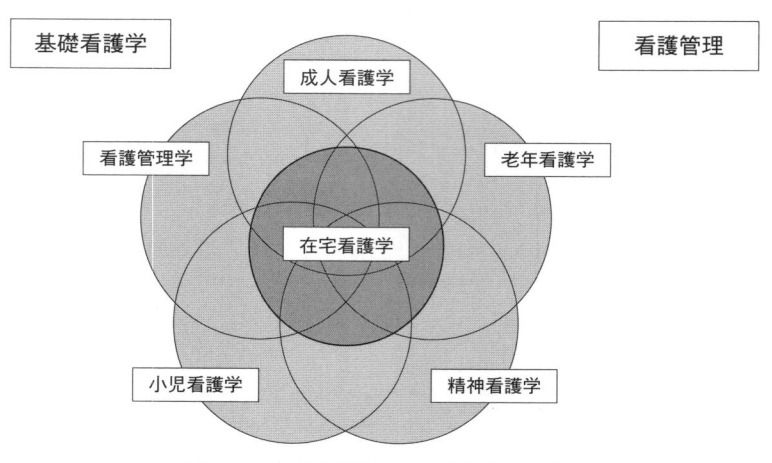

図 1-10　在宅看護学と各看護学との関連図

設立・運営・管理・教育に関わる看護師が増加しているなかで看護管理学とも大きく関連している。図 1-11 に示すように，在宅看護は地域の中に暮らす療養者の生活の場を「在宅看護実践の場」とするので地域看護の域にあるが，在宅看護活動の内容は地域看護とは異なり，すべての年齢層の個人を対象とし直接在宅看護サービスを提供するなどの特徴がある。

　専門性の高い質の高い看護サービスを提供するには質の高い看護教育が必要と

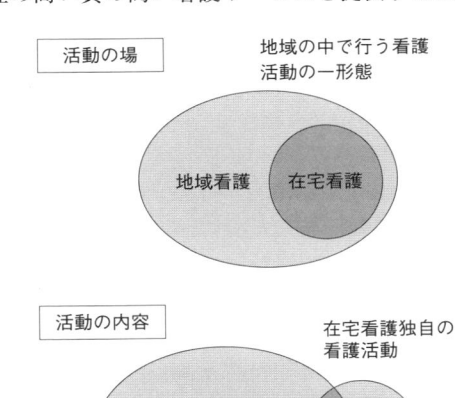

在宅看護活動

◆ 疾病や障がいをもち，生活の場で暮らす個人を対象とする。

◆ 乳児から高齢者までライフサイクルのすべての過程を対象とする。

◆ 病気や障がいをもつ個人のみならず，家族を含むその介護者を対象とする。

◆ セルフケアおよび個別的なニーズに対応する。

◆ 医療行為・看護ケアを直接提供する。

◆ 予防などについて教育・指導する。

図 1-11　看護実践の場における地域看護と在宅看護との関係
（出典：木下由美子（編），2007，Essentials 在宅看護学，医歯薬出版　pp. 2-3.　許諾を得て転載　一部改変）

医療情報を十分に得られる　　安全で質の高い医療を安心して受けられる　　早期に在宅生活へ復帰できる

医療情報の提供による適切な医療の選択の支援	医療機能の分化・連携の推進による切れ目のない医療の提供	在宅医療の充実による生活の質（QOL）の向上
○都道府県による情報の集約と公表 →医療機関が施設の医療機能を都道府県に届け出て都道府県がその情報を分かりやすく情報提供する仕組みを制度化する。 ○住民・患者に対し，自分の住む地域の医療機能や医療機関の連携の状況を医療計画により明示する。 ○広告できる事項を拡大する。	○医療計画の見直しにより，脳卒中，がん，小児救急医療など事業別に，地域の医療連携体制を構築する。 ○地域の医療連携体制内においては，地域連携クリティカルパスの普及等を通じて切れ目のない医療を提供する。 ※**地域連携クリティカルパス** 急性期病院から回復期病院を経て自宅に戻るまでの治療計画。患者や関係する医療機関で共有することにより，効率的で質の高い医療の提供と患者の安心につながる ⇒転院・退院後も考慮した適切な医療提供の確保	○介護保険等のさまざまな施策との適切な役割分担・連携も図りつつ，患者・家族が希望する場合の選択肢となり得るよう，在宅医療の提供体制を地域において整備する。 ○医療計画において，脳卒中，糖尿病，がん等の在宅等での看取り率や在宅復帰率等について，数値目標を導入する。 ○24 時間対応ができる在宅医療や終末期医療への対応に係る評価等，在宅医療に係る診療報酬上の評価を充実する。

安心・安全で質の高い医療の基盤整備

文書交付等患者への適切な情報提供	医療安全対策の総合的推進	根拠に基づく医療（EBM）の推進	地域や診療科による医師偏在問題への対応	医療従事者の資質の向上	医療法人制度改革

図 1-12　患者の視点に立った，安全・安心で質の高い医療が受けられる体制の構築
（出典：厚生労働省，2005，平成 18 年度医療制度改革関連資料）

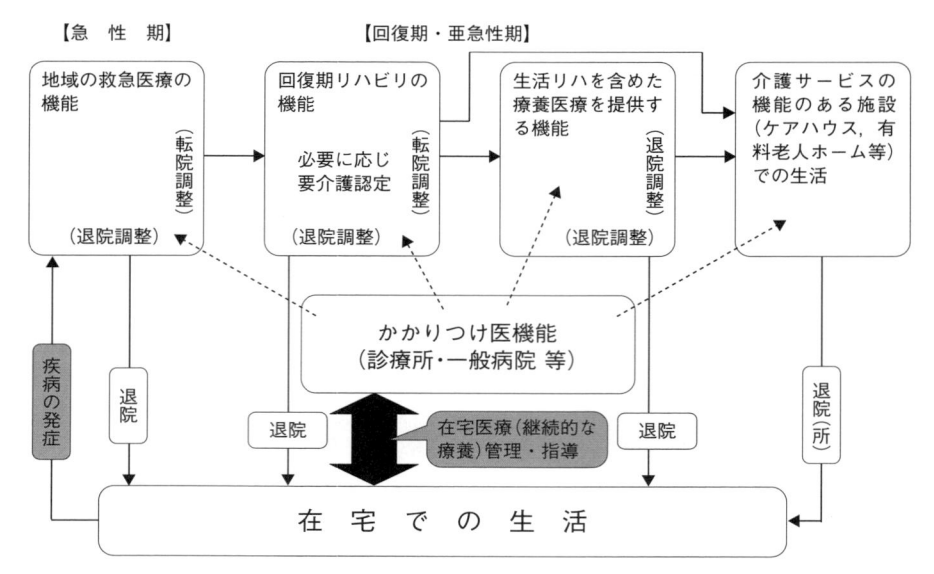

図 1-13 在宅ケアを受けるまでの流れ（脳卒中の例）
（出典：厚生労働省，2005，平成 18 年度医療制度改革関連資料）

　なる。在宅ケア（看護，医療，介護）の必要性が叫ばれるようになった社会的，政策的方針を背景に 1997 年（平成 9 年）度の入学生から在宅看護論がカリキュラムに新設された。さらに 2008 年（平成 20 年）には統合分野へ組み込まれた。基礎分野，専門基礎分野，専門分野で学習した知識や技術をすべて統合し，卒業後臨床現場に円滑に適応できるようにとの意図から生まれた。つまり，在宅看護はすべての基礎分野および専門領域での学習から得た総合的な力が必要となることを意味しており，療養者（患者）を中心として一連の継続ケアの一部を担う。医療設備の整った病院から整備がされていない生活の場への移行を円滑に行うには病院の地域連携室との密な連携，在宅用医療・福祉機器の導入，地域連携クリニカルパス（クリティカルパス）の使用，社会資源の有効活用など継続ケアを中断させないプロセスが大切であり，在宅看護はその流れの一端を担う（図 1-12，図 1-13）。

4　今後の課題

　在宅看護へのニーズが高まるなかで，教育の場では在宅看護学の確立，学生の訪問看護ステーションでの実習経験強化，認定訪問看護師（在宅）の育成，実践現場においては継続研修の機会の増加，ICT などを用いた遠隔看護システムの確立が必要である。当然ながらその在宅看護サービスへの対価設定や財源確保も必須となる。また，遠隔看護システムの主目的は対面訪問を減らすためではなく，限界集落，離島，広域積雪地域などにおいて緊急時や自然・環境条件により訪問が不可能な時の補完的役割と考えるのが妥当であろう。加えて，最も長い歴史をもちながらも専門分野としては比較的新しい在宅看護分野では研究の促進が重要課題である。確かな研究から得られるエビデンスの蓄積が在宅看護学の確立につながる。

第2章
在宅看護の定義

鹿内あずさ

1 在宅看護とは

　わが国は，少子高齢化が進み，国の方針に伴う在院日数の短縮化や在宅医療機器の進歩など医療を取り巻く状況が変化している。この変化の中で，在宅療養者の疾病の多様化が生まれ，慢性疾患や障がいをもつ人々に加えて，看護や介護を必要とする高度な医療機器を装着して在宅生活を営む療養者とその家族，在宅で終末期をおくる人々とその家族が増加している。疾病構造の変化のみならず，家族構造（大家族制から核家族化）や地域社会の変化に伴う在宅療養生活を取り巻く環境の変化に伴って，看護へのニーズも多様化しているという現状にある。

　また，地域看護活動は，行政からの看護（公衆衛生看護），在宅看護，産業看護，学校保健の4領域からなるが，在宅看護へのニーズが高まっている。その背景には，地域看護学における在宅看護の位置づけが，1997年のカリキュラム改正（公衆衛生看護学より大きな概念の地域看護学）に伴って，行政保健師の地域住民を対象とした保健予防活動から，公衆衛生看護と在宅療養者への看護，すなわち，訪問看護を含むものとなったことが挙げられる。これらの背景から，在宅看護の対象者は，すでに訪問看護を受けて療養生活をおくる人々とその家族，さらにいまだ訪問看護を受けていない在宅療養生活をおくる人々と家族も含まれる。その理由としては，訪問看護の位置づけが，地域看護の中の在宅看護に含まれるからである。

　訪問看護の対象者は，地域で生活を営んでいる乳幼児から高齢者まで，つまりすべての人々であり，在宅療養者のみならず，その家族も対象とする。そして，訪問看護の目的は，在宅で生活を営む療養者とその家族が望む生活を保ちながら，QOL（Quality of Life：生活の質）を向上していくために，その人々の暮らしの場で看護を提供することである。そのために，在宅療養者とその家族に必要な資源を組み合わせながら活用していく看護が加わる。また，地域で暮らす人々を支えるには，在宅ケアを担う訪問看護に加えて，保健・医療・福祉における職種との協働が必要となる。協働においては，看護者が在宅療養を支えていくためにチームの機能を調整し，マネジメントしていくことが求められる。

　1990年の訪問看護検討委員会における訪問看護の定義は，「対象が在宅で主体性をもって健康の自己管理と必要な資源を活用し，生活の質を高めることができるようになることを目指し，訪問看護従事者によって，健康を阻害する因子を日常生活の中から見出し，健康の保持・増進・回復を図り，あるいは疾病や障がいによる影響を最小限にとどめる。また安らかな終末を過ごすことができるように支援する。そのために具体的な看護を提供したり指導をして，健康な療養生活上の種々の相談に応じ，必要な資源の導入・調整をする」（川越・佐藤・山崎，2005）と述べられている。すなわち，在宅看護とは，看護者が在宅療養者とその

家族が生活する場で，対象者が望む生活のために，対象者のもてる力を生かしながら，自分らしく生活することを支えていくものである。

2　在宅看護の役割

　在宅看護において，その看護の視点は，生活を中心としているということが大きな特徴である。在宅で看護を受ける対象者は，医療機関での治療を中心とした生活とは異なり，セルフケア力や介護力，疾病や障がいの状況に合わせた医療処置の方法などを生活の中に組み込んだ形で暮らしている生活者である。医療機関での看護と訪問看護との違いを表2-1に示す。

　在宅看護では，対象者本人とその家族がその生活における自己決定を行うことを支えながら看護を展開する。このことは，在宅看護における責務であり，対象者とその家族へのケアマネジメントに組み込まれることが重要である。

（1）自己決定を支える

　在宅看護は，対象者の生活の場で行われる看護活動であることが特徴である。そのため，療養者本人と家族が在宅ケアにまつわるさまざまなことに対して自ら

表2-1　訪問看護と施設内看護の比較

	在宅看護（訪問看護）	医療施設内看護（入院中）
看護の提供の場の主導管理者	療養者本人・家族	医療者・施設経営者
自己決定を行う人	療養者本人・家族が受ける看護について契約し，回数などを決定する（看護内容については，療養者・家族と看護者が話し合い，決定する）	医師の診断と治療の方針（治療が優先される）のもとで，療養者本人・家族が決定する。外泊・退院は，医師が決定する
看護の提供場所	生活の場である家庭	集団生活の場である医療機関
看護者の関わりの効率性	療養者本人・家族と看護者の所属事務所との距離が物理的に遠いため，効率がよくない	療養者と同じ施設内にいるため，物理的距離が近い
医療処置を行う人	療養者本人・家族・医療者	医療者
日常生活の援助を行う人	家族・看護者・訪問介護員・ボランティアなど	看護職・看護助手・介護職員
看護に必要な物品の確保	医療用物品は，主治医と相談して確保する。介護用品は，介護保険等の活用（レンタル・購入），家庭にある物を工夫して使用する	医療機器や物品等は，施設のものを使用する
多職種との連携	他機関・多職種（医師・介護福祉士・ケアマネジャー・理学療法士・作業療法士・栄養士など）と連携する	施設内の多職種（医師をはじめとする複数の専門職）と連携する
医師との連携	医師の包括的な指示のもとに，情報提供・相談のうえ，看護判断をし，在宅療養を支援するための看護，連絡・相談を行う	医師の支援を受けられる状況で，治療を優先した看護を行う
緊急時の対応	まず，療養者，家族など居合わせた者が対応するため，療養者・家族の対応能力をつける必要がある。対応してくれる医療機関を確保し，24時間の連絡体制を整えておく	医療者が常時対応する

考え決めたことに対して，それを尊重しながら看護アセスメントを行い，本人と家族がより健康な安全な方向へ向うための助言や指導，教育，資源の活用を提案していくことが必要とされる。また，自己決定に際し，不足している情報を提供し，自己決定の経験がない対象者に対しても自己決定を促す教育的な関わりを意図的に行う看護，すなわち，自己決定におけるプロセスを支える看護が対象者とその家族の人生，生活をその人らしく過ごすための鍵となる。

　対象者が決めた在宅ケアサービスとその内容に対しては，療養者の思いを尊重しながら訪問看護計画を立案し，その目標は療養者本人と家族が目指す目標となるように助言や評価の時期の見積もりを提示しながら，それぞれの役割を果たしていくことを共有することが重要である。

（2）ケアマネジメント

　看護の役割を果たすためには，単独で在宅療養者と家族の生活の場へ出向き，フィジカルアセスメントをはじめとするさまざまな判断が求められている。また，その判断には医療行為や重度の障がいをもつ対象者への日常生活援助を行ううえでも，責任が伴っていることを看護者として自覚することが重要となる。しかし，在宅看護では，看護者が単独で訪問する場面が多いが，自身が所属する組織メンバーの同行訪問や助言を得ながら判断していくこと，同時に，在宅ケアのチームとしての他機関の職種（医師，歯科医師，社会福祉士，介護福祉士等）への連絡・相談を行っていくことが必要となる。在宅ケアにおける対象者を取り巻く関係機関とさまざまな職種への連携は，在宅療養者とその家族が安全に暮らしていくためにも必要不可欠なものである。看護者の役割として，他機関や多職種との連絡・調整・相談を行うケアマネジメントの能力も必要とされていると言える。

（3）看護者としての責務

　在宅看護では，看護者が単独で対象者の自宅（グループホームなどの生活の場を含む）を訪問し，対象者とその家族の自己決定を支えながら看護を展開することで看護の質を保証しなければならない。そして，看護者としての自立が必要となる。また，訪問看護事業を地域の資源として継続していくという社会的責務も併せて担っていることを認識することが重要となる。

3 療養する生活者への支援

　在宅看護では，生活の場が療養の場である。療養者にとっては，自分が最も住み慣れた場所で，家族と共に生活できることは療養者のQOLにとって大きな意義をもつ。在宅では療養者自身が，自身の価値観に応じた生活をおくることが可能である。それぞれの健康状態に応じて，社会との関わりを保ち，社会や家庭の中で役割を果たしながら療養生活を継続することが可能である。この社会や家庭の中での役割遂行や周囲との関わりの維持は，療養者自身が社会人としての自己の尊厳を維持していくうえで重要な意味がある。

　一方で，療養が生活の場で行われることによって，療養者自身や家族の負担が増す場合が少なくない。訪問看護や訪問介護などの直接的な支援は基本的には間歇的であり，24時間カバーするものではないことから，日常的な病状の管理や生活管理は療養者自身や家族のセルフケアに委ねられる部分が多い。また，在宅では基本的な生活を維持していくための生活行為が不可欠である。医療機関に入

表 2-2 在宅と医療機関の生活援助の違い

項目	在宅	医療機関	
環境	バリアあり	バリアフリー	
主たる提供者	家族	看護師	
看護の提供頻度	間歇的	持続的	
使用物品	主に家庭内にある物品を使用	主に医療機関の物品を使用	
ケアの提供組織	地域内に点在	院内で完結	
主たる意思決定者	療養者・家族	医療者	

院している状況とは異なり，食事をはじめ衣類の調整や環境整備，清潔の維持など，個々の生活行為は，基本的には療養者自身を含む家族の構成員が行うことになる。しかもそれらの生活行為は，物理的にも経済的にも長期に安定して継続される必要がある。

　これらの療養者の生活行為を補完するために，種々の訪問型や通所型のサービスがあり，これら療養者の生活を支援する社会資源の利用によって，家族の負担軽減が図られる。訪問看護は，医療と生活の両方の視点から療養者と家族のセルフケア状態をアセスメントし，維持・向上するように支援する役割がある。

第3章
在宅看護の対象

菊地ひろみ

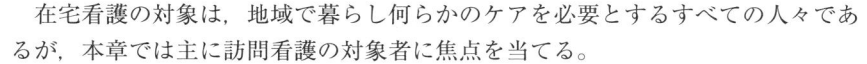

在宅看護の対象は，地域で暮らし何らかのケアを必要とするすべての人々であるが，本章では主に訪問看護の対象者に焦点を当てる。

訪問看護の対象は，何らかの健康上の課題をもって在宅で生活する人々であり，すべての年代，あらゆる疾病・障がいを有する人々である。すべてのライフステージ，健康課題を有する在宅療養者が訪問看護の対象である。医療機関で「患者」であった人々は，在宅では，健康課題をもちながら日々の暮らしをおくる「生活者」である。たとえば，飲食や清潔，睡眠といった基本的生活行為は，その行為自体だけでなく，その前後のプロセスや気持ち，判断も含めた全体として捉える。「生活者」として対象を捉えるとは，その行為全体をなす人として対象を捉える視点をもつことである。また，対象者単独ではなく，家族との関係や地域との関わり，家庭・社会における役割をもちながら生活する存在として捉える必要がある。これらの視点に立って，対象者の望む暮らしのあり様や生きがいなど，中長期的な視点から考えることが重要である。このように，訪問看護の対象はきわめて幅広い。対象者の健康問題に対して，対象者の生活習慣や価値観，対象者を取り巻く家族をはじめとする人的環境，住宅環境や生活用具などの物理的環境，対象者の生活に対する考え方や生きがい，QOL を含む生活全般に対してアプローチしていく必要がある。

現行の訪問看護の根拠となる法律には，介護保険法，健康保険法，障害者総合支援法などがあり，これらの法律に基づいて行われる訪問看護の対象は，要介護・要支援高齢者，小児，難病，身体障がい者，精神障がい者，終末期療養者などである。

1 療養者

（1）高齢者

在宅看護はすべてのライフステージにある療養者を対象とするが，高齢者は訪問看護全体に占める割合が高い。2007 年（平成 19 年）の厚生労働省の調査によれば，65 歳以上の高齢者で自覚症状・通院・生活への影響がある者は全体の62％を超え，総数に占める割合に比較し，約 1.5 倍の数である。加齢による身体機能の低下，有病率の高さや複数の疾患を併発している割合が高く，要支援・要介護高齢者に占める 80 歳以上の割合は 6 割を超える。ADL（Activities of Daily Living：日常生活動作）の低下に加え，認知症高齢者の増加，独居高齢者の増加などがあり，医療的支援のみならず生活全体に関わる支援が必要となる。

介護保険を利用する在宅療養者は，年齢，疾患などによって，「第 1 号被保険者」「第 2 号被保険者」に区分される。第 1 号被保険者とは，65 歳以上の者であり，要支援・要介護認定を受けた段階で受給権を有する。第 2 号被保険者は，40歳以上 65 歳未満で，老化に起因する特定の疾病（「特定疾病」）を有し，要支

特定疾病
要介護状態の原因である身体上または精神上の障がいが，加齢によって起因すると認められる疾病のこと。現在，筋萎縮性側索硬化症などの神経筋疾患の一部や初老期の認知症，慢性閉塞性肺疾患，がん末期など 16 の疾病が該当する。

　援・要介護状態と判断された場合に給付対象となる。利用可能な社会資源の範囲は，要支援・要介護認定の判定区分によって異なる。

　介護保険制度発足以来，5期にわたって制度が改定され，包括的かつ予防重視型の支援が行われるようになっている。訪問看護においても，予防の観点からの生活機能の低下やセルフケアの低下を防ぐ予防型の看護が求められるようになっている。

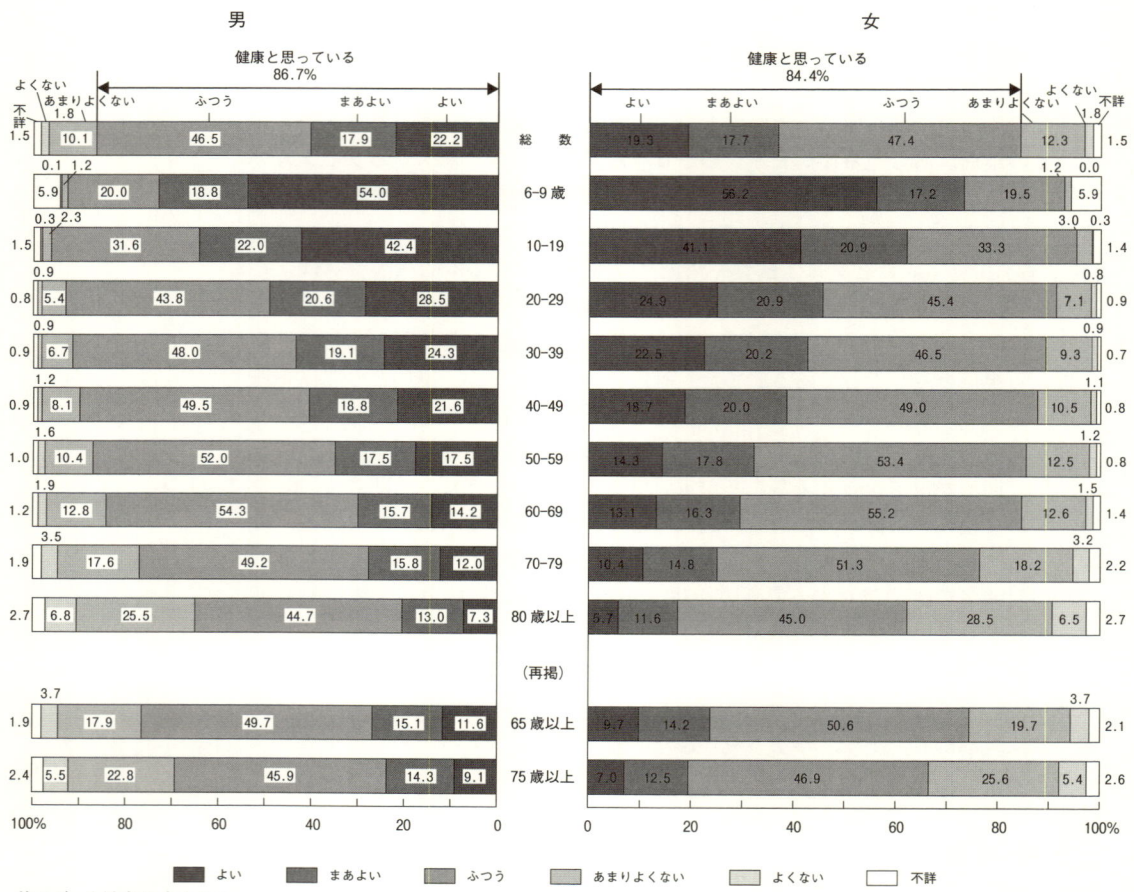

注：1）入院者は含まない。
　　2）熊本県を除いたものである。

図 3-1　性・年齢階級別に見た健康意識の構成割合（6 歳以上）

（出典：厚生労働省，2017，平成 28 年国民生活基礎調査の概況〈https://www.mhlw.go.jp/toukei/saikin/hw/k-tyosa/k-tyosa16/index.html〉）

表 3-1　性・年齢階級別に見た要介護者等の構成割合
（出典：厚生労働省，2018，平成 28 年国民生活基礎調査の概況）

（単位：%）

性	総　　数		40-64 歳	65-69	70-74	75-79	80-84	85-89	90 歳以上	（再掲）65 歳以上
総数	[100.0]	100.0	4.1	4.4	7.7	14.5	24.6	24.3	20.5	95.9
男	[34.0]	100.0	7.1	6.8	9.0	17.2	26.1	20.6	13.2	92.9
女	[66.0]	100.0	2.5	3.1	7.1	13.0	23.8	26.2	24.3	97.5

注：「総数」には，要介護者等の年齢不詳を含む。

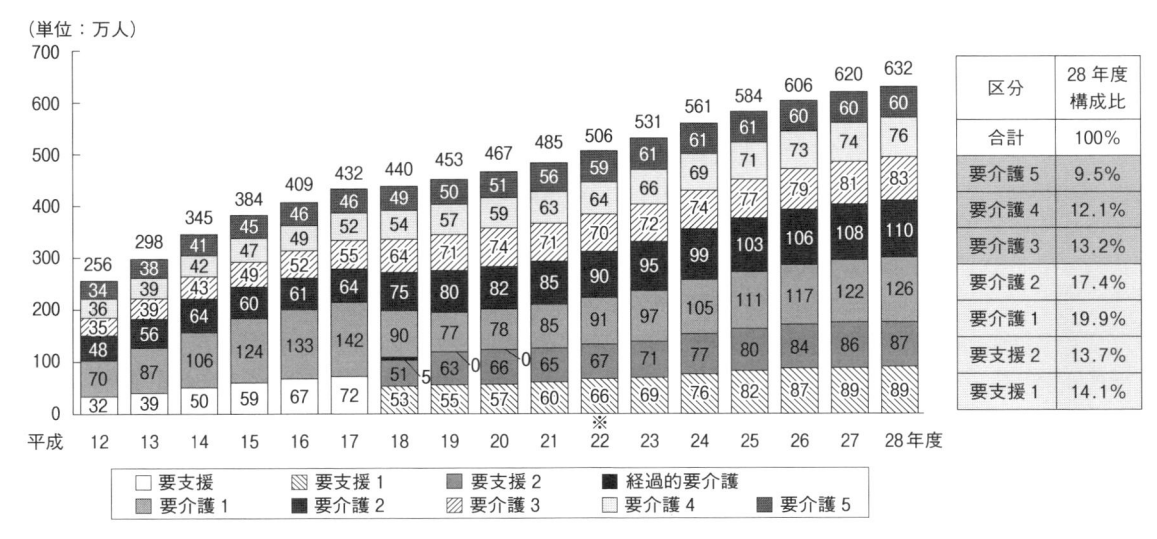

※東日本大震災の影響により，22 年度の数値に福島県内 5 町 1 村は含まれていない。

図 3-2　要介護度別認定者数の推移

（出典：厚生労働省，2016　平成 28 年介護保険事業状況報告〈https://www.mhlw.go.jp/topics/kaigo/osirase/jigyo/16/index.html〉）

（2）小　児

　近年の周産期医療をはじめとする小児医療の進歩により，未熟児や重度の障がい児に対して先進医療が施され，医療機関での治療が終了した後に在宅で療養するケースが増えている。気管切開や人工呼吸器装着，吸引など，医療的ケアを必要とする状態での在宅療養となるケースが多い。

　1994 年の健康保険法改正，2000 年の介護保険法の施行により，小児の神経筋疾患や在宅医療を必要とする小児に対して訪問看護が提供可能となった。医療的ケアを必要として在宅で療養する小児に対しては，症状の観察や医療管理はもとより，母親の療育相談，精神的支援，医療機関との連絡・調整など，訪問看護の果たす役割は大きい。特に，母親は子どもの在宅療養全般を一人で抱えることが少なくない。子どもの看護中心の生活に追われ，同世代のコミュニティからも孤立しがちである。加えて，通所施設やショートステイなど，小児が利用可能な施設が限られており，母親を中心とする家族の介護負担がきわめて重いのが現状である。

　訪問看護などの利用に際しては，健康保険法が適用となるため，重度の小児を扶養する家族にとって経済的負担が大きい。小児慢性特定疾患治療研究事業，在宅重症心身障害児訪問看護支援事業など，国および自治体が小児の在宅療養や訪問看護を受けるための支援を行っている。また，小児の場合は制度上，医療やケアに関してコーディネーターとなる存在が明確になっておらず，長期的に小児と

特定疾患
原因が不明で治療法が確立していない，かつ生活面への長期間にわたる支障のある疾患を特定疾患として定めている。難病とほぼ同義であるが，難病は医学的に定義された呼称ではなく，施策や治療研究事業との関連で用語が使い分けられている。

表 3-2　小児慢性特定疾患治療研究事業対象疾患（出典：厚生労働省，小児慢性特定疾患研究事業の概要）

11 疾患群（514 疾患）	
悪性新生物（白血病，脳腫瘍，神経芽腫　等）	糖尿病（1 型糖尿病，2 型糖尿病，その他の糖尿病）
慢性腎疾患（ネフローゼ症候群，水腎症　等）	先天性代謝異常（アミノ酸代謝異常，骨形成不全症　等）
慢性呼吸器疾患（気管支喘息，気管支拡張症　等）	血友病等血液・免疫疾患（血友病 A，好中球減少症　等）
慢性心疾患（心室中隔欠損症，心房中隔欠損症　等）	神経・筋疾患（ウエスト症候群，無痛無汗症　等）
内分泌疾患（成長ホルモン分泌不全性低身長症　等）	慢性消化器疾患（胆道閉鎖症，先天性胆道拡張症　等）
膠原病（若年性関節リウマチ，川崎病　等）	

家族に関わる訪問看護がその役割を担うことが期待されている。

学齢期に達した小児の場合には，通園・通学を受け入れる教育施設が少ないこと，送迎の問題，通学中の医療的ケアを実施する職員がいないことが問題として指摘されており，教育施設の医療環境整備に対して訪問看護がどこまで介入するかが問われている。

（3） 難　病

1972 年（昭和 47 年）の難病対策要綱において，難病は，①原因不明で治療方針が未確定であり，かつ後遺症を残す恐れが少なくない疾病，②経過が長期にわたり，経済的な問題のみならず，介護などに著しく人手を要するために家族の負担が重く，精神的にも負担の大きい疾病，と定義されている。2009 年（平成 21 年）度末の特定疾患医療受給者証の公布を受けた難病患者は 679,335 名（難病情報センター）であり，筋萎縮性側索硬化症（ALS：Amyotrophic Lateral Sclerosis）やパーキンソン病をはじめとする 130 疾患が難病に指定されている（第 IV 部第 3 章「難病をもつ在宅療養者」参照）。

これら難病中でも，神経筋疾患療養者の多くは，病状の進行に伴って日常生活が困難になり，医療的ケアや医療機器を必要とする状態になる療養者も少なくない。診断が確定した段階で在宅療養に移行する患者も多く，告知後の療養者本人や家族の動揺，苦悩ははかり知れない。療養者本人や家族の精神的サポートと共に，病状の進行状態や ADL の状態に応じて在宅でセルフケアを継続できるように支援していくことが訪問看護の役割である。病状の進行に伴って新たな医療的ケアを選択するための自己決定，家族介護に関する助言・支援など，訪問看護の果たす役割は大きい。

レスパイト（respite）
一時的中止，休止，休息の意味。在宅で障がい児や高齢者などの家族を介護する介護者に休息を提供したり，冠婚葬祭などの事情で家族が介護できない状況に対して，一時的なケアを病院や施設で行うことである。

在宅では，病状の進行に伴って，家族の介護負担は過重となる。安定した在宅療養の継続には，レスパイトのための短期入所，訪問介護などの介護保険サービスを利用しながら，家族が安定して介護を行えることが鍵となる。これらサービスに関する情報提供や，家族だけで介護を抱え込まないように社会資源の活用を促すことも訪問看護の役割である。

特定疾患治療研究事業として，国および自治体が訪問看護を含む医療費に関して全額または一部公費負担を行っている。自治体により独自の難病対策を行っており，利用可能な社会資源に関する情報提供が必要である。

（4） 精神障がい

精神医療の場が入院から地域へと転換が図られ，2002 年（平成 14 年）「障害者基本計画」，2005 年（平成 17 年）「障害者自立支援法」の策定などにより，精神障がい者の社会復帰促進に対する環境が整備された。生活支援事業や精神障がい者施策の充実などが図られた結果，社会的入院をせずに地域で生活しながら療養を継続する精神障がい者が増加している。2009 年（平成 21 年）の厚生労働省「地域保健医療基礎統計」によれば，精神および行動の障がいの患者総数は約281 万人で漸増傾向にあり，精神科訪問看護・指導は施設数，実施件数共に増加傾向にある。在宅で療養する精神障がい者は今後も増加していくと考えられる。

精神障がいのうち訪問看護の主な対象となる疾患は統合失調症や気分障がい，高次機能障がい，てんかんなどである。これらの療養者は入院中の服薬管理やリハビリテーションを継続して症状を安定させることが，退院後の生活を継続するうえで前提となる。また，地域の中で少しずつ生活範囲を広げていけるように周

囲との関係づくりをすすめ，社会復帰を目的とした授産施設や作業所などへの通所を継続できることが，地域での安定した生活をおくるうえで重要な取り組みである。

　精神障がい者は新しい人間関係の形成に困難をきたすことが多いので，退院後に訪問看護師と新たな人間関係を構築していく過程は，社会復帰に向けた第一歩と言える。社会生活をおくるなかで経験する出来事や問題がきっかけとなって精神症状が悪化したり，病気や症状に対する認識の低さによって通院や服薬，リハビリテーションを中断し，その結果症状が悪化する場合がある。訪問看護が定期的な観察や援助を続けることによって，コンプライアンス維持のための服薬継続や，病状悪化の早期発見・早期受診が可能となる場合が少なくない。

　日常生活においては，食生活や清潔，身だしなみ，金銭管理などに困難を生じる精神障がい者は多い。訪問看護師が療養者の生活の場を訪問して生活状況を直接確認し，セルフケア状況に応じた助言や指導を行うことは，生活習慣を整える役割として大きい。また，訪問看護だけでなく，訪問介護やデイケア，通所施設などと連携し，多職種チームアプローチにより精神障がい者のセルフケアの再構築に向けた支援を行っていく。一方，訪問介護職などの医療職以外のチームメンバーに対しては，精神障がいに関する情報を提供したり，療養者との対応方法について助言を行う必要もある。

　精神障がい者の家族は，周囲の偏見や無理解に悩むことも多いので，家族に対する精神的支援が必要である。療養者に対する接し方に悩んだり，誤った接し方をする場合もあるので，必要に応じて対応について助言を行う。

（5）終末期

　2008 年（平成 20 年）の厚生労働省の「終末期医療に関する調査」結果では，一般市民の約 63.3％が自身が終末期になった場合に在宅療養を希望しているが，実現可能と考えているのは 6.2％にとどまるという結果が報告されている。がん・非がんを問わず，最後まで住み慣れた自宅で自分らしく過ごしたいと考えることは自然なことであろう。しかし，現実には，家族への気遣いや急変時の対応への不安，経済的負担などさまざまな事情から終末期の在宅療養を躊躇する人々が多いのが実情である。

　在宅での終末期ケアは，本人や家族が在宅療養を希望していることを基盤に，家族が看取りを含む介護のプロセスをたどれるかが鍵となる。終末期の在宅療養を継続するには，訪問看護の専門的な支援が不可欠である。

　在宅での終末期ケアにおける訪問看護の役割は多岐にわたる。訪問看護師は，療養者の苦痛や症状を積極的に取り除き，病状や身体状況の変化に対して専門的な立場から助言やケアを提供する。療養者の死を間近かに経験して，揺れ動く家族の気持ちを支えると共に，終末期の身体変化に対して対応できるように支援する。主治医への連絡・報告により，鎮痛用麻薬製剤などの薬剤処方の評価と訪問診療情報提供を行う。家族の介護負担を軽減するために，必要に応じて訪問介護職とも連携を図る。介護保険利用者の場合では，介護支援専門員に対して病状や身体状況の変化に対応したケアプランの修正や変更のための情報提供を行う。

　終末期の在宅療養を支援するための制度には，「厚生労働大臣が定める疾病等」などのように通常の介護保険利用者より手厚くサービスを利用できるものがあるが，療養者や家族のニードをアセスメントし，適切に活用できるよう情報提供を行う必要がある。

厚生労働大臣が定める疾病等
特例として健康保険法による訪問看護の週 3 回の回数制限が除外され，2 か所の訪問看護ステーションからの訪問看護が可能となる疾患のこと。多発性硬化症，筋萎縮性側索硬化症などの神経筋疾患の一部や，末期の悪性腫瘍，頸髄損傷など 15 疾患が該当する。2010 年（平成 22 年）よりライソゾーム病など 5 疾患が医療保険による「厚生労働大臣が定める疾病等」に追加され，20 疾患となった。

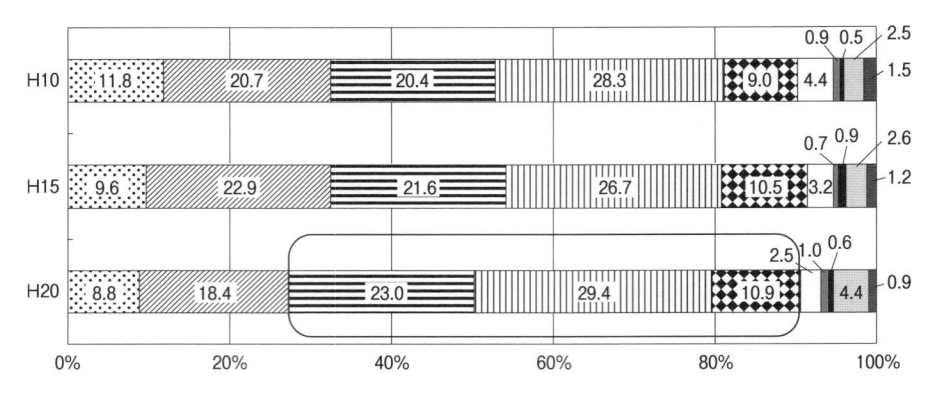

凡例

- ⊡ なるべく早く今まで通った（または現在入院中の）医療機関に入院したい
- ▨ なるべく早く緩和ケア病棟（終末期における症状を和らげることを目的とした病棟）に入院したい
- ▤ 自宅で療養して，必要になればそれまでの医療機関に入院したい
- ⊞ 自宅で療養して，必要になれば緩和ケア病棟に入院したい
- ▧ 自宅で最後まで療養したい
- □ 専門的医療機関（がんセンターなど）で積極的に治療を受けたい
- ▦ 老人ホームに入所したい
- ■ その他
- ▢ 分からない
- ■ 無回答

図 3-3　一般市民が終末期の療養を希望する場所

（出典：厚生労働省，2011，終末期医療のあり方に関する懇談会「終末期医療に関する調査」結果について
〈https://www.mhlw.go.jp/file/05-Shingikai-12404000-Hokenkyoku-Iryouka/0000156003.pdf〉）

2 家　族

　在宅療養者にとって家族の存在は大きく，療養者の在宅療養が継続できるかどうかは家族の有無や，本人と家族の関係性が大きく影響する。

　現代の家族は個人を基盤にした多様な家族が存在し，家族の小規模化，平均世帯人員の減少，三世代家族の減少を特徴としている。全世帯に占める 65 歳以上の者のいる世帯の割合は年々上昇している一方，世帯人員数は低下し，単独世帯や夫婦のみ世帯の増加が顕著になっている（第Ⅰ部図 1-8 参照）。このことは，ケア機能の脆弱化を招き，世帯成員の誰かの健康問題が顕在化すれば，世帯が維持できない状況に容易に陥ることになる。また，子育てや介護に関する世代間伝達の難しさや，地域内コミュニティの衰退を招いている。

　このような家族機能の変化は，個人や家族内の自助努力のみで在宅療養者を支えることの困難さを意味している。ケアの社会化や各種制度の整備，地域コミュニティ再生への取り組みへの努力が今後も求められる。

　在宅療養の継続にとって家族の果たす役割は大きい。家族は在宅療養者にとって最も身近なインフォーマル資源であると同時に在宅看護の対象である。在宅療養者のケアによる家族への影響としては，プラス・マイナスの両面から捉える必要がある。身体的負担や家族内役割葛藤などのマイナス側面がある一方，療養者へのケアを通して，自身や家族に対する新たな発見をもたらしたり，家族内の関係性が強化される場合もある。

　家族の介護負担に影響する要因は，療養者の医療的ケアの有無や要介護度，認知面の状態が影響する。また，家族のケアに対する価値観や特定の家族への役割

表 3-3　在宅療養者のケアによる家族への影響

（出典：渡辺裕子（監修），2007. 家族理論を基盤とした在宅看護、家族看護学を基盤とした在宅看護論、日本看護協会出版会　pp.142-149. 許諾を得て転載）

プラスの側面	マイナスの側面
個々の家族成員に対する影響 　セルフケアに対する動機づけの高まり 　満足感・充実感 　自身や家族に対する再発見 　家族への役割モデルの遂行 家族全体に対する影響 　家族としての自信の獲得 　家族内の関係性の強化	身体的負担 精神的ストレス 将来に対する不確実性 役割葛藤 孤立感 経済的影響 家庭生活への影響 他の役割の制限 家族生活の質の低下 家族の関係性への影響

期待が大きい場合や、在宅療養期間中に、その家族の介護負担は増す。過去の葛藤関係など家族間の人間関係や、在宅療養は家族にとっても家族間の負担は影響を受ける。

訪問看護は家族に介護者としての役割を期待し、ケア技術の習得や家族間の意思決定の促進など、家族のセルフケア機能の向上に向けて支援を行うが、同時に、療養者を含む家族全体を看護の対象として捉える。介護に傾注する時間や労力は、療養者を含む家族の重症度や介護度が増すほど高くなり、家族の疲労やストレスも増すが、そのことに対する他者からの承認はあまり得られない。また、療養者の病状や心身状況が悪化すれば、家族は共に揺れ動き、葛藤する。家族が日々の介護に尽力していることを受け止め、承認することが必要である。また、家族の健康状態をアセスメントして、必要であればレスパイトを提案することもよいというアプローチする。家族の知識・介護スキルの習得や家族の介護力に応じて習得できるよう支援する。訪問看護では、それらの意向や習慣を尊重しつつ、家族・介護者への看護・介護に反映する場合もある。適切なケアが行われているかどうかをアセスメントしなければならない。また、家族の介護負担を軽減する工夫や知識を家族が入れられるように提案する場合には、家族内の役割分担の調整を促すことも必要である。介護が原因となって、家族間の人間関係が悪化する場合には、家族内の役割分担の調整を促すことも必要である。

3　地域内コミュニティ

在宅看護の対象者は地域に暮らす療養者である。近隣の住民や町内会、民生委員など、療養者を取り巻くインフォーマルな資源である。近隣の住民や町内会、民生委員など、療養者を取り巻くインフォーマルな資源として地域内コミュニティを構成する人々に着目したい。近年、地域内コミュニティを再生するための取り組みが、行政の後押しを得て、地域住民やボランティアを中心に行われている。たとえば、認知症への啓発活動や、認知症療養者や家族を支援する認知症サポーター養成の取り組み、積雪地帯の有償除雪ボランティアなど、行政や社会福祉協議会などが動きかけ、市民が活動する取り組みが組織されている。また、近隣の高齢者への声掛けや見守り、ゴミ出しなど、地域で高齢者や障害者の生活を見守る生活動が地道に続けられている地域がある。高齢者アパートの管理人や住民同士の自助活動により、独居高齢者同士がコミュニティを形成しているケースもある。これら地域内コミュニティは療養者の生活を見守るインフォーマル資源として、必要に応じて協力を要請することが必要である。

在宅看護では療養者の生活の状況を把握し、必要に応じて協力を要請することが必要である。

第4章
在宅看護における倫理

スーディ神崎和代
新納美美

1 意思決定支援

(1) 意思決定と在宅看護

　自己決定権とは他に強制されることなく自由意志のもとに物事を決定することを意味し[1]，すべての人が自由に意思決定する権利を有しているということである。たとえば，在宅看護における単純な例を挙げると，「私は在宅で最期まで療養して，在宅での看取りも希望する」「他の人たちと共に療養しながら過ごせる施設をホームとして，最期まで過ごしたい」などである。在宅看護に関わる専門職者は多職種，行政，家族などと連携をして，その願いを叶えるべく最善を尽くすのである。つまり，療養者の自由意志に基づいて決定ができるようにサポートをし，加えて，その意思決定を尊重して実現化を支援する。この活動を意思決定支援と言う。

(2) 意思決定の形

　日本では，意思決定については世帯主，あるいは配偶者や老いた人の場合は成人した子に，医療に関する意思決定を委ねる社会的傾向があった。それに対して多くの人が疑問をもたずに近年に至っている。最近，日本においても「リビングウイル」「アドバンス・ケア・プラン」「医療事前指示書」[2]などの言葉が聞かれるようになってきたが，必ずしも正しく理解されていない現状がある。

　自分で医療的判断が困難（例：中度-重度の認知症，不可逆的な昏睡状態）になった場合に備えて，判断力に問題がない時から終末期に受ける医療について書面で示しておくという考え方は，1960年代の米国に発しており，米国では1990年代には法制化されている。リビングウイルも他の医療やケアに関する事前指示書も成文化された法的効力を有する書類であるが，日本ではまだ法的整備には至っていない[3]。しかし，訪問看護師を含む医療職者は可能な限り，その人の意思を尊重して，望む医療やケアを提供する姿勢が求められる。これらの意思表示は終末期になって行うものではなく，どの年齢であっても，また，健康課題がない時から考え，準備をしておくことが必要である。欧米では，「事前指示書作成プロセスは質の良い会話を重ねることだ」という表現を用いることがある[4]。つまり，家族・友人・医療職者たちと十分に話し合う過程が重要だということである。そして，意思を書面で明確にして，かつ，語ることである。

1) 〈https://en.oxforddictionaries.com/definition/self-determination〉
2) スーディ神崎和代（編著）竹生礼子・鹿内あずさ・御厩美登里（2016）．医療事前指示書　ナカニシヤ出版
3) Mayo Clinic Staff. Living wills and advance directives for medical decisions.
　　〈https://www.mayoclinic.org/healthy-lifestyle/consumer-health〉
4) スーディ神崎和代・竹生礼子・鹿内あずさ（2019）．療養者の望む最期を実現する医療事前指示書：啓発の必要性と活用による効果　コミュニティケア，**21**(1)，66-70．日本看護協会出版会

（3）医療事前指示書（Medical Advance Directives；Living Will<ruby>リビング ウイル</ruby>）に含まれる項目

　リビングウイルはその人の生命を維持するか否かに関わる医療的ケアを明確に示す書類である。もちろん，これはその人が終末期に，自身で意思決定を明確にできない場合にのみ効力を生じることであると理解しておくことは重要である。すでに法制化されている米国で医療事前指示書に含まれている主な項目を以下に示す。

- ・心肺蘇生（CPR）
- ・人工呼吸器
- ・経管栄養
- ・人工透析
- ・抗生物質／抗ウイルス剤
- ・緩和ケア
- ・臓器移植
- ・献体

　心肺蘇生と人工呼吸器の提供の有無のみの指示であれば，一般的には（米国では州により関連する法律が異なる場合がある）主治医に口頭で伝えてカルテに書き込んでもらうこともできる。関連書類は各州のHPからダウンロードして事前指示書の作成が可能になっている。また，リビングウイル作成に伴い，メディカル・パワー・アトニー（Medical Power of Attorney）[5]を作成することが多い。

（4）意思決定を支援する在宅看護職者として重要なこと

①療養者の了承を得て，その人の意思をかかりつけ医／専門職者や家族と共有する（例：複写をかかりつけ医や保証人に渡して保管してもらう）。
②療養者が意思決定に際して必要とする情報などを提供する。
③必要に応じて，療養者と家族との話し合いのファシリテーターとしての役割をする。
④事前指示書の保管場所を共有する。
⑤病状や家族の生活に変化があった時には見直すことをアドバイスする。
⑥在宅看護職者自身が「わが事」として事前指示書の目的，内容，意義など正確に理解する必要がある。

　黎明期にある日本において，療養者の意思決定支援をするにあたって重要なことは，法律，医療倫理に基づいて行われる必要がある。また，専門職者自身が自身の意思決定について考えることがより良い支援につながるであろう。

2 看護職の責任と倫理

（1）看護職に課せられている責任と倫理の視座

　看護学が描いてきた看護職の姿には，大きく2つの側面がある。1つは社会的な役割期待に応える「職業人」という側面，もう1つは人間の存在をそれ自体として対等に認識する「固有の人間」という側面である。この2つの側面は分かち

5）メディカル・パワー・アトニー（Medical Power of Attorney）とはHealth Care of Attorneyも呼ばれ，リビングウイルが終末期に適用されるのに対して，終末期でなくても廃疾状態にあり，自身で医療的判断が困難な場合に代理で判断をしてくれる人を指名しておくことで，通常，配偶者や信頼のおける友人，あるいは弁護士であることが多い。米国では，その人に関わっている医師や他の医療専門職者の指名はできない。

がたく，つねに同時に看護活動を構成している。この単純な構造，すなわち，看護職が看護職として社会に存在し機能している現象の前提を捉える目の高さが，責任や倫理を考える水準である。

　この前提的な看護の 2 つの姿は，責任という言葉にも 2 つの意味を与える。1 つは，職業人としての看護職に伴う責任で，与えられた社会的役割に専門職として真摯に取り組み，正しくその役割を果たす責任である。このような看護職としての責任は，社会的責任の 1 つに位置づけられる。もう 1 つは，人として等しく問われる責任である。これは道徳的責任[6]と言える。これら 2 つは，似ているようで少なからず違っている。

　もしも，あなたの看護行為の結果，事故が起きるなど，責めを負う事態に陥ったとしよう。あなたは，看護職として当然果たすべきことをきちんと果たしていたか，という観点から，責めを負うべきか否か，過失を償うとすれば，何に対してどこまで償うべきか，問われることになるだろう。これが社会的責任の水準でなされる善し悪しの議論である。しかし，問われる責任は，これだけではなく，看護職としてその行為を選択した「人間としての良心」に問題がなかったのかも問われることになる。後者の道徳的責任は，根本的な人間としてのあり方を問う水準であり，時に，社会的責任よりも深い水準であなたを悩ませることもある。先に挙げた事故の例で言えば，社会的責任上の過失がなく，世間があなたを責めなかったとしても，あなた自身が良心の呵責に耐えないということがあるかもしれない。社会的には償う必要がなかったとしても，あなた自身がその経験を忘れず，償う気持ちで日々勉強を重ねるなどの対処をしていけば，それは，あなた自身の道徳的責任を果たす姿勢と言える。

　以上の説明から理解できるように，看護職としての責任は，社会から与えられた看護職としての職務上の権利と義務に照らして問われるものである。具体的に言えば，看護師等の国家資格（免許）を持つ者として問われる責任に加え，医療経済活動として問題がなかったか経営上の責任も問われることになる。社会的責任の多くの部分は法規に定められた義務に照らして問われ，訴訟に発展すれば法廷で争われることになる。この種の責任は国によって異なるものだが，人間としての良心を問われる責任は「人間であるならば誰もが問われる」ものである。倫理という観点からみたときの看護職の責任は，人間としての責任に届く深いものである。なぜなら，人間が生きる過程を支えるということは，その人の存在を共に創る営みだからである。それは看護職のみならず対人援助職すべてに共通するものであり，職種を超えた協働の中でケアを受けるその人と家族を中心に据えた解決を図らねばならない。だからこそ，人間の生活に入り込む看護職は現場でさまざまな苦悩を経験するのである。

（2）倫理原則とジレンマ

　倫理は，人間が，他者とともに生きる一人の人として何に重きをおいて行為すべきか，その判断の根拠となる規範を示すものである。ここでの規範は，外側から与えられる規則とは違っており，どのような行為をするか考えたすえ，あなたの内側で，あなたに対して「○○のように行為しなさい」と指令し，あなたに行

---

6) 倫理的責任と表現されることもある。倫理学においては倫理を普遍的なもの，道徳をより文化等の影響を受ける可変的なものとして区別するが，臨床ではあまり区別しなくてもよいと筆者は考えている。なお，道徳的責任は，臨床では道義的責任と表現されることもあるようである。いずれにしても，人間として正しい行いをすることや人間としての義務を果たすことという意味での責任を指していると考えてよいだろう。

為させるものである。このような規範に基づく道徳的な意思決定は価値判断の一種と言ってよい。もう少しかみ砕いて説明すると，ここで判断している価値は，善・悪の評価に値する物事の意味や重みのことで，倫理は，何を善とし何を悪とするかの判断を支える，一貫性のある（安定した）考えの法則性と言える。ここまで説明すると，倫理になじみのない読者も，「いろいろな人がいて，さまざまな場面があって，状況はどんどん変わるのに，いつも安定した方法で善悪の判断ができるのだろうか」と疑問に思うのではないだろうか。実際そのとおりで，看護実践に伴う道徳的判断は，相反する価値に挟まれて，自らが選択すべき行為の決定に苦慮することが多い。こうした状態はジレンマと呼ばれる。ジレンマを解決するには，悩みながらも考えるしかない。そして，その悩みの軌跡を支えるのが，既存のさまざまな知識や他者の考えに触れながら交わされる「多様なあり方をみとめる対話」である。

　道徳的判断の根拠となる倫理にもさまざまな考え方があり，一つの方法論では解決しないものである。倫理学領域にはさまざまな理論（考え方）があり，学説間の批判的な議論によって合理的で強い理論をつくるために研究が重ねられているが，唯一の正しい解答をくれる理論はいまだない。こうした現状から単純に捉えても，手本や物差しを使って判断すれば解決可能な問題はほとんどないと考えたほうがよい。知識に解答を委ねるのではなく，知識を主体的に用いながら，援助の対象者や関係者とともに悩み，自らが「専門職である“人”」としてとるべき行為を自律的に選択することが道徳的な実践にとって最も重視されなければならない。ここでの自律は，単に自らを律するというだけでなく，熟慮のうえに自ら選択した行為に対して，一貫した責任をもち，説明責任を負えることを意味している。言い換えれば，単に何かの規則に従うのでも力の強い誰かに従うのでもなく，自らのもてる力でよく考え行為を選択することを意味している。そして，それは，看護職としての自己のみならず，援助の対象者やその関係者すべてに等しく適用されることであり，当然，それぞれの違いを調整する対話が必要になってくる。

　以上のような基本姿勢で，事例との接点を考えながら，倫理学で説かれている基礎知識をみてみよう。なお，ここでは在宅看護の実践に引き寄せた概要紹介にとどめたいと思う。倫理の知識が不足すると感じる読者は，他の資料にあたって学ぶことをお勧めする。

　　　Bさん（80歳男性，脳梗塞後遺症，不整脈）は，ほぼ毎日介護サービス（デイサービス1回／週，訪問介護2回／週，訪問看護2回／週）を利用している。市内に住む長女の援助を受けながら独居生活を続けている。Bさんは，頻繁な物忘れがあり生活リズムが乱れやすい。住み慣れた自宅では自分でご飯を炊き，調理されたおかずを準備して食べることができる。テレビ番組表を利用して日時の把握は可能であり，言葉は少ないが，家族や援助者と意思疎通はできる。

　　　Bさんは，短期記銘力が低下しており，自身の体調に応じて食事や水分の摂取量を調節できず，食生活と服薬の管理が困難だった。夏季は気温が上昇すると脱水症状を起こしやすい状態で，独居生活の継続においては，生命危機の可能性も高いと考えられた。

　　　ケアマネージャーは，Bさんの生命が危機状態に陥る可能性を考慮して，長女にBさんの施設入所を検討するよう勧めたが，長女が親族に相談したところ反対されてしまった。担当の訪問看護師は，長期にわたるBさんとの関わりから，施

設入所はいずれ必要になるとしても，まだ在宅療養を継続できる状況と判断していた。しかし，早急に施設入所を勧めるべきであるという他のスタッフの意見もあり，施設入所の時期について，いつどのように進めていくことがよいのか悩んでいた。

1）医療倫理の 4 原則

　倫理原則は，目の当たりにしている困難な現象が倫理的にどのような課題を抱えているのか，整理してみるのに役立つ。医療倫理の基礎を与えたビーチャムとチルドレス（Beauchamp & Childress, 1989 ／邦訳，1997）の 4 原則[7]は，看護学においても最もよく知られている。
- ・自律尊重原則：自律的な患者の意思決定を尊重せよ
- ・無危害原則：患者に危害を及ぼすのを避けよ
- ・善行[8]原則：患者に利益をもたらせ
- ・正義原則：利益と負担を公平に分配せよ

　医療倫理の知識は，これらの原則を基盤にさまざまな知識が築かれており，看護職のための倫理もこうした知識を用いながら構成されている。しかし，原則が万能なわけではなく，原則に従うことがつねに対象者の幸福をもたらすことだとは限らない。

　たとえば，上の事例において，Bさんに対する家族の対応が希薄で，ケアマネージャーの提案に対して家族が反対しなかった場合はどうなっていただろうか。ケアマネージャーに焦点を当てて考えると，善行原則に従って施設入所を勧めている[9]と言える。しかし，本人のもてる力を十分引き出して意思決定をしようという姿勢が見られず，記銘力の低下等の事実のみから判断しているので，自律尊重の原則に従っているとは言いがたい[10]。また，別の見方をすれば，善行原則に従おうとするあまり，Bさんのもてる力を軽んじているようにも見え，Bさんは自らをないがしろにされたと感じ，無力感を覚えて，生きる気力が削がれてしまうかもしれない。そうすれば，ケアマネージャーの一見，善行原則に従った「善い行い」は，Bさんから見れば危害であり，無危害原則に反しているという見方もできる。

　このように，原則は，簡単に両立困難になり，そのような場合の判断の方法は，倫理学者によっても見解が分かれている。4 原則の提唱者であるビーチャムらは 2 つ以上の道徳原則が対立しているときは，原則を個別の状況に特定化することで原則間の対立を解消する方法を提唱している。これは抽象度が高くなれば，個別の状況の違いが見えなくなってしまう（よく見れば違う事例なのに，遠くから見ると同じような事例に見えてしまう）のと逆の方法をとっていると考えれば分かりやすい。つまり，原則の水準だとどのような事例にも適用可能な水準なので，原則どうしが対立してしまう事例も，個別に引き寄せて考えれば原則間の重みの違いが見えてくるということである。それでも解消しない場合は，対立する原則

7）赤林朗編『入門・医療倫理Ⅰ』勁草書房，2005。
8）翻訳版（ビーチャム＆チルドレス『生命医学倫理』成文堂，1997）では，仁恵という訳語が当てられている。
9）無危害原則に従っているように見えるが，無危害原則は相手に対する行為が危害を与えるものでないことを要求する原則である。このまま経過すればBさんは夏場に命を落としてしまうかもしれないということを予測し，リスクを回避しようとする働きかけは，相手に利益を与える行為にあたり，善行原則に従った行為と言える。
10）善行原則に基づいた治療やケアの提供をすすめるあまり対象者の自律と尊重が侵害されてしまう状態が，保健医療の実践においてしばしば見られる。このようは 2 つの原則の衝突は，パターナリズムと言われ，医療倫理における主要問題の 1 つである。

の重みを熟慮によって比較衡量し，もっともな根拠をもって判断するという方法を推奨している。

　そのほか，原則間に優先順位を設けておく方法や，それに比較衡量を組み合わせた方法など複数の方法が提唱されており，いずれも説明を聞けばそれが最も正当なものに思えてしまう。既存の知識の裏づけにこだわってしまうと，どの説が正しいか判断することに手を焼いてしまい，いつのまにか療養者と家族が置き去りになってしまうことにもなりかねない。目の前の現象を生じさせている価値の問題に関心を寄せ，理解につとめ，当事者と関係者がともに対話しながら解答を見つけていく姿勢が何よりも大切である。いざというときに，しっかりと自らの頭で考え，他者の考えも注意深く冷静に受け止められるよう，平素から，自らの担当ケースの援助の質に関して問い悩み，知識に触れておく必要がある。

　事例に戻り，Ｂさんを担当する訪問看護師に焦点を当ててみよう。訪問看護師は，他のスタッフの「早期に施設入所をすすめるべきだ」という意見によって悩んでいる。このような対立は，判断の根拠としている価値の違いによって生じているものである。すなわち，複数の行為の選択肢（事例では，独居を続けるか，施設に転居するか）をふるいにかけて，１つ選択しようとする際に，使うふるいが違ったために，ふるいの上に残ったものが違っていた……という事態が生じている。この「ふるい」にあたるものが「価値」である。こうした違いを調整するには，背景にあるさまざまな情報を洗い出しながら，Ｂさんの意思を十分に酌み，関係者間の足並みを１つの方向に調整していく必要がある。かけられる時間に限りはあるが，こうした調整の過程には時間の経過が必要であり，無理をして急ぎ過ぎることのないように留意しなければならない。また，一度定まったＢさんやＢさん家族の意思が状況の変化で揺らぐことも認め，Ｂさん固有の生にとって重きをおくべき価値とは何かを探し求めながら，経過に沿う必要がある。

　では，事例の訪問看護師が悩みを解決すると同時に，Ｂさんの生を尊重した援助を展開できるようチーム間の調整をしていくにはどうしたらよいのだろうか。まず，訪問看護師自らの判断が何によってなされているのかを整理してみることが肝要である。この事例の場合，訪問看護師はＢさんがまだ独居生活を続けられると判断しているが，なぜ，長年の間直接担当してきた者とその他のスタッフとで判断が分かれるのかを冷静に捉えてみる必要がある。Ｂさんの暮らしぶりを時間経過の中で理解してきたからこそ捉えられるものは，暮らしの中で自然になされる判断と選択の連なりである。そこから，本人が生活の中で大切にしていることやその人らしさを形づくる物事への意向（選好）や行為のパターンが感じ取られ，実際の生活能力も「実感」として捉えられる。一方で，こうした担当者ならではの思考と判断は，長年の関係性による情緒的な結びつきに影響されて，時に現実からズレてしまうことがあるのも考慮しなければならない。適正な判断をするためには，こうした担当者の身についてしまったさまざまな価値を問い直す内省も必要であり，だからこそ，自らの認識に頼り過ぎず，倫理学の知識も含めた他者の見解に触れる機会が必要である。

　事例に戻ろう。この事例の訪問看護師は，Ｂさんに短期記憶の障がいはあっても自己決定の能力がまだ残っており，自らの状態や意向を現実的な範囲で表明することが可能だと見立てているようである。だとすれば，まず，その見立てが支持されるのか否か，できる限り客観的に検討しなおすことが必要である。より身近な援助者の立場でＢさんと対話の機会をもち，Ｂさん自身の意向がどのようなもので，自らの現状をどのように認識し，どのように対処しようと考えているの

か理解につとめる，そして，それが現実的に可能なのか，担当者として情報を整理して検討することが必要になる。このように，事実に照らした考え方と判断を説明することは，Bさんの自己決定権を擁護するうえでも，Bさんの最善の利益[11]を追求するうえでも重要である。そのうえで，他のスタッフとの違いも認めつつ，それぞれの判断が何によってなされているのかを十分話し合い，チームにおける熟慮の過程を経ることが肝要である。では，倫理的な判断に役立つ熟慮の方法について既存の知識をみてみよう。

2）倫理的意思決定のための4分割表

　臨床でよく知られている倫理的意思決定のツールに，ジョンセンら（Jonsen et al., 2002／邦訳，2006）の4分割表がある。このツールは，医師が臨床で倫理的な意思決定をしていくための情報整理を目的としてつくられたものであり，上記の医療倫理の4原則を踏まえて構成されている。これは，現場における複雑な状況について情報を整理し，事例を倫理という切り口で捉えなおすために使用可能なツールであり，私たちの死角になっている領域や見落としていた問題の有無を全体的に見渡してみることができる。4分割表を用いる際の標準的方法として「医学的適応」「患者の意向」「QOL」「周囲の状況」の順に情報を分類していくことが勧められているが，実際にはどの項目から始めてもよい。表を完成させることが目的ではないので，情報がどこに入るのかを考えるあまり前に進まないなどということのないように気をつけることである。1つの情報で複数の領域にわたる場合は，該当する領域すべてに情報を入れておく。また，いずれの領域にも該当しないと思われる情報は落さずに最も関連がありそうなところに分類しておくといった対応が推奨されている。表に整理するために情報を解釈すると，せっかくの情報が歪んでしまう（私たちの解釈にまみれた情報になってしまう）ので，注意が必要である。

　情報が整理されたあとは，そのケースのどこに倫理的な課題があるのかを検討・抽出し，何が優先的に解決されるべきかを協議するとされるが，具体的な思考法の提示はない。すなわち，4分割表は，情報を整理するだけの機能しかもっていないのである。ジョンセンらも，倫理的判断に疑いの余地なき正答がないことを認め，「まあまあもっともで，すべてを考慮にいれたうえでの判断といえる例を積み重ねていくことはできる」と述べている。このように，方法論にこだわることよりも真摯な経験を重ねることの方に意義があるのかもしれない。これについては次項「チーム・学習（教育）・カンファレンス」で述べる。

　ここで，事例と4分割表を照らし合わせてみよう。医療依存度が高くないBさんのようなケースの場合は，QOLと患者の意向が中心になり，医学的適応はその時点の健康度に加え，この事例のように少し先に予測される健康課題も含めてよい。さらに，世帯の状況によっては患者の意向という考え方だけでは十分でなく，療養者を含むその世帯全体の意向がどのような状態かを見たほうがよい場合もあるだろう。同様に，周囲の状況についても，単に療養者個人を取り巻く状況というよりは，その世帯を取り巻く状況と解し，エコマップに記述される社会資源と，それらと世帯との関わりを記述するほうが適切な場合もあるだろう。いずれにしても，臨床医の立場を中心に開発されたツールであることを念頭におき，

11）最善の利益（best interest）とは，合理的な人間（＝理性的に考え判断できる人間）が，選択可能ならば選択したであろうQOLのことを指す。もともとは法律用語である。

表 4-1　倫理的意思決定のための 4 分割表[12]

医学的適応（Medical Indications）	患者の意向（Patient Preference）
1．診断と予後 2．治療目標の確認 3．医学の効用とリスク 4．無益性 ※倫理原則：善行と無危害の原則	1．患者の判断能力と対応能力 2．インフォームド・コンセント 3．治療の拒否 4．事前の意思表示（リビング・ウィル） 5．代理決定（代行判断と最善利益） ※倫理原則：自律尊重の原則
QOL（Quality of Life）	周囲の状況（Contextual Features）
1．QOL の定義と評価 　（身体・心理・社会的側面から） 2．誰がどのような基準で決めるか 　・偏見の危険　・何が患者にとって最善か 3．QOL に影響を及ぼす因子 4．生命維持についての意思決定 ※倫理原則：善行と無危害と自律尊重の原則	1．家族など他者の利益　　2．守秘義務 3．コスト・経済的側面　　4．希少資源の配分 5．法律　　　　　　　　　6．公共の利益 7．施設の方針・診療形態・研究教育 8．その他のあらゆる問題 ※倫理原則：正義原則[13]

訪問の事例に引き寄せて応用するとよい。

（3）チーム・学習（教育）・カンファレンス

　これまで，よく用いられている臨床倫理の知識について事例と接点をもちながら説明してきた。ここまで通読した読者は，結局のところ，どのような考え方をしたらよいのか，考えるための正しい方法が分からなかったと思われることだろう。実際，倫理学の中には，道徳的に考えるための方法論を説いている学説[14]もあり，筆者はそれを支持している。しかし，ここではあえてその説明を省いた。その理由は，何よりも重要なことが，価値に開かれた思考と対話を重ねていくことだからである。これは，業務の中で人を育て自らも成熟していくことと並行して進められる。

1）学習と教育：真摯に経験を重ねる

　4 分割表の解説で触れた「真摯に経験を重ねる」ということについて少したちどまって考えてみたい。もしも，経験の価値を，経過した時の長さで測るならば，自らをとりまく現象に身をまかせて時を過ごしていれば経験者となりその価値が自然と身につくもののように思える。しかし，実際にはそうではない。しっかりと経験を積み重ねるには意識して現象を観察し，その意味の理解につとめ，知識を用いて考察することが肝要である。これは，F. ナイチンゲールの『看護覚え書』にもあり近代看護の精神の原点と言ってもよい。

　では，看護実践を倫理的な切り口から捉える際の「真摯に経験を重ねる」とはどのようなことなのだろうか。実践における観察対象は，人間の存在価値に関わる個人の内面と，家族など近親者の関係性[15]である。真摯な姿勢とは，援助者

---

12) 赤林朗・蔵田伸雄・児玉聡監訳『臨床倫理学　第 5 版』の症例検討シートと，赤林朗編『入門・医療倫理　Ⅰ』の第 4 章に掲載されたジョンセンらの四分割表を参照し作成した。
13) 『臨床倫理学　第 5 版』では，忠実義務と公正の原則と訳されている。
14) 完成された理論を詳しく学びたい方は，R. M. ヘア『道徳的に考えること―レベル・方法・要点』勁草書房（1994）を参照されたい。しかし，倫理学の理論書に慣れない読者には難解だと思われるので（少なくとも筆者はそう感じたので），はじめて倫理理論に触れる読者は，日本の倫理学者が書いた解説本などを参照されることをお勧めする。
15) ここでの関係性には，個人の生活歴によって内面化された意味，すなわち，さまざまな人間関係上の経験に対するその人固有の意味づけが含まれる。

側が療養者や家族の存在に敬意をもって向き合い，援助のあり方や質を見つめ直すために自らに問い，そして，問いに解答を与えようとし続ける姿勢である。「療養者およびその家族が悩み作業を繰り返しながらも自ら人生を紡いでいく経過を支えるために，私たちはどのようにあるべきなのだろうか」という終わりのない問いに解答を得ようとすること，「内省と対話の姿勢」をもち続ける時間を積み重ねることが「真摯に経験を重ねる」ことである。

　これは言葉にすれば当たり前のように聞こえるが，現実的なさまざまな利害関係や物理的制約に巻き込まれながら真に実践し続けるのは決してたやすくない。一人ひとりの認識ももちろん大切なことだが，各々の認識や道徳的思考の成熟を支えるためにも，ケースカンファレンスを通じてチーム内で「問い」と「悩みの軌跡」を共有し，その経過から一定の価値を共有していくことが何よりも大切である。倫理的な判断には絶対的な正解はなく，実践は時間経過とともに変化する現象に対応していくことなのだから，何事も妄信せずに善い面と悪い面の両方を考慮して十分な議論を重ねることである。そうした十分な議論をするには，チームを構成する一人ひとりが異なる価値に開かれた認識，すなわち，自らと異なる専門性や思想および人間性に基づいて導き出された意見を聴き合うことである。そのような対話の経験が，認識の偏りと物事の見えない部分（死角）による影響を弱めていくことにつながるだけでなく，互いに，判断の根拠となった文脈と規範が内面から共有されることにもなる。認識の偏りや死角といった，当人同士には気づかない問題を指摘する役割として，平素はともに活動していない専門看護師などの倫理コンサルタントに陪席を依頼するのも有用である[16]。こうした経過が，看護職一人ひとりの認識の中に埋め込まれるようにして残り，チームを離れて現場に立ったときのさまざまな道徳的判断を一貫して支えることになる。現場の多忙はもちろんのことだが，一堂に会することをいとわずに，ケースカンファレンスは短時間[17]でもできるだけ頻度を多くし，文脈と規範のメンテナンスをすることが肝要である。その連続的な営みが，そこに参画する看護職の認識の幅を広げ，ひいては道徳的な問題意識と感受性を高め，思考力を養うことになる。

2）カンファレンスの方法

　カンファレンスに参加する人たちが上記のような経験を自然に積み重ねられるケースカンファレンスを実施できるのであればどのような方法論でもよいが，ここでは，ファシリテーション型のカンファレンスを推奨したい。ファシリテーション型のカンファレンスと言えば，アイスブレイクやファシリテーターの独特の振る舞いを思いうかべ「私には無理」「難しい」と尻ごみしてしまう人も少なくない。しかし，ここで推奨するポイントは次の3点で，いずれも多くの人がおくしてしまうような独特のテクニックとは無縁である。

- ・枠をとる：時間の枠，話題の枠，参加者の態度の枠⇒ファシリテーターが枠を維持する
- ・ログをとる：板書
- ・方針をとる：板書全体を眺めながら進む方向性を決める

16）倫理コンサルテーションは正誤の審判ではないため，あくまで，ものの観方や考え方の整理と内省の支援を受けるイメージで活用するとよい。

17）ここでの短時間カンファレンスは，業務連絡的なカンファレンスを意味しない。ケースカンファレンスの後，そのケースがその後どのような経過をたどっているか，互いに事実を共有するだけでも構わないので，ケースに焦点を当てたカンファレンスをすることである。そうした定点観測的な文脈の共有から，新たな課題が生まれたり，それまで見えなかったケースの価値観が生き生きと浮き彫りになってくることもある。

```
┌─────────────────────────────────┐ ┌─────────────────────────────────────┐
│ グランドルール（例）              │ │ 元気をなくすカンファレンスの 3 要素  │
│ 1．互いに対等な一人の人として参加する │ │ ・評価される                        │
│ 　（○○さん）                    │ │ 　人前で品定めをされる恐怖          │
│ 2．話は最後まで聴く               │ │ 　人間関係や人事考課への影響が気になる │
│ 3．私を主語にして意見を述べる      │ │ ・搾取される                        │
│ 　（私は○○と思います）           │ │ 　自分の考え・アイディアが他者のものになって │
│ 4．相手を否定せずに意見の違いを述べる │ │ 　しまう                            │
│ 5．理解するための質問・確認をする   │ │ ・押し付けられる                    │
│ 　（分かったつもりは NG）          │ │ 　責任・＋αの仕事（役割）・価値観や考え方が │
│ 6．最低一度は発言する             │ │ 　押し付けられてしまう              │
│ 7．ここでの発言はここでおさめる    │ │                                     │
└─────────────────────────────────┘ └─────────────────────────────────────┘
```

　枠をとる　　このカンファレンスで何が大事なのかを明確にし，安全な場を確保することである。時間の枠は，何時まで何分間のカンファレンスなのかを決め，それを厳守することである。妥当な時間設定をして，業務に支障が出ないように必ず時間を守ることが重要である。話題の枠は，議題を明確にし，何について話し合うのかを具体的に示すことである。この話題の枠は，参加者がそのテーマについて集中して話し合えるように定めるものである。同じ目的にかなう応用編の対応として，参加者の認識が業務にそれてしまわないような配慮もあるとよい。たとえば，カンファレンス中にかかってくる電話や来客の対応は誰がするのかを決めておき，集中が途切れたり，場が壊れたりしないようにしておくのも有用である。そして，参加者の態度の枠は，グランドルールの提示である。これは筆者が実際に使っていたサンプルを提示する。これを参考にし，スタッフの傾向性や集団特性に合わせて内容を調整するとよい。

　皆が集中して考え，それを素直に表明してもリスクがなく，安心して発言し合える場をつくるためには，これらの「枠とり」が非常に重要であり，ファシリテーターはこの枠をまもりながら，メンバーの発言を促せばよい。つまり，参加者を援助すればよい。発言の促しには「発問」が有用である。誰かに向けて質問するのではなく，その場の空気に向かって，あるいは，メンバーとともに板書を見ながら，素朴な疑問をさらっとつぶやく感じである。ファシリテーターは，自らの価値観でその場を操作しないこと，非審判的な態度を貫くことが大事である。技術の上手下手よりもむしろ，その場の道徳的雰囲気をいかに保持するかが勝負どころと考えるとよい。グランドルールと合わせて元気をなくすカンファレンスの 3 要素も参照されたい。

　ログをとる　　ホワイトボードなどを用いた板書である。板書の主な目的は，議題や話の流れを見失わないようにすること，発言をひかえていた人でも過ぎ去った話題に戻って発言しやすくすることなどがある。しかし，筆者が倫理カンファレンスとして最も重視している板書の意義は，発言された意見を，同じ重みで記録として残すことである。言い換えれば，特定の人の意見が強く取り上げられたり，逆に消えてしまったりすることのないようにするために板書を使う。そのため，板書係は道徳的な場づくりのためにきわめて重要な役割を担っている。板書係は，できるだけ忠実に記述することが求められ，基本的にすべての意見を書き出す役割だと思って取り組む必要がある。同じ意見だと思っても，他の意見に安易に統合することがないように，発言者の言葉づかいの個性を残した記述をすることも重要なポイントである。板書はコツと訓練がいる役割だが，聴く・整理する・書くの一連の作業をいっぺんに獲得できるトレーニングとして有用なので，

嫌がらずにチャレンジすることが肝要である。

　方針をとる　　カンファレンス終了前の段階で，いったん話し合いをやめて，板書全体を皆でながめる時間をとる。話し合いに十分集中していれば，この段階で，どの意見が誰のものだかあまりよく思い出せないはずである。つまり，文字になっていることで，それぞれの意見が平場に対等におかれているという状況で，理性的に情報全体を眺めることが可能になっている。それまで提示されたすべての知恵がそこにあるはずなので，その中から，現実的に実施可能で，道徳的にも妥当なものを採用するため，取捨選択の作業を全員が見守る中で進めていく[18]。この作業の最初の段階では，「このケースと同様の他のケースにおいても，人はこうすべきである[19]」と考えられる意見を道徳的に重みのある意見として画一的に採用していく。そして，複数残ったものの中で，そのケースの立場でどれが妥当なのかを話し合いの経過から判断して取捨選択し，方針を 1 つにしぼっていく。一度に決められなければ無理をせずに，時間で切ってカンファレンスは閉じ，方針をとるために必要な情報を担当者が補えるように課題を明確にしておく。板書記録はそのままにして残しておくか，画像を撮影しておき，次回のカンファレンスですぐに思い出せるように工夫しておくとよい。

3　アドボケイト／アカウンタビリティ：権利擁護

　ここで，最初に触れた責任の視座に戻り，看護職の存在を対象者側から捉えなおしてみよう。看護職は療養者の生命と生活に対して一定の介入権限をもっており，療養者と家族などの近親者を大きくゆさぶることのできる存在と言える。このことは，看護職が，対象者から感謝されえることを示しているが，同時に，権利を簡単に侵害しかねないことも示している。

　看護援助は，療養者が主体的に健康状態をコントロールできるよう寄与する活動である。療養者の状態像にかかわらず，援助を受けるという行為や援助の内容について対象者が自ら選択・決定できる状態が保たれていれば，援助関係として問題はないと言える。しかし，十分な説明や話し合いの過程がないままに，看護職が発案したプランをそのまま遂行したり，日々のセルフケアを看護職が肩代わりしてしまったりすれば，健康をコントロールする主体が療養者ではなく看護職になりかわってしまうことになる。それは，たとえ療養者が安楽で快適であったとしても，看護職が療養者の自己決定権を奪っている状態であり，療養者と看護職の関係は援助ではなく支配の構造（たとえば，暴力関係に見られる力とコントロールの関係性）をとっていると言える。

　支配的関係性は，療養者や家族と看護職の間にあってはならない関係だが，援助を受ける者と提供する者の間には支配的関係が成立しやすいのもまた事実である。看護それ自体が権利侵害となる可能性があることは，看護職自身が理解しておかなければならない。特に，自己決定権を行使することに困難を抱える療養者や，すでに権利が侵害されている療養者にあたっては，熱心に援助しようとするあまり，かえって権利を侵害してしまうことのないよう，十分な配慮が求められる。

---

18) このときも，基本的にはこれまでの話し合いと同じルールを踏襲して行い，板書係はペンの色を変えて既存の意見にマークをしたり，意見を書き足したりするなど，それぞれの役割の仕事を続ける。
19) R. M. ヘアの道徳的思考法による（『道徳的に考えること─レベル・方法・要点』勁草書房（1994）。

（1）インフォームド・コンセント（説明責任と同意）

　権利擁護を支援する際に重要なことの 1 つにインフォームド・コンセントがある。インフォームド・コンセント（informed consent）とは日本では「説明責任と同意」と訳されることが多く，「医療行為について十分，かつ必要な情報を得たうえで，医療的行為や検査などに同意する」という意味で理解されていることが多い。医療提供もチームアプローチにより複数の専門職者が関わり，また療養を可能とする「場」は従来の病院から在宅，施設などへと広がっている現状の中で，インフォームド・コンセントは病院内で行われる検査や手術などの医療行為と医師の間のことだけではなく，在宅環境で療養者や家族と訪問看護師を含むケア提供者との間でも認識が必要な事項である。インフォームド・コンセントは文書と口頭で説明をするのが基本であり，様式はサービス提供者側が準備するのが通常である（Buchanan, 2000；White & Truax, 2007）。また，様式にはサービス内容，対象者の氏名の署名，署名年月日などが含まれる。

　インフォームド・コンセントは基本的に以下の 4 本の柱で構成されている。

- ・対象者は判断能力を有している。
- ・医療従事者は治療方針や方法，検査，複数の選択肢がある場合には選択肢についても説明をする責務がある。また，治療方針により生じると予測される利益やリスクについても情報提供をし，十分な説明をする。
- ・対象者は医療従事者からの説明を理解できる。
- ・対象者は強制や強迫によらないで自由意志で同意する。

　インフォームド・コンセントを得るための説明に際して，対象者が十分に理解できるような配慮も大切である。たとえば，視力が低下している人には眼鏡を備え，文書の文字が適切な大きさであることを確認する必要がある。難聴の人にも同様の配慮が必要である。また，国際化に伴い，外国人が日本国内で治療などを受ける数は年々増加しているなかで，対象者の言語能力をアセスメントし，日常会話に堪能な場合でも医療関連の説明には専門用語を多く含む場合があるので，対象者の母国語による説明を心がけることが大切である。

　インフォームド・コンセントを得るのが困難な場合があり，たとえば，次のような状況が考えられる：

- ・未成年者[20]。
- ・対象者に認知症や意識障がいがあり，判断能力に欠けると思われる場合。
- ・緊急状態で治療を施さなければ生命危険がある場合[21]。
- ・宗教上の理由がある場合。

　このようなケースの場合は保護者，家族，法廷が定めた代理人が対象者に代わ

20）米国の小児科学会生命倫理委員会（AAP Committee on Bioethics）は 1993 年に未成年者のインフォームド・コンセントについてガイドラインを設けている。原則として未成年者の保護者からの同意が必要であるが，同時に未成年者の意思決定への尊重もなされるべきであるとして，16 歳の婦人科検診，17 歳の避妊薬処方箋依頼，19 歳の骨腫瘍の術的介入などについては未成年者であっても本人への説明責任・同意確認を推奨している。14 歳以上であれば未成年者でも医療的判断を下す力をもっているという先行研究に基づいてのガイドラインである（AAP, 1995）。

21）2500 年前のヒポクラテスの時代から医師の判断はつねに正しいとして，時には神のような存在とされてきたが，20 世紀半ばくらいから「患者の知る権利」として医療者側の説明責任が求められるようになってきた。その例の 1 つがモア対ウイリアムズのケースで，1905 年（明治 38 年）に米国ミネソタ州最高裁判所で争われた事例である。耳の専門医師は右耳を手術する予定で手術を開始したが，術中に右耳よりも左耳の方が手術の必要があると判断して同意なしで手術をした。手術は成功したが，裁判所は「結果に拘わらず善意であっても患者の同意なしに手術をすべきではなかった，また，その時に左耳の手術をしなくても状況は生死にかかわる緊急な状況でもなかった」として，医師側に患者への支払いが命じられた（ミネソタ州最高裁判所記録, 1905）

って十分な情報を得た後，同意の是非を決める。

（2）プライバシー権の擁護，個人情報の保護

　個人の生活の場に出向いてケアを実施する性質上，在宅看護活動では，療養者と家族の生活実態や，親族・縁者との関係性など，通常公にされることのない個人的な情報に触れることが多い。職務上知り得た個人やその世帯に関わる情報は，十分な配慮のうえ管理することが求められる。

　元来，保健医療専門職には「守秘義務」が課せられてきたが，20 世紀の米国においてプライバシーを「自己に関する情報に対するコントロール権」とする捉え方が生まれ，これを基礎としたプライバシー法の制定によって，個人情報保護の認識が急速に広がった。日本においても平成 15 年に個人情報保護法が制定されたが，同法は，近年の情報処理ネットワークの拡大等に伴い平成 29 年に改正された。

　個人情報とは，生存する「個人に関する情報」とされる。個人に関する情報に含まれるものは多岐にわたり，氏名・生年月日・連絡先や所属に関する情報はもちろんのこと，防犯カメラに記録された映像情報，メールアドレス，職員録・法廷開示書類・ホームページ・SNS 等で公表されている個人を識別できる情報などを指す[22]。こうした詳細情報は，個人情報保護法ガイドラインで確認することができる（個人情報保護委員会ウェブサイトから各種ガイドラインがダウンロードできる）。

　情報を扱う際に重要なことは，まず取得の段階で，在宅看護活動の目的と機能に照らし，何のためにこの情報が必要なのかを認識し，それを療養者と家族に説明することである。同意が得られ，情報が入手できた後は，漏洩のリスクに対する敏感さを保ち，管理方法の点検と改善，規則の徹底を怠らないことである。職員個々がこのような共通認識と規範を保持できるよう，事業所全体の風土を醸成することが肝要である。

（3）特に権利擁護が必要な事例の捉え方と対応の原則
1）療養者や家族の自己決定能力が未成熟または障害されている場合

　健康度が高く自律した成人に比べ，自己決定能力が低い対象者の場合は，療養や治療の基本方針，日常生活の中で生じる大小さまざまな選択に際して意思決定を援助することが必要になる。その援助の基盤として求められるのは，歩調と目の高さを合わせて固有の生活に伴走しながら，療養者と家族の現在あるいは将来にわたる生活を理解しようとする姿勢[23]である。そのような姿勢で関わりを重ねながら，療養者と家族の，現実的かつ健康的な自己決定能力や，自らの希望を近親者に伝え折り合いをつける能力を見極めていかなければならない。

　中立的かつ現実的に対象を理解するには，可能な限り複数の立場からアセスメントし，互いに協議しながら援助関係を構築することが望ましい。複数で協議しながら援助を展開しておけば，対象理解が進むと同時に，援助関係の質に対しても客観的な振り返りが可能になるからである。そのような振り返りによって，援助者側が療養者や家族の自己決定権を奪っていないか慎重に検討しなければならない。援助者が行うべき必須事項は，

22）個人情報の保護に関する法律についてのガイドライン（通則編）pp. 5-6.
23）ここでの姿勢とは，対象者が自らのもてる力で生きているその存在に対する敬意と，その存在価値を認め生かそうとする人間としての真摯さを指している。

　　・療養者や家族が自らの求めているものを認識しその言語化（あるいはそれに
　　代わる手段で意思表示）を助けること
　　・自己決定に必要な情報を中立的な立場で提示し，相手が理解できる方法で説
　　明すること
　　・自己決定を助けるために療養者と家族が理解しやすい複数の選択肢を提示し，
　　選択肢ごとに予想される利点とリスクを可能な範囲内で明確に説明すること
の３点である。説明は，対象者の学習能力に合わせ，単に言葉だけで説明するの
ではなく，場合によっては絵や人形，あるいは，映像などを用いて説明すること
も検討する必要がある。試行的な実施を経てどちらが良いか決められる場合は，
試行錯誤に付き合う姿勢も大切である。対象者が「決められないから決めてほし
い」と意思表示をする際も，安易に舵取りを請け負うことなくその真意を探り，
できるだけ療養者と家族が自ら選択・決定したと思える体験を積み重ねる必要が
ある。また，後の生活設計に関わる大きな選択ほど，対象者の意思決定には時間
や労を要することが少なくない。そのようなときには，結論を急ぎすぎず，対象
者の「揺れ」と「悩み」の作業に沿いながら，意思決定の過程にかけられるだけ
の時間をかけることが肝要である。

　　以上のような関わりを積み重ねていくことには，療養者と家族の自由意志を尊
重し自律を支える意義がある。療養者や家族との対話の機会を重ね，長時間かけ
てあたため育てる姿勢が必要な援助であることから，対象者の発達と適応的変化
をどこまで信じられるかが援助者側の課題である。援助者の価値観や倫理観，す
なわち，自己決定能力の低い対象者の社会における存在価値を認める姿勢が問わ
れる援助でもあることから，自らの思考や判断の傾向を知ることもまた援助者側
に課せられた援助技術の一部と言えるだろう。

2）家族内における虐待への対応

　虐待の兆候を捉える　　　訪問援助の療養者がもしも家族の中の誰かによって虐
待されていたとしたら，看護職はどのようなきっかけでそれを察知することがで
きるのだろうか。暴力被害の兆候は，ドメスティック・バイオレンスの場合，子
どもの虐待の場合，高齢者虐待の場合，それぞれにハイリスク者の傾向や虐待の
兆候のチェックリストが紹介されている。詳細は他の専門書に譲ることにするが，
多くの場合，療養者の健康状態や生活状況の変化を観察し，かつ，目に見える状
態像の背景（なぜこのような状態に至ったか）を理解しようとすることによって
気づかれるものである。療養者が成人の場合，大まかに言えば，気づきのポイン
トは下記である。

　　・あざ・擦過傷・切り傷など外傷や褥瘡の有無。
　　・体の痛み，出血（特に，外陰部からの出血には注意）などの有無。
　　・身体的な不調（外傷を含む）の原因について心当たりを問うたとき，隠そう
　　としたり，つじつまの合わないことを言ったりする。
　　・人との関わりや人目を避けるようになる。
　　・療養者が，人を怖がる，怯えるような反応をする。
　　・療養者自身および身辺の不潔，着衣の乱れがある。
　　・痩せてきている，あるいは，食欲に変化がある。
　　・療養者自身の表情が，不安，恐れ，怒り，悲しみ，無気力などネガティブで
　　ある。
　　・家族の前と単独のときで様子が違う。

・家族の関係性に，支配的なものが感じられる（例：療養者への保護的態度が強すぎる。療養者が自由に自分の行動を選択できない様子がある）。
・家族が療養者に対して無関心，あるいは，過干渉である。
・コミュニケーションに粗雑さや思いやりのない態度が感じられる。
・素晴らしい家族像を見せられるにもかかわらず，事故などがよく起こる。
・サービスへの支払いが滞納されている。
・明らかな訴え（家人が怖い，殴られる，ひどいめにあう，金品がもらえない，食べさせてもらえない，家を出たいなど）がある。

　これらは，身体にも社会生活全般にも関われる看護職だからこそ気づける兆候である。気づくには，看護職自らが「健康的な家族関係とは何か」あるいは「健康的な成人とはどのような状態なのか」といった問題意識をもち続け，その療養者と家族の変化を見逃さずに「なぜそうなったのだろうか？」と疑問を抱く姿勢を失わないことが大切である。

虐待が疑われたときの関わり　家族の中で虐待関係が認められる，あるいは，疑われる場合には，それ自体が家族の不健康状態および機能不全の兆候であると認識し，家族全体を一つの対象と捉えた援助を展開することが必要である。したがって，明らかな加害 – 被害の関係が認められる場合でも，どちらかを弁護したり悪者にしたりするような態度をとらないことが肝要である。明らかな虐待関係が認められる場合でも，加害者側に虐待しているという自覚がなかったり，被害者側も「自分が悪い」と思ったり混乱したりしていることもある。また，介護者や養育者など療養者を擁護する立場を求められる家族にとって，療養者を虐待するという行為は，その家族自身の SOS（助けを求める声）の場合が少なくない。そのような場合は，暴力行為をしている加害側の家族を支えることによって問題が解決することもある。したがって，虐待が疑わしいと思ったときには，目の前の現象がなぜ起こっているのか，家族成員それぞれの日常的な対処行動，その家族に特有の物事の対処パターンや共有価値，家族の中に潜んでいる規範（暗黙の了解）などにも関心を寄せながら，相手の訴えを聴き（訴えない・隠すなど無言の場合は，その事実をメッセージとして受けとめ），現象を中立的な立場で観察・理解しなければならない。

　さらに，虐待の種類（身体的・心理的・性的・経済的・ネグレクト）にかかわらず，その被害経験は，人間としての存在そのものを脅かされる心理社会的な外傷体験であり，人の生活を下支えしている基本的な安全感や信頼感を損なう体験と言える。その結果，被害を受けている人は本来もっているはずの生きる力や自己肯定感をそがれ無力感（パワレス：powerless）に陥っている。特に，生活の中で繰り返し暴力被害を被っている場合は，生活の些細なことに及んで自己決定権が侵害されており，自らの基本的ニーズ（たとえば，自分が食べたいもの，したいこと）すらも自覚できないほどの状態に陥っていることがある。そのような療養者にとっては，健康な人にはまったく気にならないような指示や質問もさらなる傷つきの原因になることがあるため，些細なことでも自ら決定し行動することを保証した関わりが必要である。

　以上を踏まえ，虐待の一端が認められた時点で必要な援助について，単純な事例を用いて考えてみよう。

　　Aさん（82歳女性）は，脳梗塞後遺症（左片麻痺）に腰椎圧迫骨折を合併し，歩行が困難でほぼ寝たきりの状態ですが，息子夫婦との同居生活を続けています。

　主な介護者はお嫁さん（54歳）で，ヘルパーによる入浴サービスや理学療法士による訪問リハビリを活用しながら懸命に介護を続けています。

　あなた（訪問看護師）は１か月前からＡさんを担当しており，健康状態の確認と機能を落とさない生活の調整・指導を目的に週１回の訪問援助をしています。今日もいつものように挨拶をして家に入りました。お嫁さんは来客前で家事に忙しいらしく「すみません，お義母さん起きてると思いますからお願いします」と言って台所に戻っていきました。挨拶をして顔色を見たところ，Ａさんに変わった様子はなくあなたを見て嬉しそうに笑いました。しかし，血圧を測定しようとしたところ，上腕の内側に「あざ」があることに気づきました。

　　問１．あなたがこの場面で観察すべきポイントを挙げてください。
　　問２．あなたは観察事項をどのように記録したらよいと思いますか。
　　問３．この訪問の後にあなたがすべきこと（記録以外）は何だと思いますか。

　このケースは身体的虐待が疑われるケースだが，どのような種類の虐待が疑われるケースであっても，共通してしなければならないことは，「客観的な現状の観察」「正確で理解しやすい記録」「情報の共有（連絡・相談）」であり，３つの問いの解答もこれに対応している。

　問１．観察のポイント　　観察ポイントは「あざの状態」，「あざを話題にしたときの療養者や家族の反応」，「その他の全身状態（可能な限り）」である。あざの観察で大切なことは，あざのある部位，数，大きさや性状（色や形など）である。虐待によるあざは，見えにくい場所や，自ら起こした事故ではつかないような場所にできることが多い。この事例の「上腕の内側」もその１つである。また，暴力行為よるあざは，単に素手で殴られたりつきとばされたりしてできるだけでなく，器物で殴られたり紐や衣類などで縛られたり強く掴まれたりするなどしてできる場合もあるので，不自然な形をしていることもある。また，身体的暴力が繰り返されている場合は，新しいあざと古いあざが混在していることもある。あざの性状によって受傷の状況を予測することや，その新旧および内出血が起きた部位の深さなどを判断することができることを知っておくとよいだろう。これらの知識は，原因を特定するためではなく「暴力被害の可能性」に気づき，より客観的で正確な情報を記録に残し，他と共有するためである。

　次に，あざに対する解釈を加えずに見たままを療養者や家族に伝え，「どうしましたか」と素朴な疑問を投げかけてそれぞれの反応を観察するとよいだろう。このとき，相手がどのような状態であっても，そこに生きて存在していることそれ自体をありのまま理解し，その人がよく生きられるよう支えようとする姿勢を失わないようにすることが重要である。そして，その場の流れを看護職側から急に変えないよう配慮する必要がある。この事例の場合，介護者である嫁は少し離れた所に居るので，看護職者の素朴な疑問に対して，Ａさんが「虐待されている」ということを強く訴えてくるかもしれない。そのような場合は，血圧測定やその他の予定されていた観察を中断してでもそれを受けとめる必要がある。しかし，Ａさんがごまかしたり「覚えていない」などの曖昧な反応をしたりするのであれば，強く追及することなく，その反応をしっかりと受け取り，血圧測定を続ければよいということになる。ただし，後者の場合は，療養者が事実を隠そうとしたことに同調して一緒に事実を無視してはならない。血圧測定を続けながら，療養者が「今」感じているであろう身体的な苦痛と傷の状態をさりげなくアセス

メントし，明らかな身体的問題（皮膚の損傷や体の痛みなど）に対しては看護職
の守備範囲で可能な処置を施す必要がある。

　ここまでの観察は必須だが，さらに可能であれば，他の部位に同様のあざがな
いか，療養者が体の痛みや体力の低下を訴えていないかなども観察できるとよい。
ここで大切なのは無理をしないことである。調査的な態度は療養者と家族にとっ
て「侵入的」であり，心理社会的には暴力的な態度であることを忘れてはならな
い。無理に情報を引き出そうとしたり，本来の訪問目的にそぐわない全身観察を
強要したりするとその後の介入が困難になる場合もある。無理だと感じたらそれ
以上新たな情報を増やそうとせず，その場で自然と手に得られる情報（あざのこ
とだけではなく，バイタルサインズや生活環境全般，介護者の健康状態など，普
段からしている観察によって得られる情報のすべて）をしっかり持ち帰り，その
情報をもって次につなげることに力を注ぐべきである[24]。

　問 2．観察された事項の記録方法　　通常の訪問記録と同様だが，客観性を保
てる正確な記録を作成することが必要である。観察項目と観察された事実が対応
した形で記述されると他者に理解しやすいだけでなく，後に経過も追いやすい。
あざの性状や部位については言葉で説明しにくければ図示しておくと，ひと目で
事実に近い理解が可能な記録になる[25]。

　また，虐待を疑うような事実を目の当たりにしたことで，看護職者の頭の中に
はさまざまな思考がめぐるものだが，記録する際は客観的事実と看護職自身が思
考したことを明確に分離して記述することが必要である。身体損傷に対して処置
をした場合にはその旨を明記し，その経過を確実に見届ける（次の関わりで処置
の効果を確認する）ことが必要である。

　記録を作成する作業を通して体験を言葉に置き換えることは，看護職自身の視
点や思考を整理すると同時に気持ちを落ち着かせることにもつながるものである。
不自然な傷を見たり家族の雰囲気に巻き込まれる，あるいは，虐待被害による混
乱や恐怖を強く訴えられたりすることで，看護職自身がこの先の援助関係に不安
をもったり家族に対して憤りを覚えたりすることも多々あるものである。そのよ
うな際には，情報管理が徹底できる環境下において，上司や職場の同僚に話をし
たり，公的な記録をする前に下書きをしたりして高ぶった感情を鎮めておくこと
も，記録の客観性を高める 1 つの方法である。

　問 3．次にすべきこと（記録以外）：情報の共有（連絡・相談）　　虐待の立ち
入り調査や保護等は，法的根拠をもって介入が認められている機関（自治体等）
の役割であることを理解し，虐待が疑われたら根拠となる情報（客観的事実）を
整理して通報を検討するのが原則である。しかし，この事例のようにさほど深刻
な状況には見えず，虐待が疑われるにもかかわらず通報をためらうケースは少な

24）情報は，対象者にとって命綱である。相手の生存をつなぐ責任を果たすという意味で，命綱たる情報はしっかりと手に取
　り，歪めることなく，支援チーム内で確実に共有していくことが肝要である。

25）本人の了承を得て受傷部位の写真を撮らせてもらうという方法もある。ただし，了承を得る場合には，どのような目的で
　写真記録が必要なのか，写した写真をどのように保管するのか説明する必要がある。また，共有しないでほしい人を確認
　しておく配慮も必要である。無理に撮影しようとして，それまでの支援関係を壊したり，対象者と家族の関係を悪化させ
　たりすることのないように十分配慮する必要がある。
　　説明し同意が得られたうえで撮影する場合は，受傷の部位とその傷が本人のものであることを判断できる程度に広範囲
　を写したものと，傷の状態を拡大して写したものが両方あれば，記録（証拠）としてより正確なものになる。特に，傷の
　拡大写真は，部位の大きさが分かるように，硬貨や定規など大きさの分かるものを一緒に写すとよい。

くない。このような場合，はじめにしなければならないのは，日常的に療養者と家族の生活援助に関わっている専門職間で情報を共有し，多角的かつ客観的に虐待の状態を判断していくことである。この事例の場合は，理学療法士やヘルパーが関わっているので，それぞれの立場と役割遂行の中で療養者と家族をどのように捉えているのか確認する必要がある。特に，ヘルパーは入浴サービスを提供しており，定期的にAさんの全身を観察しているはずなので，他の部位にあざや皮膚の損傷，体の痛みがあれば気づいている可能性が高い。また，介護保険によるサービス提供の一環として関わっている場合は，ケアマネージャーに状況報告や相談をするか，自らがマネージメントする役割を担っている場合は，ケアチームに声をかけ，判断のために必要な情報を収集・整理することが必要である。その結果，虐待の可能性を排除できない場合は，通報の窓口となっている機関（このケースのような高齢者であれば地域包括支援センターや市町村の担当者）に直接連絡し，その後の対応について検討しておくとよい。たとえ「今のところ大したことはない」「虐待という確証はないから違うかもしれない」と思っても，整理した情報をもとに，なぜ虐待を疑ったのか，現在のところ誰がどのような関わりをしているのかを伝えられるように準備し，早めに連絡・相談しておくとよい。それが深刻な虐待の予防につながったり，深刻な事態に発展したときの迅速な対応につながったりするからである。そのため，療養者と家族を見守る体制はあわてずとも迅速に整えることが肝要である。

第Ⅱ部　在宅看護実践における制度

1 在宅看護活動の場
2 在宅ケアシステム
3 在宅看護と他機関との連携

第1章
在宅看護活動の場

門脇睦子

在宅看護は，人々が生活している場において提供される看護と広く捉えることができる。制度上，訪問という手段によって看護を展開する訪問看護は，介護保険法もしくは健康保険法の指定を受けた指定訪問看護事業者（訪問看護ステーション，病院・診療所等）によって行われる。

1 訪問看護ステーション

（1）訪問看護ステーションとは

訪問看護ステーションは，看護職が管理者となり運営する在宅看護提供機関である。在宅看護の基盤整備のために，1991年（平成3年）の「健康保険法」の改正により創設された制度で，「指定訪問看護事業所」として都道府県より指定を受けた事業所をいう。2000年（平成12年）介護保険法施行により，訪問看護ステーションは「指定居宅サービス事業所」「指定訪問介護予防サービス事業者」としても位置づけされた。訪問看護ステーションは，医療保険法と介護保険法の両事業を行う事業所である。

訪問看護ステーションの指定にあたっては，事業所ごとに要件を満たしていることが必要である。訪問看護ステーション数は介護保険制度が始まって以来微増傾向が続き，2007年，2008年と減少した。その後は伸び続けている。一方，病院・診療所の訪問看護事業所数は，減少している（図1-1）。

利用は本人の選択に基づき，訪問看護ステーションと利用契約を取り交わす。さらに，主治医からの訪問看護指示書を必要とする。

訪問看護ステーションは，在宅療養者への訪問看護サービス提供の他に，委託契約を結んだ居住系施設へ訪問して入居者の健康管理や，医療機関と共同した退院患者への指導等も行う。

（2）開設事業者

開設事業者は，医療法人・自治体・社会福祉法人・医師会・看護協会・その他厚生労働大臣が認可した社会的に認められた法人格を有する団体で，都道府県の指定をうけたものと規定されている。規制緩和により1999年4月より民間企業

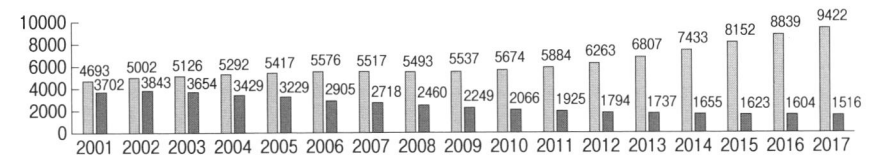

図1-1　訪問看護ステーション事業所数の推移
（出典：厚生労働省「介護給付費実態調査月報」（各年9月に請求した訪問看護件数）より）

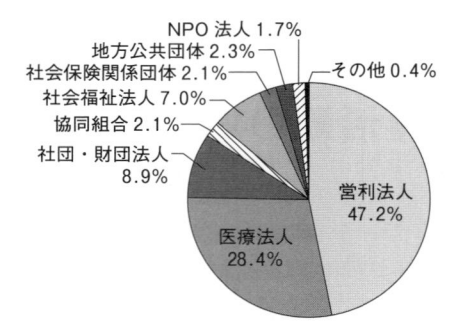

図 1-2 開設主体別訪問看護ステーション数の構成割合
(出典：厚生労働省「平成 28 年介護サービス施設・事業所調査」(2016 年 10 月 1 日) より)

(株式会社等) の開設も認められている。近年は，看護師自らが事業主となって訪問看護ステーションを開設する例も増えている。2016 年 (平成 28 年) 10 月現在，訪問看護ステーションの開設 (経営) 主体別事業所数の構成割合では医療法人が最も多く，47.2%を占めている (図 1-2)。

(3) 職員基準

訪問看護ステーションには，常勤換算で 2.5 人以上の看護職員を配置し，常勤で専任の看護師または保健師 (健康保険法にあっては助産師でも可) を管理者として置かなければならない。訪問看護サービスを提供する職員の職種として，保健師，助産師，看護師，准看護師の看護職員の他に，理学療法士，作業療法士，言語聴覚士を適当数配置することができる。全国の訪問看護ステーション 1 か所当たりの平均訪問看護従事者総数は常勤換算で 6.7 人 (看護職員：4.9 人，理学療法士等：1.4 人，その他：0.5 人) である (厚生労働省「平成 28 年介護サービス施設・事業所調査」より)。

2014 年 4 月の診療報酬改正で，常勤の看護職員が 7 人以上で 24 時間対応し，年間の看取り算定件数が 20 件以上，がん末期や難病等の利用者数が 10 人以上／月，居宅介護支援事業所でのケアマネジメント，地域活動を要件とした「機能強化型訪問看護管理療養費 1」が新設された (2017 年 11 月現在 208 か所)。なお当該管理療養費 2 は常勤看護職員 5 人以上，看取りの算定件数 15 件などハードルが低めに設定されている (2017 年 11 月現在 230 か所)。2016 年 4 月には，要件が見直され，看取り件数の見直しと，超重症児・準超重症児の利用者数等が追加された。訪問看護ステーションの規模拡大が図られている。

(4) 事業所のタイプ

訪問看護ステーションの事業所設置のタイプは，医療機関併設型，老人保健施設併設型，特別養護老人ホーム併設型，独立型がある。また，指定居宅介護支援事業所や訪問介護，療養通所介護事業所との併設をしている事業所もある。

「療養通所介護」の対象者は，難病やがん末期の方，気管切開をしている方，留置カテーテルのある方など医療ニーズの高い要介護者で，つねに看護師による観察が必要な方々である。管理者は訪問看護の経験がある看護師とし，ケアスタッフには専従の看護師が 1 人は必ず配置される。

「定期巡回・随時対応型訪問介護看護」は，単身・要介護者を支えるために，訪問介護と訪問看護が一体化 (または連携) し，24 時間 365 日を通じて訪問介護と訪問看護をタイミングよく柔軟に提供するサービスである。日中・夜間を通

しホームヘルパーや看護師などが 1 日に複数回，定期訪問の巡回をし，随時利用者や家族の通報により居宅を訪問し，日常生活のサポートや療養上の世話などを行う。

　「看護小規模多機能居宅介護（看多機）」は，医療ニーズの高い利用者の状況に応じて柔軟にサービスを組み合わせ，住み慣れた地域で生活支援を行う。事業所は主治医と連携して，通所介護，宿泊，訪問介護，訪問看護，これらを 1 つの事業所で行う。そのことにより，退院後に病状が安定しない方や医療処置が必要な方，看取りを希望する人にまで手が届くようになった。しかしながら，この複合サービス分野で開設する事業所はまだ少ないのが現状である。

（5）訪問看護実践における専門看護師と認定看護師の課題

　わが国では，1996 年に日本看護協会において専門看護師の認定が始まり，2014 年 7 月現在，認定看護師（CN：Certified Nurse）の認定者は 14,263 人，専門看護師（CNS：Certified Nurse Specialist）の認定者登録は 1,266 人である（日本看護協会，2014）。このうち，在宅看護に携わる「訪問看護認定看護師」の認定者は 446 名，「地域看護専門看護師」の認定者は 25 名である。

　看護教育の高度化を背景に専門看護師および認定看護師課程は，増加傾向にあり，今後の認定者数は増加すると予測されているが（奥他，2006），全国における地域看護 CNS と訪問看護 CN の配置数を考慮すると，在宅ケアに携わる高度専門看護師の総数が他領域に比べるといまだ少数であり，どの地域に対しても活動できる状況に至るには，現状分析を含めた課題がある。

1）認定看護師（CN：Certified Nurse）

　認定看護師は，日本看護協会の認定を受け，ある特定の看護分野（21 分野）において，熟練した看護技術と知識を用いて，水準の高い看護実践を行う役割を担う。特定の看護分野において「実践」「指導」「相談」の 3 つの役割（表 1-1）を果たすことにより，看護ケアの広がりと質の向上を図ることに貢献する看護専門職である。

訪問看護認定看護師の課題

　訪問看護認定看護師には，在宅療養者の主体性を尊重したセルフケア支援およびケースマネジメントと看護技術の提供・管理が求められている。訪問看護師の対象となる人々は，年齢も疾患もさまざまで，介護保険による要介護度の要支援の人から介護の高い人，健康を保持するための予防のための看護を必要とする人からターミナル期の看護を必要とする人であり，対象者の幅が広いと言える。さらに，医療施設ではない家庭が医療の場となることで，治療に関する処置や看護技術を応用する能力，リスクマネジメント，倫理的配慮などの実践力が求められている。そのため，看護の実践力に加えて，看護者に対する指導や相談の役割を発揮するための専門性の高い教育（平成 18 年より開始）が必要とされている。

表 1-1　認定看護師の役割

実践	特定の看護分野において，個人，家族および集団に対して，熟練した看護技術を用いて水準の高い看護を実践する。
指導	特定の看護分野において，看護実践を通して看護者に対し指導を行う。
相談	特定の看護分野において，看護者に対しコンサルテーションを行う。

　訪問看護認定看護師は，在宅の第一線で訪問看護師として活躍する者や退院調整看護師として病院と地域をつなぐ者，管理者や統括管理者を兼ねる者，高い理念のもとに自ら起業し実践のモデル的存在となっている者など，さまざまな場で活躍している。数少ない訪問看護認定看護師が，社会に積極的に働きかけ，訪問看護の認知や理解の普及に貢献している。

　訪問看護認定看護師は，他分野の認定看護師より活動の範囲が広いと言われている。他職種や地域（行政）との連携や調整に関わり，所属を越えた在宅ケアチームで，リーダーシップを発揮している。そして，地域全体のケア能力を高める役割を担っている。医療ニーズの高い療養者や障がい者および家族に対し，高度な実践力を示すことで，スタッフへの教育や指導，管理者の相談役ともなれる存在である。

　しかし，現在は，訪問看護認定看護師の報酬上の評価がないことや，小規模な訪問看護ステーションから長期（6か月以上）の教育課程を受講させる余裕がないことなどから，訪問看護認定看護師数は微増にとどまる。今後，在宅医療や在宅での看取りが一層進められるようになり，社会的ニーズに応えるためにも，地域で支える看護実践の専門家・指導者となる訪問看護認定看護師が増えることが期待される。医療機関に勤務する訪問看護分野以外の認定看護師（緩和ケアや皮膚・排泄ケアなど）の多くが地域に出向く，あるいは，訪問看護ステーション等の在宅看護に移行するなどによって，訪問看護をはじめとする在宅看護の質を高める方向に向うことが望まれる。

2）専門看護師（CNS：Certified Nurse Specialist）

　専門看護師は，日本看護協会の認定を受け，「複雑で解決困難な看護問題を持つ個人，家族及び集団に対して，水準の高い看護ケアを効率よく提供するために，特定の専門看護分野における知識及び技術を深めた者」であり（奥他，2006），特定の分野において，「実践」「相談」「調整」「倫理調整」「教育」「研究」の6つの役割（表1-2）を果たすことにより，保健医療福祉と看護学の発展に貢献する看護専門職である。

地域看護専門看護師の課題

　地域看護専門看護師は，全国で25名（2014年7月現在）と他の領域（がん看護領域・精神看護領域など）に比べるといまだ少ない数である。現在の地域看護専門看護師の勤務場所は，訪問看護ステーション，医療機関の継続医療部，地域包括支援センター，保健所・保健センター，看護大学等の教育研究機関などであ

表1-2　専門看護師の役割

実践	専門看護分野において，個人，家族および集団に対して，卓越した看護を実践する。
相談	専門看護分野において，看護者を含むケア提供者に対しコンサルテーションを行う。
調整	専門看護分野において，必要なケアが円滑に行われるために，保健医療福祉に携わる人々のコーディネーションを行う。
倫理調整	専門看護分野において，個人，家族および集団の権利を守るために，倫理的な問題や葛藤の解決をはかる。
教育	専門看護分野において，看護者に対しケアを向上させるため教育機能を果たす。
研究	専門看護分野において，専門的知識および技術の向上ならびに開発をはかるために実践の場における研究活動を行う。

る。

　地域看護分野での専門看護師は，急性期病院からの退院支援において「病状が不安定で医療ニーズが高い」「独居で身寄りがない」といった複合する問題を抱えている状況や，在宅での看取りにおける「家族間の意向が一致していない」「看取りに向けた支援体制の構築が必要」など，複雑な課題に対して早急な対応が必要とされている。また，このような状況において「療養生活方法の選択における患者・家族の意思決定への支援」「家族が納得できる在宅での看取りに向けた調整」「支援体制構築に向けた関係職種間の連携促進」（北村他，2010）などの実践的関わりを行い，在宅療養における支援体制を構築し，在宅での看取り方法における関係者間の合意形成という成果をあげている。

　地域看護専門看護師は，訪問看護認定看護師と同様に，多様な疾患や障がいをもつ人，複数の疾患を併せもつ高齢者や認知症高齢者，難病をもちながら地域に暮らす小児から高齢期にある在宅療養者とその家族，終末期を過ごす在宅療養者とその家族などに対して，生きること（命・生活・人生）を支える看護，および人としての尊厳を守る看護を実践していくことが求められている。そのためには，在宅看護に関わる看護職（訪問看護認定看護師・訪問看護師・医療機関等の施設看護師・地域包括支援センターや行政の保健師・看護師など）との協働によって，継続看護の充実を目指して，地域に今ある資源をつなぎ，その地域にあったらよい資源をつくりだす視点での実践が重要となる。

　また，報酬上の加算が認められるための研究も在宅看護の推進のためには重要であり，特に予防的ケアを積極的に行っている訪問看護師に対する報酬につながる研究は，訪問看護ステーションの経済基盤を支える1つとして取り組みとして重要と考える。

　地域全体のケアの質を高めるための実践活動や教育に役立つ実践と研究を組み合わせた活動を行い，政策への提言などを行っていくこと，その活動を展開するためにもこれからの地域看護専門看護師の数を増やすための取り組みが課題となっている。

2　病院・診療所・在宅療養支援診療所

　保険医療機関である病院・診療所あるいは在宅療養支援診療所の看護師が，在宅療養者の家庭を訪問して看護を提供し，診療報酬・介護報酬が支払われる仕組みがある。対象となる療養者は，当該医療機関の診療を受けている療養者であり，外来診療の一環として行われる。費用は，訪問看護療養費に基づき，医療保険から給付される。また，保険医療機関の指定を受けている場合には，介護保険の指定事業者としても見なされ，介護保険による訪問看護も実施する。

　訪問する看護師が所属する部署は医療機関によって多様であり，外来部門，訪問看護室，地域連携室等である。

　在宅療養支援診療所は，診療所の機能強化のために2006年から設けられた診療報酬上の制度である。在宅療養支援診療所として指定されるには，保険医療機関であること，往診担当医や24時間連絡を受け付ける訪問看護担当看護師がいることなどいくつかの要件を満たし，社会保険事務局に届け出ていることが必要である。在宅療養支援診療所は，他の医療機関や訪問看護ステーション等と連携をとりながら，特に在宅ターミナルケア等療養者に対する在宅医療の中心的な役割を果たすことが期待されている。ここで働く看護職もまた，診療所の看護師と

しての診療の補助業務のみならず，訪問看護活動や訪問看護ステーションとの連携など在宅看護の視点をもった活動が求められる。

3 認知症対応型グループホーム・介護老人福祉施設

訪問看護は，自宅で療養する人の看護を提供することが多いが，人々の住まいは自宅のほか，介護保険施設，グループホーム，ケアハウス，有料老人ホームなど多様になってきている。認知症対応型グループホームや介護老人福祉施設で生活している高齢者に提供される看護も広義には在宅看護に含めて捉えることができる。

認知症対応型グループホームは，2000年の介護保険開始とともに介護保険事業となり，認知症高齢者の増加と相まって施設数の伸びが著しい。2017年10月1日現在，13,397施設となった（平成29年介護サービス施設・事業所調査）。介護保険制度開始当時は，軽度認知症高齢者の共同生活の位置づけであったが，最近では重度の認知症高齢者へのケアや看取りまで行うホームも出てきており，入居者の状況は多様化してきている。

認知症対応型グループホームは，医療職等の配置が義務づけられておらず，必ずしも看護師が勤務しているとは限らない。今後グループホームにおいても，疾患を抱えた高齢者へのケアや，看取りのケアへの期待が高まってきており，訪問看護等の利用により，看護職が関わるケースがある。入居者の急性増悪等で主治医が訪問看護を指示した場合に，訪問看護ステーションの看護師が，グループホームや介護老人福祉施設等を訪問し，居住している人々に対して看護サービスを提供することが診療報酬として認められている。

また，認知症対応型グループホームは，医療連携として訪問看護ステーションと委託契約し，契約内容に基づく健康管理（医療連携加算算定施設における訪問看護ステーションからの看護師派遣による健康管理）を行うことができる仕組みができている。利用費は医療連携の契約に基づき，施設が訪問看護ステーションに支払うことになっている。

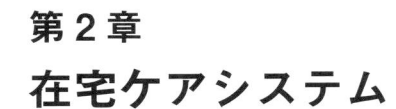

第2章
在宅ケアシステム

石崎　剛

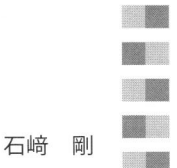

1　地域包括ケアシステム

（1）2015年に向けてケアモデルの転換

　『2015年の高齢者介護』（高齢者介護研究会（厚生労働省老健局長の私的研究会）による報告，2003）では，団塊の世代であるベビーブーマーが65歳になりきる2015年に向け，誰もが住み慣れた地域で，継続して生活をおくるため「地域包括ケアシステム」の確立が必要であると提言された。

　この報告書では「高齢者の尊厳を支えるケアの確立」が目標に挙げられている。特に注目すべき点は，新しいケアモデルの確立を「認知症高齢者のケア」を標準として普遍化した点である[1]。

　認知症高齢者が地域で安心して暮らすためには，①「環境の変化を避け，生活の継続性を尊重」，②「高齢者のペースでゆったりと」，③「心身の力を最大限に発揮した充実した暮らし」により生活そのものをケアとして組み立てること，具体的には，①小規模な居住空間，②家庭的な雰囲気，③なじみの人間関係，④住み慣れた地域での生活の継続，という4つの要素が標準モデルであると位置づけられている。しかしながら考えてみると，それは認知症高齢者だけでなく，高齢者すべての望みであり，日常生活圏を基本とした高齢者ケアとして展開されるべきということであり，そのために必要な体制が「地域包括ケアシステム」である。

（2）地域包括ケアシステム

　「地域包括ケア」とは，住み慣れた日常生活圏で，高齢者サービスを，一人ひとりの高齢者の生活状況や変化に応じてコーディネートしていくため，医療や介護サービスに留まらず多種多様な社会資源を，その利用者が利用できるよう，継続的かつ包括的に支援をすることであり，そのための必要な体制が「地域包括ケアシステム」である。

　たとえば，治療が必要であっても，住み慣れた地域で尊厳をもって生活するために，適切なケアとともに，在宅医療の中核である訪問看護等，多職種が協働し支援体制を構築していかなければならない。それが，その方の予防から終末期までという時間経過の中で暮らし続ける営みを保障することである。

1）2012年8月に厚生労働省から「『認知症高齢者の日常生活自立度』Ⅱ以上の高齢者数について」が公表されており，当該高齢者数は2015年には345万人，2020年には410万人になるとされ，65歳以上の10人に1人が認知症との推計結果となった。同じく厚生労働省が推計した2003年の高齢者介護研究会報告書と比較し増加している。さらに，2015年1月に発表した「認知症施策推進総合戦略～認知症高齢者等にやさしい地域づくりに向けて～（新オレンジプラン）」では「日本における認知症の高齢者人口の将来推計に関する研究」（平成26年度厚生労働省科学研究費補助金特別研究事業，九州大学二宮教授）による速報値から，2025年の認知症有病者数は約700万人に増加，65歳以上の5人に1人が認知症になると見込まれている。

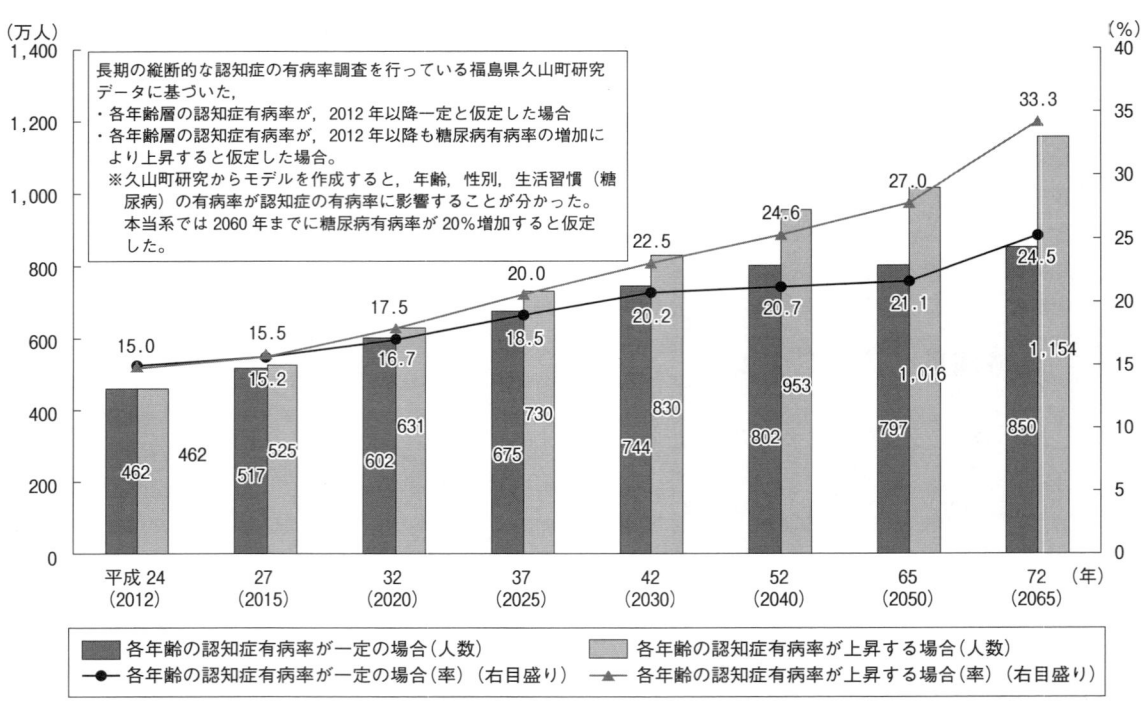

資料：「日本における認知症の高齢者人口の将来推奨に関する研究」（平成 26 年度厚生労働科学研究費補助金特別研究事業 九州大学
　　　二宮教授）より内閣府作成

図 2-1　認知症高齢者の将来推計

（出典：厚生労働省，2014，平成 26 年度厚生労働科学特別研究研究成果報告書（九州大学二宮利治教授：日本における認知症の高齢
　　　者人口の将来推計に関する研究）

（3）住み慣れた地域で住み続けるためのサービス

　「地域包括ケア」という意味は，施設から地域へ，高齢者施設から在宅へとい
う単純な意味ではない。住み慣れた日常生活圏域の中で暮らし続けるという意味
であり，施設ケアも在宅におけるケアも含めた概念である。

　日常生活圏域での生活が継続するためには，その地域ごとの状況に応じたサー
ビスが必要になる。そこで，「施設か在宅か」という二者択一ではない「地域密
着型サービス」が創設された。その１つである「小規模多機能型サービス」では，
日常生活圏域の中で「通い」「泊まり」「訪問介護」の機能をもち，利用者を中心
に，なじみのスタッフでの対応，住み慣れた地域で完結するケアというサービス
である。

　厚生労働省老健局では「地域包括ケア」を実現するために，① 24 時間対応の
在宅医療，訪問看護やリハビリテーションの充実強化など「医療との連携強化」，
②特別養護老人ホームなどの介護拠点の緊急整備，24 時間対応の在宅サービス
の強化など「介護サービスの充実強化」，③見守り，配食，買い物など，「多様な
生活支援サービスの確保や権利擁護などの推進」，④「高齢期になっても住み続
けることのできるバリアフリーの高齢者住宅の整備」，という４つの視点を示し，
地域包括ケアを推進してきた。

　2012 年 4 月の診療報酬と介護報酬の同時改定[2]により，医療では，病院がどの

2）介護報酬改定は，保険者（自治体）が介護保険事業計画を立案し，保険料設定を行うのに合わせ，3 年に一度，報酬につ
　いて見直しが実施される。診療報酬は 2 年に一度見直され，2006 年，2012 年，2018 年と 6 年ごとに同時改定となった。

○　団塊の世代が75歳以上となる2025年を目途に、重度な要介護状態となっても住み慣れた地域で自分らしい暮らしを人生の最後まで続けることができるよう、住まい・医療・介護・予防・生活支援が一体的に提供される地域包括ケアシステムの構築を実現していきます。

○　今後、認知症高齢者の増加が見込まれることから、認知症高齢者の地域での生活を支えるためにも、地域包括ケアシステムの構築が重要です。

○　人口が横ばいで75歳以上人口が急増する大都市部、75歳以上人口の増加は緩やかだが人口は減少する町村部等、高齢化の進展状況には大きな地域差が生じています。

　地域包括ケアシステムは、保険者である市町村や都道府県が、地域の自主性や主体性に基づき、地域の特性に応じて作り上げていくことが必要です。

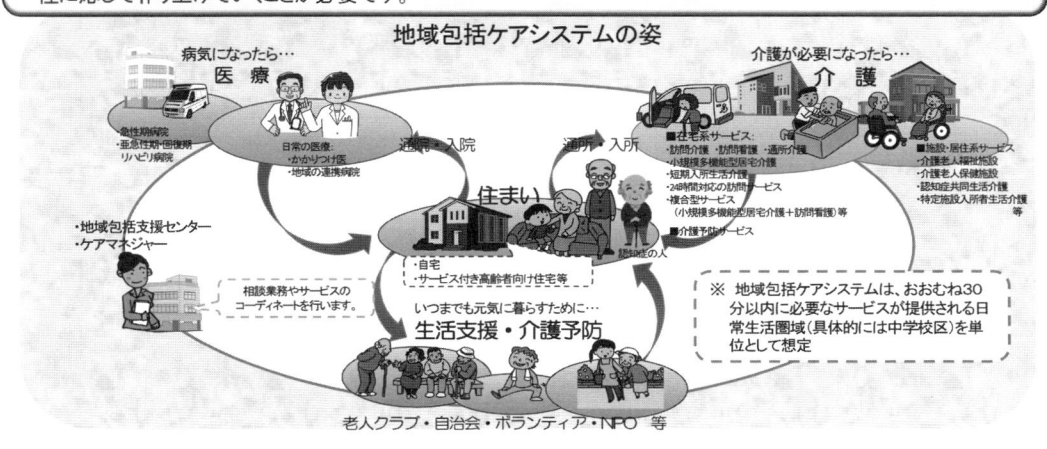

図 2-2　地域包括ケアシステム

（出典：厚生労働省　http://www.mhlw.go.jp/bunya/shakaihosho/seminar/dl/02_98-02.pdf
2014, 6., 全国介護保険・高齢者保健福祉担当課長会議資料）

ような患者を対象とするのか「高度急性期」「一般急性期」「亜急性期」「回復期」「慢性期」と機能分化が鮮明にされ，早期退院に伴う受け入れ体制整備に介護保険が対応するという構図となり，介護保険と医療の連携のもとにサービスを提供するということとなった。新たに創設された定期巡回随時対応サービス[3]・複合型サービス[4]は看護が主導していくこととなり，一方で，特別養護老人ホーム等では，介護福祉士による喀痰吸引等が認められることとなり，医療介護提供体制の再編が示唆されている。さらに，地域包括ケアが進展するためには，施設にいるような 24 時間の安心感を実現する必要がある。そのために，ニーズに応じた住宅が提供されることを重視する方向性が強調され，高齢者住まい法を改正し，サービス付き高齢者向け住宅[5]を制度化した。これは賃貸契約を結んで居住権の保証をしたうえで，ケアが必要になれば別途契約によって外部事業者から介護サービスを受けるという「住まいとケアの分離」によって，地域包括ケアを保障していくという考え方である。2018 年の介護報酬改定では，①地域包括ケアシステムの推進，②自立支援・重度化防止に資する質の高い介護サービスの実現，③多様な人材の確保と生産性の向上，④介護サービスの適正化・重度化を通じた制

3）要介護 3 以上の在宅生活の限界点を引き上げるために定期巡回・随時対応型訪問介護看護として新設され，介護と医療の両サービスを一体的に提供する。

4）従来，別々の事業所が提供していた小規模多機能型居宅介護と訪問看護を一体的に組み合わせて行う。定期巡回随時サービス同様，要介護度が高く，医療ニーズの高い高齢者に柔軟に対応するために制度化された。

5）有料老人ホームも含め，高齢者向け優良賃貸住宅，高齢者専用賃貸住宅，高齢者円滑入居賃貸住宅の再編を目指すものとして国土交通省・厚生労働省の共管制度として創設された。基準は①住居面積は 25 m² 以上（共用部分がある場合は 18 m²），②各戸にトイレ，洗面，浴室，台所，収納（共用部分がある場合はトイレ，洗面），③安否確認，生活相談などのサービス，④家賃の返還ルール等の保全措置を講じること，の 4 点。

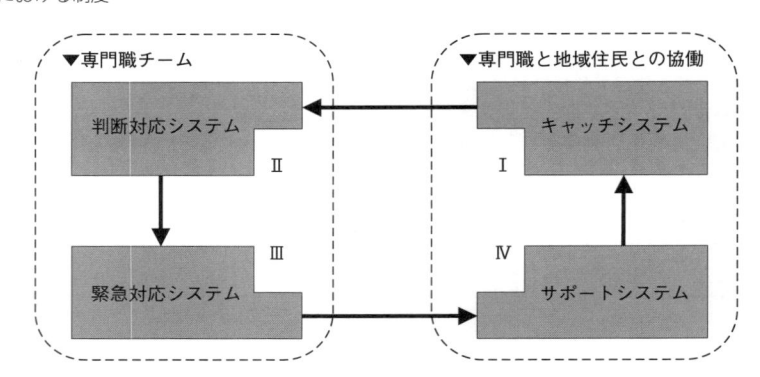

図 2-3　高齢者虐待事例へのアプローチにおける 4 つのシステム

(出典：岩間伸之，2008，高齢者虐待事例にアプローチする，支援困難事例へのアプローチ，メディ
　　　カルレビュー社　pp. 167-179.)

度の安定性・持続可能性の確保の 4 つの視点から実施され，特に①と②に関して，
居宅介護支援の提供にあたり，入院時情報連携加算や退院・対処加算が見直され，
医療と介護の連携が促進されるよう見直された。

（4）地域包括ケアの課題

　高齢者虐待と児童虐待が混在している家族ケース，いじめ，不登校，多重債務
が原因である経済的虐待問題，DV やニート，孤独死，介護殺人，刑務所からの
出所者など，地域で暮らす個々のニーズはますます多種多様化している現状があ
る。それらに対応するため，個々のニーズに対し，分野を超えて包括的に捉える
必要があるが，対応に必要な社会資源は分野ごとに整備がされている（第Ⅰ部第
4 章 3 節参照）。たとえば，児童虐待に対応する児童相談所，刑務所からの出所
者への支援を実施する地域生活定着支援センター[6]が設置されている。それぞれ
の分野ごとに整備された専門対応機関が，どのようなネットワークを組めばよい
のか，その専門機能が，地域の中で連携・協働していくことが重要になる。どこ
がキーコーディネートする機関なのかが制度的には不明確であるが，地域を基盤
とした専門職連携・協働，この先はさらに一歩進み専門職融合が非常に重要とな
る。ただし，それは専門職だけが対応すればよいということを示唆するものでは
なく，状況に応じた，専門職と地域住民とが共に歩む姿勢が大切である（図
2-3)。

（5）2025 年に向けて

　2025 年とは団塊の世代が 75 歳になりきる年であり，わが国の高齢人口のピー
クを迎える。地域包括ケア研究会が出した「地域包括ケア研究会報告書」[7]では，
2025 年を目標にあるべき地域包括ケアの方向性と，その姿を実現するために解
決すべき課題を検討している。そこでは，地域ケアシステムを「ニーズに応じた
住宅が提供されることを基本としたうえで，生活上の安全・安心・健康を確保す
るために，医療や介護のみならず，福祉サービスを含めたさまざまな生活支援サ

---

6) 高齢や障がいなどの理由で特別な支援が必要な刑余者（罪を犯した人）に対し，出所後のサービス利用事業所について調
　整を行うなど，地域生活に適応させるための福祉的支援を行う機関。
7) 厚生労働省平成 20 年度老人保健健康増進等事業として実施された「在宅医療と介護の連携，認知症高齢者ケア等地域ケア
　の在り方等研究事業」（実施主体：三菱 UFJ リサーチ＆コンサルティング株式会社）において，「地域包括ケア研究会報告
　書：今後の検討のための論点整理」としてとりまとめられた。〈http://www.mhlw.go.jp/houdou/2009/05/h0522-1.html〉

表 2-1　自助・互助・共助・公助の定義（出典：厚生労働省，2009，地域包括ケア研究会報告書）

自助	自ら働いて，または自らの年金収入等により，自らの生活を支え，自らの健康は自ら維持すること。
互助	インフォーマルな相互扶助。たとえば，近隣の助け合いやボランティア等。
共助	社会保険のような制度化された相互扶助。
公助	自助・互助・共助では対応できない困窮等の状況に対し，所得や生活水準・家庭状況等の受給要件を定めたうえで必要な生活保障を行う社会福祉等

ービスが日常生活の場（日常生活圏域）で提供できるような地域での体制」と定義し，その前提として，それぞれの地域がもつ「自助・互助・共助・公助」（表2-1）の役割分担を踏まえたうえで，自助を基本としながら互助・共助・公助の順で取り組んでいくことを提案している。自助と共助の狭間の中で，特に「互助」の重要性が強調され，これまでの地縁・血縁にとらわれない，趣味・興味，知的活動，レクリエーション，社会活動等，多様な活動の重要性が指摘されている。

（6）介護予防の視点

　地域包括ケアの包括の意味とは，高齢者の生活状況や変化に応じるという「予防から必要時の支援」を含んでいるのは前述のとおりである。もちろん健康を維持することは，住み慣れた地域での継続した生活につながる。つまり，超高齢社会に向け，地域包括ケアシステムを構築する際に重視されるべき内容として「予防」の視点が重要になる。社会保障審議会介護保険部会の「介護保険制度の見直しに関する意見」（2004 年 7 月 30 日）において，従来の「介護モデル」に加え「予防モデル」が提唱された。単純に高齢者の機能の改善を目指すものではなく，機能の改善を通じて，その人らしく生きていくことを総合的に支援することである。廃用性症候群から生活機能が低下したり，脳血管疾患等の疾病となることで要介護状態に陥るリスクが多い以上，保健活動と介護予防活動は切っても切り離すことはできない関係である。

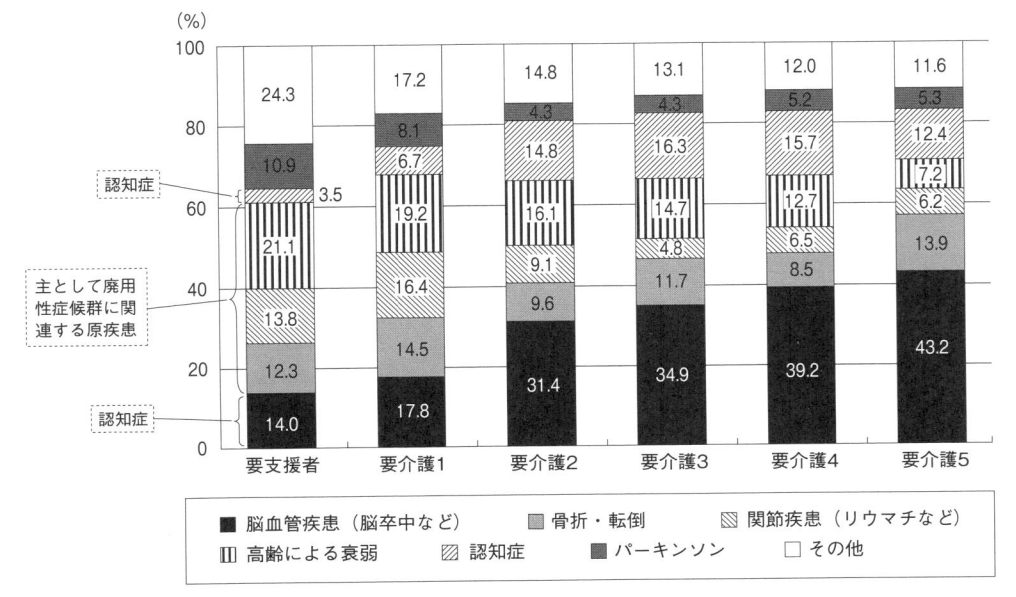

図 2-4　要介護度別・介護が必要になった原因割合（出典：厚生労働省，2001，国民生活基礎調査（調査対象者：4,534 人））

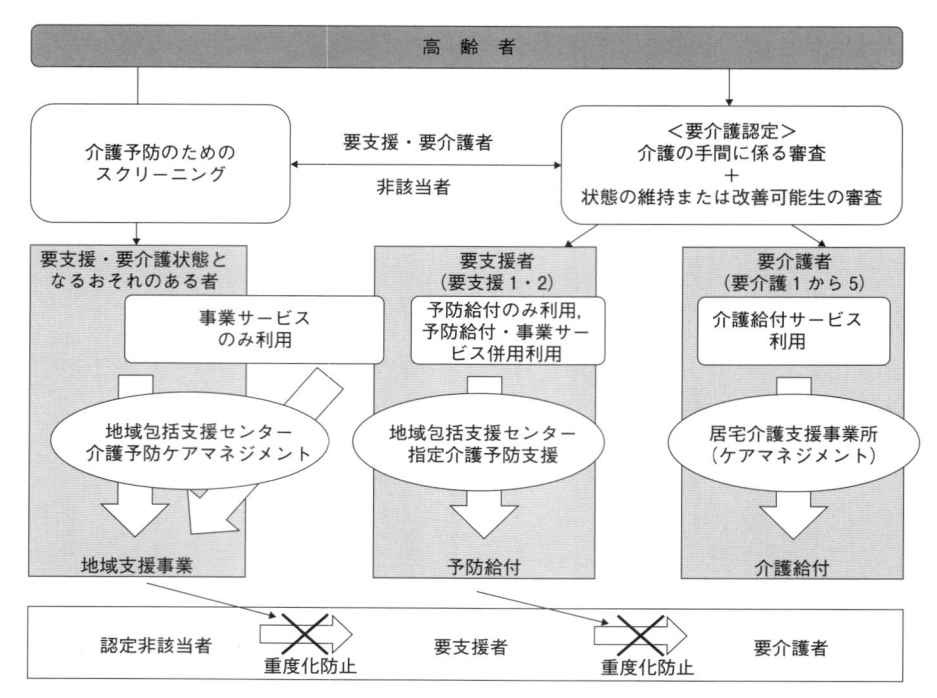

図2-5　予防重視型システムの全体像（出典：厚生労働省，2009，運動器の機能向上マニュアル（改訂版）を改変）

（7）介護保険制度による介護予防

　①高齢者が要介護状態になることをできる限り防ぐこと

　②要支援・要介護状態になっても状態がそれ以上に悪化しないようにする（維持・改善）こと

　一人ひとりの高齢者が，生活上なんらかの支援が必要になる前に，適切な支援をタイムリーに実施し，要支援・要介護状態になることを予防し，また，そうなったとしても重度化を予防するということである。年齢階層別の介護認定率では，80歳以上から3割と急上昇する一方で75歳から79歳までの認定率はその半分であることから，団塊の世代が75歳を迎える2025年には，元気なシニア層が増加しているのも事実である。

2　地域包括支援センターの活動

（1）地域包括支援センターの法的根拠

　地域包括支援センターは，「地域住民の心身の健康の保持及び生活の安定のために必要な援助を行うことにより，その保険医療の向上及び福祉の増進を包括的に支援することを目的とする施設」（介護保険法第115条の46）として位置づけられている。設置主体は市町村，または市町村から地域支援事業の実施を委託された者である。地域支援事業とは，旧老人保健法と介護予防・地域支え合い事業を地域支援事業として介護保険制度にまとめたものである。

　地域包括支援センターには必須事業として，図2-6「地域支援の全体像」にある「包括的支援事業」の「地域包括支援センターの運営事業」と「介護予防・日常生活支援総合事業」の「介護予防ケアマネジメント」，そして「指定介護予防支援事業」がある。「包括的支援事業」のうち「在宅医療・介護連携推進事業」，「生活支援体制整備事業」，「認知症総合支援事業」は地域包括支援センター以外

表 2-2　設置体制・形態

設置体制

①直営方式	すべての地域包括支援センターが市町村の直営になる。
②委託方式	すべての地域包括支援センターが市町村の委託となる。
③直営と委託方式	単数または複数の直営と単数または複数の委託の地域包括支援センターで構成される。

設置形態

①サブセンター方式	在宅介護支援センターの職員を地域包括支援センターの職員として採用するなどした後，その職員を在宅支援センターに併設する包括センターの支所で勤務させる形態。この形態では，本所と支所を合わせた包括センター全体としての人員配置基準を充足し，本所が統括機能を発揮しつつそれぞれの支所が包括的支援事業を適切に実施する必要がある。
②ブランチ方式	住民の利便性を考慮し，地域包括支援センターにつなぐための窓口として，包括センターの他にブランチを設置することができる。ブランチは住民の相談を受け付け，包括センターにつなぐことを目的とした活動のみとなる。

への委託が可能となっている。地域ケア会議推進事業については，市町村や地域包括支援センターが実施する。

（2）地域包括支援センターの機能

1）介護予防ケアマネジメント

　「介護予防・日常生活支援総合事業」の対象は，要介護状態等となるおそれの高い，要支援者に相当する状態等の者を想定しており，基本チェックリストにより把握され，心身の状況や本人の選択に基づき，訪問型サービス，通所型サービス，その他の生活支援サービス等があり，地域包括支援センター専門職は，介護予防支援事業（介護予防ケアマネジメント）として，包括的・効果的に提供されるよう支援を開始する。また，要支援認定を受けた者のうち，訪問型サービスや通所型サービスのみ利用する者も指定介護予防支援事業ではなく，介護予防ケアマネジメントの対象となる。一方で要支援認定者のうち，介護予防訪問看護，介護予防福祉用具貸与等を利用する場合は，指定介護予防支援事業所による介護予防支援となる。

2）総合相談支援業務

　総合相談業務は，支援の入り口としての総合相談や実態把握を通し，行政機関，医療機関等と連携した多面的な支援を開始することとなる。個別課題別支援ではなく，制度横断的支援である。ここで言う「総合」とは，予防的な関わりから，必要時の支援までという時間的な幅と，地域を基盤として，専門職と地域住民等多様な関係者が協働するネットワーク領域の大きさを指すのが特徴である。個別の問題を地域から乖離した場所で支援するのではなく，その人が住むその場所で支援を実施することが重要な視点であり，生活の場である「地域」を基盤とした実践である。　地域包括支援センター業務すべての入り口とも言え，個別支援と地域支援の両面を意識する必要がある。

3）権利擁護業務

　権利擁護業務は，高齢者虐待や消費者被害等，高齢者を権利利益の侵害から護り，地域の中で安心して暮らし続けることを支える業務である。そこにいる対象

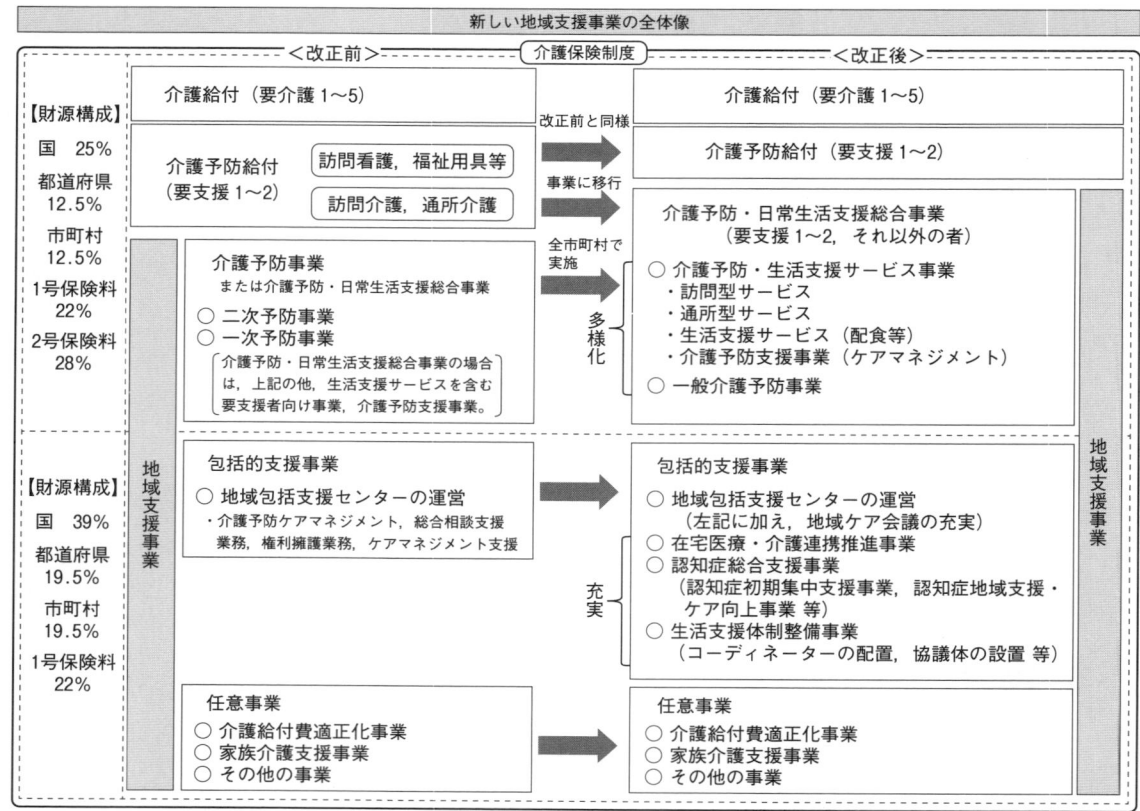

※「在宅医療・介護連携推進事業」,「生活支援体制整備事業」,「認知症総合支援事業」は地域包括支援センター以外への委託が可能となっている。

図 2-6　地域支援事業の全体像

（出典：厚生労働省〈https://www.mhlw.go.jp/file/05-Shingikai-12601000-Seisakutoukatsukan-Sanjikanshitsu_Shakaihoshoutantou/0000125468.pdf〉）

者を力がない人と決めつけることなく，その人が主体的に自分らしく生きていくため，その人の尊厳を守るという意味も含む業務である（第Ⅰ部第4章3節参照）。

4）包括的・継続的ケアマネジメント支援業務

「包括的」とは，特定のサービスのマネジメントにとらわれず，自助，互助，共助，公助も含め，さまざまな資源を活用すること。「継続的」とはその人らしい生活の継続を支え続けていくことである。そのためには介護や医療との連携やその対象者の状況に合った支援を提供する体制づくりが非常に重要である。そのため地域包括支援センター専門職は個別な支援だけでなく，個別の支援が実施できる地域づくりを行う必要がある。

5）在宅医療・介護連携推進事業※

市区町村が主体となり，郡市区医師会等と連携し，地域の医療・介護関係者による会議の開催や在宅医療・介護関係者の研修等を行い，在宅医療と介護サービスを一体的に提供する体制の構築を促進する。

6）生活支援体制整備事業※

高齢者の介護予防が求められ，社会参加や社会的役割も持つことが生きがいや

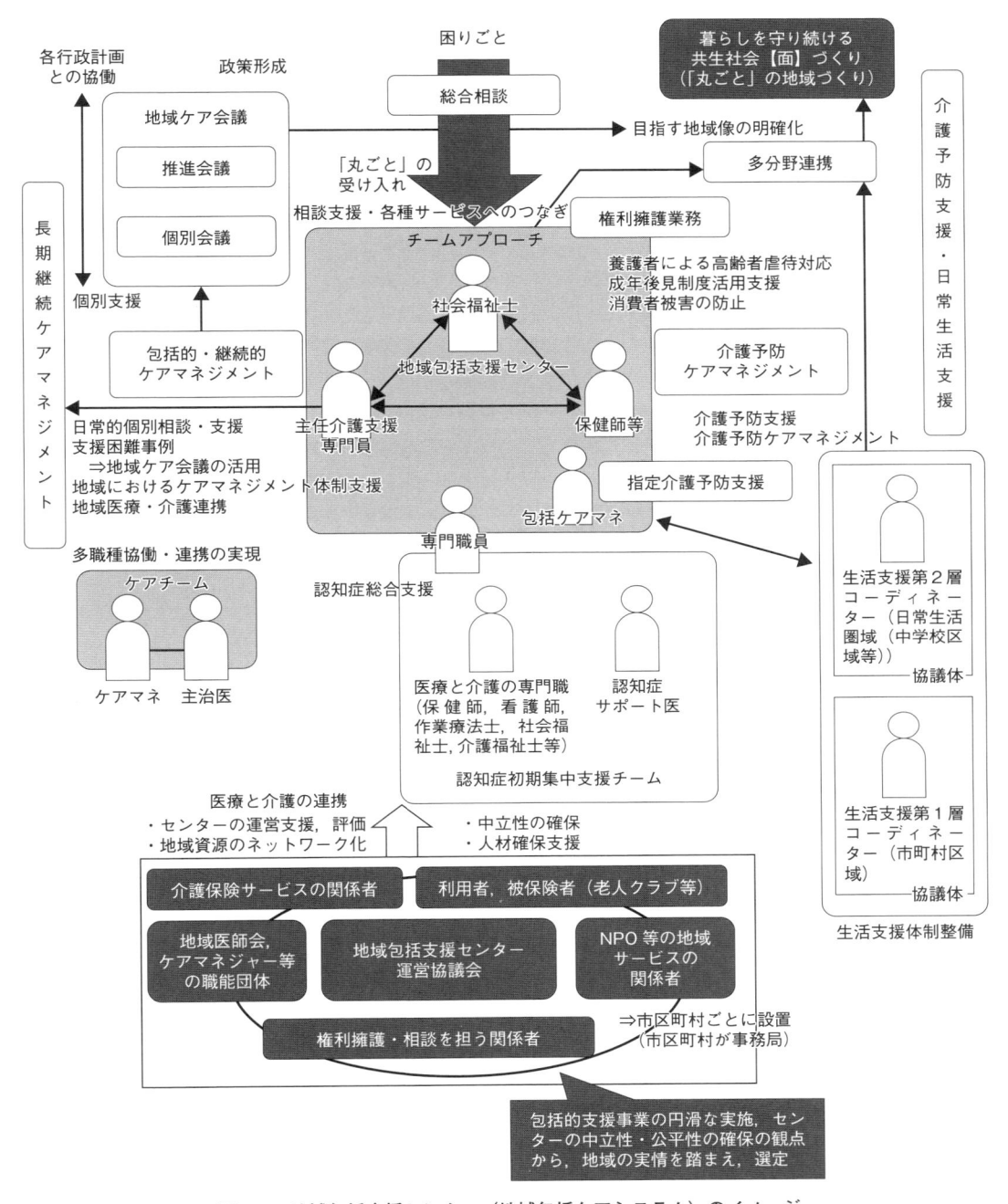

図 2-7　地域包括支援センター（地域包括ケアシステム）のイメージ

（出典：厚生労働省〈http://www.mhlw.go.jp/shingi/2008/07/dl/s0724-4b_0003.pdf〉を改変）

主観的健康観が介護予防につながるという点が強調されている。単身や夫婦のみの高齢者世帯，認知症を有する高齢者が増加するなか，高齢者が地域とのつながりや生きがい，役割を持ちながら暮らしていくため，多様な生活支援や介護予防・社会参加へのニーズを踏まえ，NPO 法人や地域住民をはじめとした多様な主体と，地域の特性に応じた生活支援等サービス体制整備を図る。

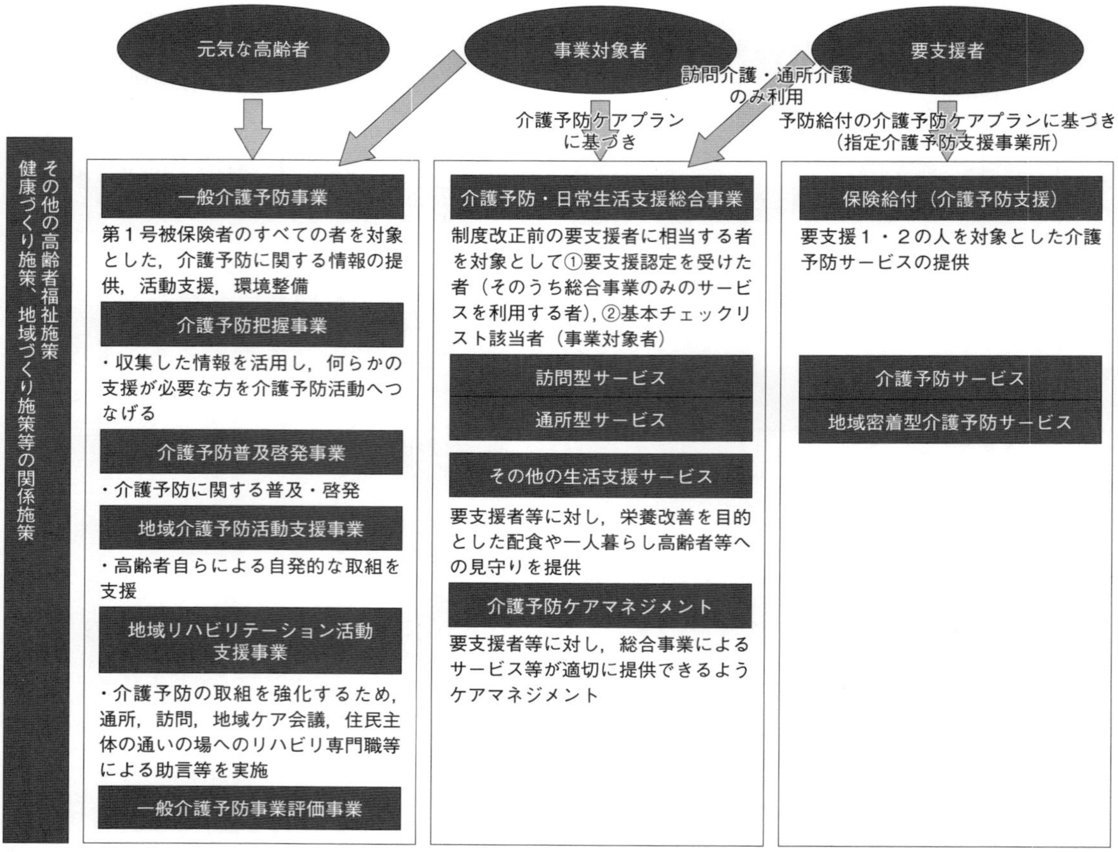

元気な高齢者　　　事業対象者　　　要支援者

訪問介護・通所介護のみ利用

介護予防ケアプランに基づき

予防給付の介護予防ケアプランに基づき（指定介護予防支援事業所）

その他の高齢者福祉施策、健康づくり施策、地域づくり施策等の関係施策

一般介護予防事業
第１号被保険者のすべての者を対象とした，介護予防に関する情報の提供，活動支援，環境整備

介護予防把握事業
・収集した情報を活用し，何らかの支援が必要な方を介護予防活動へつなげる

介護予防普及啓発事業
・介護予防に関する普及・啓発

地域介護予防活動支援事業
・高齢者自らによる自発的な取組を支援

地域リハビリテーション活動支援事業
・介護予防の取組を強化するため，通所，訪問，地域ケア会議，住民主体の通いの場へのリハビリ専門職等による助言等を実施

一般介護予防事業評価事業

介護予防・日常生活支援総合事業
制度改正前の要支援者に相当する者を対象として①要支援認定を受けた者（そのうち総合事業のみのサービスを利用する者），②基本チェックリスト該当者（事業対象者）

訪問型サービス

通所型サービス

その他の生活支援サービス
要支援者等に対し，栄養改善を目的とした配食や一人暮らし高齢者等への見守りを提供

介護予防ケアマネジメント
要支援者等に対し，総合事業によるサービス等が適切に提供できるようケアマネジメント

保険給付（介護予防支援）
要支援１・２の人を対象とした介護予防サービスの提供

介護予防サービス

地域密着型介護予防サービス

図 2-8　介護予防に関する事業・サービス（出典：地域包括支援センター業務マニュアル 2012，p. 161 を改変）

7) 認知症総合支援事業[※]

　認知症初期集中支援チームの関与による認知症の早期診断・早期対応や，認知症地域支援推進員による相談対応等を行い，認知症の人本人の意思が尊重され，できる限り住み慣れた地域で自分らしく暮らし続けることができる体制の構築を推進する（[※]「在宅医療・介護連携推進事業」，「生活支援体制整備事業」，「認知症総合支援事業」は地域包括支援センター以外への委託が可能となっている）。

8) 地域ケア会議推進事業

　地域ケア会議は，包括的・継続的ケアマネジメント支援業務の効果的な実施のために，市町村に設置されている。地域ケア会議は大きく分けて，個別ケースを検討する「地域ケア個別会議」と，地域づくりや政策形成について検討する「地域ケア推進会議」に分かれ，地域ケア個別会議では，医療，介護等の専門職をはじめ民生委員等地域の関係者が協働し，介護支援専門員等のケアマネジメント支援を通じて，介護等が必要な高齢者が住み慣れた地域での継続した生活を地域全体で支援していくための検討を行う。本人を地域で支える個別援助と，本人を支える地域をつくる援助を一体的に行うことで，個への支援と地域力の向上の相乗効果を志向することが重要となる。

（3）指定介護予防支援事業所

　地域包括支援センターの必須事業として指定介護予防支援事業がある。この事

表2-3　センター職員の員数と人員（出典：社会保険研究所，2009，介護保険制度の解説）

高齢者人口の数	配置すべき人員（「準ずる者*」を含む）
～1,000人	保健師・社会福祉士・主任介護支援専門員のうち1人または2人（他業務との兼務または非常勤で可）
1,000人～2,000人	保健師・社会福祉士・主任介護支援専門員のうち2人（うち1人は専従常勤）
2,000人～3,000人	専従常勤の保健師等1人、および専従常勤の社会福祉士・主任介護支援専門員のいずれか1人
3,000人～6,000人	専従常勤の保健師・社会福祉士・主任介護支援専門員をそれぞれ1名

*準ずるもの

	原則	準ずるもの
保健師		地域ケア、地域保健等に関する経験のある看護師（准看護師は含まない）
社会福祉士		①福祉事務所の現業員等の業務経験が5年以上または介護支援専門員の業務経験が3年以上あり、かつ、②高齢者の保健福祉に関する相談業務に3年以上従事した経験のある者
主任介護支援専門員		①ケアマネジメントリーダー研修を修了し、②介護支援専門員として知識と能力を有し、かつ、③介護支援専門員への支援等に関する知識を有する者

業は、市町村の介護認定審査会において要支援1・要支援2と判定された人々に対するケアマネジメントである。要支援者が要介護状態にならないよう予防するのが大きな目的であり、サービスは介護予防訪問看護、介護予防訪問介護、介護予防通所介護、介護予防通所リハビリテーションをはじめ16のサービスで構成されている。地域包括支援センターの担当者は介護予防ケアマネジメントとして、アセスメント、プラン作成、サービス実施、モニタリング、事後評価を行う。

(4) 職員配置の基準

地域包括支援センターは高齢者人口3,000～6,000人あたりに1か所設けられ、予防、福祉、ケアマネジメントの専門職が配置される。専門職員（保健師・看護師、社会福祉士、主任介護支援専門員）が連携することで、包括的な支援が可能となる。ただし、小規模市町村等の場合、担当区域の高齢者人口に応じて表2-3のとおりとなる。

(5) チームアプローチ

保健師等は、「介護予防」を視点として個別支援から地域の介護予防体制づくりを一体的に実施し、社会福祉士は支援の入り口である「総合相談」から、その人とその人を取り巻く環境（地域）を一体的に支援するという意味のソーシャルワークを行い、主任介護支援専門員は、個別支援やケアマネ支援を通じ地域の中で「ケアマネジメントが有効に機能する体制づくり」を実施する。しかしながら、それぞれの職種が個別分断的に機能すればよいということではなく、地域や高齢者の特性を踏まえ、高齢者を「包括的」に支援するため、3種の専門職が目標を共有し、連携・協働し4つの業務を行うというチームアプローチである。

地域包括ケアの観点からすると、制度横断的に垣根を取り払い、地域を基盤としての支援体制をいかにつくっていくかということになるが、地域包括支援センターを制度化する過程の中で、上記で記載したとおり、介護保険制度に組み込まれている以上、高齢者支援という枠にとらわれるという意味でのジレンマがあると言える。しかし、保険者である市町村が、保険者機能として地域包括支援センターが本来もつべき意味で地域ケアを積極的に捉え、地域ケアを進めている市町村がある

るのも事実である。

3　ケアマネジメント

（1）ケアマネジメントとは

　人は自助を基本として生活しているが，高齢になり，あるいは障がいをもち，自助では生活できない状況になった時，何らかの支援が必要となる。精神・身体面や環境面の改善という個別な支援ではなく，ケアマネジメントの目的は「自立した生活」を総体的に支援することであり，地域包括ケアの目的と同様，何らかの支援が必要であっても可能な限り住み慣れた地域で自分らしく生活することが目的である。つまり，ケアマネジメントは，地域で自立した生活を目指すための体系的な援助技術である。

　これらのケアマネジメントは，介護保険のケアマネジメントに対し，広義のケアマネジメントと言える。地域で生活していくうえで，個別のニーズとは医療，教育，就労，介護等その他多くのニーズが重層的かつ密接な関係をもっている。広義のケアマネジメントでは，これらに対するサービスを包括的に支援する必要がある。

（2）自立した生活を支えるという本質

　地域社会の中で自立した生活を支援する意味とはどういうことかを再度確認すると，「自立とは誰もが，地域社会の中で，本人の意思や希望，個別ニーズに基づいた最善かつプロフェッショナルな支援を受けながら，自分の人生の主体者として生きること」（自立した生活を支える Social Work Intervention の類型；Heron, 1990）と定義されている。専門職が主体的に解決をしていくことを重視するのではなく，主体者としてのその人を支援（helping）する姿勢が非常に重要である。その人が解決していく営みを専門的視点からサポートし，目標に向かって共に歩んでいくことが，非常に重要である。たとえターミナル期を迎えている状況や身体機能の向上がこれ以上望めない場合であっても，意欲や環境に配慮し，その人が自らの人生の主体者として，生活の質（QOL）を向上していくことを，しっかりと支えていく専門職としての意思が重要である。

（3）継ぎ目のない連携

　現在，多くの方々の生活は地域の中に存在する家（home）である。たとえば，介護支援を受け，生活している方が，医療的治療が必要になり入院することがある。過去どのような生活をしてきたのか，これからどのような生活をしていきたいのかなど，在宅生活時の状況を医療機関に伝えることは今後の治療方針をつくるうえでも重要である。もちろん，病院では治療が最優先であり，入院後は地域や自宅の状況を理解することよりも，病状としての治療が優先され進められる。その後治療が終了すれば退院となるが，退院後に引き続き何らかの支援が必要な場合，治療の経過や今後の注意点等の状況が在宅のサービス従事者に伝わることは，今後も家でより良い（QOL が高い）生活を継続するうえで非常に重要になる。地域，病院の場では，それぞれの専門職が最善のサービスを実施している。それぞれが各立場で最善の努力をすることと併せて，地域包括ケアでは，その人の生活の継続性を意識することが求められている。ここで強調すべき点は，その人の生活の基盤はあくまでも地域に存在するその家であり，継続性のためには，

支援する側の継続性があって当たり前という意味である。ケアマネジメントとはさまざまな壁を乗り越え，地域の中にある多くの専門職がチームで円滑にサービスを提供するという，チームアプローチの技法である。

　医療保険と介護保険という保険別の枠組みがあるなかで，訪問看護に従事する看護師と病院等における看護師の連携，病院でのリハビリテーションと訪問，通所によるリハビリテーションの両者の連携が注目され，今後ますます重要であると指摘されている。

（4）ケアマネジメントの過程

　ケアマネジメントについては，いわゆる P→D→C→A サイクルを繰り返すことが基本となる（第Ⅴ部 11 章第 2 節「在宅看護における質の改善」参照）。

　第 1 段階は，キャッチシステムとしての「入口」である。そこでは，自ら援助が必要であるという申請だけではなく，近隣住民や民生児童委員，病院，施設等，地域に存在する機関と連携をはかり，支援が必要な人を発見することが大切である。なぜならば，支援が必要であっても助けを求めることが困難な人もいるからである。そして，そのうえで専門職の支援が必要な方かどうかスクリーニングを実施する。

　第 2 段階は「インテーク」である。これは，契約が中心となる開始期である。ここで言う契約とは，単純に利用契約をするという意味ではなく，支援者と利用者が共に取り組んでいくことに合意するという意味である。

　第 3 段階として「アセスメント」の実施である。利用者とその家族から情報収集することで，生活状況全般を把握し，課題を明確にしたうえで，その解決のための要因を分析する。その人の生活を治療するために「診断」するということでなく，その人が問題を解決する主体者として捉えていくことが重要である。

　第 4 段階は「プランニング」である。アセスメントによって分析された要因を基本に，どのような生活をしていくかの目標（What）を設定する。そこでは，目標が達成されるために必要な手段を検討し具体的な計画を作成する。利用者が抱える課題は単純ではないため，さまざまな関係者が関わることが考えられる。そこで，計画を実行する前提として，関係者が集まり，その目標（What）をどのように（How）達成させるかを協議する。

　第 5 段階は，利用者とともに作成した計画を「実行」する段階である。ケアをマネジメントするなかで，関係するすべての者が共に目標を共有し，それぞれの機関が，その目標を達成するための最善の力をいかに発揮するかということが，非常に重要になる。それぞれがどのように（How）最善の力を発揮するか決定

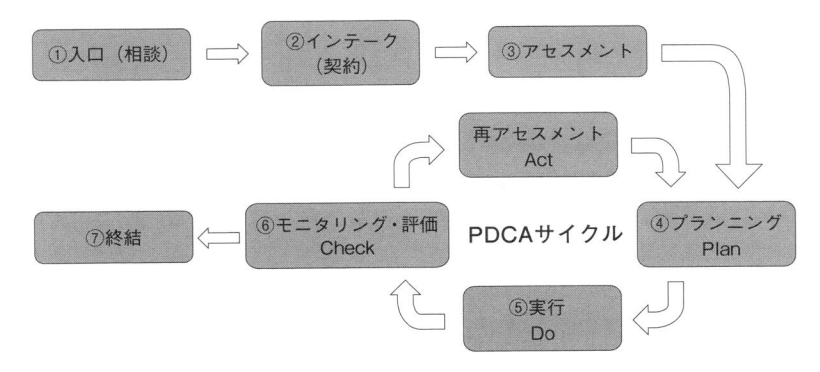

図 2-9　PDCA サイクル

されると，それを実行する。

　第6段階は「モニタリング」である。実行された内容に関して適切に実施されているかフォローアップしていくことが必要であり，フォロー中に新たな課題が発見されると再びアセスメントを実施し新たな目標を設定するというサイクルである。当然，目標が達成されれば「終結」となる。

　これらのプロセスを専門職だけがするのではなく，契約が本来もつ意味のとおり，支援者は利用者と共に歩むことが重要になる。もちろん，支援者として，課題を解決するにあたり利用可能な資源を知識として把握しておかなければならない。

4　介護保険制度におけるケアマネジメント

　地域包括支援センターでは要支援1・2の方が対象であるが，居宅介護支援事業所では，市町村の介護認定審査会において要介護1から要介護5と判定された人々に対するケアマネジメントを行う。前述の広義のケアマネジメントでは対象等を限定していないのに対し，介護保険制度におけるケアマネジメントでは，①対象者，②目的，③対象となる課題，④支援者を限定している。つまり，要介護状態となっても（①対象者），住み慣れた地域での生活を継続するため（②目的）に，病気を治すなど医学的な身体機能，また意欲や生きがいなどの精神，心理的機能や介護負担や住宅環境などの社会環境的側面の課題（③対象となる課題）に対して維持・向上しなければならないが，それらの支援を個別バラバラに実施することではなく，総合的なアプローチが必要であり，介護支援専門員（④支援者）が手法としてケアマネジメントを活用していく。

（1）介護保険制度の基本理念

　介護保険法第1条（目的）では，「この法律は，加齢に伴って生ずる心身の変化に起因する疾病等により要介護状態となり，入浴，排せつ，食事等の介護，機能訓練並びに看護及び療養上の管理その他の医療を要する者等について，これらの者が尊厳を保持し，その有する能力に応じ自立した日常生活を営むことができるよう，必要な保健医療サービス及び福祉サービスに係る給付を行うため，国民の協同連帯の理念に基づき介護保険制度を設け，その行う保険給付等に関して必要な事項を定め，もって国民の保健医療の向上及び福祉の増進を図ることを目的とする」と規定されているとおり，「介護の社会化」「尊厳保持」「自立支援」が強調されている。自立支援とは，「何でも自分でできる」という意味だけを指すものではなく，「自分の人生の主体者」として生きる，その主体性を支援するという意味である。そのために，高齢者を価値ある存在としてつねに尊重し，その主体的な生活を社会的に支援するという理念である。

（2）被保険者

　介護保険の被保険者は，市町村の住民のうち40歳以上の方である。そのうち65歳以上の方は「第1号被保険者」（介護保険法9条）であり，市町村ごとに定められた所得段階別の定額保険料を年金天引き等で納める。また，40歳以上65歳未満（医療保険加入者）の方は「第2号被保険者」（法第9条）であり，健康保険，国民健康保険等の各医療保険者が，全国平均の負担額に基づき医療保険料として徴収し，一括して納付する。

表 2-4　被保険者の種類と受給要件

（出典：厚生労働省，被保険者の種類と受給要件より一部改変）

	第 1 号被保険者	第 2 号被保険者
対象者	65 歳以上	40 歳から 64 歳までの医療保険加入者
受給要件	・要介護状態 ・要支援状態	要介護・要支援状態が，加齢に起因する疾病（特定疾病*）による場合 *特定疾病は以下の 16 疾病が該当する ①筋萎縮性側索硬化症　②パーキンソン病　③脊髄小脳変性症　④シャイドレーガー症侯群　⑤関節リウマチ　⑥後縦靭帯骨化症　⑦脊柱管狭窄症　⑧初老期の認知症　⑨脳血管障害　⑩糖尿病の合併症　⑪閉塞性動脈硬化症　⑫慢性閉塞性肺疾患　⑬両側の膝関節または股関節に著しい変形を伴う変形性関節症　⑭骨折を伴う骨粗鬆症　⑮早老症　⑯癌末期
保険料負担	市町村が徴収 原則年金から天引き	医療保険者が医療保険の保険料と一括徴収

（3）要介護・要支援の認定

　介護保険の給付を受けるためには，被保険者は，市町村による要介護者または要支援者の認定を受けることが必要となる（図 2-10 参照）。介護保険を申請すると，全国共通の調査票に基づき，調査員が対象者の心身の状況等の聞き取り調査

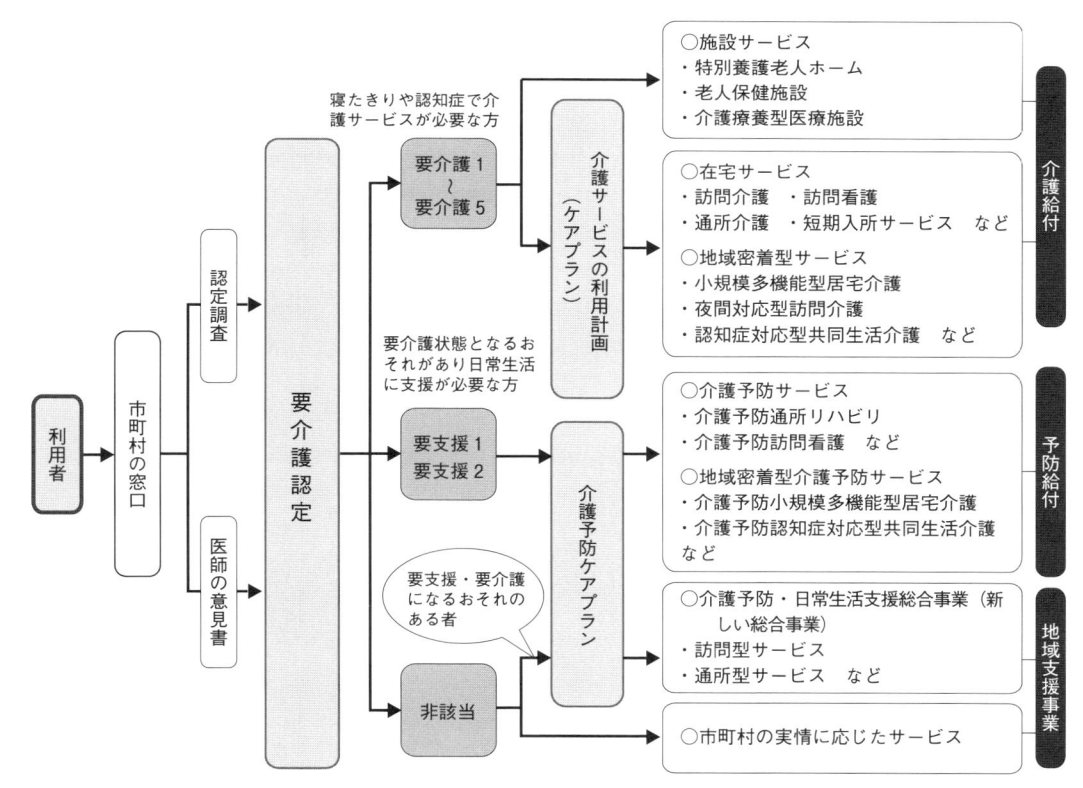

図 2-10　要介護認定からサービス利用の流れ（出典：厚生労働省，介護保険制度改革の概要を一部改変）

予防給付のうち訪問介護・通所介護について市町村が地域の実情に応じた取組ができる介護保険制度の地域支援事業へ移行（29 年度末まで）される。

新しい総合事業によるサービスのみ利用する場合は，要介護認定を省略して「基本チェックリスト」のみで判断し，迅速なサービス利用が可能となる。※第 2 号被保険者は，基本チェックリストではなく，要介護認定申請を行う。

表 2-5   改正後のサービス等の種類 (出典：厚生労働省，介護保険制度改革の概要)

	予防給付におけるサービス	介護給付におけるサービス
都道府県が指定・監督を行うサービス	◎**介護予防サービス** 【**訪問サービス**】 ○介護予防訪問介護 ○介護予防訪問入浴介護 ○介護予防訪問看護 ○介護予防訪問リハビリテーション ○介護予防居宅療養管理指導 【**通所サービス**】 ○介護予防通所介護 ○介護予防通所リハビリテーション 【**短期入所サービス**】 ○介護予防短期入所生活介護 ○介護予防短期入所療養介護 ○介護予防特定施設入所者生活介護 ○介護予防福祉用具貸与 ○特定介護予防福祉用具販売	◎**介護サービス** 【**訪問サービス**】 ○訪問介護 ○訪問入浴介護 ○訪問看護 ○訪問リハビリテーション ○居宅療養管理指導 【**通所サービス**】 ○通所介護 ○通所リハビリテーション 【**短期入所サービス**】 ○短期入所生活介護 ○短期入所療養介護 ○特定施設入所者生活介護 ○福祉用具貸与 ○特定福祉用具販売 ◎**居宅介護支援** ◎**施設サービス** ○介護老人福祉施設 ○介護老人保健施設 ○介護療養型医療施設
市町村が指定・監督を行うサービス	◎**介護予防支援** ◎**地域密着型介護予防サービス** ○介護予防小規模多機能型居宅介護 ○介護予防認知症対応型通所介護 ○介護予防認知症対応型共同生活介護（グループホーム）	◎**地域密着型サービス** ○小規模多機能型居宅介護 ○夜間対応型訪問介護 ○認知症対応型通所介護 ○認知症対応型共同生活介護（グループホーム） ○地域密着型特定施設入居者生活介護 ○地域密着型介護老人福祉施設入所者生活介護 ○定期巡回・随時対応型訪問介護看護 ○複合型サービス
その他	○介護予防	○住宅改修

を実施し，コンピュータにより一次判定を実施する。一次判定と主治医意見書等をもとに，介護認定審査会で二次判定を実施する。市町村はこの判定結果に従い認定を実施し，原則として 30 日以内に被保険者に通知する。

　認定の有効期間は，原則として新規申請では 6 か月，更新申請の場合は原則 1 年であり状況に応じて，短縮（最短 3 か月）や延長（最長 36 か月）が実施される。

（4）介護保険のサービス

　介護保険のサービスには，要支援 1・2 の人を対象とした予防給付と，要介護 1～5 の人を対象とした介護給付がある。サービスとして①施設サービス（介護給付）②居宅サービス（介護給付）③地域密着サービス（介護・予防給付）④介護予防サービス（予防給付）がある。要介護認定・要支援認定を受けた被保険者は，居宅サービス計画（在宅介護予防サービス計画）に基づきサービスを受ける。居宅サービス計画は居宅介護支援事業所の介護支援専門員が，介護予防サービス計画は地域包括支援センター職員が作成する。また，施設では施設の介護支援専門員が計画を作成する。介護保険のサービスを利用した時は，原則として保険対象サービス費用の 9 割が保険で給付され，残りの 1 割を利用者が負担する。2018 年度の制度改正により，制度の持続可能性の確保として現役世代並みの所得のある層の負担割合が 3 割負担となった。

5　居宅介護支援事業所の活動

（1）介護支援専門員（ケアマネジャー）の活動

　介護支援専門員とは，要介護者等からの相談に応じ，および要介護者がその心身の状況等に応じ適切な介護サービスまたは施設サービスを利用できるよう，市町村，居宅サービスを行う介護保険施設等との連絡調整等を行うものであって，

表 2-6　課題分析標準項目

（出典：厚生労働省，1999，介護サービス計画書の様式及び課題分析標準項目の提示について）

◎基本情報に関する項目

No.	標準項目名	項目の主な内容（例）
1	基本情報（受付，利用者等基本情報）	居宅サービス計画作成についての利用者受付情報（受付日時，受付対応者，受付方法等），利用者の基本情報（氏名，性別，住所，電話番号等の連絡先），利用者以外の家族等の基本情報について記載する項目
2	生活状況	利用者の現在の生活状況，生活歴等について記載する項目
3	利用者の被保険者情報	利用者の被保険者情報（介護保険，医療保険，生活保護，身体障害者手帳の有無等）について記載する項目
4	現在利用しているサービスの状況	介護保険給付の内外を問わず，利用者が現在受けているサービスの状況について記載する項目
5	障がい老人の日常生活自立度	障がい老人の日常生活自立度について記載する項目
6	認知症である老人の日常生活自立度	認知症である老人の日常生活自立度について記載する項目
7	主訴	利用者およびその家族の主訴や要望について記載する項目
8	認定情報	利用者の認定結果（要介護状態区分，審査会の意見，支給限度額等）について記載する項目
9	課題分析（アセスメント）理由	当該課題分析（アセスメント）の理由（初回，定期，退院退所時等）について記載する項目

◎課題分析（アセスメント）に関する項目

No.	標準項目名	項目の主な内容（例）
10	健康状態	利用者の健康状態（既往歴，主傷病，症状，痛み等）について記載する項目
11	ADL	ADL（寝返り，起きあがり，移乗，歩行，着衣，入浴，排泄等）に関する項目
12	IADL	IADL（調理，掃除，買物，金銭管理，服薬状況等）に関する項目
13	認知	日常の意思決定を行うための認知能力の程度に関する項目
14	コミュニケーション能力	意思の伝達，視力，聴力等のコミュニケーションに関する項目
15	社会との関わり	社会との関わり（社会的活動への参加意欲，社会との関わりの変化，喪失感や孤独感等）に関する項目
16	排尿・排便	失禁の状況，排尿排泄後の後始末，コントロール方法，頻度などに関する項目
17	褥瘡・皮膚の問題	褥瘡の程度，皮膚の清潔状況等に関する項目
18	口腔衛生	歯・口腔内の状態や口腔衛生に関する項目
19	食事摂取	食事摂取（栄養，食事回数，水分量等）に関する項目
20	問題行動	問題行動（暴言暴行，徘徊，介護の抵抗，収集癖，火の不始末，不潔行為，異食行動等）に関する項目
21	介護力	利用者の介護力（介護者の有無，介護者の介護意思，介護負担，主な介護者に関する情報等）に関する項目
22	居住環境	住宅改修の必要性，危険個所等の現在の居住環境について記載する項目
23	特別な状況	特別な状況（虐待，ターミナルケア等）に関する項目

要介護者が自立した日常生活を営むのに必要な援助に関する専門的な知識および技術を有するものとして，厚労省令で定めるものを言う。当然，相談・支援だけでなく，他職種協働・連携体制づくりも業務の柱である。

介護保険制度ではケアプラン作成に利用者の同意が必要であるが，ここで特に注目されるべきは，利用者・家族がケアマネジメントの策定過程に参加することが重要であるという点である。専門職側がアセスメントし，計画を実施し，サービスを実施し，再アセスメントを実施するということではなく，主体は利用者であり，専門職と利用者が共に進む歩みである。

(2) 契 約

利用者にケアマネジメントを説明したうえで，利用者からの理解を得て，ケアマネジメント開始の契約を結ぶことである。契約は，書面による確認が望ましいとされている。

(3) アセスメント

介護支援専門員が利用者から得る情報には，その人自身が，その事実をどのように捉えているかという主観的事実と，専門職が捉える客観的事実がある。また，その人自身が捉えているニーズと，専門職が捉えるニーズがある。そこにズレが生じたまま支援を継続すると，時として軋轢が生じる。つねにそのズレを意識する必要がある。いずれにせよ，利用者のニーズを把握していくためには的確な情報収集が必要になる。厚生労働省では，収集する情報の最低限の種類を「課題分析標準項目」として整理している（表2-6）。

(4) 目標の設定とケアプラン作成

今後の生活についての長期的な目標と，個々の解決すべき課題についての目標を設定する。どのような制度を活用し，誰が参画し，いつまでにどのように目標を達成していくのかを具体的に書式にしたものである。目標にズレがないようチームで共有することが非常に重要である。もちろんそれは，最初からゴールが設定されていることではなく，介護支援専門員と利用者が共につくり上げていく作業である。完成したケアプランは利用者と共に作成したという意味で，承諾を得ることとなる。

(5) ケアプランの実施

ここでは，作成したケアプランを実施することである。他職種が協働することが多数あるが，それぞれがなすべきことを考え，関係する人々を巻き込み，その連鎖でチーム全体が動いていく。

(6) モニタリング

チームメンバーの進捗を管理して成果へと導き，その過程を振り返ることで業務の質を高めていくことである。

(7) 終 結

目標が達成されると，終結を迎えることとなるが，ここでは契約内容に書かれている契約終了を指している。たとえば入院や在宅で迎える死も終結となる。

（8）援助の基本姿勢と権利擁護

　利用者と支援者の援助関係を対等にすることが非常に重要である。陥りやすいのは援助する側に知識や技術が集中し，援助される側の力が剥奪され，利用者が一方的に弱者になるという構図である。「援助する側」と「される側」に 2 分され，利用者が自らサービス向上についての意見を述べるという，自らの権利を行使できなくなる状況を避けることを意識しなければならない。介護保険制度では苦情申し立て制度があり，解決への取り組みは，関係者が一体となり取り組むことが求められている。当然ながら，支援者は事前にその利用者の個別ニーズを把握し，「苦情」として表出する前にアプローチを開始しなければならないが，介護保険法第 176 条第 1 項第 2 号に基づき，第三者として国民健康保険団体連合会が介護サービスの質に関する調査および指定事業所への指導・助言を行うとされている意義は大きい。

（9）利用者の権利擁護 （第 I 部 4 章 3 節参照）

　社会福祉基礎構造改革による契約制度の導入は，申請から利用する人の意思，自己決定に基づいて進んでいくのが原則である。そのため，判断能力が不十分であり自ら権利を主張できない人への支援が非常に重要となる。認知症等があり判断能力が低下した人が不利益を受けないよう，日常生活自立支援事業や成年後見制度の活用が必要となる。法律の専門家は，「支援の必要はありません」と主張した人に支援をすることは「その人に対する権利侵害である」と捉える。しかしながら，社会福祉専門職は，その人が言った「必要ありません」という意見が本当にその人の意思なのか，認知症があって，あるいは今の状況を「仕方ない」と諦め，パワレスな状況に陥っていないか確認し，時には「支援が必要である」と代弁していくという高度な技術が専門性として求められる。

　日常生活自立支援事業とは，都道府県社会福祉協議会および政令指定都市の社会福祉協議会が実施主体であり，福祉サービスの情報提供や助言，日常的な金銭管理支援を実施する。この制度は，援助開始まで利用者の意思確認が行われる。つまり，判断能力が低下していても契約能力があることが前提であり，契約能力がない場合は利用できない。そういう場合は，成年後見制度の適用を検討する。

　成年後見制度とは，認知症や知的障がい，精神障がいにより判断能力が不十分な方々が不利益を被らないように，法律的に保護し支える制度で，1999 年の民法の一部改正により 2000 年 4 月より施行され，「任意後見制度」と「法定後見制度」がある。

　たとえば，介護保険サービス契約や施設の入所契約，不動産の売買などの財産管理および財産処分，定期預金の管理等の諸手続が必要な場合があっても，判断能力が不十分な状態では対応が難しい場合がある。「任意後見制度」は本人が自分の判断能力が不十分になったときに備える仕組みであり，自己の生活や療養，看護等について誰に支援してもらうかを事前に決めておく制度である。一方，「法定後見制度」は，家庭裁判所が専門医の意見等を勘案し，その人の判断能力に応じて「補助人」「保佐人」「後見人」を選任する仕組みである。

第3章
在宅看護と他機関との連携

菊地ひろみ
川添恵理子

在宅看護の特徴の1つは，在宅療養者の対象が多様であり，それらの人々の療養と生活を両面からを支えるために，多くの制度・機関が関連していることである。また，在宅療養者の療養と生活の両面を支えるために，訪問看護が医療，介護，福祉の専門職種と連携を図りながら，看護を展開していることである。本章では，在宅看護を展開するのに必要な制度と，連携する機関や職種の概要，連携の特徴について学んでいく。

1 在宅看護に関連する制度と連携機関

（1）医療保険制度

国民皆保険が原則であり，年齢や職域，地域によって加入する機関が異なる（表3-1）。

療養者（被保険者）は加入する保険機関によって定められた保険料を納付する。診察や薬剤，治療，処置，在宅診療，訪問看護などを受ける際に，一定割合の自己負担を除いた医療サービスが給付される。

給付には医療給付と現金給付がある。医療給付には，療養の給付・訪問看護

自己負担
医療サービスの提供を受ける際の自己負担割合は以下のとおりである。
75歳以上　1割（現役並み所得者は3割負担）
70-74歳　2割（現役並み所得者は3割負担）（平成20年4月から1割に据え置き）
義務教育就学後から69歳　3割
義務教育就学前　2割

表3-1　公的医療保険制度の種類（出典：社会保険庁，職業・年齢等に応じた医療保険制度）

	制度	被保険者		保険者	給付事由
医療保険	健康保険	一般	健康保険の適用事業所で働くサラリーマン・OL（民間会社の勤労者）	全国健康保険協会，健康保険組合	業務外の病気・けが，出産，死亡（船保は職務上の場合を含む）
		法第3条第2項の規定による被保険者	健康保険の適用事業所に臨時に使用される人や季節的事業に従事する人等（一定期間をこえて使用される人を除く）	全国健康保険協会	
	船員保険（疾病部門）	船員として船舶所有者に使用される人		政府（社会保険庁）	
	共済組合（短期給付）	国家公務員，地方公務員，私学の教職員		各種共済組合	病気・けが，出産，死亡
	国民健康保険	健康保険・船員保険・共済組合等に加入している勤労者以外の一般住民		市（区）町村	
退職者医療	国民健康保険	厚生年金保険など被用者年金に一定期間加入し，老齢年金給付を受けている65歳未満等の人		市（区）町村	病気・けが
高齢者医療	長寿医療制度（後期高齢者医療制度）	75歳以上の人および65-74歳の人で一定の障害の状態にあることにつき後期高齢者医療広域連合の認定を受けた人		後期高齢者医療広域連合	病気・けが

表 3-2　医療保険における「厚生労働大臣が定める疾病等」に該当する疾病（平成 22 年度）

①末期の悪性腫瘍　②多発性硬化症　③重症筋無力症　④スモン　⑤筋萎縮性側索硬化症
⑥脊髄小脳変性症　⑦ハンチントン病　⑧進行性筋ジストロフィー症　⑨パーキンソン病関
連疾患　⑩多系統萎縮症　⑪プリオン病　⑫亜急性硬化性全脳炎　⑬ライソゾーム病　⑭副
腎白質ジストロフィー　⑮脊髄性筋萎縮症　⑯球脊髄性筋萎縮症　⑰慢性炎症性脱髄性多発
神経炎　⑱後天性免疫不全症候群　⑲頸髄損傷　⑳人工呼吸器を使用している状態

養費，入院時食事療養費，入院時生活療養費，高額医療費がある。現金給付には，
出産時一時金，葬祭費・埋葬料などがある。
　医療保険による訪問看護は週 3 回まで提供される。在宅療養において医療・介
護両面の必要が特に高い療養者に対して，「厚生労働大臣が定める疾病等」（表
3-2）が定められ，この疾病に該当している場合は，必要に応じて週 4 回以上の
訪問看護が提供される。

（2）介護保険制度（第Ⅱ部第 2 章 4 節参照）

　介護保険制度は，高齢化社会に対応するため，従来の老人医療，老人福祉制度
を統合し，高齢者の介護を社会全体で支え合う仕組みづくりを目的として 2000
年に施行され，2006 年 4 月に制度改正施行されている。財源の 50％を保険料，
50％を公費から支出し，対象となる被保険者へ介護にかかるサービスを給付して
いる（図 3-1）。

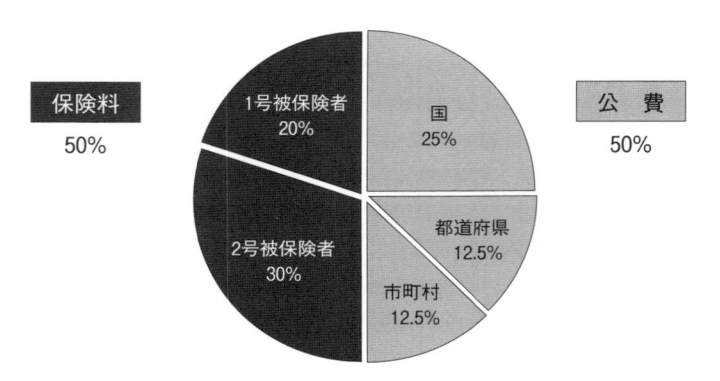

○給付費（総費用から自己負担分を除いたもの）の財源構成は，公費 50 %，保険料 50％で成り立っている。
○保険料は，第 1 号被保険者が 20％を，第 2 号被保険者が 30％を負担する（平成 21-23 年度）。
○公費は，国 25％，都道府県・市町村がそれぞれ 12.5％を負担している（ただし，**施設等給付については，国 20％，
都道府県 17.5％**となっている）。
○国庫負担 25％のうちの 5％部分は，市町村の保険財政の調整のための「調整交付金」として交付される。

図 3-1　**介護給付費の財源構成**（出典：厚生労働省，介護給付費の財源構成）

表 3-3　**要介護認定等基準時間の分類**（出典：厚生労働省，要介護認定等基準時間の分類）

直接生活介助	入浴，排せつ，食事等の介護
間接生活介助	洗濯，掃除等の家事援助等
問題行動関連行為	徘徊に対する探索，不潔な行為に対する後始末等
機能訓練関連行為	歩行訓練，日常生活訓練等の機能訓練
医療関連行為	輸液の管理，褥瘡の処置等の診療の補助

表 3-4　要介護状態のおおよその状態像（出典：厚生労働省，介護保険制度における要介護認定の仕組み　一部改変）

区分	状態		
自立（非該当）	歩行や起き上がりなどの日常生活上の基本的動作を自分で行うことが可能であり，かつ，薬の内服，電話の利用などの手段的日常生活動作を行う能力もある状態		
要支援状態	日常生活上の基本的動作については，ほぼ自分で行うことが可能であるが，日常生活動作の介助や現在の状態の防止により要介護状態となることの予防に資するよう手段的日常生活動作について何らかの支援を要する状態	要支援1	生活機能の一部がやや低下しており，家事など日常生活の一部に支援が必要な状態
		要支援2	要支援1の状態に加え，入浴，排せつ，整容などの一部に支援が必要な状態
要介護状態	日常生活上の基本的動作についても，自分で行うことが困難であり，何らかの介護を要する状態	要介護1	要支援状態から，手段的日常生活動作を行う能力がさらに低下し，部分的な介護が必要となる状態
		要介護2	要介護1の状態に加え，日常生活動作についても部分的な介護が必要となる状態
		要介護3	要介護2の状態と比較して，日常生活動作および手段的日常生活動作の両方の観点からも著しく低下し，ほぼ全面的な介護が必要となる状態
		要介護4	要介護3の状態に加え，さらに動作能力が低下し，介護なしには日常生活を営むことが困難となる状態
		要介護5	要介護4の状態よりさらに動作能力が低下しており，介護なしには日常生活を営むことがほぼ不可能な状態

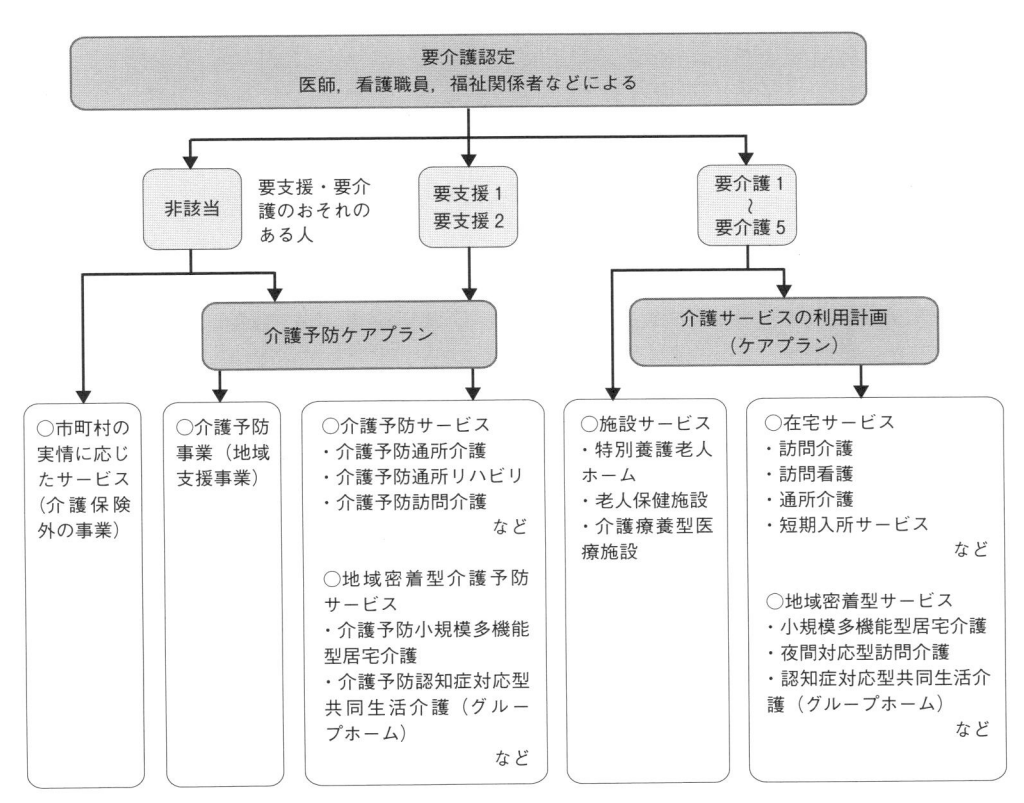

図 3-2　要介護認定の流れ（出典：厚生労働省，介護保険制度における要介護認定の仕組み）

被保険者（加入者）は，①65歳以上の者（第1号被保険者）②40-64歳の医療保険加入者（第2号被保険者）である。65歳以上は，要支援・要介護状態になった時に介護サービスが給付される。

給付に際しては，要介護・要支援状態の認定がなされる必要がある。認定に際しては市町村の窓口に申請し，調査員による認定調査後の一次判定，医師の意見書などをもとにした介護認定審査会による二次判定を経て要介護認定結果が通知される。申請後原則として30日以内に認定結果が通知され，介護保険証が交付される。

介護保険制度におけるサービスには予防給付と介護給付がある。予防給付は，要支援1と2の人を対象にしたサービスである。訪問サービス，通所サービス，短期入所サービスがある。非該当の場合は，介護予防支援として地域密着型介護予防サービス，地域支援事業がある。介護給付は要介護1から5までを対象にしたサービスである。これには，介護サービスと施設サービス，地域密着型サービスがある。介護サービスには訪問サービス，通所サービス，短期入所サービスがある（第Ⅱ部第2章表2-5参照）。

（3）障害者総合支援法

障がい者に対する施策は，従来，身体障がい，知的障がい，精神障がい施策がそれぞれ分かれて実施されていた制度を一本化し，障がいの種別にかかわらず障がいのある人が，地域で生活できるように，との理念のもとに制定された制度である。障がい者の地域生活と就労を進め，自立支援給付の対象者，内容，手続き等，地域生活支援事業，サービスの整備のための計画の作成，費用の負担等を定めた。

給付の対象は，身体障がい者，知的障がい者，精神障がい者，障がい児である。給付の内容は，ホームヘルプサービス，ショートステイ，入所施設等の介護給付費および自立訓練（リハビリ等），就労移行支援等の訓練等給付費（障害福祉サービス），心身の障がいの状態の軽減を図る等のための自立支援医療（公費負担医療）である。地域生活支援事業は，市町村もしくは都道府県が障がい者の自立支援のために，相談支援，移動支援，日常生活用具，手話通訳等の派遣，地域活動支援等の事業を行うものである。

表 3-5　障害者総合支援法による給付

種　類	給付内容
介護給付	居宅介護　重度訪問介護　行動援護 重度障害者等包括支援 児童デイサービス 短期入所　療養介護　生活介護 障害者支援施設での夜間ケア等 共同生活介護
訓練等給付	自立訓練（機能訓練・生活訓練） 就労移行支援 就労継続支援 共同生活援助
地域生活支援事業	移動支援 地域活動支援センター 福祉ホーム

（4）子どもを対象とする制度

　子どもの在宅療養を支える制度には，養育医療，育成医療，療育給付，障がい児福祉手当，児童扶養手当，などがある。日常生活援助としては，心身障がい児ホームヘルプサービス，短期入所，日常生活用具の給付などがある。

2　在宅看護と連携機関

　在宅看護は行政機関，保健所などの公的機関や病院，診療所をはじめ，居宅介護支援事業所，訪問介護事業所，福祉用具業者，患者団体やボランティア団体などさまざまな機関と連携をもつ。関連する職種も多種であり，医療機関の医師・看護師をはじめ，在宅医や訪問薬剤師，リハビリテーションなどの医療職，訪問介護などの福祉職，介護支援専門員や福祉用具担当者など，療養者のニーズに応じてさまざまな職種がチームを組んで活動する。

　種々の連携機関との連携を円滑に行うには，それぞれの機関や専門職がどのような役割や専門性をもち，どのような活動を行っているかについて理解しておくことが必要である。また，それぞれの専門職が制度上実施可能なこととそうでないことを理解しておく必要がある。たとえば，在宅療養者の服薬介助や爪切りは訪問介護では行わない，などである。また，連携する職種同士が，対等の関係にあることの認識も必要である。職域によって，それぞれの専門性が異なるので，互いの専門性を尊重することが必要である。

　近年，区や市町の単位で，在宅ケアに関わる職種が職域を越えて参集し，在宅ケアに関するテーマについて意見交換を行う地域ケア会議を開催する地域が増えている。このように，医療や介護の垣根を越えた，地域ケアのネットワークづくりの必要性が認識されている。

（1）チーム医療

　医療機関，訪問看護ステーション，調剤薬局などが地域内に点在していることが多い。療養者と家族に対しては24時間対応できる医療の水準が必要である。円滑にチーム医療を進めていくには，医療機関の医師と訪問看護との連携が欠かせない。連携にとっては，訪問看護指示書の授受および毎月の「訪問看護報告書」「訪問看護計画書」の提出，療養者に関する報告の他，療養者の病状に応じて，適宜，電話やFAXなどを使用して連絡・報告を行うことが不可欠である。療養者に関する日常的な報告やケース検討会などを通じて，病院や診療所の医師，看護師と顔の見える関係を構築していることが必要である。

表3-6　在宅看護における連携機関・職種

	主な連携機関	主な職種
医療・保健	医療機関　在宅支援診療所　薬局　訪問看護ステーション　保健所　医療機器メーカー　など	医師　歯科医師　病院看護師　薬剤師　栄養士　理学療法士　作業療法士　言語聴覚療法士　精神保健福祉士　医療機器担当者　など
介　護	居宅介護支援事業所　地域包括支援センター　訪問介護事業所　介護保健施設　グループホーム　訪問入浴　福祉用具メーカー　市町村　など	介護支援専門員　主任介護支援専門員　ホームヘルパー　介護福祉士　介護福祉機器担当者　住環境コーディネーター　市町村担当者　など
福　祉	市町村　地域包括支援センター（役割として介護予防・福祉の機能をもつ）　ボランティア団体	社会福祉士　民生委員　ソーシャルワーカー　ボランティア　市町村担当者　など

　　入院から在宅療養に移行する場合には，退院時カンファレンスなどを開催することにより患者の退院時の状況について直接情報交換できるため，貴重な機会となる。これらの機会を通して訪問看護の方向性や療養者のニーズの確認を行う。

　　在宅での必要なケアの調整と給付管理については，介護支援専門員が主たる責任をもっており，介護支援専門員が在宅療養者の疾病や病状管理上必要なサービスを調整する。訪問看護師は，介護支援専門員に対して，在宅療養者に最も近い医療の立場から，医療的管理や家族ケアに関する意見を述べ，情報提供を行う。

（2）介護・福祉との連携

　　在宅療養は医療の側面のみでなく，生活全体について療養者と家族を支える必要がある。衣・食・住環境などを多角的にアセスメントし，療養者のニーズと家族の介護力に応じたケアチームを組織する必要がある。介護支援専門員や訪問介護，通所施設の職員，近隣，ボランティアなど，療養者と家族にかかわる専門職や社会資源が効果的に機能しているかどうか確認し，訪問看護の立場からチームメンバーに情報提供を行う役割が求められる。

　　療養者の疾病の経過や要介護度の経時的変化によって，療養者と家族のニーズは変化する。また，家族のライフイベントによって，介護に伴う家族のニーズは変化する。これら療養者と家族のニーズの変化をアセスメントし，変化に対応したサービスやケアが提供されなければならない。訪問看護は介護支援専門員に対して療養者と家族のニーズの変化に関する情報を提供する立場にある。また，訪問看護は日常生活上のケアを訪問介護職と協働して行うことが多く，日々の情報交換と連絡が重要となる。

　　療養者と家族の状況に応じて，福祉との連携が重要になる場合がある。経済的な困窮や社会資源の情報を必要としている場合など，適切な福祉機関や行政につなぐ必要性が生じる。高齢の単身世帯や老夫婦のみ世帯などの場合では，世帯構成員が疾病状況に至ると世帯の維持が難しくなるケースも多く，地域包括支援センターへの情報提供や民生委員との連携，行政への情報提供が重要となる。

3　在宅療養への移行の援助

　　病気や障がいを抱えながら療養生活の場を移行する対象者への看護や他機関および多職種との連携は，わが国の喫緊の課題である地域包括ケアシステム構築の基盤となる。

　　生活するうえでの困難さがあっても，一人ひとりのニーズに合った，その人らしい生活が続けられるよう，地域の特性に合った医療・保健・福祉をつなぎ，時には支援やしくみを創造することを積み重ねた先に，その地域に応じた地域包括ケアシステムが構築されるであろう。

　　2006 年には「患者の視点に立った，安全・安心で質の良い医療が受けられる体制の構築」が示された（厚生労働省，2006）。患者への情報提供と意思決定を支える支援，切れ目のない医療を提供するための連携，在宅医療の充実による患者の生活の質の向上が 3 つの柱になっている（第Ⅰ部第 1 章図 1-12 参照）。同年には「がん対策基本法」[1]，2014 年には「地域における医療及び介護の総合的な

1）「がん対策基本法」は 2006 年に全国どこでも同じレベルの医療が受けられる環境整備や総合的ながん対策として制定された。基本法から 10 年経ち，がん治療と就業や学業との両立，がん患者が尊厳を保持しながら安心して暮らすことのできる社会を目指し，2016 年に「がん対策基本法改正法」が成立した。

確保の推進に関する法律」[2]が成立し，このような制度により，病院以外の場所でも治療やリハビリテーションを継続することや，住みなれた家，または望む場所で医療や看護，介護を受けながら最期を迎えることもできるような体制が整備されてきた。病院は，治療を目的とした場であり，本来の生活の場ではない。療養者が，どこで，誰と，どのような生活をおくるのかという願いや意思が叶うよう，その情報を，医療機関と地域の看護師が共有し，療養者にあった療養環境を整え，その効果を確認することが安全・安心で質の良い看護の提供につながるのである。では，このような看護を提供する際にはどのような知識と技術が必要となるのであろうか。

（1）医療の場の移行と意思決定支援

　医療機関から在宅へと移行する際は，患者・家族の退院後の療養場所や生活についての意向を理解し，どのような選択肢があるのかを伝え，自ら意思をもって選択できるよう支援することが重要である。

　病院の機能分化に伴う在院日数の短縮は，次の療養の場に患者の意思をつなぐ看護の重要性を意味している。特に治療が難しい場合には，治療がどこまで可能なのか，あるいは治療を優先させるのか，それとも生活の質を優先させるのかという問題が生ずるであろう。その決定は ACP や EOL の考えのもとに，患者本人にあることを重要視しながら，その家族を含めた個別への支援，医師，看護師，関連する職種などと話し合いながら支援を進めていく。しかし，本人の意思決定が難しい場合も考えられる。たとえば，意識障がい，認知症や高齢により判断が難しい場合などである。その場合は，どのように本人の意向を確認し，その選択肢を支えていくことが可能となるであろうか。2007 年には「終末期医療の決定プロセスに関するガイドライン 2007」や「高齢者の終末期及びケアに関する立場表明」，2018 年には「人生の最終段階における医療・ケアの決定プロセスに関するガイドライン」が明示された。これらに共通することは，その人の尊厳ある生を最期まで支援することを考え続けることの重要性である。

　"自分の人生のプロであるその人"にしか，今までの人生，今，これからの人生をどのように生きたいかを教えてもらい，意思を表出することを支援し選択肢を提供し，その人にとっての最善を選択できるように折り合いをつけることができるよう支援することが重要なのである。

（2）退院支援・退院調整・在宅療養移行支援

　2000 年に介護保険制度の開始により，病院から地域へとケアのシフトが推進され，2002 年に「退院指導計画の立案・実施」が診療報酬に組み込まれ，2006年に在宅療養支援診療所の設置や地域連携パスによる円滑な治療と退院が促進されるようになった。2008 年には「退院支援加算」が新設され「退院調整部門」による退院支援が評価されるようになった。

　退院支援・退院調整・在宅療養移行支援は以下のように定義されている（宇都宮・山田，2014，p. 11）。

2）「地域における医療及び介護の総合的な確保を推進するため関係法律の整備などに関する法律」は 2014 年に可決・成立された。地域包括ケアシステムを構築するための法整備として，医療，介護，住まい，予防，生活支援サービスが身近な地域で包括的に確保される体制を構築するために医療と介護等の関連法が改正された。概要は(1)新たな基金の創設と医療・介護の連携強化，(2)地域における効率的かつ効果的な医療体制の確保，(3)地域包括ケアシステムの構築と費用負担の公平化，(4)その他，である。

　退院支援とは「患者が自分の病気や障害を理解し，退院後も継続が必要な医療や看護を受けながら，どこで療養するのか，どのような生活をおくるのか自己決定するための支援」であり，意思決定支援を行うことを退院支援と定義している。退院調整とは「患者の自己決定を実現するために，患者・家族の意向を踏まえて環境・ヒト・モノを社会保険制度や社会資源につなぐ等のマネジメントの過程」であり，本人の意思決定に基づいたマネジメントの過程と定義している。在宅療養移行支援とは「患者の疾病管理の必要性や病態予測に基づき，安定した在宅療養をおくれるようにするための支援」であり，外来から始める入退院支援について定義している。

　入退院支援の3段階プロセス（宇都宮・山田，2014，p.12）には，支援が必要な対象者の把握，医療上の課題および生活介護上の課題の明確化，意思決定支援，多職種連携等がその要素に含まれている。退院に向けた退院の準備，継続看護は外来や病棟看護師及び地域医療連携部門の退院支援看護師との連携により行われる。

　第一段階としては，外来や入院早期にスクリーニング（表3-7）で退院困難が予測される患者を把握し，退院後も継続する医療管理や生活・介護上の課題をアセスメントし，支援の必要性を患者・家族と共有することが重要である。患者の「これまで」「今」「これから」の望む生き方を理解した意思決定支援が進められる。

　第二段階としては，治療や療養の経過に応じた患者・家族の疾患理解や自己決定を支援し，退院後の療養生活のイメージを共有し，その意向を確認しながら，チームによる支援が行われる。多職種カンファレンス（入院時，入院中，退院時等）（表3-8）により，チームで目標の明確化，目標の共有，多職種の役割分担がなされ，患者・家族の望む生活を実現するためにケアが実施される。

　第三段階としては，退院を可能にするための制度の活用，関係機関や職種，社会資源との連絡や調整を行い，退院後の療養先での生活環境を整える支援が行われる。

表3-7　退院困難な要因を有する患者の抽出（厚生労働省保険局医療課）

ア：悪性腫瘍，認知症または誤嚥性肺炎等の急性呼吸器感染症のいずれかであること
イ：緊急入院であること
ウ：要介護状態であることの疑いがあるが要介護認定が未申請であること
エ：虐待を受けているまたはその疑いがあること
オ：医療保険未加入または生活困窮者であること
カ：入院前に比べ ADL が低下し，退院後の生活様式の再編が必要であること
キ：排泄に介助を要すること
ク：同業者の有無にかかわらず，必要な養育または介護を十分に提供できる状況にないこと
ケ：退院後に医療処置（胃瘻等の経管栄養法を含む）が必要なこと
コ：入退院を繰り返していること
サ：その他，患者の状況から判断してア～コに準じると認められる場合

表3-8　入退院時連携に関わる診療・介護報酬

【入院前】入院時情報連携加算，入退院支援加算
【入院中】入院時支援加算，介護支援等連携加算 　　　　　退院時共同指導料2，退院前在宅療養指導管理料 　　　　　退院前訪問指導料，退院前在宅療養指導管理料
【退院時】退院時協働指導加算，退院時リハビリテーション指導料，退院時薬剤情報管理指導料
【退院後】退院後訪問指導料，退院後居宅カンファレンス加算

　このよう外来から継続した支援により，患者・家族の在宅療養生活をおくるうえでの選択肢を広げることが可能となり，また，退院後も継続する医療管理や看護・介護が安全に行われる。

　退院後，医療や看護の必要性が高い患者の場合，多くは訪問看護ステーションが看護を継続して行うこととなる。しかし，訪問看護ステーションの看護師からは「退院の準備が整っていない」「退院後の病院との連携の窓口が分からない」などの声をよく耳にするが，それは一体どのようなことから来るのであろうか。たとえば，入院中に点滴で疼痛管理を行っていた場合は，入院中から在宅でも行える内服や座薬での疼痛管理に切り替え，患者や介護する方が練習し手技を身につけておくことが必要であろう。また，医療上の課題だけでなく，食事や移動，清潔や更衣，排泄の方法，下剤の調整などについて，患者のセルフケア能力・介護力に合わせて整えることが重要である。退院後に必要な医療材料がある場合は，どの機関や職種が継続して行うのかを明確にする必要がある。また，基本的なこととして，家の中の段差，風呂やトイレの状況はどのようになっているか，食事のための買い物や調理は誰が行うのか，経済背景や生活上の課題も明確にし，必要な関係機関・職種と連携し社会資源を活用することが必要となる。安心・安全な在宅療養を継続するためには，医療や看護・介護，生活上の課題を明確にし，状況に応じ準備を整えることが重要である。

　カナダのウィリアム・モーロィ博士が考案した「事前指定書」のように，意思表示のできなくなった時に備え，自分の希望する治療方法や栄養補給方法について文書で指定しておくという方法がある。この考えをもとに，Let Me Decide「私に決めさせて」という運動を取り入れている医療機関も増えている。また，スーディ神崎和代らの著書『事前指示書』を基にした，さまざまな人口規模の市町村で実施している「自分で決める」ことができるような市民啓発活動は重要な取り組みである。若い世代から，本人の望む場所で最後のその瞬間まで，どこで，誰と，どのように生きたいのか，自分で自分の生命に関して決定する支援については，今後，ますます，重要になってくると考えられる（アドバンス・ダイレクティブ：第Ⅰ部第1章参照）。

（3）継続看護と継続看護マネジメント

　継続看護とは「看護の対象である人々の生活が，病棟や外来から地域へと拡大されたり，あるいは逆に地域から病棟へと療養の場が変化しても，その人への看護がとぎれることなく継続して働きかけることである」（木下，2009，p.157）。

　「その人にとって必要なケアを必要な時に，必要な場所で，適切なひとによって受けるシステムである」の定義がある（国際看護師協会（ICN）大会，1969，モントリオール）。

　療養の場が変わっても，必要な時に，必要な看護が途切れることなく受けることができるよう働きかけることであり，そのシステムをつくることが継続看護に含まれている。

　入退院にかかわらず，また，どのような地域であっても，その人にとって必要な看護を受けることが可能となり，その人の人生が豊かにおくることができるようなシステムをつくる方略をもつことが継続看護には求められる。

　継続看護マネジメントとは「一貫したケアを提供するために持続するシステムを構築し，継ぎ目のないケア（シームレスケア）や看護によって患者・家族の求める，より質の高い生活の維持を目的とする。単にスムーズな退院を支援するだ

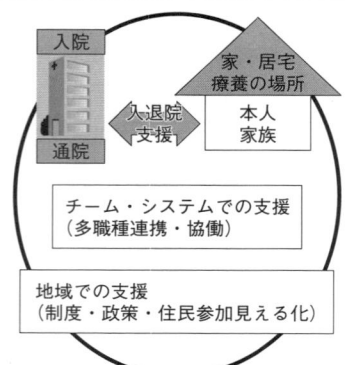

図 3-3 個別支援からチームビルディング・地域づくり（川添，2014 による）

けでなく，多様な療養の場で行われている看護をつなぎ，場を越えて一人ひとり
の患者と家族の生き方にあったケアシステムを志向するものである」と述べてい
る（長江，2014）。

患者と家族の"生きる"を実現するため，トラジェクトリにより病気や障がい，
本人や家族の意思や思いに焦点を当て，どの局面で，どのようなチームをつくり，
どのようなシステムを構築するのかといった，医療と生活を統合する継続看護マ
ネジメントの重要性を述べている。

（4）個別支援からチームビルディング・地域づくりへ （図 3-3）

在宅療養の場での支援は多職種によるチームワークと連携において行われる。
退院支援・退院調整を例にとると，短い入院期間の中で，在宅への移行を行うの
はそう簡単なことではない。患者が帰る地域にはどのような社会資源があるのか
を把握し，一人ひとりの状況に応じた多様な連携が必要となる。地域の健康格差
により資源が潤沢にない地域もある。そのような地域であっても，必要な看護が
継続して届くよう，Advance care planning や End of life care の概念を柱に個別
支援とチームケア，そして地域での支援を整えることで，本人や家族が入退院を
繰り返しながらも，望む地域で，望む場所で，質の高い療養生活を継続すること
につながり，あるいは最期を迎えることにつながると考えられるのである。

4 継続看護と地域連携の必要性

診断群分類包括評価
（DPC）
入院について，従来の
検査や治療などの内容
に応じて計算される出
来高払い方式に対して，
一定の算式に基づき決
められた１日あたり一
定額の医療費が支払わ
れる方式である。傷病
名や入院中の処置，治
療などの組み合わせに
より分類されたもの
（診断群分類）のうち，
約 1,400 分類に対して
定められている。

医療機関での在院期間の短縮化や，2003 年以降導入が進んでいる診断群分類
包括評価（DPC：Diagnosis Procedure Combination）などにより，在宅療養の
流れが加速している。これには，超高齢社会に備えて医療費の抑制や，いわゆる
「社会的入院の解消」など，政策的に在宅移行を推進する背景がある。一方，在
宅看護・訪問看護の認知が高まるに従い，患者側にも住み慣れた自宅で療養をし
たいという在宅療養に対する関心意識の高まりがあり，在宅療養の流れが加速す
る一因となっている。

医療機関においては，入院患者の療養全般に対して，各々の専門職によって役

割が分担され，滞りなく治療やケアが進むように組織化されている。しかし，在宅環境では，治療や看護，介護などの専門職が地域内に点在していることが多い。そのために，医療機関から在宅療養に移行する際の看護の継続と生活の継続を支援するために，専門職および専門機関の連携が必要となる。

　図 3-4 が示すように，在院日数は精神病棟を筆頭に短縮化の傾向にある。患者の在院期間の短縮化が進んでいる現状においては，在宅療養移行のための準備期間が十分には取れないことが少なくない。たとえば，患者が療養できる環境，必要な医療や看護を受けるための手続き，介護の担い手の確保，緊急時の対応体制など，退院までの間に準備すべきことは多い。在宅看護は，患者や家族の在宅療養への準備状況を含めて継続することになる。自宅内の生活環境をアセスメントし，必要な福祉用具などの準備を整える。在宅での医療処置等の継続や，経過観察の必要性について検討し，訪問看護の頻度や時間を調整する。家族の介護力をアセスメントし，在宅ケアチーム編成の必要性について専門機関と調整をはかる。このように，継続看護に際して行うべき準備は多い。

　医療機関側では「地域連携室」を設置し，「退院調整看護師」など専任の看護職を配置して，患者が戻る地域の診療所や訪問看護ステーションなどとの連絡・調整を図るところが増えている。また「退院前連携加算」「退院時共同指導料」など，退院後に関する調整や指導を行った場合に介護報酬が算定されるなど，医療機関と地域との連携促進が図られている。

　初めて自宅療養に移行する療養者に対する地域との連携については，地域包括支援センターが地域の窓口となることが期待されている。地域包括支援センターは，療養者や家族からの相談に対して地域のネットワークを活用し，在宅療養の継続に必要な在宅ケアチームづくりをサポートする役割を担っている。

　いずれにせよ，入院時から退院後の在宅療養を見通した情報収集とアセスメントが必要であり，早期に地域の専門機関や専門職との連携を図る必要がある。

　在宅におけるチーム形成の特徴は，地域内に医師，訪問看護師，理学・作業療法士，訪問介護員，管理栄養士，薬剤師など，それぞれ専門機関・専門職が点在しており，療養者の医療や生活のニーズによって，チームの構成が異なることで

退院調整看護
患者が退院後も安定した療養生活を継続できるように教育指導を行ったり社会資源の活用を支援する活動。2010年の診療報酬改定により急性期病院においても専従の退院調整看護師を配置し，計画的に退院調整を行うことによって診療報酬が加算されることになった。

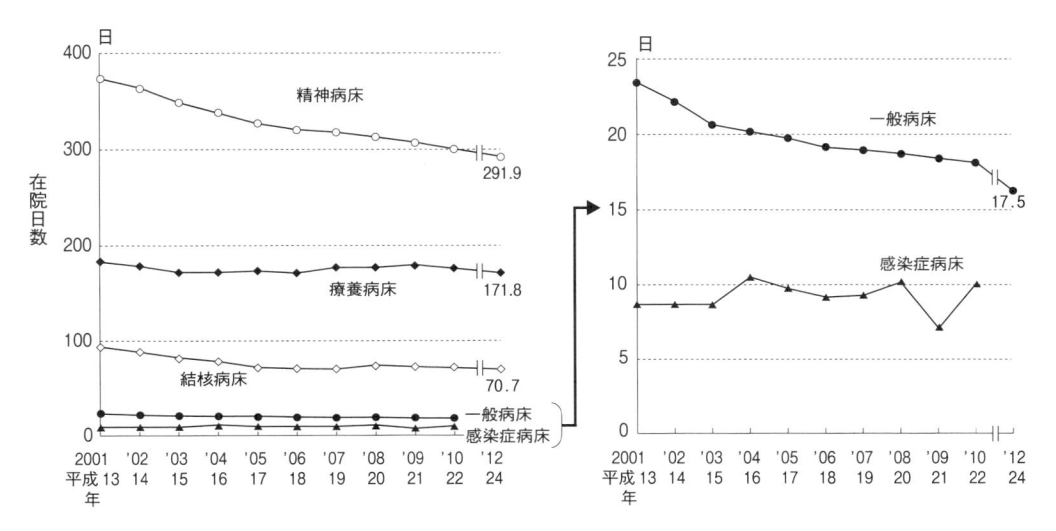

注：1）「一般病床」は，平成13-15年は「一般病床」および「経過的旧その他の病床（経過的旧療養型病床群を除く）」である。
　　2）「療養病床」は，平成13-15年は「療養病床」および「経過的旧療養型病床群」である。

図 3-4　在院日数（出典：厚生労働省，2013，平成 25 年度我が国の保健統計）

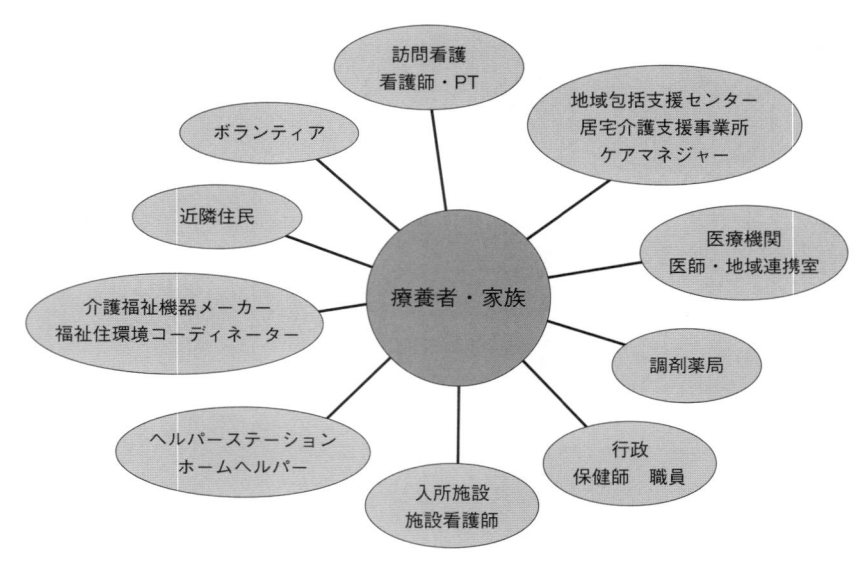

図 3-5　在宅ケアチーム

ある。これらがうまくチームとして機能して在宅療養が成り立つ。療養者が必要とする医療やケアに応じて形成されるチームは，療養者の疾患や治療の内容，家族の有無や介護力などによってそれぞれ異なる。たとえば，在宅で医療処置を継続したり，医療機器を継続的に使用するなど，医療への依存度が高い療養者に対しては，医療の専門職である在宅医や訪問看護師が役割の多くを担う。病状は比較的安定しているが，生活行為に支援を必要とし，家族の介護力が不足する場合には，訪問介護員が家事や介護を担う割合が多くなる。また，在宅で医療機器を使用している療養者に対しては医療機器メーカーのサポートが重要になるなど，療養者の状態によって，チームにおける専門職の役割もまた変化する。

　地域におけるチームアプローチにおいて要となるのは，これらの専門職の調整役となる役割である。介護保険を利用している療養者の場合には，介護支援専門員と呼ばれる専門職がこの調整役を担う。介護支援専門員は療養者の生活全体をアセスメントして必要なケアを判断し，チームを組織する。そしてチームが有効に機能しているかを経時的に評価し，療養者の病状や生活機能の変化に応じて，チーム編成を変化させていく。この場合に看護師は，医療の専門家としての立場から介護支援専門員に対して，必要な医療や看護が提供されるように提案する。一方，介護保険を利用していない，もしくは介護保険の対象とならない療養者の場合には，訪問看護師が調整役となり，関係機関やチームの専門職に対して，情報提供や必要な支援の調整を行う場合が多い。

　訪問看護師は医療の専門職として，療養者への指導・助言を担う立場にある。また，療養者に身近かな存在として療養生活におけるニーズを把握する立場にある。在宅看護における訪問看護の役割を十分に発揮することが，療養者のより安定的な在宅療養の継続につながる。

自己決定
対人援助の基本的原則の１つ。対象者が自らの意志や考えに基づいて，生活の方向性を選択したり，必要な支援を判断すること。

5　在宅療養における自己決定

　在宅では，療養者と家族が「主」である。療養や生活に関する事柄は療養者や家族が主体となって決定する。日々の過ごし方やケアの方法やルールには，療養

者や家族の価値観が反映される場合が多い。たとえば，食事や入浴の時間や訪問看護の来訪予定，週のスケジュールなどは，自身の生活リズムや価値観が尊重される部分である。社会資源の利用に際しては，療養者と家族の希望や経済状態が反映される。在宅療養に関する長期的な方針などは，療養者と家族の双方から意向を確認する必要がある。時に家族間で意向が食い違う場合があるからである。

　在宅療養では，療養者の健康状態の変化や家族の介護力の変化に伴って，生活の方向性を選択したり，社会資源の利用などについて意思決定が必要となる場面がある。看護には日常的に療養者や家族の状態を把握したうえで，判断の材料となる情報を提供したり，意思決定をサポートする役割が求められる。時には，療養者や家族が自分たちのニーズに気づかない場合もあるので，これらのニーズや潜在的な力を引き出していく役割も求められる。

　在宅看護は，療養者や家族が行った決定が尊重されるように支援する必要がある。療養者や家族が自分の下した意思決定に責任をもち，困難さのなかにも自分たちの思いや判断に従って在宅療養を継続できることは，家族の絆を強固にし，在宅療養における深い満足感につながる。たとえば，重度の障がいをもって在宅療養に移行する場合や終末期の在宅療養など，療養者自身や家族が決定しそれを成し遂げることは，家族内の結束を高め達成感をもたらす。結果的にそれが，治療上最善の選択ではない場合もあり得る。たとえそうであっても，療養者や家族が自分たちの行った決定に納得できるように，療養者や家族の意思決定を支えることが在宅看護には求められる。

6　多職種連携における課題

（1）看看連携

　医療機関の看護師と訪問看護師との連携は，必ずしも円滑に行われていないと言われてきた（日本訪問看護振興財団，2002）。訪問看護に対する医療機関の看護師の認知が必ずしも十分でなく，必要な利用者が訪問看護に結びつかない場合がある。医療機関の看護師は，退院後の療養者の生活を知る機会が少なく，療養者の在宅生活や訪問看護活動のイメージをもてないことが1つの原因にもなっている。

　可能な限り早期から医療機関の看護師・訪問看護師間で情報の授受を行い，必要な看護が継続できるようにすることが望ましい。そのためには，療養者の入退院時にとどまらず，入院前・入院中・退院後の在宅療養期間中・外来通院中など療養期間を通して，生活上の情報交換やお互い顔の見える関係を構築することが有効である。医療機関の看護師は，療養者の退院が決定してからではなく，在宅生活に課題のある療養者を把握した時点で訪問看護と連絡を取り合うとよい。訪問看護師は，積極的に医療機関に出向き，訪問看護の役割の理解を広める努力をすることが必要である。

　今後それぞれの地域の中で，医療機関の看護師が訪問看護ステーションで実習するシステムの構築が望まれる。また，訪問看護師に対しても，最新の機器や処置などの技術訓練の場として，高度医療が展開されている医療機関での研修が企画されるとよい。相互の学習を通じて，看護の目標を共有できる連携が進むことが期待される。

（2）多職種との連携における課題と展望

1）医師との連携

　看護師は，療養者の症状を観察し，医師に的確に伝えることによって必要な指示が得られるようにする役割がある。訪問看護師のアセスメント力，判断力，今後起こりうる状況を予測する力は，医師にとっても在宅療養者の診療を行ううえで重要な要素となり，医師・看護師間の信頼関係を構築する要となる。現在，厚生労働省では，「チーム医療の推進に関する検討会」において，高い臨床実践能力を有する看護師が，その能力の範囲に応じた特定の行為を行えるよう保健師助産師看護師法の一部を改正する検討を行っている（厚生労働省医政局医事課，2012）。今後訪問看護師は，社会からより高度な医学的知識・看護技術を求められるであろう。

　在宅療養者にとって，日常の医療の確保と急変時対応の準備は，在宅療養継続の重要な条件となる。このことを踏まえ，2006 年に，在宅医療体制の強化を目的とした在宅療養支援診療所の制度が開設された（第Ⅱ部第1章1節参照）。この制度は，往診・訪問看護・入院医療機関の連携の条件を整えた診療所を診療報酬上評価することによって，日常の医療の提供と緊急時の対応の両者の体制整備を促進するものである。

　しかし，さまざまな事情により双方の医療体制を整えることが困難な地域がある。看護師は，療養者の医療提供について主治医と十分に協議する必要がある。病床をもたない一般の診療所などの医師が主治医の場合には，入院治療が必要になる場合を想定して，主治医を中心に入院医療機関との連携を検討する。また，往診のシステムのない医療機関の医師を主治医としている療養者の場合には，医師や医療機関の職員と，訪問診療や往診が必要になった場合の対応方法をあらかじめ検討しておくことが重要となる。

　また，在宅療養中に生じる褥瘡や嚥下困難などの諸問題に対して，皮膚科や歯科など主傷病以外の診療科医師の診療が必要になる場合がある。看護師は，それらの診療科の医師とも療養者の情報交換をして連携する必要がある。地域によっては，必ずしも皮膚科や歯科などの内科以外の訪問診療体制が十分備わっていない。訪問看護師は，主治医と連絡を取り合って，必要な診療科の医師の診察・治療が受けられるように調整する。

　在宅看護に携わる看護師は，自身の活動地域における在宅医療の状況や社会資源の情報を医師と共有し，ともに地域の医療体制を整えるよう活動する必要がある。

2）薬剤師との連携

　在宅医療における薬剤師の重要な機能は，在宅療養者への薬剤提供と服薬管理・指導である。現在約 7 割の保険薬局が在宅患者訪問薬剤管理指導の届出を行うなど，在宅医療チームへの参画を進めており，訪問看護ステーションと積極的に連携することを期待している（日本薬剤師会，2009）。薬剤師は具体的には，調剤，薬剤や医療材料の配達，服薬指導と相談，副作用・相互作用のチェック，医薬品等の管理状況の確認等を行い，療養者の治療・症状緩和における重要な役割を果たす。看護師と薬剤師は，それぞれの訪問により得た療養者の状況や服薬管理・副作用に関連する情報を適時に交換して，援助に反映させることが重要である。

　今後ますます，在宅医療チーム内での迅速な情報交換，臨時処方に対する早急

な調剤・薬剤提供・服薬指導が必要となることが予測される。しかしながら，現在，24時間体制をとっている薬局はごく少数にとどまっている。人口規模の小さい地域では，麻薬の調剤を可能とする体制をとっていない薬局も多い。診療報酬上「在宅患者緊急時訪問薬剤管理指導」「麻薬管理指導加算」の算定が可能であるものの，人員不足や経済的に不利であるなどの理由で対応が難しいことが考えられる（日本薬剤師会，2009；日経BPコンサルティング，2011）。医師・訪問看護師の24時間連絡体制・訪問体制整備が進むなか，薬剤師も365日，24時間の連絡および薬剤提供体制が取れるようになることが望まれる。そのためには，調剤薬局の人員確保や経営基盤の安定化対策，薬剤・医療材料の流通システムの改善など，政策レベルの検討が必要である。将来的には，ICTを用いた薬剤の情報提供およびデリバリーシステムの整備が進められるものと考えられる。

3) 管理栄養士との連携

　医療制度改革に伴い，多職種協働によるチーム医療・ケアが推進されており，在宅医療チームのメンバーとして管理栄養士が加えられるようになった。他職種より訪問活動の報酬化が遅れたが，2006年には，管理栄養士の訪問栄養食事指導に対する診療報酬もしくは介護報酬の算定が可能になった。また，在宅療養者の栄養管理を多職種によるチームで行うNST（Nutrition Support Team：栄養サポートチーム）が活動をしている。訪問看護師は，療養者の心身の状況や生活スタイル，家族の状況などの情報を管理栄養士と共有して援助を行うことが重要である。

　まだ，訪問活動を行っている管理栄養士は少ないが，的確な栄養評価を行い，療養者の病状・嚥下状態・嗜好・セルフケア力・家族の状況に合わせた調理指導や補助食品の活用の提案ができるよう，管理栄養士の活用を推進する必要がある。

4) 理学療法士（PT）・作業療法士（OT）・言語聴覚士（ST）との連携

　PT・OT・STは，医療機関や介護保険施設等に所属し，入院・入所あるいは通院・通所の療養者に対し，医学的管理のもとで心身の機能の維持回復を目指したリハビリテーションを行っている。また，医療機関のPT・OT・STは，療養者の家庭を訪問して，リハビリテーションを実施する。このほか，訪問看護ステーションにおいても，PT・OT・STによる訪問を行っている。

　PT・OT・STの役割は，療養者の機能の専門的な評価，専門的機能訓練の実施，自主的訓練のメニュー作成・指導などが挙げられる。訪問看護師は，療養者の在宅での生活状況を評価し，生活や介護の方法のアドバイス，在宅での訓練のサポートをする役割を担う。訪問看護師は，PT・OT・STとの情報交換・役割分担を行い，療養者の自立した生活をサポートするパートナーとして協働することが重要である。

5) ケアマネジャー（介護支援専門員）との連携

　療養者の健康状態や生活，家族の状況，意向に合わせたケアプランを立案し，サービスのマネジメントを行う重要な役割をもつ。しかしながら，ケアマネジャーの基本資格は福祉職・医療職が多様に混在しており，もっている知識の量と内容は基礎資格に影響しているのが現状である。最近では，看護師などの医療職よりもホームヘルパーや介護福祉士など福祉職を基本資格とするケアマネジャーが多数を占めるようになった（厚生労働省老健局，2010）。福祉職を基礎資格とす

るケアマネジャーは，医療的知識の不足により医療ニーズの高い療養者や終末期ケアに対する不安をもつものの，医師や看護師との連携に困難を感じている者がいると考えられる。訪問看護師は，ケアマネジャーに自ら情報を発信し，積極的に連絡・相談を行うことが必要である。

　また，療養者に訪問看護が十分利用されていない現状があることから，ケアマネジャーに対して普及啓発する重要性が指摘されている（訪問看護推進連携会議，2009）。訪問看護の機能・役割をケアマネジャーにアピールし，訪問看護をより多くの療養者のケアプランに位置づけるよう働きかける必要がある。ケアマネジャーとのよりよい連携は，相互の知識・技術の向上とケアマネジメントのスキルアップに結びつき，療養者の在宅生活を支えるものとなる。

6）MSW（医療ソーシャルワーカー），社会福祉士，PSW（精神保健福祉士）との連携

　主治医の医療機関に社会福祉士，医療ソーシャルワーカー，精神保健福祉士が配置されている場合には，療養者と入院・外来通院中に接点をもつことができる。また，社会福祉士は地域包括支援センターに標準配置が求められている職種であり，総合的相談や高齢者の権利擁護の業務を担当している。精神保健福祉士は医療機関の他，保健所や保健センターでも公務として活動をしている。

　病院，診療所，介護保険施設，精神障がい者復帰施設，精神保健福祉センター等に配置されている医療ソーシャルワーカーの業務の範囲については，厚生労働省から「医療ソーシャルワーカー業務指針（厚生労働省保健局，2002）」が出されている。それによると，医療ソーシャルワーカーの業務は，①療養中の心理的・社会的問題の解決調整援助，②退院援助，③社会復帰援助，④受診・受療援助，⑤経済的問題の解決調整援助，⑥地域活動の6つよりなる。

　これらの職種の社会福祉に関する知識と相談援助技術は，在宅療養者を支えるうえで大変重要であり，訪問看護師は連携を密にとる必要がある。しかしながら，現在，医療ソーシャルワーカー，社会福祉士，精神保健福祉士については，在宅療養者を訪問して報酬が得られる制度がない。医療ソーシャルワーカーを置いていない診療所等を主治医とする療養者には，療養者の社会復帰や経済的問題への相談対応を担当する者がいないことが多い。訪問看護師は，ケアマネジャー等と相談し，医療費や生活費などの経済的諸問題の解決調整を図るために，必要時地域包括支援センターなどの社会福祉領域の専門職につなげるようにすることが必要である。

第Ⅲ部　在宅看護過程

- **1** 異文化理解
- **2** 在宅看護過程
- **3** 在宅看護実践に役立つ理論

第1章
異文化理解

スーディ神崎和代

1 文化とは

　文化は複数ある集合体に共通の価値観，宗教観，信念，歴史的背景，習慣など
を基に総体的に捉えて，自然に日常生活に影響を与える概念と定義されることが
多い。タイラー（E. Taylor）は文化を「知識，信仰，芸術，法律，風習，その
他，社会の構成員としての人間によって獲得された，あらゆる能力や習慣を含む
複合体の全体」と定義している（池田，2003）。また，クラックホーン（C.
Kluckholn）は「文化とは後天的，歴史的に形成された，外面的及び内面的な生
活様式の体系である。集団の全員または特定のメンバーにより共有されるもので
ある」と定義している（池田，2003）。エリオットは詩的表現を用いて「文化と
は生きていくことの意味そのものである」と定義している（Eliot, 1949）。文化
の概念は複雑で多くの要因により構成されており，服装や生活様式などのように
外から見えるものから，物事の判断要因やその過程などのように必ずしも外部か
ら目には見えない部分ももっている。国，村などの集合体や会社組織に共通の世
界観が文化であり，その世界観は共通の価値観，信念，思考の枠組，情報などか
ら構成されていると考えると，地域や組織と共通の文化を共有しながらも，同時
に個々の人間にも他の人にはない独自の価値観や信念などから構成される文化が
あると考えるのが自然である。

2 異文化とは

　「異文化」という言葉から「外国」「異民族」などの言葉を思い浮かべる人も多
い。しかし，実は「異文化を理解する」という概念は療養者の生活の場で看護活
動を行う在宅看護において非常に大切な概念である。A国の視点から見るとB国
の国民は独特の文化をもって理解しがたい面をもっているように見えても，B国
から見るとA国の文化の方が独特で不思議に感じたり，違和感をもったりする。
異なる文化をもつ国や地域がまったく接点をもたずに生活をするのであれば大き
な問題はあまり生じないであろうが，現在の私たちの世界はヒト，モノ，経済，
情報，交通などが密になり，外国や異文化をもつ人たちとの交流，協力，協働な
しでは経済活動が困難になっている。

　国や組織が独自の文化をもつように個々の人間も独自の文化をもつと考えると，
病気回復や長期療養を目的として個々の家庭で（近年，家庭の形はグループホー
ム，有料老人ホーム，諸施設，と多様化している）療養する在宅療養者の生活の
場へ看護師が訪問するということは療養者の文化圏へ入ることである。療養者の
独自の価値観，習慣，生活スタイル，個人史，宗教観，信念，つまり「その人の
文化」の理解なしには効果的な看護サービスの提供が困難になることは容易に推

測できる。

（1）世界の子どもたち

　国境なき医師団の一員として働いていた山本敏晴医師（現 NPO 法人 宇宙船地球号，事務局長）は海外で医師として仕事をしている時に「自分にとって大切なもの」という題で世界各地の子どもたちに絵を描いてもらうことにしていた。子どもたちの個々の思いが絵を通して見えてくると山本医師は述べている。たとえば，下記の 3 名の子どもたちの絵と共に書かれた言葉からそれぞれの子どもたちの暮らしぶりが見えてくる。暮らしぶりは文化を形成している大きな要因の 1 つである。勉強をしたくても十分な機会のない子は学校が大切である，と言い，ある子どもにとって家計を支える命綱になっている「牛」が最も大切であると言い，戦争を体験して多くの死傷者を見た子どもは医師になりたいと願うのであろう。

　　　「私の大切なものは学校です」
　　　「私の大切なものは母親です」
　　　「私の大切なものは牛です」
　　　　　　　（山本敏晴　日本経済新聞　2010 年 9 月 29 日　文化頁 36 より引用）

　これは同じ国の同じ地域に住んでいても個々の人の文化は異なることを示す 1 つの例である。

（2）チリ共和国の介護者

　筆者が南米のチリ共和国で初めての慢性期リハビリテーション病院（以下，リハビリ病院）の設立に向けて基礎調査を行っていた時の経験である。チリ共和国の首都サンチアゴ市には全国民の 40％以上が居住し，主要公共交通機関は地下鉄とバスであるが，満員バスに乗りきれなかった通勤者たちがドアにぶら下がった状態でバスが動き出し，事故がたびたび発生する。バスは地下鉄より運賃が安いので若い人たちや建築現場で働く人たちが多く使用する。また，南アメリカで最も政治的にも安定し経済活動が活発なチリ共和国は建築ブームのさ中にあり，建築現場での人身事故が多発していた。このような状況を背景に当時，脳挫傷や脊椎損傷患者が増加していた。

　急性期の治療とリハビリテーションについてはアメリカの最新設備と技術に劣らないものを備えているが，慢性期リハビリテーションのプログラムが確立しておらず，急性期を過ぎるとこれらの患者はグループホームや家族を主介護者とする在宅ケアへと移されていた。移行した時点で「これ以上の回復は見込めない」としてリハビリテーションは継続されない状況にあった。たとえば，ある家族の息子が建築現場での事故で急性期の治療とリハビリテーションの後も障がいが残り自立が困難な場合には，主に 2 つの選択肢がある。①家族による介護（専門職者による在宅看護は未確立で，在宅でのケアは多くの場合，家族，特に妻か母親が介護者となる）を受けながら自宅で生活をする。②グループホームと呼ばれる（日本の認知症高齢者用グループホームとは異なる）施設で重度の障がいをもった数人から 10 人ほどの療養者と共に共同生活をする。この場合，高校卒業後に 1 年間の教育を受けた介護者がケアを提供する。

　チリ共和国では一般的には介護をする人がすべてのケアを行うことが愛情表現

であり，施設でも療養者の残余能力を生かすことよりもすべてのケアを介護者がすることが「きちんと仕事をしている」と認識されることが多く，療養者の皮膚保清や栄養管理は丁寧に実施されており，褥瘡を見ることは非常に珍しい。療養者のいる家庭や施設を訪問しても尿の臭いがすることはない。しかし，すべてのケアを「痒いところに手が届くように」ケアをするので，逆に療養者の残余能力を生かしきれずに結果的には自立を困難にしている状況が生じていた。つまり，愛情表現と信じている「至れり尽くせりの介護」が療養者の残された能力を無意識に奪っている事例も多々あった。彼らの介護方法が必ずしも適切ではないことを納得させるのは容易ではない。必要な慢性期のリハビリテーションがなされていないので脳挫傷や脊椎損傷の療養者の多くに筋肉拘縮や尖足が見られた。

　脳挫傷による重度の後遺症で認知力の低下があり，会話もできないために全介助の 22 歳男性の事例では，筆者チームのアセスメントの結果，彼の発音は明瞭ではないが「会話能力がある」，また，「ある程度の認知力もある」ことが判明した。しかし，介護者も母親も事故以来，2 年間「彼は口が利けない」と断言しており，「認知力も記憶力もあるわけない」と譲らなかった。それは介護者がすべてを事前に察知してケアをするので彼は話す努力をする必要がなかったとも言える。この青年は母国語のみならず英語もわずかながらも話せることも判明した。アセスメントに際して家族や介護者の前で寝たきりの人を立たせ，また，四肢のROM などをアセスメントしていると愛情のないひどいことをしていると思われるので，現地の医師・看護師と共に時間をかけてスペイン語で分かりやすくアセスメントの意図を繰り返し説明し，理解を得る努力をしてアセスメントを実施した。リハビリテーションを継続すれば回復の余地があると判断して，数か月のリハビリテーションで寝たきりの人が車椅子での移動が可能になり，ゆっくりではあるが自分でスプーンが握れるようになって初めてこちらの善意を認めてもらえる。忍耐強く，時間をかけて相手の文化の範疇で事情を説明することが鍵となった例である。

（3）日本の中の異文化

　イスラム文化圏では左手は不浄であるから物の受け渡しに注意を払わなければならないし，女性とは握手をしない，などの習慣がある。これらは外から見える文化の特徴であるから非イスラムの人たちにも広く理解されている。このように明らかな文化の相違については理解がしやすいが，同じ国内や地域の異文化については習慣や服装のように「見える形」で明確に表されない場合が多いので理解が困難である。特に日本のように民族の数が少なく，全国的に人々の交流があるので，これが「日本人は皆同じ文化を共有する」という思い込みにもつながっている可能性がある。同じ国民として共有している文化もあるが，各個人にも「その人の文化」があるという認識が大切である。

　たとえば，日本には「上座，下座」などの訪問した際の座る場所についての一定のルールや「帽子などの頭に被る物をまたがない」「畳の縁を踏まない」などの礼儀的なルールがある。そして，それらを大変重視する家庭とそうでない家庭がある。同時に，一見，乱雑に見えても腕を回せる範囲に限界があるために必要な物品をすべて手の届く範囲に配置している，など療養者が健康状態に合わせて工夫をしている場合など多様な異文化が個々の家庭に存在する。

　まったく戦争体験のない訪問看護師が戦争を体験した療養者に接する時，ある程度の非日常的な過酷な戦争についての理解をもっていないと療養者を生活者と

して捉えて看護するなかで困難と感じる場合がある。たとえば，高級有料老人ホームに住む人にも食べ残した食事を容器に入れて居室へ持ち帰り保存する人は多い。中には紙おむつをもったいないと再使用のために干している高齢者がいる。花火の音を聴くと戦争時の爆撃を思い出すので嫌う人もあり，外から見ただけでは分からないその人の個人史が見える。

　異文化は外国だけに存在するのではなく，個々の人間も独特の文化をもっており，在宅看護はユニークな文化をもち生活をする個人が対象である。同じ国内や地域でも，個々の家庭や人にはその人の個人史，家族史，好み，性格などに基する文化があり，それらへの理解が対象者への敬意を払うことでもあり，かつ，より効果的な在宅看護提供へとつながる。

3　異文化アセスメント

（1）レイニンガーの文化ケア論

　アメリカ人で看護理論の専門家であるレイニンガーは「人間が成長し，健康を維持し，疾病を免れて生存し，あるいは死と直面するうえで最も必要とするのは，ヒューマンケアリングである」と述べ，療養者（患者）の文化的背景を理解するのに必要な項目として次の 13 項目を挙げている（Leininger, 2002）。

- ・コミュニケーションと言語
- ・性別による特徴
- ・性的オリエンテーション
- ・障がいの有無，程度
- ・職業
- ・年齢
- ・社会的・経済的状況
- ・人間関係
- ・外見
- ・服装
- ・空間の取り方
- ・食物
- ・食事の好みや関係する生活様式

　次にガイガーとデビッドハイザーの異文化アセスメントの 6 項目を紹介する。

（2）ガイガーとデビッドハイザーの異文化アセスメント

　このアセスメントモデルは 1988 年にアメリカの看護学部学生が異なる文化背景をもつ患者に接する際のアセスメントに苦慮していた時に，そのニーズに応えるべくガイガーらが構築したモデルである（Giger & Davidhizar, 2002）。

1）コミュニケーション

　コミュニケーションは人間関係と行動を包括し，1 対 1 で関わることの多い在宅看護では特に重要な点である。「沈黙」や「無視」などの非言語的コミュニケーションも含み，コミュニケーションのパターン，コミュニケーションと行動，態度，感情表現などとの関係を理解し，言語様式，声量，語調などの観察も必要である。また，コミュニケーションに際しての相手との距離の取り方や相手との

位置関係も非言語的コミュニケーションの 1 つである。

2）空　間

　対人的な空間の取り方は文化により異なり，相手との親密度や関係によっても変化する。また，ハージーらによると，①第一次的範囲（自宅など許可がなければ他人は入れない空間），②第二次的範囲（第一次的範囲と異なり，特定の人がある場所を占めない空間ではあるが，毎日乗車する電車に同じ人がつねに座っている席には何となく座ることに躊躇する空間），③公的な空間（図書館や公園の駐車場など），④インターアクション範囲（たとえば，道路で数人が集まって話したりしていると他の人はそのグループの邪魔をしないように避けて別の道を通ったりする）など空間の取り方にも段階があるとしている（Hargie & Dickson, 2004）。親密度が高い場合は 0-50 cm くらいの空間を保つと言われている。在宅看護の現場では第一次的範囲に入り，必要に応じて療養者に接近して看護ケアを提供するので，パーソナル空間（個人が安心できる相手との距離間）を理解したうえで看護ケアを提供することが大切である。この理解が不十分な場合，ケアや治療の拒否につながる場合もある。

3）社会組織

　家族という単位と周りの社会組織とどのように関係づけるか，ということである。これには宗教や信念が関係している。たとえば，ムスリム（イスラムを信奉する人々）の家族にとっては家族の名誉は個人の自由よりも重要であり，宗教や信念に基づいて不名誉と判断すれば，名誉を護るための殺人（honor killing）などが発生する場合がある。日本のある離島では寺がいろいろな点で文化的中心となっており，日常的に住職に諸々の相談をし，生前戒名を得，ひとり暮らしの多いこの島では都会に住む子どもよりも寺が生活の拠り所となっている。また，極楽浄土に行けるようにと高齢者たちが長老を真ん中にして祈っている間に若い島民は食事の準備をして，祈りが終わると寺に集まって皆で定期的に食事会をする習慣がある。この島では島民全体が家族として機能している（佐野，2006；Sooudi-Kanzaki, 2009）。

4）時　間

　地域看護で予防指導を実施するには，療養者が将来健康障がいが軽減できるという褒美があるという意識がなければ予防指導への反応は少ない。つまり，今予防することで将来がより良くなるという志向がないと予防という概念は浸透しにくい。「運命で病気になるように定められているから疾患を甘んじて受けるしかない」と過去に重きをおく考えをしていると将来についての視点が薄くなる。過去，現在，将来など時間をどのように捉えるかも文化を構成している要素である。

5）環境コントロール

　自分の周りの自然環境をコントロールし，自分の生活の影響を及ぼす諸要因を管理制御し，今後の計画をたてることを指す。仮に病気になった場合でも回復を目指し，積極的に治療を受けるとか，環境を整備するという行為をする。しかし，人間には環境を制御する能力はないと療養者が考えている場合，治療や看護サービスに対して積極的になるのが難しい。

6) 生物学的変異

異なる民族における生物学的な体格，肌の色，容貌などの相違は文化的相違に影響する。遺伝子的な相違の例として，アフリカ系米国人には高血圧症が多く，2型糖尿病はイヌイットに多く見られる。鎌状赤血球貧血症は亜熱帯・熱帯のマラリアが多く発生する地域を父祖の地とする人に多く見られる。日本人は一般的にアルコール分解酵素が白人に比較して少ないとされている。遺伝子とは無関係でも該当地域独特の疾患がある。たとえば，北海道のような牧羊地帯に多いとされている疾患にエキノコックス症があり，成人T細胞白血病は九州地方に多いと言われている。

諸国や各地域の歴史を学び文化的特徴を理解すると同時に，在宅看護では療養者を生活者として全人格的に捉える姿勢が基本であり，個々の人格を構成する文化的背景をユニークな個性（その人らしさ）と理解し，敬意をもって療養者へアプローチすることが肝要である。

4 看護や介護現場での新たな異文化との出会い

国内在住外国人
外国人登録をしている国内在住外国籍の人数は約273万人（2018年12月時点）で，年々増加傾向にある（2003年：192万人，2009年：213万人）（法務省 e-Stat）。

日本政府により2008年12月に発行された経済連携協定に基づき，インドネシアとフィリピンからの外国人看護師および介護士候補者の受け入れが開始されて1,300人の候補者が両国から入国した（2011年時点）。2009年度の3名の合格者に続いて2010年度の看護師国家試験では13名が合格して国内の病院や施設で就業していたが，2019年には69名（経済連携協定に基づく外国人看護師）が日本の国家試験に合格している。つまり，異文化圏で育った看護師や介護士との新たな出会いが患者や療養者，職場の同僚との間で始まっているのである。「外国人」だからではなく，日本人同士でも個々が特有の文化をもって生活をしていることを認識して，それぞれが異文化をもつ個性ある人という理解をもって共に仕事や学習をする姿勢が必要である。

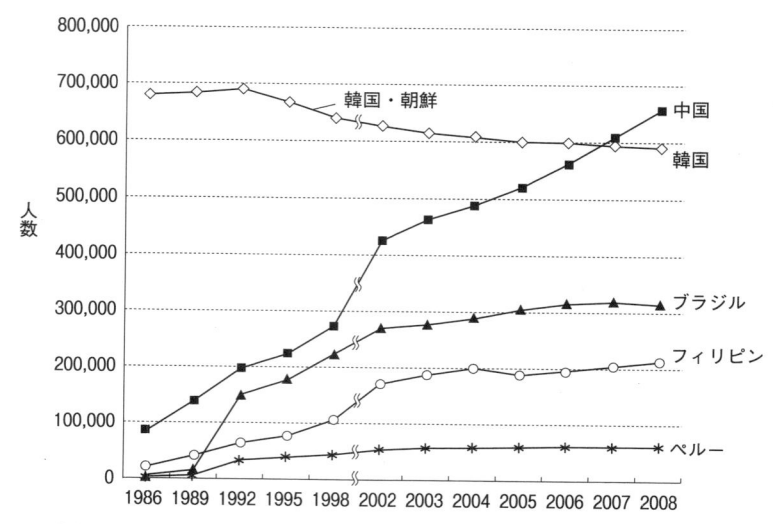

図 1-1　日本国内の在住外国籍者の推移（出典：法務省入国管理局，2018）

第2章
在宅看護過程

照井レナ

看護過程そのものは，理論ではない。それは，論理的な思考を看護実践に応用したもので，現役の訪問看護師は意識しなくとも，思考の内にこの過程を踏んでいるものである。経験のない学生には実感できないことであろうが，訪問看護師は，経験上，一人の療養者とその家族への看護計画の実践と評価から，同じような事例への応用ができることに気づいている。多くの療養者に出会い看護したその経験が1つずつ看護師のもついくつもの引き出しとなって蓄積されていくだけでなく，多職種と成果を共有することにより，その地域におけるケアの力として蓄積していくこともできる。つまり，日々の看護活動はその療養者のためだけではなく，ひいては地域住民の健康レベルの向上，地域のケア力の向上につながっている。在宅看護に携わる看護職には，療養者を中心に多職種や機関と関わりながら地域全体の健康状態をもアセスメントし，必要な資源や制度について提言できるだけの視野を有することを期待する。

本章では，看護師が療養者に対して提供する看護実践活動の経過を看護過程として，情報収集，アセスメント，診断（健康課題の特定），計画，実施，評価に分け，実践上のポイントを押さえる。

1 在宅看護過程の特徴

看護過程は段階や構成要素のみを指すわけではない。何らかの系統性を考慮した段階を経るなかに，とても重要な「深く考えること」を含んでいる。このことは，一人の対象にふさわしい看護ケアを考えようとするならば，直感的にぱっと思いつくようなことだけでケアを考えられるものではないことを暗に示している。よって，看護過程とは，対象の個別性を考慮しながら肯定的な結果を予測したうえで科学的な方向でケアを行おうとするための思考ツール，つまり考える道具と捉えておくとよい。

在宅看護過程は，病院など施設内で行われる看護過程と構成要素については変わることはない。図2-1のように，情報収集・アセスメント，診断（健康課題の特定）・関連図の作成，目標の設定・計画，実施，評価を繰り返し行っていくが，問題解決だけでなく，目標達成思考で看護過程を展開するところに特徴がある。つまり，在宅で療養する人々に対して，在宅での療養生活を継続していくために必要な医療を提供することと，彼らの生活のあり様，生きてきた過程，価値観などを重んじ，長期的な視点で看護支援を考えていくことが特徴なのである。療養者のこれまでの人生をたどる作業は，在宅看護にとってとても大切なことである。その過程でその人らしさを表す固有の文化に触れることができる。これはその人の援助を計画する際に，あるいは計画を実践する具体的な策を考えるのにとても役に立つ。また，人は自分のもつ「ものさし」でいろいろな事柄を自己決定している。看護師がその人らしい自己決定を促せるようにアプローチするためには，

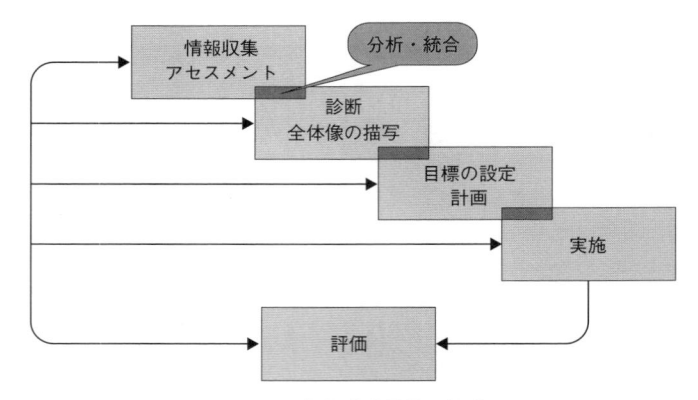

図 2-1　在宅看護過程の段階

（出典：Rosalinda，2006，江本愛子（監訳），2008，基本から学ぶ看護過程と看護診断［第6版］，医学書院　pp. 5-10．許諾を得て転載　一部改変）

その人のもつ「ものさし」を的確に把握する必要性がある。

　在宅療養者は，重度化の傾向にあるものの，中には入院治療している患者と比較して元気そうに暮らしている人も多く，顕在化した課題が見えない場合もある。加えて，初心者の場合，療養者の問題探しに終始してしまい，彼らの暮らしが何によって成り立っているのかという視点を欠いて，援助の必要のない人と誤った捉えをする可能性がある。「在宅での生活を可能にしている要件」についても着目して看護過程を展開してほしい。

　在宅看護では，1回に30-90分程度の時間の中で看護を提供することが多く，施設内のように24時間看護師が看護できる状況にない。短時間で情報収集することが求められるほか，看護師がいない時間に起こりうる問題を予測し，それらを未然に防ぐ，もしくは早期発見されるよう計画を立案することが重要になる。

2　情報収集

　在宅看護で扱う情報の範囲は広いので，その療養者に応じて情報収集をする項目の意味づけや優先順位，必要性を考え，療養者と療養者を取り巻く環境の過不足をイメージしながら記入することが大切である。想像力が豊かであることは，情報収集の間口を広げるのにとても役立つ。転倒リスクなどの既存のアセスメントツールがあるものは，それを用いることによって，チーム内共通の言語で検討することが可能になるので，活用されたい。

　また，在宅において看護職が情報収集することの意義の1つに，地域の保健・医療サービスなどの状況を把握し，必要性があれば地域ケアシステムに働きかける役割を担うことがある。

　看護師は，医師の指示書や医療機関の看護添書はもちろんのこと，事前のカンファレンスや開示許可の出ている多職種からの情報，また，可能な限り訪問前に主治医と会って，療養者の治療経過・予後，治療方針，課題について具体的に聞き，訪問看護開始時には，計画立案がなされるまでの看護の方向性を決定しているものである。そして，初回の療養者宅でのインテーク面談で得た情報を含め，網羅的な情報をもとにツールなどを用いアセスメントし看護過程を展開している。

　学生は，看護師の集めた情報を記録から収集することにとどまらず，自らが療養者宅で収集した情報も併せて看護過程を展開するとよい。また，学生だからこ

ジェノグラム（家系図）
家族の内部構造を示し，システムとしての家族，家族関係を表現するものである。ジェノグラムで家族システムを図式化する目的は，①家族構造のアセスメント，②家族役割，機能，家族資源のアセスメント，③家族のライフサイクルの各段階での家族パターンの追跡，などである。

ジャパン・コーマ・スケール（JCS）
意識状態の評価スケールの1つ。意識障がいを，Ⅰ。刺激しないでも覚醒している状態（10・20・30），Ⅱ。刺激すると覚醒する状態，Ⅲ。刺激をしても覚醒しない状態（100・200・300）の3群・3段階の点数で表す。R：Restlessness（不穏），I：Incontinence（失禁），A：Akinetic mutism（無動性無言）／Apallic state（失外套症候群）を付記する。

そ得られる情報も少なからずあるので，それを取るに足らないと思わずに訪問看護ステーションの看護師と共有するとよい。

（1）フェースシート（図2-2）

　在宅療養者の生活には，疾患や心身の状態のみならず，家族や介護者の状況，経済状況，療養に対する考え方，在宅療養に対する希望，これまでの生き方，楽しみや生きがいなどが相互に関連し，これらの情報が提供する看護の内容に深く関わってくる。しかし，すべての情報を収集しようとすることは現実的ではない。図2-2のフェースシートに示されているような基本的な情報収集項目をはじめ情報を総合的に捉え，個別性のあるアセスメントを行うことが大切である。個別性を考慮するために，本人と家族の在宅療養生活への希望は必ず収集した方がよい。

　また，フェイスシートの内容以外の情報でも，必要であればその枠組みにとらわれずに収集する。

1）基本情報

①属性：氏名・性別・生年月日・住所・世帯主

②緊急連絡先：複数の連絡先（日中・夜間とも）

③家族構成：療養者本人含む3世代のジェノグラムを描く。家族の年齢，職業，情報も入れる。血縁関係でなくとも同居している者は同様に入れる。キーパーソン，副介護者，資金面の意思決定者なども把握する（p.112，図2-4を参照）。

2）疾病・障がいの状況

①医療機関：訪問看護指示を受けている医療機関・主治医名，所在地はもちろんのこと，疾患別受診先の情報は確認しておく。

②主傷病名・治療経過・受療状況：在宅療養に至る原因となった疾患・障がいと治療内容，受診頻度・方法，受診頻度など。

③服薬状況：処方内容，服薬方法（飲み忘れ防止の工夫なども確認しておく）

④既往歴：過去に罹患した疾病名，罹患していた時期・期間，現在への影響の有無など。

⑤訪問看護依頼目的：訪問看護を何のために，どのように経緯をたどって依頼したのかを把握する。また，訪問看護の方針検討に役立てるために，本人・家族の在宅療養の希望を確認する。

⑥ADL・IADL：各動作の自立の程度を「自立」「一部自立」「全面介助」などで表す。介助が必要な場合は，どこまで自立しているか，どのように介助するか詳細に記載する。

⑦コミュニケーション：視覚，聴覚，言語，意識状態（Japan Coma Scale：JCSによる評価など），理解力などコミュニケーション障がいの有無とその程度，眼鏡や補聴器など使用している補装具なども記載する。

⑧皮膚の状態：褥瘡の有無。有る場合は，DESIGN-R® などによる評価，無い場合でも，ブレーデンスケール（第V部第8章表8-4参照）などで，リスクアセスメントをする。また，ドライスキン，スキン-テアなどの皮膚トラブルとその対処・予防についても記載する。

⑨日常生活自立の程度：障害高齢者の日常生活自立度が代表的指標。

⑩認知障がいの程度：認知症高齢者日常生活自立度が代表的指標。また，アル

DESIGN-R®
治癒過程を評価するためのツール。① Depth（深さ），② Exudate（滲出液），③ Size（大きさ），④ Inflammation/Infection（炎症／感染），⑤ Granulation tissue（肉芽組織）の頭文字からなる。軽度を小文字（d, e, s, a, i, g, n），重度を大文字（D, E, S, I, G, N）で表記する。さらに ⑥ Necrotic tissue（壊死組織），⑦ Pocket（ポケット）の有無を付記する。たとえば，深さ，大きさ，壊死組織が重度であり，他が軽度でポケットの存在する場合は，DeSigN-P と表記する。

スキン-テア
摩擦・ずれによって，皮膚が裂けて生じる真皮深層までの損傷（部分層損傷）を言う。特に皮膚の脆弱な高齢者の四肢に多く見られる。スキン-テアの状態はSTAR分類の「1：皮弁で創面が覆える」「2：皮弁で創面が覆えない」「3：皮弁がない」「a：皮膚と皮弁の色調は周囲と比べ差がない」「b：皮膚と皮弁の色調は周囲と比べ差がある」により，1a，1b，2a，2b，3の5カテゴリに分類される。

障がい高齢者の日常生活自立度
高齢者の日常生活自立度の程度を表すもので，「寝たきり度」とも言われる。介護保険制度の要介護認定では認定調査や主治医意見書でこの指標が用いられており，要介護認定におけるコンピュータによる一次判定や，介護認定審査会における審査判定の参考として利用されている。

認知症高齢者の日常生活自立度
高齢者の認知症の程度を踏まえた日常生活自立度の程度を表すものである。「障害高齢者の日常生活自立度」同様，介護保険制度における審査判定に参考として利用されている。

FAST　(Functional Assessment Staging)
アルツハイマー型認知症の病状ステージを，生活機能の面から分類した観察式の評価尺度。ステージ1〜7までの7段階に分類されている。

フォーマル・サービスとインフォーマル・サポート
法や制度に基づき国などが公式に行うサービスをフォーマル・サービスと言うのに対し，家族や友人，近隣住民，ボランティアなど，非専門職によって行われる非公式な支援をインフォーマル・サポートと言う。

エコマップ（環境図）
コミュニティサービスを含む，家族とその周辺にある社会資源とその関係性を表現するものである。

ツハイマー型認知症では観察式の FAST（Functional Assessment Staging）を用いるのもよい。

3）社会資源の利用状況

①フォーマル・サービス：障害者手帳の有無と等級・障がい名，医療保険の種類，介護保険の認定や要介護度，その他の公費制度，利用フォーマル・サービス機関・担当者・連絡先など。利用日や頻度は1週間のスケジュールで確認できるようにするとよい。

②インフォーマル・サポート：公的なサービスではない，療養者や家族のネットワークから受けている支援を把握する。

③エコマップ（環境図）：療養者と社会資源の関係性を描画する（p.113，図2-5を参照）。

4）生活状況

①生活歴：現在のライフステージと発達課題，成育歴，職歴，これまで経験したライフイベントなどを把握する。

②生活信条・価値観：生活のなかで何を大切にして暮らしているか，どんなことに価値をおいて暮らしているのか，健康についての考えを把握する。

③生きがい・楽しみ：療養者の生きがい，楽しみ・趣味などを把握する。

④家庭内での役割，社会との関わり：家庭内で担っている役割の把握。家族以外の他者との交流や社会的な役割とインフォーマル・サポートのつながり。

⑤1日の生活リズム・1週間のスケジュール：療養者および家族の1日，1週間の過ごし方，習慣，睡眠のパターン，社会資源の利用頻度・時間。

⑥主たる収入源：給与，年金，生活保護などの主たる収入源と生計維持者。

5）介護状況

①主たる介護者の状況：療養者との関係，その他の介護者との関係，介護意欲，介護力，健康状態，周囲からのサポートなどを把握する。

②その他の介護者の状況：①に同じ。

③緊急時対処方法：療養者の価値観や望み，選好が，緊急時対処や実際に受ける医療に反映するよう，家族の認識を確認しておく。

6）生活環境

①災害時避難所：指定緊急避難場所，指定避難所（地域避難所），福祉避難所を把握しておく。

②住宅の種類：賃貸もしくは持家か，戸建か集合住宅か，居室は何階にあるか。

③見取図：間取図はもちろんのこと，療養者の療養空間および環境（広さ，日当たり，照度，換気，温度などの情報），療養者の動線およびその環境（段差の有無，手すりの有無，床材・戸の種類，トイレ・風呂までの距離，整理整頓の程度），寝具の種類（ベッドか布団か），生活用品の配置，ADLを補助するような設え・道具立てかどうか，など包括的に記載する。

④自宅外の環境：自宅玄関から公道までの物理的環境（幅・距離，段差の有無，スロープやエレベーターの有無），交通機関の利用，日常的な買い物をする商店へのアクセス，距離，物理的環境（幅・距離，段差の有無，交通量，人どおり）。

（2）情報源と情報を得る手段

　療養者の全体像を把握するためには，療養者本人からの情報はもちろんのこと，家族や関係する多職種，記録から得られる情報も有効である。ただし，本人以外や記録者から得られる情報はあくまでも二次的なものであるので，まずは療養者とのコミュニケーション，生活行為の観察やフィジカルアセスメントによって収集するとよい。

　情報源には，以下のようなものがある。

①在宅療養者本人

②同居家族，家族介護者，キーパーソンとなっている家族

③重要他者：意思決定に関与するような友人・知人・隣人など

④保健医療福祉関係者：主治医・かかりつけ医，看護師，保健師，理学療法士，作業療法士，言語聴覚士，栄養士，歯科医，歯科衛生士，ホームヘルパー，デイサービス・デイケアなどのスタッフ，民生委員など

⑤記録・文書・書類：医療記録，看護記録，訪問看護指示書，情報提供書，報告書，契約書

⑥家屋，居室などの環境

⑦居住地域の環境

　情報を得る時の留意点としては，看護職として守秘義務を守ること，プライバシーを保護することである。訪問看護契約時には必要な情報共有について同意を得ているが，その都度本人の了解を得なければ，預かり知らぬうちの情報のやり取りとなり，訪問看護に対する不信感を招き，看護の提供が困難になる可能性がある。

　収集すべき情報項目が決まれば，どのような方法でそれらを意図的に集めるか考える。集めたい情報によって用いられる手段は異なるが，一番確実とされる現場に行って自分の目と耳で確認する方法を以下に示す。

1）コミュニケーションによる方法

　コミュニケーションによる方法は，ケアの手法であるだけでなく，情報を得る技法としても重要である。療養者や家族は，看護師からの聞き方に対応して情報を伝えてくるので，何を，どのような言葉で聞くか，どのような聞き方をするかが大切である。会話の中に含まれている情報は多くあるので，聴く側が気持ちを集中して真剣に聴くようにする。その際は，話される言葉をそのまま聴き，そのまま理解するよう心がける。というのも，情報は伝える人や受け取る人の信念，意図，意見が加味されて，人により情報の内容が変わるからである。看護職自身の仮説をかぶせて療養者や家族の言葉を解釈してしまう傾向により，本当の情報を理解できなくなってしまう可能性がある。

　コミュニケーションに「言葉」は欠かせないものであるが，療養者がどんな口調で答えるか，目の動き，顔の表情，身振り，手振り，態度など，「言葉によらない」コミュニケーションも非常に多くの情報を示す。療養者や家族が感情を込めて話すときには，積極的傾聴（active listening）を行うと，抑えていた感情があふれ出し，冷静に話していたときには分からなかった重要な情報が表現されることもある。

福祉避難所
主として高齢者や障害者，妊産婦，乳幼児，在宅難病患者など特別な配慮が必要な「要配慮者」向けの避難所（災害対策基本法施行令第 20 条の 6 第 5 号）。阪神大震災後の 1997 年，体調の悪化や関連死を防ぐ目的で，災害救助法に基づく指針に盛り込まれた。市区町村が高齢者施設などから指定し，運営する。内閣府は要配慮者約 10 人に対し，支援員 1 人の配置を求めている。

情報提供書
1．訪問看護ステーションが情報提供する場合：①居住地を管轄する市町村等に提供，②利用医療的ケア児の通学に際して学校に提供，③利用者の入院・入所時，主治医に提供する場合がある（この場合，「訪問看護情報提供療養費」が加算される）。
2．訪問看護ステーションが主治医などの他職種・他機関から情報提供された文書。いずれも，利用者の同意を得て提供される。

積極的傾聴
コミュニケーションにおける積極的な聴き方の態度，姿勢に対する考え方。傾聴は，「責任をもって相手の話を聴くことで，相手の考えや気持ちを相手の立場に立って理解する」ことを言う。積極的傾聴を行うには，①批判的・忠告的な態度を捨て去る，②相手の言っている意味全体を聴く，③言葉以外の表現にも心を配る，④相手の言っていることをフィードバックしてみる，⑤感情を高ぶらせない，といったことが大切になる。

フェースシート　　　　　　　　記載日：　　年　　月　　日　　記載者：

利用者氏名（フリガナ）		男・女	生年月日	明・大・昭・平　　年　　月　　日生　（　　）歳		
住所		世帯主：		☎：　　－　　－		
緊急連絡先	氏名	続柄：（　　　）		☎：　　－　　－		
医療機関	所在地　医師氏名			☎：　　－　　－　　FAX：　　－　　－		

主病名・医療管理の状況	処方薬，管理方法
疾病・障がいの経過，治療方針とその遵守，指導内容	

依頼目的，生活上の要望，療養に対する意欲
既往歴
生活歴
生活信条・生活上大切に思っていること

家族構成	氏名	続柄	年齢	担当介護内容・介護力	同・別居	家族関係図

家族との人間関係，家庭内での役割
社会との関わり，生きがいや楽しみ

介護保険　　　認定：有・無　　要支援・要介護（　　　）　　　　No.（　　　　　　）
障害高齢者の日常生活自立度　　正常　　J1　　J2　　A1　　A2　　B1　　B2　　C1　　C2
認知症高齢者日常生活自立度　　正常　　Ⅰ　　Ⅱa　　Ⅱb　　Ⅲa　　Ⅲb　　Ⅳ　　M
身体障害者手帳の取得　　　　種　　級　　障がい名
医療保険　　国保　健保　退職者医療　保険なし　生活保護　　No.（　　　　）
医療費の助成

関係機関	機関名	連絡先・担当者	役割
利用サービス提供機関			

図 2-2（1）　訪問看護フェースシート

2）観　察

　五感をフルに活用して感じ取り，その中から課題の有無を判断することも，在宅看護では大切である。療養者や家族が生活している「場」に一歩踏み入れた途端に，多くの情報があふれ出す。家の設えや置いてあるもの，生活の匂いも情報である。療養者が寝ている姿勢や，家族が療養者に話しかける様子にもメッセージがある。日々ケアをしている看護師は，玄関に入った途端に見える環境に，物の置き方や整理の仕方などいつもとの違いにも敏感になり，療養者に何かあった

身体状況					
A D L	移　動		I A D L	家事全般	
	排　泄			金銭管理	
	食　事			薬の管理	
	保　清			電　　話	
	更　衣			買　　物	

コミュニケーション能力	視力障害	
	聴力障害	
	言語障害	
	意識障害	
	理 解 力	

麻　痺	
拘　縮	
褥瘡・皮膚トラブル	

生活環境

住宅の種類	賃貸・持ち家　/　戸建・集合住宅	【間取図】
専用居室	無・有（　　　階）	
トイレ		
風　呂		
寝　具		

生活の状況

一日の過ごし方　　0　　6　　9　　12　　15　　18　　21　　0 時

一週間の過ごし方　月／火／水／木／金／土／日

経済状況	

介護状況

主たる介護者　要望・健康状態など	
その他の介護者　要望・健康状態など	
緊急時対処方法	

社会資源の活用状況（インフォーマルサービス含む）

図 2-2（2）　訪問看護フェースシート

のではないかと注意深くなるものである。

3) フィジカルアセスメント

　在宅は病院と違って，その療養者のアセスメントに必要なデータを，思ったように集められないように感じられるかもしれない。しかしながら，トレーニングされた看護師であれば，医師の指示による血液，尿，分泌物などの採取，尿試験

紙や各種測定機器を用いた計測をはじめ，看護師の目と耳と手を使った視診，聴診，触診，打診により，身体的な問題に関するかなりの情報を得ることができる。その結果を主治医に報告ないしは外来受診時に相談することにより，さらに精密な検査が行われ，問題が明らかにされ，治療方針が検討される場合もある。

ここでは，フィジカルアセスメントの詳細な説明は割愛するが，異常呼吸音などの音声データが付録になっているガイドブックなど，すでに出版されている書籍があるので，それらを参考にして正確な情報を得る技術をマスターしてほしい。

現役の看護学生の大半が，フィジカルアセスメントの講義やテキストから方法を学んでいる一方，現役の訪問看護師は，フィジカルアセスメントを系統的に学んでいない人も多いのではないだろうか。訪問看護師は，自らの日々の経験と技術に裏打ちされた根拠となるよう，フィジカルアセスメントの学習を深めていくとよい。

3 アセスメント

（1）在宅看護におけるアセスメントの重要性

入院中の患者であれば，医師が主体となって病状把握や治療効果を判断するために各種の検査を行う。看護師もそのデータを共有することができ，また医師からデータの読み方の指南を受けることもできよう。しかし，在宅では，医師らが傍らにいない状況下で看護を提供する場合がほとんどであり，24時間観察を続けることもできない。そのようななかで，療養者が生命を維持し，在宅生活を継続し，人生を全うしていくためにアセスメントが必須であるが，看護師によって判断の良し悪しに差があってはならない。特に訪問看護においては，看護職自身で能動的に情報を収集しアセスメントする責任があるので，自身の判断では不安な場合は，同僚の看護師に相談したり，主治医と話し合って検討したりすることも責任を果たす一助となる。

（2）アセスメントの目的

アセスメントの目的は，情報を収集し，分析，解釈することにより，療養者の健康課題やその優先順位を判断し，看護の方向性を明確にすることである。

アセスメントが必要となる場合は，①現在の健康状態を判断する，②今後の病状の変動を予測し問題を見出す，③不測の事態発生時の対応策を考えるときである。

1）現在の健康状態を判断する

モニタリング
広義では，環境・集団の健康状態の変化を見つけるための定常的・持続的な測定の実施並びにその分析を言う。また，サービスの量や質に問題がないか，ケアプランにのっとりケアが予定どおりに実施されているか，プランの修正は必要ないか確認することである。

看護師は，健康課題が発生していないか，状態が安定しているか，気になる徴候はないかを判断する必要がある。療養者の病状，あるいは障がい，環境から考え，モニタリングを要する個々のデータや状態がある。何を継続的に見ていくか，もちろん医師からの指示がある場合もあるが，その内容は看護師が判断できなければならない。

現在の健康状態の判断する場合，身体的側面のみが注目されがちであるが，後述する社会心理的側面，環境・生活の側面，家族・介護の側面から健康状態をアセスメントすることも必須である（図2-3）。

2)　今後の病状の変動を予測し問題を見出す

　現在変化が見られなくても，今後，症状などの変化が予測される場合がある。問題が現れ始めているかどうかモニタリングし，早期に対策を講じることにより，危機発生の回避が可能になる。

　どのような健康課題が発生することにより在宅生活が困難になるかは，個々の療養者の状態によって異なる。身体的な問題だけでなく，ストレスイベントの発生，環境や生活上の変化，家族の人間関係や介護力の変化などの家族内の力動が変化した場合など，多様な視点から健康課題を予測する必要がある。

3)　不測の事態発生時の対応策を考える

　療養者のモニタリングを継続的に実施していたとしても，心肺停止，意識障がいなど急に重大な問題が発生することもある。在宅療養者においては，介護者が感じる「何か変」が急変であることも多い。緊急に対策を講じなければならない状況に直面したときには，強い緊張状態のなかの的確な判断が求められる。また，関連はあるものの，今まではまったく出現していなかった症状が現れ，その原因や状態を判断するために情報を収集しなければならないこともある。

　いずれにしても，情報がきわめて少ない状況下での迅速かつ正確な判断・対処が求められる。

家族システム
家族を1つのシステムと見なし，その関係性に焦点をおいて見る見方である。家族員の中に療養者がいることは，その人だけにとどまらず家族全体に影響を与える。よって，家族員の行動は，問題と結果の直線的な因果関係よりも影響し合う家族の関係性で捉えた方が分かりやすく，より理解できる。

（3）アセスメントの展開

　アセスメントの枠組みは多くあるが，いずれも療養者や家族の情報から，「人として機能する能力」「強み」や「弱み」「対処能力」を系統的・包括的に把握，

身体的側面
□　既往歴，現疾患，障がいなど
□　疾病に伴う身体症状
□　検査データ
□　治療の経過や内容
□　疾病の合併症
□　疾病に関連した身体の状況（機能）
□　日常生活動作の自立度（ADL） 　　（食事，排泄，清潔，衣生活，移動動作など）
□　手段的日常生活動作（IADL） 　　（買物，家事，財産管理，服薬管理，電話，乗物など）
□　疾病に関連した日常生活の状況

心理社会的側面
□　疾病による心理面の変化
□　身体状況の認識と受容状況
□　疾病・病状の理解と生じやすい問題の理解
□　疾病・病状の変化による焦りや不安・ストレス
□　生活への期待と意欲 　　（生活の張り，将来への希望など）
□　家族や他者との人間関係に伴う遠慮や気兼ね
□　生活環境の変化による認識

環境・生活の側面
□　住居周辺の環境
□　療養の場・生活の場の環境・状況
□　日常生活様式
□　日常生活行動，生活リズム，習慣
□　経済状況
□　他者との交流
□　社会的役割
□　使用物品（医療材料などの管理，入手法）
□　緊急時・災害時連絡・対応方法

家族・介護状況の側面
□　家族成員それぞれの生活背景
□　家族システム
□　家族周期段階の基本的発達課題と達成度 　　（p. 111，表 2-1 参照）
□　家族の介護力・介護状況
□　家族の療養者の病状に対する認識度 　　（価値観・理解度）
□　家族の介護に伴う身体的影響，精神的ニーズ
□　家族の介護に伴う生活および社会的影響
□　フォーマル・インフォーマルな社会資源の活用状況 　　（種類・頻度・時間・内容）

図 2-3　情報収集項目とアセスメントの枠組み

（出典：正野逸子・本田彰子（編著），2014，関連図で理解する在宅看護過程，メヂカルフレンド社　p. 20．より引用改変）

整理し，看護計画に導くための手段である。

　ここでは，情報収集からアセスメント，統合までのシンプルで効果的な思考の
プロセスである，正野ら(2014)の「身体的側面」「心理社会的側面」「環境・生活
の側面」「家族・介護状況の側面」の4側面の視点で捉える枠組みを用いる（図
2-3）

1）身体的側面のアセスメント

　疾病・障がいに伴う顕在および潜在する身体症状や合併症を確認し，治療の経
過や内容，検査データ，必要な医療処置，処方薬とその管理方法を把握する。ま
た，現疾患に関連した身体機能のレベル，日常生活動作（ADL：Activities of
Daily Living，以下，ADL）や手段的日常生活動作（IADL：Instrumental
Activities of Daily Living，以下，IADL）にどのように影響しているかを具体的
に確認する。療養者の「今，何ができていて，何ができないか」を，正確に把握
する。さらには，「できるのにしていない」「したいのにできない」「したくない
からしない」など，見えている現象は同じでもその実は複雑であることに留意し
て，療養生活を困難にしていることは何かを検討する。

2）心理・社会的側面のアセスメント

　疾病・障がいが心理面に及ぼす影響はないか，療養者は，疾病・障がいをどの
ように理解し，どの程度受容しているのか，療養に対する意欲はどうか，疾病の
悪化や家族関係に伴う不安・ストレスはどの程度かなどを把握する。また，療養
者の生きがいや楽しみ，将来への希望や思い，性格や価値の置き方についても情
報収集し，アセスメントするとよい。

3）環境・生活の側面のアセスメント

　在宅では，機能的に物品が配置されている病院などの施設内とは勝手が違う。
個々に違う療養の場が，どういう種類の住宅か，家族と同居か，使いやすさや安
全性はどうかなどをアセスメントする。図2-2のフェースシートにある見取り図
に，玄関，廊下，居室，トイレ，洗面所，風呂場などの位置や広さ，段差，手す
りの有無などを図示し，療養者のADL，生活リズム，習慣，緊急時・災害時対
応などの情報と併せて重点的にアセスメントするとよい。特に脳血管疾患，神経
難病，整形外科疾患，がんの骨転移がある療養者には，転倒予防の観点から重要
なアセスメント項目となる。

　たとえば借家に1人で住むAさん。片麻痺で転倒予防のために住宅改修が必要
となった場合，まず大家に住宅改修の可否を尋ね，改修が容易にできるかどうか
確認する必要がある。また，Aさんの転倒リスクをアセスメントしたうえで，現
状の住環境とすり合わせをし，具体的な改修内容を導き出すとよい。改修となれ
ば，どれぐらいの支出が可能か経済状況も考慮すべき点である。

　より安全な環境の実現のために，本人へのリハビリテーション，介護者やサー
ビス提供者による動作援助の確立，福祉用具の導入など，身体のみでなく，環境
整備による療養者のADLの自立，拡大を図る視点をもつこと，PT，OTなどの
専門職と協働して総合的にアセスメントすることも大切である。

　さらには，生活圏の気候・地形の特徴，道路状況の安全性，交通や近隣施設，
医療機関などの利便性，療養者の近所の人との交流，社会的役割など，地域での
暮らしぶりも欠かせないアセスメントの視点である。

表 2-1　家族周期段階にみた基本的発達課題

（出典：望月　崇・木村　汎（編），1980，現代家族の危機，有斐閣　pp.12-13．許諾を得て転載）

	基本的発達課題（目標）	目標達成手段（経済）	役割の配分・遂行	対社会との関係	備考
婚前期	・婚前の二者関係の確立 ・身体的・心理的・社会的成熟の達成	・経済的自立の準備 ・新居の設定（親との同居・別居）	・正しい性役割の取得 ・結婚後の妻の就業についての意見調整	・相互の親族や知人の是認の確保	・性衝動のコントロール ・デイト文化の確立
新婚期	・新しい家族と夫婦関係の形成 ・家族生活に対する長期的基本計画 ・出産計画	・安定した家計の設計 ・耐久消費財の整備 ・長期的家族計画（教育・住宅・老後） ・居住様式の確立 ・出産育児費の準備	・性生活への適応 ・夫婦間の役割分担の形成 ・夫婦の生活時間の調整 ・生活習慣の調整 ・リーダーシップ・パターンの再検討	・親や親戚との交際 ・近隣との交際 ・居住地の地域社会の理解 ・地域の諸団体活動への参加	・社会的諸手続き（婚姻届・住民登録）の完了
養育期	・乳幼児の健全な保育 ・第 2 子以下の出産計画 ・子の教育方針の調整	・子の成長に伴う家計の設計 ・教育費・住宅費を中心とした長期家計計画の再検討	・父・母役割の取得 ・夫婦役割分担の再検討 ・リーダーシップ・パターンの再検討	・近隣の子どもの遊戯集団の形成 ・保育所との関係 ・親族との関係の調整（祖父母と孫）	・妻の妊娠時への夫の配慮
教育期	・子の能力・適性による就学 ・妻の再就職と社会活動への参加 ・子の進路の決定 ・家族統合の維持	・教育費の計画 ・住宅の拡大・建設費の計画 ・老親扶養の設計 ・余暇活動費の設計 ・子の勉強部屋の確保	・子の成長による親役割の再検討 ・子の家族役割への参加 ・夫婦関係の再調整 ・余暇活動の設計 ・家族の生活時間の調整 ・妻の就業による役割分担の調整	・老親扶養をめぐっての親族関係の調整 ・PTA 活動への参加 ・婦人会，地域社会活動への参加 ・婦人学級・成人学級など学習活動への参加 ・夫の職業活動の充実	・家族成員の生活領域の拡散への対処
排出期	・子どもの就職・経済的自立への配慮 ・子の情緒的自立への指導 ・子の配偶者選択・結婚への援助	・子の結婚資金の準備 ・老後の生活のための家計計画 ・子の離家後の住宅利用の検討	・子の独立を支持するための役割 ・子の離家後の夫婦関係の再調整 ・子の離家後の生活習慣の再調整	・地域社会活動への参加 ・奉仕活動への参加 ・趣味・文化活動への参加	・妻の更年期への対処
老年期	・安定した老後のための生活設計 ・老後の生きがい・楽しみの設計	・定年退職後の再就職 ・老夫婦向きの住宅の改善 ・健康維持への配慮 ・安定した家計の維持 ・遺産配分の計画	・祖父母としての役割の取得 ・やすらぎのある夫婦関係の樹立 ・夫婦としての再確認 ・健康維持のための生活習慣	・子どもの家族との関係の調整 ・地域社会活動・奉仕活動・趣味・文化活動参加の維持 ・子どもの家族との協力関係の促進 ・老人クラブ・老人大学への参加 ・地域活動への参加（生活経験を社会に生かすこと）	・健康維持 ・内閉的生活傾向への対処
孤老期	・ひとり暮らしの生活の設計	・ひとり暮らしの家計の設計 ・ひとり暮らしの住宅利用 ・遺産分配の計画	・子どもによる役割の補充 ・社会機関による役割の補充	・社会福祉サービスの受容 ・老人クラブ・老人大学への参加 ・新しい仲間づくり，友人関係の活用	・孤立はしても孤独にならないこと

4）家族・介護状況のアセスメント

　退院時に提供される看護サマリーの情報はごく一部に過ぎず，実際に訪問する

と，家族関係や介護状態が事前情報と違っていたりすることもある。訪問開始時には，本人や家族からの情報だけでなく，看護師自身が客観的に状況を観察し，主介護者やキーパーソンが誰か把握するとともに，時間をかけて家族・介護状況を総合的にアセスメントすることが重要である。なぜなら，介護状況に影響するこれまでの家族関係や，家族の価値の置き方などを理解するには時間がかかるからである。

フリードマン（Friedman, 1998）は家族アセスメントについて，個人レベルと家族レベルの両レベルへの焦点化，つまり，家族成員それぞれについてアセスメントするだけでなく，家族を1つのシステムとしてアセスメントすることの重要性を述べている。実践的には，訪問看護フェースシート（図2-2）の項目にあるジェノグラム（家系図）（図2-4）を描き，家族の内部構造や，システムとしての家族，家族関係，家族全員の生活背景を理解するとよい。療養者を含む3世代について記載すると詳細な理解が可能となる。

介護保険制度の導入により介護の社会化がはかられたといっても，在宅療養の継続には依然として介護者の有無が大きく影響する。介護者の介護する能力，意欲があっても，長期化すると身体的，精神的に疲労し，大きな負担とストレスを抱える。表2-2に挙げる介護負担項目について情報収集したうえで，療養者の望む生活を実現させるための社会資源活用についてアセスメントするとよい。

まずは，現行の社会資源の活用がどのように行われているのか，家族と保健医療福祉のフォーマル・サービス，インフォーマル・サポートなどの社会資源や近隣地域との関係性を，エコマップ（環境図）（図2-5）を用いて示すとより分かりやすい。図2-5の記載例は，ジェノグラムにエコマップを描き込む形で表現されており，特に事例検討などを行う場合に，家族を取り巻く状況が把握しやすい図になっている。本人を取り巻く全体像を把握したら，援助の相乗効果や補助効果を考慮しながら援助の在り方をアセスメントする。表2-3に考慮すべき社会資源を挙げる。なお，介護保険の詳細については，第Ⅱ部第2章を参照されたい。

ウェルネス
1961年にアメリカの医学者ハルバート・ダンによってWHOの「健康」の定義にさらに踏み込み，広範囲な視点から提唱された用語。単に病気や障がいの有無で捉えるのではなく，生きがいや心の豊かさ，尊厳といった総合的な視点から健康を捉えたものである。食生活・身体活動・休養などの生活習慣の改善を図り，自分のライフスタイルを確立することで，より充実した人生を目指す積極的な生き方を意味する。

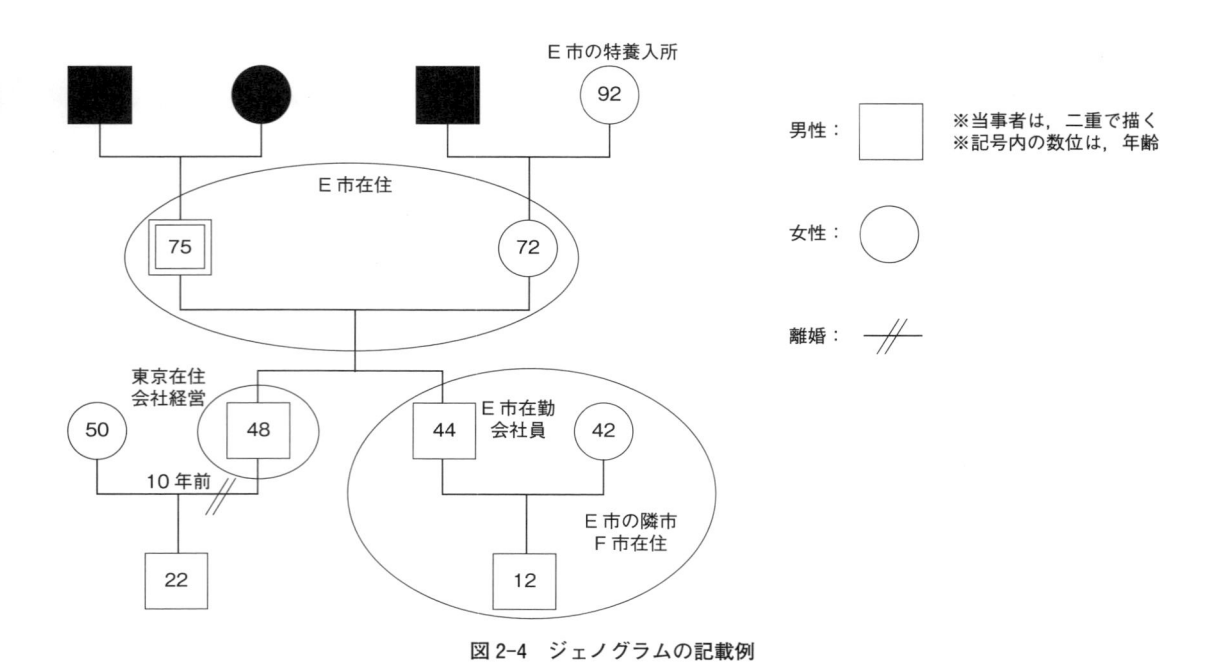

図 2-4　ジェノグラムの記載例

表 2-2　介護負担を示す情報項目と支援

介護負担の情報収集項目	家族介護支援の例
□ 身体的負担 　①介護に費やす時間（拘束時間） 　②健康状態 　③食事摂取状況 　④睡眠状態 　⑤身体疲労を招くケアや処置行為の有無 □ 精神的負担 　①将来への悲観・不安 　②療養者との関係不良 　③緊張を強いるケア・処置行為の有無 　④サービス利用に対する心理的抵抗（自身，家族 　　の不承，サービス提供者との関係不良） □ 社会的負担 　①家族内の関係不良 　②介護の社会生活への支障 　③介護による社会との交流減少 　④世間体を気にする □ 経済的負担 　①介護・医療費の増大 　②家計収入の減少	□ 療養者の症状緩和・軽快 □ 療養者の合併症予防 □ 療養者の疾病や障がいの悪化防止 □ 予測的なケアの実施 □ ケア技術を磨く □ 介護用品・用具の使用促進 □ 長期滞在型のサービス提供などによる介 　護者の休息時間等の確保

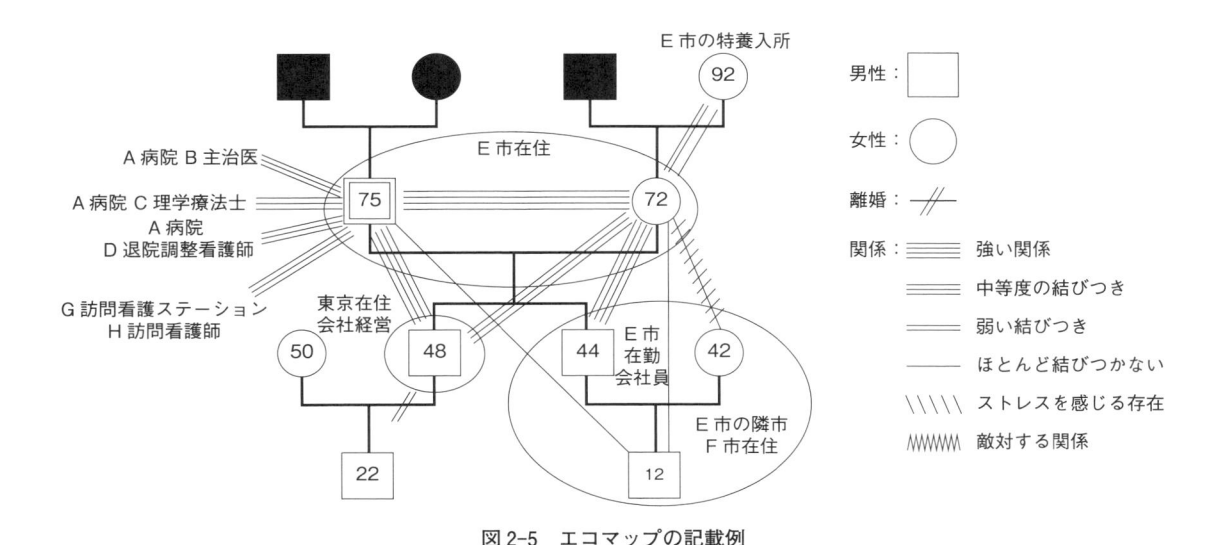

図 2-5　エコマップの記載例

（4）診断（健康課題）の種類

　健康課題には，すでに起きている顕在する課題と，今後起こりうる可能性のある潜在する課題がある。

　在宅看護においては，3つの Life（生命・生活・人生）を重要視しているので，疾病を中心にした現実に起きている健康問題（実在型健康課題）から，今後起きる可能性のある健康課題（リスク型健康課題），今よりももっと健康に生きたいという健康志向，ひいては生きがいまでを含めた方向で課題（ウェルネス型健康課題）を考える必要がある。

　健康課題の記載の仕方として，「原因・要因・変化の根拠」を「課題」の前に加えて表現する。原因が複数ある場合は，複数を並列にして書く。

表 2-3（1）　主な社会資源　法・制度の情報

法制度	給付の種類		
☐ 介護保険制度		要支援	要介護
	☐ 介護サービス	☐ 介護予防訪問介護 ☐ 介護予防訪問入浴 ☐ 介護予防訪問看護 ☐ 介護予防訪問リハビリテーション ☐ 介護予防居宅療養管理指導 ☐ 介護予防通所介護（療養通所介護） ☐ 通所リハビリテーション ☐ 介護予防短期入所生活介護 ☐ 介護予防短期入所療養介護 ☐ 介護予防特定施設入所者生活介護 ☐ 介護予防福祉用具貸与 ☐ 介護予防特定福祉用具販売 ☐ 介護予防住宅改修	☐ 訪問介護 ☐ 訪問入浴 ☐ 訪問看護 ☐ 訪問リハビリテーション ☐ 居宅療養管理指導 ☐ 通所介護（療養通所介護） ☐ 通所リハビリテーション ☐ 短期入所生活介護 ☐ 短期入所療養介護 ☐ 特定施設入所者生活介護 ☐ 福祉用具貸与 ☐ 特定福祉用具販売 ☐ 住宅改修
	☐ ケアマネジメント	☐ 介護予防支援	☐ 居宅介護支援
	☐ 地域密着型サービス	☐ 介護予防小規模多機能型居宅介護 ☐ 介護予防認知症対応型通所介護 ☐ 介護予防認知症対応型共同生活介護 　（グループホーム）	☐ 小規模多機能型居宅介護 ☐ 夜間対応型訪問介護 ☐ 認知症対応型通所介護 ☐ 認知症対応型共同生活介護（グループホーム） ☐ 地域密着型特定施設入居者生活介護 ☐ 地域密着型介護老人福祉施設入所者生活介護
	☐ 施設サービス	☐ 介護老人福祉施設 ☐ 介護老人保健施設 ☐ 介護療養型医療施設	☐ 介護老人福祉施設 ☐ 介護老人保健施設 ☐ 介護療養型医療施設
☐ 障害者総合支援法		自立支援給付	地域生活支援事業
	☐ 介護給付	☐ 居宅介護（ホームヘルプ） ☐ 重度訪問介護 ☐ 行動援護 ☐ 重度障害者等包括支援 ☐ 児童デイサービス ☐ 短期入所（ショートステイ） ☐ 療養介護 ☐ 生活介護 ☐ 施設入所支援 ☐ 共同生活介護（ケアホーム）	☐ 相談支援（ケアマネジメントなど） ☐ コミュニケーション支援 ☐ 日常生活用具給付または貸与 ☐ 移動支援（ガイドヘルプ） ☐ 地域活動支援センター ☐ 福祉ホーム ☐ その他の日常生活または社会支援
	☐ 訓練等給付	☐ 自立訓練 ☐ 就労移行支援 ☐ 就労継続支援 ☐ 共同生活援助（グループホーム）	都道府県は，以下の市町村事業の支援をする。 ☐ 専門性の高い相談支援
	☐ 自立支援医療費	☐ 更生医療 ☐ 育成医療 * ☐ 精神通院医療 * * 実施主体は，都道府県	☐ 広域的な対応が必要な事業 ☐ 人材育成　　　　　　　　　　　等
	☐ 補装具		

　後に示す事例のSさんは「リハビリを頑張って自宅での生活が自力でできるようになったら，趣味の俳句の会に参加したい」という望みをもっており，Sさんの QOL の維持・向上に欠かせないことである。「俳句の会に参加する」ことが達成されるにはいくつかの課題，たとえば「転倒のリスク」を解決しないと到達しない。まず，ADL を困難にしている原因を把握するために，自宅においては

表 2-3（2）　主な社会資源　法・制度の情報

法制度	給付の種類	
□ 医療保険 （主な制度名） （75 歳以上）	□ 国民健康保険	
	□ 全国健康保険協会管掌健康保険	
	□ 組合管掌健康保険	
	□ 共済組合	
	□ 後期高齢者医療制度	
□ 公費負担医療 （訪問看護関連）	□ 生活保護法	□ 医療扶助 □ 介護扶助
	□ 自立支援医療（障害者総合支援法の項を参照）	
	□ 特定疾患治療研究事業	
	□ 在宅人工呼吸器使用特定疾患患者訪問看護治療研究事業	
	□ 小児慢性特定疾患治療研究事業	
	□ 労災保険における訪問看護	
	□ 公害医療	
	□ 自動車損害賠償責任保険	
□ 障害者手帳	□ 身体障害者手帳	
	□ 知的障害者の療育手帳	
	□ 精神障害者保健福祉手帳	
□ 障がい者を支 える手当・年金	□ 特別障害者手当	
	□ 重度心身障害者手当	
	□ 特別児童扶養手当	
	□ 障害児福祉手当	
	□ 障害年金	□ 障害基礎年金（国民年金に基づく） □ 障害厚生年金（厚生年金に基づく） □ 障害共済年金（公務員が納める共済年金に基づく）
	□ 心身障害者（児）扶養共済制度	

入院中より動作の妨げになるものが多く，負荷がかかっているかもしれないとの予測をもって意図的に情報収集し，統合していくとよい。

（5）アセスメント結果の構造化（統合）

アセスメント（分析・解釈・判断）したことを包括して全体として理解することを統合という。1 つひとつの現象がどのように関連しあって，療養者と家族の生活に影響しているのか見極めるために，この統合が重要となる。

次の S さんの情報をもとに，関連図を描き統合してみよう。

アテローム血栓性脳梗塞による左上下肢不全麻痺の S さん（75 歳）

妻（72 歳）と持家に 2 人暮らし。子どもはなし。今回の脳梗塞は，降圧剤の自己中断中に発症。現在服薬は何とか自立し，血圧のコントロールも良好。S さんは，元来楽天的で人当たりが良く外交的。その性格もあって入院中はリハビリに励み，杖歩行ができるまでになり，先日退院した。病院では，「退院後もリハビリを頑張って自宅で自立した生活をしたい」「趣味である俳句の会に参加したい」という望みをもっていた。しかし，家に帰るとトイレで排泄するにも時間がかかり，自力でできないことが予想以上に多くすっかり気落ちしてしまっている。左側に重心

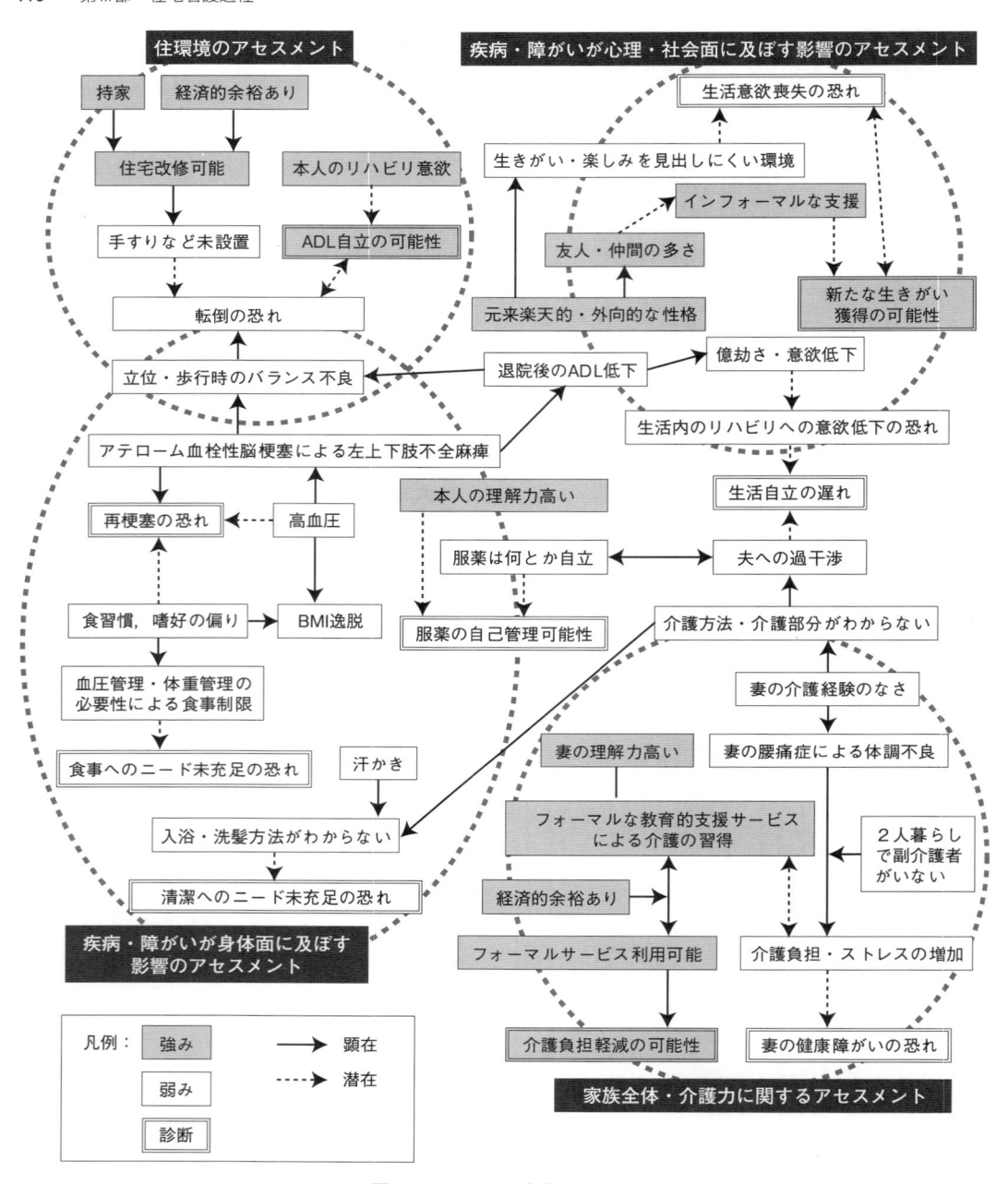

図2-6　Sさんの全体像記載例

が傾くとバランスを崩すこともあり，億劫で何もしたくない気持ちにもなっている。妻は，手すりが未設置のため転倒するのが怖いと何でも手伝ってしまう。また，汗かきのSさんのために入浴・洗髪をしてあげたいと思っているが，介護方法が分からないうえに腰痛があるという。現在Sさんは，身長168 cm，体重80 kg。酒肴の類が好きで満腹にならないと気が済まない。年金は，自分と妻の厚生年金を併せて月額35万円で暮らしている。在宅療養に向けて，週1回の訪問看護を導入した。

　アセスメントの展開の項で述べた4つ柱，①身体的側面，②心理・社会的側面，

③環境・生活，④家族・介護状況，により検討し，Ｓさんの関連図を作成した（図 2-6）。

　在宅では特に，問題点だけを探すのではなく，療養者と家族の強みも含め，どのような支援が必要であるのかその方向性を示すことが大切である。

4 計画立案

　療養者の全体像が関連図によって捉えられ，健康課題や援助の方向性が見出せれば，援助計画を立てる次の段階に進む。在宅においては，療養者とその家族のもつ健康課題を，解決，緩和，予防するため，目標を設定し，達成する時期や具体的な方法を，優先順位をつけながら立案する。また，在宅での暮らしを可能にしている要件も具体策に含めて計画するとよい。在宅療養者の抱える疾病や障がいの多くは肯定的な変化を望めないこともあり，残存機能や在宅療養の意欲，療養者本人のもつ能力，あるいは介護者の介護意欲など，今ある「強み」をより強くより長く継続できるような計画を立案することが重要である。

　また，療養者本人や家族の「強み」を生かした計画は，その人らしさ，その家族らしさのある個別性のあるものとなる。

（1）目標設定と優先順位

　看護目標は，長期目標，短期目標，期待される成果で示す。これらは，計画立案の段階で設定し，成果（アウトカム）ごとの時期の評価可能な内容で示すことが望ましい。

　また，優先順位をつけることは，時間や回数に制約がある訪問看護において，アセスメントによって挙げられた健康課題とそれから導き出された看護目標に効率よく取り組む意味で重要である。

1）長期目標

　療養者・家族の在宅療養への思いや望みに沿い，長期的なセルフケアの維持向上に関わる目標とする。おおむね半年から 1 年先に療養者の目指す姿を示す。介護保険の利用者であれば，ケアマネジャーが立案した計画（ケアプラン）の長期目標と同じことであることも多い。その目標が，ケアチームメンバーが共有すべき長期目標になる。

2）短期目標

　長期目標達成に向けて段階的に達成可能な目標で，長期目標よりも具体的に設定する。問題点として表現されていることの多い健康課題を，ここでは，療養者の目指す状態・行動・態度に変換して表現する。おおむね 1 - 3 か月で達成できるものとする。

3）期待される成果

　短期目標に対して，療養者・家族の状態が変化あるいは行動できた場合に，誰の何がどう変化するのか，どのような成果が期待されるのかを明確にする。評価指標が明確であり，看護が目指すべきものであることが期待される。評価指標は，目標達成時期までに変化の可能性のある数値目標や ADL レベル，苦痛症状の消失などの具体的な事象として設定する。このように設定されれば，看護師が計画

の妥当性を評価しやすく，報告や情報の伝達を受ける医師やケアマネージャーなど，その情報が必要な人に速やかに伝えられる。また，看護師の専門性やその役割，成果を理解してもらうためにも有意義である。

マズローの5段階の基本的欲求
①から⑤へとより上位の欲求になる。
①生理的欲求
②安全，安楽の欲求
③愛と所属の欲求
④承認（尊重）の欲求
⑤自己実現の欲求

4）優先順位

　健康課題の中心である療養者本人のことを第一優先とし，次に家族介護者のこと，そして家族全体のことに取り組んでいくとよい。もう1つ，生命の維持に関わる事柄を最優先させ，続いて安全・安心・安楽に生活を営むこと，そしてQOL の維持・向上や生きがいといった人生を豊かにする方向へと進むマズロー（A. H. Maslow）の5段階の基本欲求を基準にする視点がある。その他，緊急性，重要性，実現可能性などで決める場合もある。

表 2-4　Sさんの看護計画記載例

（　　　年　　　月　　　日立案）　　　　　立案者（　　　　　　　　　）
（記載上の留意事項） **【療養者目標】**長期目標　長期的なセルフケアの維持向上に関わる目標を記載 　　　　　　　短期目標　長期目標達成に向けて段階的に達成可能な目標を記載 　　　　　　　期　　間　長期目標・短期目標ごとに達成可能な期間を記載

立案日	No.	看護問題	期待される結果	実施日	看護計画
立案日		**【優先順位】** □ 優先順位の高いもの □ 長期的支援が必要なもの □ 緊急性の高いもの	評価可能な表現で客観的指標が記載されていること	訪問日	**【留意事項】** □ 本人，家族の強みを生かす 　（その人らしさがある） □ 家族を看護計画に含める 　⇒□ 家族のケアへの参加 　　□ 家族への助言 　　□ 家族の負担の軽減 など，家族のおかれている状況により内容は異なる □ 社会資源（フォーマル，インフォーマル）を活用した計画 □ 訪問スケジュールに応じた計画
		【看護問題の記載例】 （順不同） □ 再発予防のための生活習慣に関連する問題 □ 自宅内での基本生活動作再獲得に伴う問題 □ 介護負担の増加，介護ストレスに関わる問題 □ 本人・家族介護者のQOL，ライフスタイルの変容に関連する問題 など	**【期待される結果の記載例】** 妻の介護負担が問題であれば， □ 妻の言動 □ 妻の健康状態 などを指標にする。		**【具体策の記載例】** 妻の介護負担が看護問題であれば， ■ Observation Plan（OP） 　□ 介護者の言動 　□ 介護者の健康状態（持病，介護により出現した症状） 　□ 処置やケアの内容 　□ 介護力（ケア技術力など） など，介護者の身体的，精神的状況を観察・把握する計画 ■ Care Plan（CP） 　□ 介護者と一緒に本人の生活援助の工夫を考える 　□ 介護者の話に対する傾聴などの精神的支援 　□ 療養者と一緒に行う楽しみ，気分転換 　□ 療養者のセルフケアを高めること など具体的支援計画 ■ Education Plan（EP） 　□ 具体的な社会資源やサービスの情報提供 など，教育的な支援計画

5）援助内容

　短期目標と期待される成果に対応させて具体的な援助を計画する。

　援助内容は，次の 3 つに分けて考える。

①観察計画（OP：observation plan）

②ケア計画（TP：treatment plan）

③教育計画（EP：education plan）

　それぞれの援助内容は，いつ（When），どこで（Where），誰と（Who），何を（What），なぜ（Why），どのように（How），の 5W1H を基本に，ケアチームで共有できるように，具体的で分かりやすい表現にする。

　次に援助内容を具体的に立案するためのポイントを挙げる。

①療養者と家族の個別性への配慮と主体性の尊重

　彼らが納得し共有できる計画であること。生活の主体である療養者の考え，ともに暮らす家族の介護に対する考えや姿勢を確認し，ともに立案をする。

②限られた時間・回数での訪問看護

　多くは週 1-3 回のきわめて短時間の支援である。このような状況で，看護師がいない時間も安全・安楽であるよう，訪問目的に応じた予防的・予測的な支援計画を立案する。ケアは，1 日，1 週間，1 か月単位で組み立てる。

③社会資源導入による療養者と家族の負担軽減

　療養者，家族の生活パターンの中で実施可能な援助を工夫し，生活の再構築を図る。介護者の数，介護力，介護意欲，各家庭のやり方を尊重し，継続可能性のある計画と，必要時の家族内調整をする。また，フォーマル・サービス，インフォーマル・サポートを組み合わせて導入し，リーズナブルな支援体制づくりや環境の整備を図る。

④療養者を中心とし，家族も含めた多職種協働によるチームケア

　緊急時対応を含む情報の共有，ケアの一貫性を担保し，多職種間で訪問看護は何を担い，どこが何のケアを担うかなど役割や位置づけの調整を含む計画とする。

5　実　　施

　訪問看護は，療養者と家族の住み慣れた暮らしの場に，外から看護師が訪問するだけでなく，日常生活では用いない医療機器やケア物品を持ち込んで実施することになる。実施にあたっては，第一に彼らの医療ケアの整備の困難さ，家族への影響，経済性などを考慮し，負担が生じないような配慮が求められる。

　計画立案の段階で，誰がどのように実施するのか検討はしているが，看護師の訪問は間歇的であるため，在宅では療養者のセルフケアや家族介護者のケアに委ねられることも多い。このようななかで，計画に沿った援助が提供され，安全で安心な療養生活が続いていくためには，訪問看護師と療養者・家族双方の合意形成が不可欠である。また，計画したからと言って援助の無理強いはせずに，状況に応じた臨機応変な対応として，時には中止をするなど変更の判断も求められる。

6　評　　価

　評価とは，訪問看護の質を評価することと同義と考えてよい。療養者や家族の

反応をもとに，行った看護援助は適切だったか，どの程度目標達成されたか，定期的に評価を行う。訪問ごとの療養者の変化を的確に捉え，そして記録にとどめることにより，全体的に肯定的変化があるのかどうかを判断する。また，サービス担当者会議での多職種の評価やケアマネージャーのケアプラン評価もケア全体の評価指標とする。このように，評価は，立案者だけがするとは限らないので，他の訪問看護師，ケアチームのケアマネージャーや多職種が，多面的かつ客観的に評価できるようにしておくことが重要である。

評価の結果，目標が達成されたと判断した場合は計画を終了し，達成が不十分と判断した場合は，看護過程のどの部分に追加修正を行うかを検討する。

次に評価の視点を挙げる。

①設定した目標は，達成されたか。

②実施したケアは，適切で効果のあるものであったか。

③看護過程の方向性や援助内容は，適切であったか。また，修正の必要性はないか。

④実施したケアに対して，療養者，家族は満足していたか。

⑤ケアチームの中で求められた看護の役割を果たせたか。

⑥療養者（利用者）や家族と交わした契約内容を履行しているか。

第3章
在宅看護実践に役立つ理論

スーディ神崎和代
鹿内あずさ

1 パーソン・センタード・ケア（Person-Centered Care）

（1）理論の概要

　パーソン・センタード・ケアの考え方の原点はアメリカの臨床心理学者カール・ロジャーズ（1902-1987）にあると言われ，現在では当然になっている来談者中心療法（クライエント・センタード療法）を初めて用い，かつ推奨した人物である。ロジャーズは対象者を「患者」として捉えるのではなく，「クライエント」つまり「相談にきた人」という捉え方をして，人としての個別性のある関係性とコミュニケーションを重視した（Rogers, 1961）。イギリスのブラッドフォード認知症グループ（Bradford Dementia Group）の創始者であるキッツウッド（Tom Kitwood）はクライエントという表現に代えて「パーソン（人）」という言葉を用いて，認知症ケアへのアプローチ方法として「パーソン・センタード・ケア」を示唆した。キッツウッドは 1980-1990 年代に始まった認知症の人への心理社会的なアプローチの高まりに大きな役割を果たした人物であった。

　障がいのある人や認知症の人の「質の良い生活をする権利」を求める声が欧米で高まり始めた 1980 年代にキッツウッドの「対象者となる人を中心において，個々のその人らしさを尊重したアプローチ」つまり「パーソン・センタード・ケア」が記憶力や判断力の低下がある認知症のケアの領域で最初に用いられたのは自然な流れであった。

1）パーソン・センタード・ケアとは

　パーソン・センタード・ケアは，イギリスの臨床心理学者キッツウッドが提唱した認知症ケアの理念である。キッツウッドは，「多くの社会では高齢者に対し無能で醜く厄介なものとして分類し，個人と社会構造の両方レベルで高齢者を差別していること，認知症の人は最も極端に差別されていることを訴え，力のないものは特に価値が低められ，広くパーソンフッド（personhood ＝ その人らしさ）[1]な状態が無視されている」と述べている。

　彼は，認知症の人には同時に進行する 2 種類の変化があり，記憶力など知的能力が衰えていくことと，社会・心理的環境すなわち対人関係と相互行為のあり方に変化が起こるが，神経的変化に対する研究のみがすすめられ，心理・社会的変化はほとんど無視されてきたことを述べている。そして，従来の医学モデルから

---

[1] 私たちが看護の場面で出会う人々は，さまざまな状況におかれている。言葉を発することが難しい，自分の力で動くことができず記憶障がいのため生活に支障がある人などは，弱い立場におかれているように見えるかもしれない。認知症をはじめとするさまざまな障がいをもつ人への偏見が自分にないと言えるか…。改めて自身に問いかけてほしい。「自分 - 相手」の関係性が存在し，相手とのかけがえのない時間の共有に気づくことがあるのではないだろうか。「パーソンフッド」は，その関係性の中にしか存在しない。対象者との関係や人間同士のつながりのあり様がパーソン・センタード・ケア（その人を中心としたケア）になっているか，立ち止まり，自問しながら日々の看護を行うことが必要であろう。

脱却し，「初めにその人あり」という社会心理学の立場からの考え方を示した。また，認知症の人々の詳細にわたる観察をするなかで認知症の人にとって好ましい状態（ウェルビーイング）と，反対に尊厳を傷つける状態（イルビーイング）を明確にし，新たな認知症介護の指針を示した。

2）その人らしさとは

キッツウッドは「その人らしさ（パーソンフッド）とは，人間関係や社会的存在としての関係性の中で，他人からひとりの人間に与えられる立場や地位である。それは，個人を人として認めること，尊重，信頼を意味している」と定義している。認知症の進行に伴って，症状が悪化するなかでも「その人らしさ」を維持することがパーソン・センタード・ケアの大切なことである。これは認知症が悪化しても人として尊厳をもって扱われているか，そうでないかの認識が認知症の人にはできるという想定のもとに語られている。個人の思いが無視されたり，社会から孤立する状況が起こると，個人のニーズや権利は考慮されずに「その人らしさ」は脅かされることになる。このような視点に立って考えると，パーソン・センタード・ケアという考え方は認知症の人のみに適用するのではなく，看護活動の多くの場面でも重要なアプローチであると言える。特に在宅看護活動は療養者の生活の場で行われるので，その生活の場を尊重して療養者の個別性を最大限に生かす工夫をするが，それはまさしくその人と暮らしを尊重するパーソン・センタード・ケアであると言える。

（2）パーソン・センタード・ケアの基本姿勢

ブルーカー（Brooker, 2004）はパーソン・センタード・ケアには4本の基本姿勢があると説明している。

①認知症の人と介護をする人の市民および人としての権利尊重を促進して，認知力や障がいの程度に関係なくその人たちの価値を認めること。
②認知症の人にはそれぞれにその人らしい個人史があり，個性があり，精神的・身体的な個別性がある。また，社会的・経済的資源にも個別性があることを認めて，一人ひとりを個人として遇すること。
③認知症の人の視点で物事を見る。
④認知症の人も含めてすべての人の人生は人や社会との関係性が基礎となっている。認知症の人は障がいのある部分を補い，成長させてくれる豊かな社会環境との関わりが大切である。

これらの基本姿勢は認知症の人への看護場面だけではなく，認知症を有する対象者以外の対象者に対する看護活動の中でも適用できる姿勢であると言える。

年齢や認知力に関係なく，すべての人を価値ある個人として認めること，一人ひとりの個性を尊重して遇すること，看護を受ける人の立場に立って考えること，精神的なニーズの充足を支援する社会的環境を提供すること，などをつねに意識して在宅看護活動を行うことが大切である。

（3）認知症ケアへの活用

パーソン・センタード・ケアの基本姿勢を認知症ケアで実践するためには，以下のような具体的な展開が必要である。

1）認知症の人と介護家族の人としての権利を尊重する

　人は生まれながらにして平等であるという権利を尊重するためには，現在の状況における「対象者の認知力や障がいの程度に関係なくその人たちの価値を認める」という態度がさまざまなケアの場面で表現される必要がある。ケアにまつわる細かな意思決定の場面でも，可能な限り対象者本人が考え，選び，決定することを支えることが重要である。症状が進行し，言葉でのやりとりが難しくなった場合でも，以前の対象者本人の意思決定の仕方についての情報を得ることで，家族が意思決定を代行することをも支えるのがこの実践となる。事前に文書で意思表示を明確にしている場合（例：アドバンス・ダイレクティブ，第Ⅰ部第1章参照），対象者の意思を尊重してのケアも重要である。

2）認知症の人の個人史・個別性（精神的・身体的・社会的・経済的）を認める

　「一人ひとりを個人として遇する」ということは，さまざまな人生を歩んできた世界でたった一人の大事な人として対象者を捉え，ケアしていくことを言う。
　求められたケアを行うなかで「その人らしさ」をつかみ，ケアに生かしていく視点が重要であり，ケアの組み立てやケア時のコミュニケーションにも活用していく。たとえば，長年医師として働いていた人が認知症になった時に白衣を着て処方箋用のメモを持って回診する行為をする，漁師であった人が網の修理をするかのように指で紐を繰る所作をする，など認知症があってもその人の個人史は個性を生み出している。それらの個性を認め，接するということである。

3）認知症の人の視点で物事を見る

　看護者個人の見え方・考え方でケアを組み立てるのではなく，あくまでも対象者にとってのさまざまな物事の見え方や感じ方を捉えることが重要である。そのことを通して，生活上の不快なことを取り除き，本人の納得する方法を考えてケアを行う。たとえば，認知障がいがあると視野に入っていないと物の存在を認識しにくくなるので，認知症の人の後方から声掛けをすると驚いて不安が増強される。したがって，必ず前方から視線を同じレベルに保って声かけをする方が効果的である。

4）認知症の人への社会環境との関わりを豊かなものにし，障がいのある部分を補い，成長させる

　訪問看護の対象者は，「認知症の人も含めてすべての人の人生は人や社会との関係性が基礎となっている」という事実を理解し，その人の歩んできた人生のあり様から社会とのつながり方の特徴を把握し，訪問看護師自身も対象者が関わる社会であることを自覚し，その関わりを対象者にとって豊かなものとなるよう描いていくことが重要である。必要であると考えた時には，対象者とその家族がその関わりを広げられるよう援助する。たとえば，認知症になったから社会的な場面から切り離すのではなく，症状の進行具合に応じて地域の人たちや子どもたちとの交流の場や関わりの機会を設け，家族も同様に日常の社会とのつながりが維持できるような支援が必要である。

（4）在宅看護におけるパーソン・センタード・ケア
対象者をパーソン・センタードな状態に保つためのケアの視点

　看護の対象者自身が尊重されていることを感じられなければ，パーソン・セン

タードな状態とは言えない。看護の対象であるすべての人たちと，また対象者を
とりまく家族や介護者，他職種の人たちとも尊重し合える関係であることを目指
して，日々の訪問看護活動を振り返り，立ち止まってこの状態にあるかどうかを
確かめることも必要となる。

　認知症の人の例を挙げると，尊重されている状況とそうでない状態があるとす
れば，尊重されていない状態は，どのような原因でそうなっているのか，また尊
重されていない状態がどのように影響を与えているかを追及することも必要とな
る。その人の疾患を原因とする症状からきているのか，また，関係性による影響
の現れなのか，性格の変化なのかなど，さまざまな状況が想定されるはずである。

　認知症の症状としての「怒る」「文句を言う」なども，何かを伝えるための
「その人なりの表現」であることが多い。訪問看護師は家族の心理的負担をケア
しつつ，対象者の生活背景を加味しながら，訪問看護師自身が，あるいは対象者
の家族が，対象者をありのままに受け止めることができているか問いかけること
が重要となる。

　在宅看護において，パーソン・センタード・ケアを実践するということは，対
象者とその家族を尊重した関わりを実践するということである。あくまでもケア
の中心にいるのは，ケアの対象者である認知症を有する療養者や何らかの障がい
のある人とその家族であるという考え方である。この考えや実践は，認知症の人
だけに関係しているのでなく，複数の疾患を有しながら生活をおくるすべての
人々がケアの中心にいるという考えであり，加えて，その実践を指すものである。

　訪問看護師が対象者に対して行うケアが，「人として関心を寄せて，信頼を寄
せる」なかで，その関係性をつくっていこうとする実践であるならば，この理論
をすでに活用していると言える。パーソン・センタード・ケアは，ケアを受けて
いる人がその中心にいる実践であり，ケアの基盤となるものである。私たちのケ
アを受ける人たちをケアの中心にする活動が，パーソン・センタード・ケアその
ものなのである。

2　協働的パートナーシップ理論

（1）理論の概要

　協働的パートナーシップ（Collaborative Partnership）は，マッギル大学（カ
ナダ，モントリオール）における看護モデル（マッギル看護モデル）の中核をな
すと言われており（Gottlieb, Feeley, & Dalton, 2006），このモデル開発には1960
年代のカナダにおけるヘルスケアサービスへの需要の増加，ラロンド・レポート
の「健康には，生物学，ライフスタイル，環境およびヘルスケアの方法が関わ
る」（Lalonde, 1974）など，保健医療サービスに対する考え方の変化を受けて医
療システムにおける専門職者と対象者とのパートナーシップが支持されるように
なった背景がある。

　マッギル看護モデルは，ゴットリーブら（Gottlieb et al., 2006/邦訳，2007）に
よって開発され，「家族志向」のスタンスで直接的・間接的な家族との関わり，
対象者（患者・家族）の「健康（Health）」を維持・強化・開発することに力点
を置いている。また，「健康」の概念を，単に病気との対極にあるものとして捉
えるのではなく，より広い観点から捉えて必要なアプローチや介入を探るように
提唱している点が大きな特徴となっている（Gottlieb & Carnagham-Sherrard,
2004）。

　看護実践，特に訪問看護においては，療養者とその家族との協働は欠かせない
ものである。しかし，わが国では訪問看護制度の施行以来，療養者の生活空間に
出向いて看護を行うなかで，多くの訪問看護師は療養者との関係性を重要と考え
て取り組みながらも，時にその関係性のあり方に困難や疑問を感じながら看護を
行っている状況が推測される。訪問看護師と療養者・家族との関係性のあり方や
看護の進むべき方向（療養者が目指す方向）の捉え方への助けや理論を活用した
看護実践によって，療養者・家族の力を尊重し，さらに良い方向への示唆をつか
めるようにするのが，協働的パートナーシップの理論である。

（2）Key となる概念

1）力を分かちもつこと（Power Sharing）

　看護師および対象者がともに検討課題を定め，療養者・家族の現状に最適な行
動計画を策定し，その計画を実施する作業に一緒に取り組むような相互関係の状
態。

　力を分かちもつことは，協働的パートナーシップの核であり，特徴でもある。
真に力を分かちもつには，対象者（療養者・家族）と看護師が「自分たちの見解
を伝え合うところから一歩踏み出して，一緒になって意思決定することが必要で
ある」とされる（Gottlieb & Gottlieb, 2007）。これは単に，つねに同等の力を分
け合うという意味ではなく，流動的に変化する対象者の状況や要望，身体的・精
神的状況などに合わせて意思決定に参画し，ケアや目標に対する責任を負うとい
うことである。また，力を分かちもつことの前提として2つの条件がある。その
1つは，力を分かちもつことの重要性と有用性をパートナー双方が信じることで
ある。両者一丸となって取り組むことが対象者への最適な看護の提供につながり，
対象者自らが望む範囲でケアに参加することで充足感が得られることを信じると
いう姿勢が必要である。2つ目は，パートナーそれぞれが自分にも何か貢献でき
ることがあり，「協働から何かを得ることができると信じること」である。つま
り，力を分かちもつことが大切だと信じるという考え方そのものが，姿勢として
必要となる。

2）開放性（Openness）

　開放性とは，対象者との関係を発展させようとする積極的な意思。対象者と情
報や意見，考え方を伝え合い，相手が言わんとすることに耳を傾けること，何か
新しいことを開始・学習しようとする前向きな態度を指す。

　開放性は，対象者に対して心を開き尊重することであり，協働的パートナーシ
ップにおいて要となる（Gottlieb & Gottlieb, 2007）。開放性には3つの側面があ
り，1点目は，パートナー双方が相手と関係を構築したいと望む前向きな姿勢で
あり，2点目は，訪問看護師と対象者双方が進んで自分の情報，考えおよび見解
を相手に伝え，相手の意見に耳を傾けることである。3点目は，変化することや
新しいことを学ぶことに前向きな姿勢を維持することである。開放性と尊重には
密接な関係があるが，お互いの役割と責任，およびお互いの能力に対する尊重が
協働的パートナーシップにおいて重要である。

3）尊重（Respect）

　協働的パートナーシップを成功させるために非常に重要なものであり，パート
ナー双方の役割および責任の尊重を意味する。

　協働的パートナーシップには，自分の考えや思いを相手と分かち合うこと，問題解決，話し合い，意思決定などを行う複数のプロセスがある。どのプロセスにおいても各パートナーのニーズ，検討課題，目標，見解，好みの微妙なバランスをとることが必要となる。パートナー双方が，自分自身，互いを理解し合い，相手の見方で状況を把握することができればバランスはうまく保たれることになる。そのため，自己認識とともにパートナーを認識することが必要である。自己認識には，協働関係において進行中のものが絶えず変化していく状態を理解し，これを継続的に観察することが必要となる。

4）価値判断しないこと（Nonjudgmental）

　対象者の信条や価値観，行動様式，物事の考え方を許容し理解すること。対象者および彼らの行動が看護師自身の価値基準からみて逸脱していても，それを批判したりとがめたりしないことが大切である。

　価値判断をしないとは，パートナー双方が相手の信念，価値観，行動，見解に寛容な態度を示すことである。訪問看護師の立場から言えば，対象者自身や行動を批判したりとがめたりしないということである。ただし，これは看護師が対象者とは異なる信念，価値観，意見をもたないということではない。看護師には，対象者の見解，背景，習慣を理解するよう努めるという姿勢が求められているということである。

5）曖昧さ（Ambiguity）

　協働的パートナーシップでは，2人の人間によって決定が下されるため，予測できない要素が多い。協働では，看護師は対象者とともに，ある一定期間，不確かで曖昧な状態に耐える必要がある。

　協働的パートナーシップでは，対象者と協働して問題点を明らかにし，取り組みの方向性や目標設定などに多くの時間を費やす必要があると訪問看護師が感じることもあるが，在宅看護では予測不可能な事態は容易に生じる。したがって，たとえ予測されることであろうと不測の事態であろうと多くの出来事に対処しなければならない。看護師と利用者は，ある期間予測不可能な状態に耐え，時間と根気がいることを理解する必要がある。したがって，看護師と利用者双方が柔軟で融通のきいた対応が不可欠となる。

6）内省（Reflection）

　内省とは，協働的パートナーシップでの内観的作業を示し，看護師と対象者の交流に関して継続的なモニタリングを行い，自己認識および他者認識に努めること，両者の協働関係の動態および一方の行動がもう一方のパートナーに与える影響などについて考えることを言う。

　内省とは，専門職にある者が実践の意味を理解する手助けとするひとつの作業であり，自分自身の認識を強め，自分の行動がいかに相手に影響を及ぼしているかを理解するために必要である。協働的パートナーシップを成功させる必要不可欠なものである。

（3）協働的パートナーシップ螺旋モデル

　協働的パートナーシップに関わる段階や過程を明らかにしたものが，協働的パートナーシップ螺旋モデル（Spiralling Model of Collaborative Partnership，以

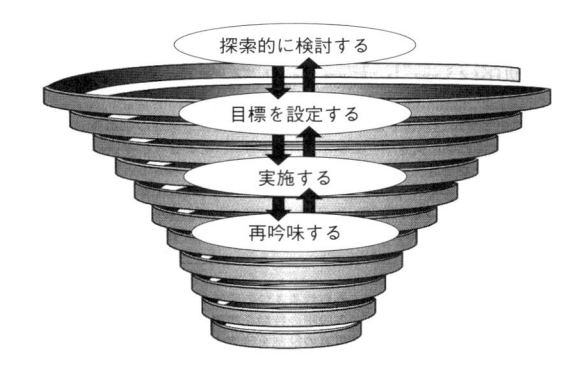

図 3-1　協働にみられる 4 つの段階

(出典：Gottlieb et al., 2006，吉本照子（監訳），2007，協働的パートナーシップによるケア，エルゼビア・ジャパン　p.66.
　　　　より引用改変（鹿内））

　下，螺旋モデル）である（Gottlieb & Gottlieb, 2007）。マッギル看護モデルを用
いている地域看護実践の検討からできたモデルで，臨床におけるどの患者にも適
用できるのが特徴である。

　螺旋モデルには 4 つの段階（図 3-1）があり，それらは相互に関連している。
また，どの段階においてもパートナーそれぞれ別の役割をもち，相互に働きかけ
る役割を担う。このモデルの各段階の目標は，パートナー双方の取り組みが，広
く漠然と探索するものから，対象者の全体像を見失うことなく，的を絞ったもの
になるように焦点を合わせていくことである。

（4）在宅看護における協働的パートナーシップ理論の展開方法

　在宅療養者・家族と訪問看護師との協働的パートナーシップを実践していくた
めに，アセスメントと援助の枠組みについて，以下に示す。

表 3-1　協働的パートナーシップ螺旋モデルにおける看護師の役割

(出典：Gottlieb et al., 2006，吉本照子（監訳），2007，協働的パートナーシップによるケア，エルゼビア・ジャパン　p.78.
　　　　をもとに筆者ら作成（二本柳・鹿内））

第 1 段階 探索段階	1．対象者が自らの関心事や心配事を明らかにし，これまでの体験を言葉にするように促す。 2．協働的パートナーシップにおける看護師の役割や援助すべきことについて情報を提供する。 3．看護師は，対象者にとって重大なことや最も懸念していることに取り組む。 4．対象者自身が問題の根底にある真意が明らかになるような手がかりを求めながら，対象者の話を注意深く聴く。
第 2 段階 目標設定段階	1．対象者が達成したいとすることをパートナー双方ができるだけ完全な形で理解できるように，話し合いを組み立てる。 2．さまざまな方略を用いて，対象者が意義のある現実的で達成可能な目標を明確にできるように促す（方略：観察，積極的な聞き取り，意図的な質問，言動の解釈，検証，言い換えなど） 3．必ずパートナーが話し合い，合意のうえで 1 つの目標を決める。 4．最も重要で，取り組みによる変化を受けやすく，ある程度の時間があれば解決される可能性が最も高い目標を対象者とともに判断する。
第 3 段階 実施段階	1．対象者と一緒でも看護師 1 人でもよいので，目標達成のための選択肢が多くなるように，物事を柔軟に考え，進んで新しい見解や方略をできる限り多く考える。 2．対象者がどの選択肢を実際に試すのか，決められるように促す。 3．対象者が自らに最適な行動計画を決める手助けをして，対象者とともに選択肢を 1 つに絞り込む 4．計画を遂行するのは主に対象者であることを意識して，力の配分を考える。
第 4 段階 再吟味段階	1．計画がどの程度順調に進み，うまくいったのかを再吟味するための時間を設ける。 2．目標が満足できるレベルで達成されたのかどうかを対象者が決められるよう働きかけ，別の問題はないか，あればどの段階に戻ればよいのか共に検討する。

1）アセスメントと援助の枠組み

　協働的パートナーシップの臨床での活用可能性を検討するため，次のようなアセスメントと援助の枠組みがある。まず，協働的パートナーシップがどの段階にあるのかアセスメントし，螺旋モデルにおける看護者の役割を基に，担当訪問看護師として段階を踏んで支援していく。

2）協働的パートナーシップのアセスメントと援助・評価の手順

　①対象者と訪問看護師の関係が現在どこまで進んでいるのか，アセスメントの段階ですでに螺旋モデルの段階が進んでいることもありえるが，まず，螺旋モデルのどの段階にあるのかを特定していく。

　②段階が特定されたら，螺旋モデルにおける看護者の役割（表3-1）に基づき，協働的パートナーシップを促進するように援助する。促進することは必ずしも段階が進むことを意味するわけではなく，どの段階にあるかを明確にし，対象者と共有して，その段階に必要な関わりをもつことが重要となる。

　③どの段階，状況にあっても指標チェックリスト（表3-2）を用いて，協働的パートナーシップの状態を継続的にモニタリングする。モニタリングの結果を受

表 3-2　協働的パートナーシップを示す指標チェックリスト

（出典：Gottlieb et al., 2006, 吉本照子（監訳），2007, 協働的パートナーシップによるケア，エルゼビア・ジャパン　pp. 141-143. をもとに筆者ら作成（二本柳・鹿内））

力を分かちもつことが実践されていることを示す指標	□ 1．看護師は，対象者に協働的パートナーシップの取り組みや利点について説明している。 □ 2．看護師と対象者は，パートナーそれぞれの役割と責任について率直に討議している。 □ 3．対象者は，自分が打ち明けようと思う話の内容と量の範囲を気兼ねなく決めている。看護師はそれに理解を示し力づける。 □ 4．対象者と看護師は，これから取り組もうとする目標や取り組み方，ペースについて互いの考えを出し合い，共に決定し，取り組んでいる。 □ 5．対象者と看護師は，取り組んだ結果に対する共同責任を負い，その計画がうまくいったかどうかを共に判断している。
開放性，尊重および看護師の基準で患者の言動について価値判断しない環境の指標	□ 1．看護師は，対象者が話すこと，感じていることに関心を示し，そのことを言葉や態度で表す。また，その感情を理解し重んじる。 □ 2．看護師は対象者の強みを把握し，良いところを口に出して具体的に伝えている。 □ 3．対象者が看護師と話す内容が，「無難な」ことから，自分の考えや感情，真剣に悩んでいることなどの核心に近いことへと変化している。 □ 4．対象者と看護師は，お互いに気兼ねなく反対意見を出し合っている。 □ 5．対象者も看護師も互いの意見を理解するよう務め，次にどう取り組むかについての合意点を見つけている。 □ 6．看護師は，対象者との意見が異なる場合でも批判せず，相手の現状や行動を理解するよう努めている。
曖昧さとともに生きることや不確かさを許容できていることを示す指標	□ 1．対象者も看護師も結論を急がず，取り組まなければならない真の問題を分かろうとし続けている。 □ 2．先が見えない時期にあっても，対象者と看護師が一緒になってその関係を維持することに努めている。 □ 3．看護師は，状況に応じて，方向転換をためらわず，取り組み方を変えることに前向きでいる。
自己認識し，内省していることを示す指標	□ 1．看護師と対象者は，どんな感情であっても自分の中に起こった感情を互いに認識し，その感情が協働的パートナーシップに影響することを分かっている。 □ 2．看護師と対象者は，否定的な感情の重大さを認めて，その感情に問いかけ，それが何なのかじっくり振り返っている。 □ 3．看護師は，自分の言動を自問し，振り返り，それを記述したり，同僚と話し合ったりしている。

けて，必要な関わりを明確にし，重点的に取り組んでいく。

　④②と③の過程を繰り返す。螺旋モデルの第 4 段階（再吟味段階）に至ったら，評価し，対象者が次のどの状況にあるかを見極める。この評価の視点として，1 つは，対象者が自らの問題に対処する能力を身につけ，看護を必要としない状態になること。また，当初の問題は解決されたが，別の問題，または問題の別の意味，問題の真の意味が明らかになった場合，パートナーがそのことを共通理解したうえで，目標設定段階に立ち戻ることが必要となる。当初の目標が達成されない場合もパートナーがそのことを共通理解したうえで探索段階に立ち返ることが必要である。患者の求めることを達成するために，他の看護者や医療専門職者のほうが適任であると，パートナー双方が判断できた時点で，適切な専門職者に任せても差し支えない（Gottlieb & Gottlieb, 2007）。

　訪問看護師が利用者・家族と力を分かちもつことを意図しながら，利用者・家族のもてる力に注目し，また，内省をしつつ，時として利用者の変化が滞る状況における曖昧さを理解しながら協働することが求められている。

第Ⅳ部　療養者の特性に合わせた訪問看護

1. リハビリテーションを必要とする在宅療養者
2. 慢性疾患をもつ在宅療養者
3. 難病をもつ在宅療養者
4. 精神障がいをもつ在宅療養者
5. 在宅で療養する小児
6. エンドオブライフケアを要する在宅療養者／在宅がん療養者
7. 認知症をもつ在宅療養者

第1章
リハビリテーションを必要とする在宅療養者

鹿内あずさ

1 リハビリテーションとは

　リハビリテーションとは，疾患や障がい，年齢などの特徴から，以下のような分類ができる。これは，障がいモデルである国際生活機能分類（International Classification of Functioning, Disability and Health：ICF）の考え方とも通じているものと言える。

　1980年に提案されたWHO国際障がい分類（International Classification of Impairments, Disabilities and Handicaps：ICIDH）は，障がいを3つの階層（機能形態障がい・能力障がい・社会的不利）から多面的に捉える見方をとる。その階層に応じたアプローチとして，麻痺や下肢切断などの生物学的レベルの障がい（機能形態障がい）に対しては「医学的アプローチ」を，歩行障がいなど個人の生活レベルでの障がい（能力障がい）に対しては，車いすや杖の活用などの「代償的アプローチ」や歩行訓練などを繰り返し行うというような「適応的アプローチ」を，そして社会的存在としての権利の障がい（社会的不利）に対しては「環境改善的アプローチ」がとられる。その後2001年の改訂では，障がいや障がい者をめぐる考え方や社会的状況の変化から「障がい分類」ではなく「生活機能分類」として，疾患だけでなく，妊娠や高齢の問題，ストレスといった生きることに影響するすべてのことを含む広い概念に置き換わっている[1]。

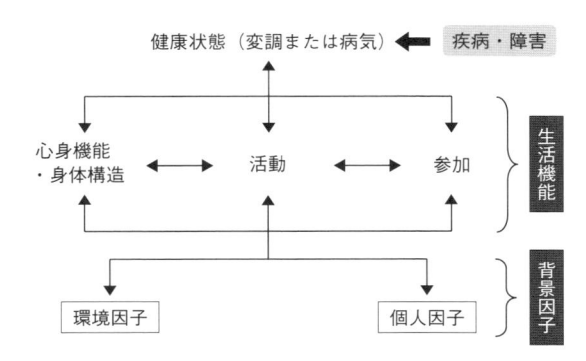

図1-1　ICF（国際生活機能分類）による構成要素間の相互作用
（出典：WHO，2001；厚生労働省社会援護局，2002，国際生活機能分類（日本語版））

---

1) ICF（International Classification of Functioning, Disability and Health）　人間の生活機能と障がいの分類として，2001年5月に世界保健機関（WHO）総会において採択された。特徴は，これまでのWHO国際障がい分類（ICIDH）が機能障がいや能力障がい，社会的不利などのマイナス面を分類する考え方を中心としていたのに対して，ICFでは，「生活機能」というプラス面からの視点と環境因子などの生活機能に影響する個人の背景因子の視点を加えたことである。日本の厚生労働省では，ICFの考え方の普及の目的で「国際生活機能分類—国際障害分類改訂版」を作成し，2002年（平成14年）8月5日より厚生労働省ホームページ上で公表している。
〈www.mhlw.go.jp/houdou/2002/08/h0805-1.html〉

2 リハビリテーションを必要とする療養者

（1）疾患の特徴

　疾患の特徴としては，ADL の回復・維持のためのリハビリテーションを必要とする脳血管疾患・難病・先天性疾患などが挙げられる。脳卒中後遺症，パーキンソン症候群，重度の呼吸不全などで在宅呼吸リハビリテーションが必要とされる。また，筋萎縮性側索硬化症（ALS）で人工呼吸器を装着している場合も，呼吸器管理に加えて，肺のスクイージングなどを組み入れた予防的な呼吸リハビリテーションが必要とされている。

（2）障がいの特徴

　先天性の疾患に伴う障がいや発達障がい，出産時に受けた障がい，交通障がい，脳卒中の後遺症としての障がい，難病疾患の症状としての障がいなど，小児期から成人期にわたるすべてのライフサイクルにおけるさまざまな障がいの種類がある。

　障がいの種類や程度が，対象者本人の身体機能・精神・社会機能にどのように影響を及ぼしているのかをアセスメントし，さらに，本人と家族の生活への影響を加えてアセスメントすることが重要となる。特に，小児の場合は，発達課題に合わせた看護を加えて，心身の成長を促す方向で看護を計画していくことが必要となる。

　訪問看護師は，訪問看護において，病状の観察や日常生活援助と共に，リハビリテーションを日々行っていることの意味あいを考え，言語化して，本人と介護者に伝えることが重要となる。そのためには，対象者にとってのリハビリテーションが対象者と家族の生活動作に組み込まれた形で行われることで，その生活援助自体が予防になっていくこと，さらに，二次障がいの予防となっていることを言語化して伝えることによって，療養者本人と家族にリハビリテーションが必要であることの理解を得ていくことも重要である。

　訪問看護においては，主治医からの包括的指示内容となっている訪問看護指示書で読み取れない，記載がない内容についても考慮すること，すなわち，毎日本人や家族，看護者などが行うことで維持され，あるいは予防となっている内容についてアセスメントし，本人とその家族が納得する方法を計画に盛り込んでいくことが重要である。

　療養者の日常生活の中での動作や1日のスケジュールを把握し，療養者の理解の仕方，家族の考え方を合わせて情報収集し，リハビリテーションを計画していくことが必要である。

　また，訪問看護師によるリハビリテーションに対する評価は，療養者や家族の目標の達成にも大きく影響するため，つねに療養者の目標達成を支援する姿勢で適切な評価をする。併せて，理学療法士（PT）などからの評価（関節可動域計測，徒手筋力測定，筋力状態などの運動機能評価）も訪問看護計画におけるリハビリテーション内容に反映させる。

3 訪問看護で行うリハビリテーションの内容

　リハビリテーションを在宅で行う場合，多くは設備が整っていないため，医療

表 1-1　訪問看護で行うリハビリテーションのプロセス

看護過程	看護内容
アセスメント	・身体機能評価を行う。 ・本人の思いと家族の思いを把握し，本人がどうしたいか，どうなりたいかについて理解する。 ・1日（24時間）の過ごし方，1週間の過ごし方から活動と休息のバランスを把握する。
看護計画	・訪問看護師のアセスメント結果を本人と家族に伝える。 ・1日のなかで，どのように動くか（動いたらよいか）を本人と共に考える。 ・本人が納得する達成可能と予測される看護目標を具体的な言葉で表現する。 ・本人が行うこと，家族介護者が行うこと，訪問看護師が行うことなどの内容（誰が，いつ，どのように，どの程度行うか）について，簡潔に表現する。 ・計画の内容を本人の確認のもとで，修正・追加し，了解を得る。
看護実践	・訪問時，当日の身体状況に合わせて再アセスメントしながら，リハビリテーションを行う。 ・当日の体調に変化があった場合は，リハビリテーション内容の組み換えや中止の判断や，できること・行ってよいことの判断をする。 ・本人が独力で行う訪問日以外のリハビリテーションについては，当日の本人の身体状況や思いの状況などについて，家族から情報収集する。 ・本人のよい変化や維持できている状態，家族の工夫や努力については，肯定的に伝える。 ・本人と家族の頑張りに対するねぎらいの気持ちを伝え，リハビリテーションに対する意欲に働きかける。 ・次の訪問日まで，本人と家族が行うリハビリテーションの内容を確認する。
評価	・リハビリテーションへの取り組みの評価を本人・家族と共に行う。 ・次の目標の設定を本人が自分のこととして考えられるようにする。 ・目標設定の時期やそれまでの期間について，評価内容を反映させる。 ・本人のなりたい状態に向かって，次の目標を設定する。

機関等の設備を使用するリハビリテーションと同様の内容を実施することは困難なことがある。しかし，療養者が望む日常生活動作を理解したうえで，アセスメントをし，生活動作で実施可能な内容を看護計画に盛り込み，実践し，評価をするという一連のプロセスが大切となる。適切なアセスメントと計画された内容は，療養者の日常生活動作の動きを助け，介助者の身体的・精神的負担を減らすことになる。療養者と家族が独立で行う場合は，訪問看護師はリハビリテーション内容を把握しておく必要がある。

　訪問看護で展開されるリハビリテーションは，療養者の日常生活動作の中に組み入れるかたちで計画していくことが重要となる。

第2章
慢性疾患をもつ在宅療養者

長谷佳子
スーディ神崎和代

1 慢性疾患とは

　慢性疾患とは，米国慢性疾患委員会の定義（1956年）によれば，「あらゆる損傷あるいは正常からの逸脱であり，次のような特徴を1つ以上有する：永続的な障がい，機能障がいの残存，不可逆的な病理学的変化に起因するリハビリテーションのために特定の訓練を必要とする状態，長期にわたる管理・観察・ケアを必要とする」状態である（Lubkin & Larsen, 2002/邦訳, 2005）。慢性疾患（chronic disease）と区別して，クロニックイルネス（chronic illness）という用語が用いられることがある。疾患（disease）は生物医学的モデルを基盤とした見方であるのに対して，病気（illness）は，「症状や苦しみに伴う人間の体験であり，個人と家族が疾患をどのように感じているのか，それと共にどのように生きているのか，そしてどのように受け止めているのかなどと関わる」（Lubkin & Larsen, 2002/邦訳, 2005）とされている。

　長期にわたる療養が必要であるということは，慢性疾患をもつ療養者と家族が療養法の大部分を自ら対処しなければならないことを意味している。慢性疾患と共に生きることは，療養者と家族の生活に深く影響を与える。医学的管理の状態，症状管理が，ライフスタイル，家族関係，他者との交流，経済的な問題，アイデンティティなどに影響を与えるが，それとは反対に療養者と家族の生活のあり方が医学的管理の状態に影響することもある。

　慢性疾患をもつ在宅療養の支援には，症状の悪化および機能障がいの進展予防といった疾病管理の視点のみならず，慢性疾患をもつ人の生活を包括的に支援する視点が重要となる。すなわち，療養者とその家族の見方からものごとを理解する，療養者の体験を重視する，固有の価値観と主体性を尊重する，療養者と家族の生活史の観点から支援するということである。

2 訪問看護利用者と慢性疾患

　2016年（平成28年）の訪問看護の利用者を傷病分類別に見ると，最も多い疾患は高血圧症や脳血管障がいを含む循環器系疾患であり，2番目はパーキンソン病などの神経系疾患，3番目は精神・行動障がい，4番目は筋骨格系および結合組織疾患である。これらの疾患には慢性疾患が多く含まれている。また，これらの順位は10年前の同調査内容とほぼ同じである（厚生労働省, 2016a）。加えて，在宅看護サービスの利用者は加齢と共に認知症を併発している率が高く，70歳代では約75％に認知症が認められ，80歳代では約85％に認知症があると報告されている（厚生労働省, 2016b）。

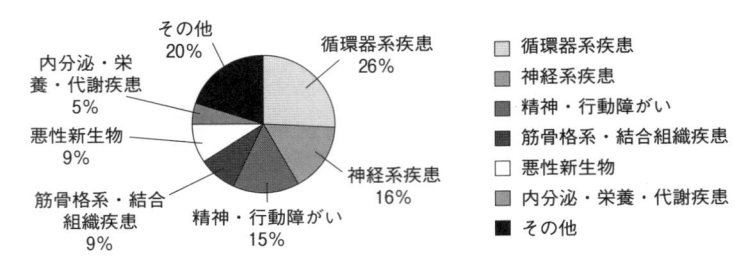

図 2-1 訪問看護ステーション利用者の傷病別内訳（厚生労働省，2016a）

3 在宅慢性疾患療養者への看護の特徴

（1）生活史

　人が慢性の病気や障がいをもちながら長い経過を経ると，病気の経過と生活史上の出来事の相互関係が生じる。病気であるということと人生を生きることが切り離せなくなり，療養者はそれぞれ固有の苦悩を経験する。たとえば，疾患による影響から，家族間の葛藤，就業あるいは家庭内での役割の問題，経済的負担，日常生活の活動の困難さ，障がいによる能力低下に対する心理的な反応などが，療養者の人生に影響を及ぼしている。

（2）在宅における看護の目標

　近年の医療情勢のもと慢性疾患療養者の看護は，入院期の看護から外来や在宅での看護に重きがおかれている。このようななかで，看護者は，多様化している療養者の価値観や生き方を理解し，知識・技術を提供するとともに，さまざまな役割をもった一人の生活者としてコントロール感覚を獲得して生きられるように働きかけることが重要である。また，慢性疾患の多くは，寛解と増悪を繰り返しながら緩徐に病態は進行していくという特徴を有し，日常生活や社会生活に何らかの支障をきたす。そのため，慢性疾患療養者への看護の目標は，対象が自らの問題もしくは維持しなければならない事象に気づき，自ら意思決定したやり方で，これら慢性疾患と折り合いをつけて自らの力で生活を拡大し，その人らしい生活が営めるようにすることにある。

（3）必要とされる看護援助

　在宅看護における一般的なアセスメントについては，前述の第Ⅲ部第2章を参照してほしい。ここでは，慢性疾患療養者への援助における看護の目標，つまり療養者の病みの局面を把握したうえで，療養者本人と家族のもてる力を重視し，QOL 向上という目標に向かう看護実践について述べる。具体的には，包括的なアセスメントを行って，①疾病の受け入れを促す援助，②必要とされる対処能力を高める援助，③疾病の進行を抑える援助を行うことが重要である。

1）疾病の受け入れを促す

　慢性疾患の多くは身体の内部に障がいが起こるため，本人も周囲の人も障がいを認知し，自覚することは容易ではない。また，現実を目の当たりにし，検討できるようになっても「治らない」ことを認めることは容易ではなく，心理面での問題を抱えることもある。

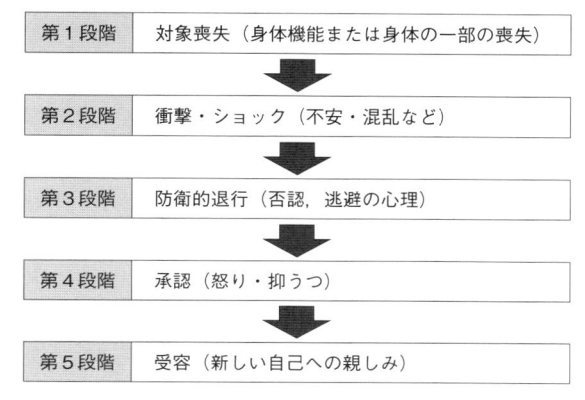

第1段階	対象喪失（身体機能または身体の一部の喪失）
第2段階	衝撃・ショック（不安・混乱など）
第3段階	防衛的退行（否認，逃避の心理）
第4段階	承認（怒り・抑うつ）
第5段階	受容（新しい自己への親しみ）

図 2-2　対象喪失から疾病受容までのプロセス
（出典：福西勇夫・秋本倫子，1999，糖尿病療養者への心理学的アプローチ，学習研究社　一部改変）

　慢性疾患を患い，身体機能低下や身体の一部を失うこと（対象喪失）を経験すると，多くの人は精神的なショックを受ける。これまでの生活で，特段大切にしていたわけではなくとも，それを喪失体験として認知する（図 2-2）。喪失体験により精神的に落胆し失望感に見舞われるが，いつまでもそのままの状態でいるわけにはいかない。その後，失ったことに対する悲しみはまだ残るものの，新しい自己を受け入れる心理的な準備をする。新しい環境におかれた自己になじみ，新しい自己を受け入れることを，疾病あるいは障がいの受容過程と言う。福西らは，この一連の心理過程を「悲哀の仕事（mourning work）」と呼んでいる（福西・秋本，1999）。受容に達するまでの期間は，疾患の種類，療養者の性格，周囲の環境要因などの諸要因によって差異が認められるが，そこまでに到達するプロセスにさほどの違いはない。

　看護職は，彼らの適応状態をアセスメントし，「治らない」ことを自ら納得するためにとる，これら本人の行動や思考過程に付き添い，疾病受容を促進する援助をすることが重要である。たとえば，糖尿病を抱えている療養者の場合は，疾病受容が十分に意識化できていないと，食事管理がおろそかになる，服薬管理がずさんになるなど，病状の悪化を招く生活をしてしまう可能性がある。本人が，疾病を自分のこととして受け止め，「これからどうしていったらいいのか」を自分で意思決定できることは自己管理行動の動機づけにつながる。

　また，療養者はもちろん家族においても疾病受容がなされているか確かめる必要がある。家族自身が療養者の疾病を否認している場合，「〜をしてはいけない」「自業自得だ」と禁止事項を挙げ連ねたり，生活習慣を非難したりする批判的態度として表れることがある。その結果，療養者と家族の情緒的なコミュニケーションが悪循環に陥ったり，あるいは逆に家族が家族自身を責めたりなどの望ましくない方向へ向かい，適切な家族機能が発揮されなくなってしまう。ここでの看護者の役割は，療養者が家族からさまざまな支援が得られるように，療養者同様に家族を援助していくことにある。

2）対処能力を高める援助

　慢性疾患は，治療者と療養者，それに療養者の家族が，長い年月にわたって忍耐強くセルフケアすることや治療努力が要求される疾患である。それぞれの慢性疾患と付き合っていくには心理面への配慮が重要となる。療養者自身が問題解決

を図っていくための方法として，エンパワメントがある。療養者にエンパワメント現象が生み出される時，彼らは自らの行動へ動機づけられ，自己効力感を抱くことができる。

①セルフケア能力とアドヒアランス

人が慢性疾患と共に生きていくとき，医療従事者から指示された療養法を生活の中に取り込み，長期に継続していく必要に迫られる。慢性疾患をもつ療養者は，病気の進展の予防，症状を管理するために，どのような行動をとる必要があり，また実際にどのように行動するかは自分で判断し実行している。宗像（1996）は，セルフケアとは「人々が自らの健康問題を自らの利用しうるケア資源（家族ケアや専門家ケアを含む）を活用して，解決しようとする（保健）行動であり，その解決のための自己決定能力に依拠した行動である」と定義している。また，セルフケア能力とは，自らの健康のために重要なことは何であるかを評価したり，セルフケアを満たすためにできることをしようと判断・意思決定したり，方法を遂行する能力を有することである。セルフケア能力を最大限に引き出すには，療養者の能力を信頼し，療養者に自らの問題を解決する能力があるという態度・考え方を看護職はもちあわせなければならない。

コンプライアンスは，「人の行動（薬物，食事療法，ライフスタイルの変化）が保健医療職者の助言にどの程度一致しているかという，その程度」を示すのに対して，アドヒアランスはどのような療養を行うかについて自分自身が責任をもつことであり，生活者としての療養者の視点に立ち「自分で自分を支える（support oneself）」という意味を含んでいる（黒江・普照，2004）。慢性疾患をもつ療養者は，自覚症状がない，ライフスタイルの変容を伴う，複雑な療養法である場合など，セルフケア能力を有していてもセルフケア行動が伴わないことがあるが，それには医療者から指示された療養法を日常生活に取り込むことができない多くの原因が関わっていると考えられる。アドヒアランスの障がいに関わる要因は，家族関係，健康に対する意欲，医療職者と医療に対する信頼の程度，指示の複雑さ，コーピングスキル，現在の習慣などである（黒江・普照，2004）。

②エンパワメント

エンパワメントは，個人の権利が重要視される社会ならではの言葉で，17世紀に「公的な法律や権限を与えること」という法律用語として用いられたのが最初と言われる。世界保健機関（WHO：World Health Organization）では，「健康に影響を及ぼす行動や意思決定を，人々がよりよくコントロールできるようになるプロセス」と定義している（WHO，1998）。

このアプローチでは，慢性疾患のケアにおいて療養者は日々意思決定をすることになるが，それらの決定は，感情，考え，価値観，目標など，慢性疾患をもって生きていくことに関係した心理・社会的側面に影響したり，またこれらに影響されたりするということが考えられる。それとともに，慢性疾患療養者への教育は，彼らが「十分に情報を与えられたうえで決定できるようにする」ものであることを前提にしている。そして教育の中で，慢性疾患は人生全般に影響することを伝える必要がある。

この場合の情報には，「疾患に関する専門的知識」と同等に重要な「心理・社会的な課題の認識とそれに対応するスキル」の2種類がある。前者は，疾患別の包括的教育プログラムによって与えられる。エンパワメントの基礎には，療養者が自らの行動や社会的状況や制度を変化させるために，心理的・社会的なスキルをもつことが必要だとの考え方がある。よって，心理的・社会的なスキルは，疾

患のマネジメント計画の立案と，健康状況や QOL を高めるための重要な鍵となる。療養者への教育は，単なる知識の伝達で終わるのでは不十分であり，療養者が自らの疾患を引き受けて自分の頭で判断し，自らの手で自らの身体状態を管理できるところにまでもっていくための援助となるべきである。

3) 疾病の進行を抑える援助

　疾病の進行を抑えることは，慢性疾患療養者が疾病を管理しやすくなることにつながる。慢性疾患は，病状の著しい変化は見られないことが多いが，潜在的に病状が進行するので，医療は継続しなければならない。看護者は病状に応じた管理に必要な知識・技術を得るための支援や定期的な検査や受診，服薬など，治療中断の予防を行うことが重要である。また急性増悪，合併症予防のために生活を調整し，異常や増悪の徴候に可能な限り早期に気づき自ら対処する力，自らを観察し進行状態を見極める力，療養生活を継続していく強い意志がもてるように療養者を教育することが大切である。本人の生活行動に問題があり病状が悪化した場合には，これまでの日常生活をともに振り返り，原因を特定して今後の予防行動に役立てる。疾病の進行を緩徐にするためには医療チームの連携のみならず，社会福祉制度の活用をはじめとするヘルスケアシステムの調整が不可欠である。

　慢性疾患療養者の家族は，本人の疾病の進行に伴い心理的，経済的負担や役割変化に伴う負担が増大したり，また介護が必要な場合には介護力不足などの問題が生じるので家族への支援やサポートシステムの整備が必要である。

4 地域連携クリティカルパス

　脳卒中を例にとると，急性期病院においては，急性期医療に特化した医療の提供がなされる一方，急性期を脱すれば，慢性疾患を有する状態となり，リハビリテーションを主とする病院や居宅での福祉サービスの活用が必要となる。

　2007 年（平成 19 年）の改正医療法では，①医療情報の提供による適切な医療の選択の支援，②医療機能の分化・連携の推進による切れ目のない医療の提供，③在宅医療の充実による患者の QOL の向上，を対策の 3 つの柱としている。このことは，施設間や施設と居宅間などの連携を強化することで，退院後も継続している医療ニーズに切れ目なく対応していく体制が重要であることを示している。このような切れ目のない医療提供を実現するための 1 つの方法として，地域連携クリティカルパスが活用され始めている。

　慢性疾患や難病を有する療養者においては，入院中のみならず退院後も医療ニーズと生活ニーズの両方に目を配りながらその人の生活を支援していくことが必要となる。ここで重要なことは，病院，診療所，訪問看護ステーションがチーム

地域連携クリティカルパス
急性期病院から回復期病院を経て早期に自宅に帰れるような診療計画を作成し，治療を受けるすべての医療機関で共有して用いるものである。これに対して，1つの病院に入院することで疾病の回復のすべての経過をたどる，すなわち，病気が治ったら退院するといった医療の提供方法である病院完結型クリティカルパスと区別している。

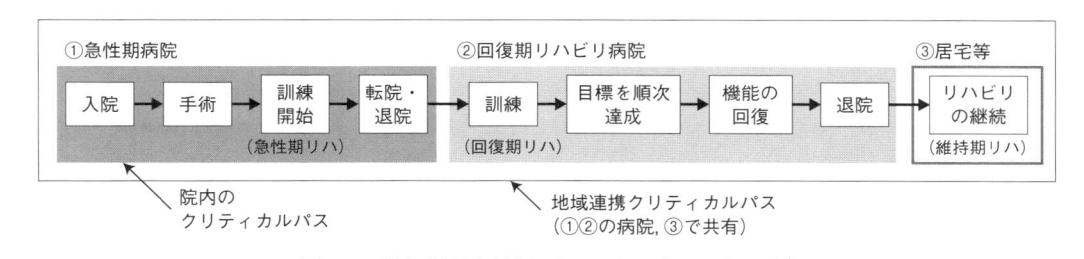

図 2-3　脳卒中地域連携クリティカルパスのイメージ
（出典：厚生労働省，2006，医療制度改革大綱による基本的考え方　一部改変）

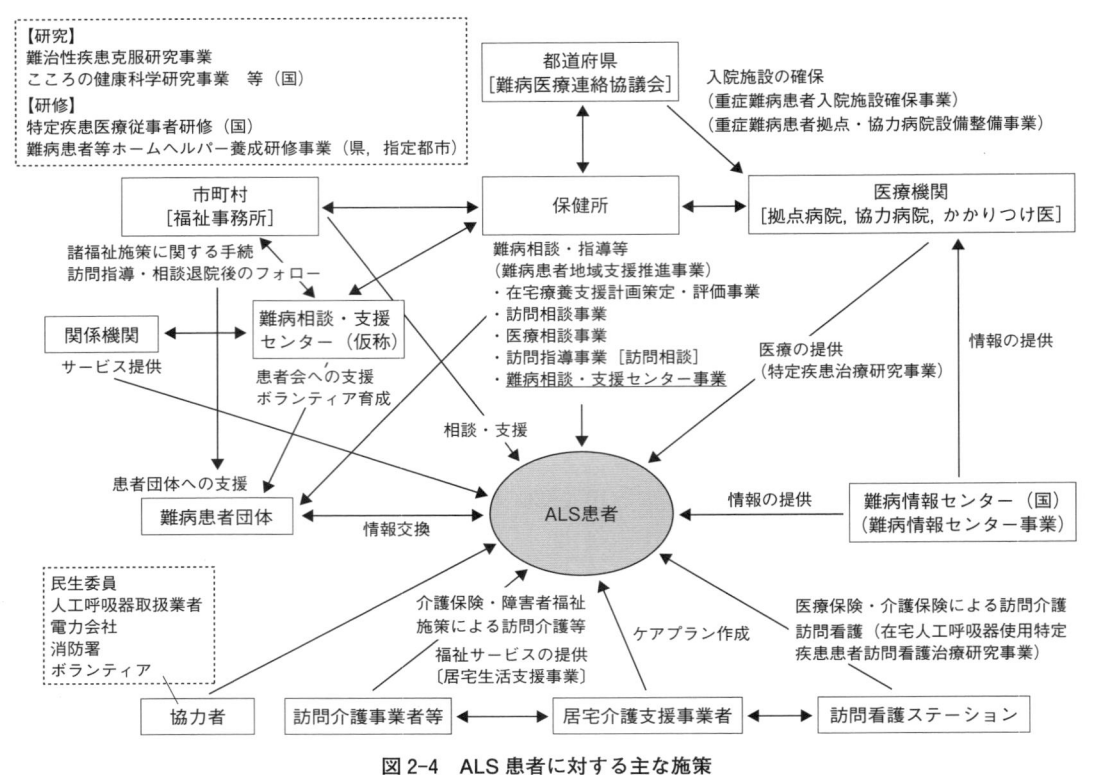

図 2-4　ALS 患者に対する主な施策

（出典：厚生労働省，2003，看護師等による ALS 患者の在宅療養支援に関する分科会資料
http://www.mhlw.go.jp/shingi/2003/03/s0310-1a.html）

となって力を合わせること，それらが介護などの福祉の仕組みと連動すること，そして保健・医療・福祉職それぞれが機能を最大限に活かすことのできる地域連携システムへと統合されていくことであろう。

　図 2-4 に筋萎縮性側索硬化症（ALS：Amyotrophic Lateral Sclerosis）の在宅療養者の保健・医療・福祉支援体制を示す。訪問看護師は，療養者と家族の健康維持と QOL の維持向上のために予防的に働きかけ，日常的な病状管理を支援する。療養生活の中で，日々の健康状態をコントロールするのは，療養者自身と家族であるが，療養者と家族のセルフケアの維持・促進を支えるのは，訪問看護師の役割となる。訪問看護師は主治医の指示書によって訪問看護を行い，病状管理を支えながら，医療機関と連携していく。それとともに療養者と家族に関わるサービス事業者や在宅医療機器・機材等を供給する在宅医療関連サービス事業者等と密接な連携体制をとりながら，療養者の生活を支える。また，24 時間連絡体制や緊急時訪問体制を整えて緊急時への対応をすること，夜間の訪問看護者通所介護の実施によって，家族の介護負担軽減の支援を行うなど多様な対応が求められる。

5　災害時への備え

　慢性疾患をもつ人々は，普段ならばその人なりに疾患の自己管理や生活の中でのセルフケアを自立して行っているが，ひとたび災害が起こると，今までの生活

が一変し，普通の生活をおくることができなくなる。つまり，生活の仕方そのものが治療である慢性疾患にとって，災害により生活の基盤を失うことがその人のセルフケア能力を低下させ，健康を悪化させることになる。慢性疾患をもつ在宅療養者は災害時支援ニーズの高いグループ（災害時要援護者）として位置づけられる。しかも，わが国のこれまでの経験によると，慢性疾患療養者にとって災害の影響は中長期にわたるため，長期的視点をもったケアを考えていかなければならないことが示唆されている（井伊・河内・川村他，2001）。

　救助に関しては，平常時から要援護者の名簿，安否確認や避難支援の方法を決めたマニュアルを整備しておくことが必要である。これらを行政にのみ任せるのではなく，訪問看護ステーションにおいてもリスクマネジメントの一環として，療養者の住む地域の力やつながりを活用して準備していくことが大切である。

　療養者が整える災害時の備えに，避難先での生活用品に加え，かかりつけ医とその連絡先，内服薬など療養に関する情報を記したメモ，保険証など医療・福祉に関する証書，薬の予備や治療に必要な機器などがある。これらは，疾患別，個別に異なるため，療養者やその家族とともに考え，平常時から準備をしておく。

第3章
難病をもつ在宅療養者

菊地ひろみ

1 難病とは

　難病とは，原因・治療法が未確立で，療養が長期に及び，経済的，精神的に負担の大きい疾病を称している。現在の難病の定義は，1972年（昭和47年）に旧厚生省から制定された「難病対策要綱」によって整理され，調査研究の推進，医療施設等の整備，医療費の自己負担の軽減などが難病対策として実施された。

　制度の発足以降，対象疾患と患者数は徐々に増加し，2009年（平成21年）には，130疾患が「難治性疾患」として，原因や治療方法の調査研究の対象となり，そのうち56疾患については「特定疾患」に指定され，医療費の公費負担が実施された。こうした状況を背景に，公平性の観点などから難病制度の見直しが行われた。2014年（平成26年）に「難病の患者に対する医療等に関する法律」（難病法）が成立し，翌2015年（平成27年）から施行された。この法律では，医療費助成の対象となる疾病を新たに指定難病として以下の要件が定められた。

　①発病の機構が明らかでないこと
　②治療法が確立していないこと
　③希少な疾患であること
　④長期の療養を必要とすること
　⑤患者数が一定の人数（人口の約0.1%程度）に達しないこと
　⑥客観的な診断基準（またはそれに準ずるもの）が成立していること

　2018年（平成30年）現在で，上記の条件を満たす331の疾病が指定難病として医療費助成の対象となっている。同時に，これら331の指定難病を含む359の疾病が，障害者総合福祉法の対象として障害福祉のサービスを受けられることとなった。

　難病は，系統別に神経筋疾患，代謝系疾患，免疫系疾患，循環器系疾患，血液系疾患など15の疾患群からなり，これらのうち，日常生活に介助の必要な患者の割合は神経系疾患が最も高い。神経系疾患の代表的な疾患として，筋萎縮性側索硬化症（ALS：Amyotrophic Lateral Sclerosis），パーキンソン病，多発性硬化症，脊髄小脳変性症などがある。

2 難病療養者に対する社会制度

（1）医療費の助成

　指定難病の診断を受け，重症度が一定程度と認定された場合に医療費助成の対象となる。申請は申請書や診断書などの必要書類を都道府県の窓口に提出し，医療費助成の対象に認定されると「医療費受給者証」が交付される。医療費助成の

　　自己負担は療養者世帯の年収および治療の状況によって金額の上限が定められている。

（2）福祉サービス

　　難病法の施行に伴い医療費助成と生活支援の適用制度を区分することとなり，難病療養者の福祉サービス利用には「障害者総合支援法」が適用されることとなった。これにより，障がい福祉サービスとして，居宅介護（ホームヘルパー），就労継続支援，日常生活用具給付などが利用可能となった。利用には世帯収入によって利用料の負担が生じる。なお，介護保険の対象者は介護保険法のサービスが優先となる。

（3）介護保険法との関連

　　介護保険法の第2号被保険者の対象となる疾患を「特定疾病」と言う。難病で特定疾病に該当するのは，筋萎縮性側索硬化症，パーキンソン病関連疾患，脊髄小脳変性症，多系統萎縮症，悪性関節リウマチ，後縦靭帯骨化症，などである。これらの疾患療養者は介護保険サービスを利用することが可能である。

（4）小児の特定疾患に対する社会制度

　　成人とは別に，治療が長期間にわたる18歳未満の児童（引き続き治療が必要と認められる場合は20歳未満）に対して，治療の確立と医療費の負担軽減を図るために，1974年（昭和45年）に「小児慢性特定疾患治療研究事業」が定められた。その後医療技術の進歩により生命予後は改善したが，療養の長期化や家族の負担の増大と共に制度の見直しが行われ，児童福祉法の改正と呼応して，2015年（平成27年）より「小児慢性特定疾病対策」が施行された。2018年（平成30

表 3-1　指定難病疾患群（331疾患）（出典：難病情報センター；平成30年4月）

1．神経・筋疾患 　　筋萎縮性側索硬化症，パーキンソン病，多発性硬化症 　　など　83疾患	9．内分泌系疾患 　　クッシング病など　16疾患
2．代謝系疾患 　　ライソゾーム病，フェニルケトン尿症など　43疾患	10．呼吸器系疾患 　　サルコイドーシス，特発性間質性肺炎など　14疾患
3．皮膚・結合組織疾患 　　神経線維腫症，天疱瘡など　16疾患	11．視覚系疾患 　　網膜色素変性症など　8疾患
4．免疫系疾患 　　悪性関節リウマチ，全身性エリテマトーデスなど　28 　　疾患	12．聴覚・平衡機能系疾患 　　鰓（さい）耳腎症候群　1疾患
5．循環器系疾患 　　特発性拡張型心筋症，三尖弁閉鎖症など　21疾患	13．消化器系疾患 　　潰瘍性大腸炎，クローン病など　20疾患
6．血液系疾患 　　再生不良性貧血など　13疾患	14．染色体または遺伝子に変化を伴う症候群 　　CFC症候群，プラダー・ウィリー症候群など　41疾患
7．腎・泌尿器系疾患 　　IgA腎症など　13疾患	15．耳鼻科系疾患 　　アッシャー症候群など　4疾患
8．骨・関節系疾患 　　後縦靭帯骨化症，特発性大腿骨頭壊死症など　13疾 　　患	

（注；この表の疾患数の計は334となり，指定難病数と附合しない。表の数値は難病情報センターのデータに準拠したものである。令和元年7月1日施行の指定難病数は333とされている。）

表3-2　**介護保険法における特定疾病**（出典：厚生労働省）

1	がん（がん末期）	9	脊柱管狭窄症
2	悪性関節リウマチ	10	早老症（ウェルナー症候群等）
3	筋萎縮性側索硬化症	11	多系統萎縮症
4	後縦靱帯骨化症	12	糖尿病性神経障害，糖尿病性腎症，糖尿病性網膜症
5	骨折を伴う骨粗鬆症	13	脳血管疾患（脳出血，脳梗塞等）
6	初老期における認知症（アルツハイマー病，脳血管性認知症，レビー小体病等）	14	閉塞性動脈硬化症
7	進行性核上性麻痺，大脳皮質基底核上性麻痺，パーキンソン病（パーキンソン病関連疾患）	15	慢性閉塞性肺疾患（肺気腫，慢性気管支炎，気管支喘息，びまん性汎細気管支炎）
8	脊髄小脳変性症	16	両側の膝関節または股関節の著しい変形を伴う変形性関節症

年）現在，16疾患群756疾病が医療費助成の対象となっている（第Ⅰ部第3章「在宅看護の対象」参照）。医療費助成の自己負担は療養者世帯の年収および治療の状況によって金額の上限が定められている。

3　在宅難病療養者の特徴

　難病は，希少性が高く治療法が未確立であり，長期にわたり進行性に経過する。在宅難病療養者は身体，心理，社会面において多くの困難を経験する。神経・筋疾患の難病を中心に以下の事柄を挙げる。

（1）診断・告知に伴う課題
　難病療養者の多くは，病名告知において病名そのものを初めて聞く場合が多く，聞き慣れない病名と治療法が未確立であることにショックを受ける場合が少なくない。患者は症状の見通しの不確かさや，治療・リハビリテーションなどさまざまな課題を抱える。療養生活の見通しを得るには相当の困難と時間を要する。

（2）確実に進行する障がい
　病状の進行や程度は疾病により個人差があるが，多くの場合，症状や障がいは進行する。神経・筋疾患の難病では，運動，言語，嚥下，呼吸などの症状は複合的に表れる。新たな症状の出現は病気の進行を意味し，そのたびにADLや日常生活における困難の程度が増す。

（3）社会的な孤立の懸念
　症状，障がいの進行により社会生活の継続が困難になる場合がある。病気の症状により学業や就業継続が難しくなったり，就業時間の短縮を余儀なくされる。また，日常生活に介助が必要な状態になれば，たとえば今まで行ってきた家事や家族の世話といった役割が担えなくなるなど，家庭内における役割にも変化が生じる。これらの状態は療養者の喪失体験となり，社会や家庭の中での孤立感につながる懸念がある。

（4）病気に関する情報の少なさ
　難病の治療やケアに関する情報としては，医療者からの説明，出版物やインタ

ーネット，患者同士の交流などがあるが，情報自体が少なく，療養者が入手できる情報は限られているのが現状である。近年，ICT の発達により，さまざまな情報を得ることが可能となった。インターネットの活用には情報通信機器に関して一定のスキルが必要であり，豊富な情報の中から必要な情報の取捨選択の難しさも招いている。患者会などの当事者同士の情報交換は有益だが，患者会などに出かける必要がある。医療機関での説明は，病態や治療に関する内容は豊富だが，対処法や療養に関する情報や説明が不足しているという報告もある。情報が少なく，相談できる機関が少ない状況が患者の孤立感をより深める一因となっている。

4　難病療養者の在宅看護

　訪問看護師は自宅など療養者の身近かなところでケアを提供するので療養環境や病状，セルフケアの状況や家族のサポートについて把握する立場にある。この立場から，療養者や家族に対する病状の観察やケア，日常生活のケア，医療的ケアを療養者や家族の個別性に合わせてきめ細かく行い，他職種や医療機関との連絡調整を行うなど，訪問看護師の役割は大きい。

　神経系の難病では日常生活に支障をきたすため，医療，介護の両面からの支援が重要である。療養者に関わる機関，専門職が在宅ケアチームを形成し，療養者を支援する。在宅ケアチームを構成する職種は，専門医，往診医，訪問看護師，訪問介護士，保健師，地域のボランティアや患者団体などであり，チーム内の密接な連携が重要である。医療機器を使用する場合には医療機器メーカーや電力会社との連絡体制も必要である。

難病相談支援員
難病患者の相談支援を役割として，研修の修了した保健師，看護師，社会福祉士などの専門職が難病相談支援センターに配置され，療養相談，就労支援，心理的ケアなどを包括的に担っている。

　2003 年度（平成 15 年度）より全国に難病相談・支援センターが設置され，「難病相談支援員」が配置されている。難病相談員は，患者や家族に対する療養相談や助言を行う。これら難病に特化した専門職との連携や情報交換が必要である。介護保険の対象とはならない在宅難病療養者に対しては，訪問看護師に調整役としての役割が求められる。また，重度者では複数の訪問看護ステーションが訪問看護を担う場合があり，訪問看護ステーション間の連携も重要である。

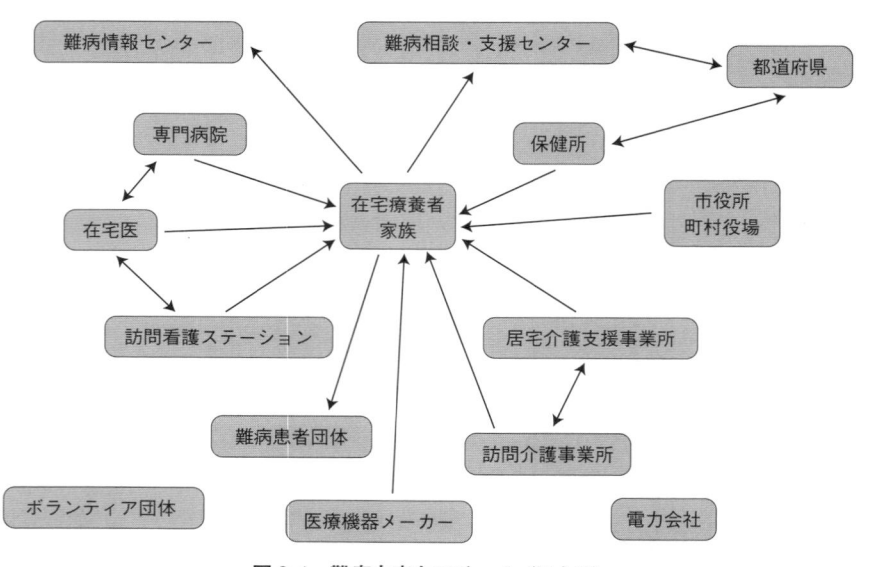

図 3-1　難病在宅ケアチーム（概念図）

（1）診断・告知初期から始まる看護

日本神経学会治療ガイドライン「筋萎縮性側索硬化症（ALS）治療ガイドライン」によれば，ALS の告知に際して，以下の対応を定めている。

①告知は最初から患者と家族に同時に行う。

②治らない疾患であることを正しく認識させる。病名を告げるだけでなく，将来出現してくる症状に対して具体的に説明する。

③診断後早期からパソコンの使用を勧める。

④嚥下障がいに関してよく理解させ，経鼻経管栄養や胃瘻^{ろう}などを併用することを説明する。

⑤呼吸障がいに関しては，気管切開し人工呼吸器を装着することの意味と人工呼吸器装着後の入院，在宅を含めた療養環境整備について説明する。

症状や障がいの進行の程度は疾病により異なるが，告知に際して患者・家族は著しく動揺し，一通りの説明では十分に受け止められない場合が多い。在宅に戻った後，療養者・家族がどのように病気を捉え，どの点に疑問や悩みをいだいているのか，十分に時間をかけて傾聴することが必要である。療養者，家族がさらなる情報を必要としている場合は，訪問看護師が情報を提供することも必要である。看護師が「いつでもそばにいてサポートをし続ける」姿勢を真摯に伝えることが重要である。

（2）障がいに対するケアと精神的支援

障がいや症状は段階的に進行し，ADL の課題は大きくなるので，ADL の状態に合わせて自立の手助けとなるように環境の調整を行う。介護保険を利用して住宅改修を行ったり福祉具を購入する場合，症状の進行速度が速く，十分に活用できないままに使用できなくなる場合がある。症状の進行について情報をもつこと，変更可能なサービスを活用することが必要である。呼吸障がいや嚥下障がいなどについては，事前説明でイメージが十分でないことがあり，その状態になって現実に直面することが多い。療養者のさまざまな思いを丁寧に聞き取ることが必要である。療養者の障がいが徐々に大きくなり日常生活に介助を必要とする過程にあっても，療養者の意向を十分に確認し，療養者の可能性とセルフケアを最大限発揮できる支援が必要である。

（3）自己決定への支援

神経系難病では嚥下障がいに対する胃瘻造設や呼吸障がいに対する人工呼吸器装着など療養上重大な選択に迫られる状態が生じる。生命維持に直結する事柄であるので，意思決定に際しては療養者と家族が具体的に理解できるように情報提供を行う必要がある。多くの場合，療養者は専門医療機関において説明を受けるが，自宅に戻って落ち着いて考えたときに，新たな疑問や迷いが生じることがある。何度も迷ったり，気持ちが揺らぐことは当然である。説明後の療養者の捉えを確認し，何度でも説明を補足したり，必要に応じて療養者の捉えについて再度丁寧な説明を受けられるように，担当専門医や担当看護師に情報提供を依頼する必要がある。生きることの選択と家族に負担をかけることの狭間で，家庭内で葛藤が生じる場合があるので，家族内の納得のもとに意思決定ができるように中立的な立場で調整することも必要である。一貫して訪問看護師は，療養者・家族の行った選択について評価せず，どんな選択であってもサポートし続けるという立場を貫くことが必要である。そして，いったん意思決定した後でも，何度でも変

更可能であることを保証する。

　療養者によっては，気管切開や人工呼吸器の装着について，自らの意思を文書で表明する（事前指示書）ことを希望する場合がある。事前指示書作成にあたっては，療養者が十分な説明を受けていることを確認し，作成後，何度でも変更可能であることを確認する。

事前指示書
患者自身が意識喪失や昏睡状態に陥った時に，治療やケアを受けるかどうかについて患者の希望を記載した書類。ALS などの難病で病状が進行した際の処置や治療について，事前に自分の意思を表明する。

（4）制度・社会資源の活用

　難病は一般に認知度の低い疾患であるだけに，医療や福祉の制度について十分な情報を得る機会が少ない。訪問看護による，療養者の療養実態に合わせた制度やサービス利用に関する情報提供や助言が必要となる。

　都道府県，市町村単位で，日常生活用具給付事業，面接訪問相談事業，短期入所事業などが行われている。在宅人工呼吸器使用特定疾患患者訪問看護治療研究事業，在宅難病患者等酸素濃縮器使用助成事業，呼吸リハビリ教室など，難病に特化した制度や社会資源があるので，積極的に情報収集し情報提供に努める。

5　主な症状および障がいに対する援助

（1）運動障がい

　運動障がいは，原因となる疾病の部位によって運動麻痺や運動失調，筋肉の強直など，さまざまな症状が出現し徐々に進行する。進行に伴って，入浴やトイレでの排泄，寝返りをうつなどの ADL が障がいされる。ALS では全身の筋肉が萎縮し，発症後数年で寝たきりになる。さらに進行すると，完全閉じ込められ状態（totally locked in stage：TLS）と呼ばれる状態になる。運動障がいの初期は，障がいの部位や程度に応じた介助や環境調整が必要となる。起き上がりを容易にする介護ベッドや手すり，移動をサポートする車いすや歩行器が一般的である。屋外に出るためのスロープや室内の段差解消の改修は介護保険で実施可能である。浴室やトイレの改修は，寝たきりになった場合には利用できなくなるので，症状の進行に応じて代替可能な方法，安価な方法を選択することが望ましい。

　リハビリテーションは，ALS などでは筋肉疲労が症状進行に悪影響となる場合があるので，リハビリは療養者の意欲維持を目的とする程度にとどめておくのが望ましい。筋強直に対しては起こった時の対処法としてマッサージや圧迫などの方法があるので，自身や家族が対処できるように訪問看護師と一緒に練習しておく。

（2）嚥下障がい

　嚥下障がいの初期には，増粘剤の使用や形態の工夫により経口摂取が続けられるように支援する。誤嚥性肺炎の危険性が増大した場合に，経鼻経管栄養や胃瘻を造設することが多いが，QOL の維持にとって経口摂取は重要なので，味覚を楽しむことも大切にする。嚥下機能の評価は医療機関で行う。家族が流動栄養食の注入や日常的な経管栄養の管理を実施できるように教育的支援を行うと共に，定期的に経管栄養の実施状況を観察し，注入時の体位やスピード，注入後の逆流などがないか，胃瘻のケアが適切に行われているか確認する。また，挿入部位を観察し，挿入部や周囲の皮膚にトラブルがないかどうか確認する。

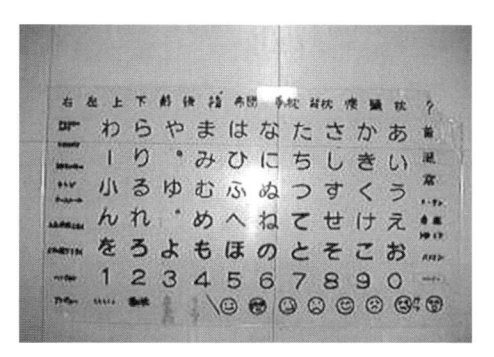

図 3-2　透明文字盤の例

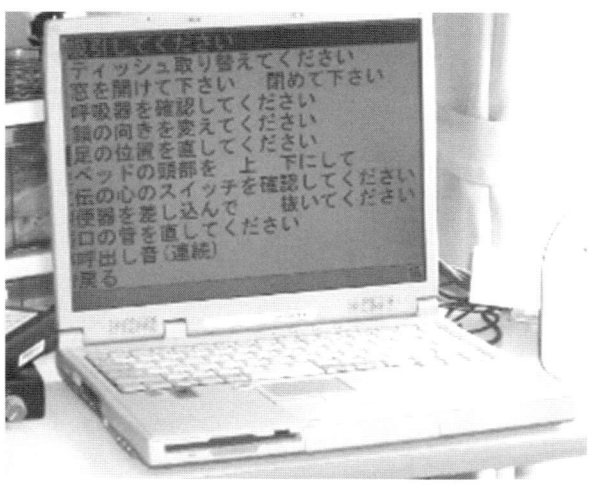

図 3-3　意思伝達装置の使用例

（3）呼吸障がい

　ALS では呼吸筋の麻痺により呼吸障がいを発症し，非侵襲的呼吸療法（NPPV：Noninvasive Positive Pressure Ventilation）から，気管切開下陽圧人工呼吸療法（TPPV：Tracheostomy Positive Pressure Ventilation）に移行し，人工呼吸器による呼吸管理が行われる。気管切開と同時に発声によるコミュニケーションはできなくなる。自身の呼吸を器械に委ねることの衝撃はきわめて大きく，十分な情報提供と共に心理的サポートがきわめて重要である。気管切開後は呼吸器感染症予防のためのケアが重要となる。家族や介護職による吸引手技が実施できるように教育的支援を行う。また，家族が日常的な器機の管理や観察，アラーム時の対処，気管孔周囲の処置を行えるように指導する。訪問看護では呼吸状態の観察家族・ヘルパーの実施状況の把握と共に呼吸理学療法により排痰を促し，呼吸器感染症を予防する。

（4）コミュニケーション障がい

　神経系疾患では構音障がいや呼吸筋麻痺による気管切開，人工呼吸器装着によりコミュニケーション障がいをきたす場合が少なくない。気管切開により自分の声が失われるという衝撃は計り知れない。発声によるコミュニケーションが困難になる前に代替手段を確保しておくことが必要となる。代替手段としては，口形，筆談，透明文字盤，意思伝達装置などがある。障がいの程度や内容によりどの方法が適切か，療養者とよく相談する。透明文字盤や意思伝達装置を使うスキルが必要なものもあるので，早めの練習開始が望ましい。反面，患者がこれから起こるコミュニケーション障がいの準備を行うということは心理的に抵抗があることなので，患者の気持ちを十分に受け止めながら慎重に進める必要がある。

6　在宅難病療養者の家族への支援

　訪問看護師は家族に最も身近な医療者として家族への支援を積極的に行う。難病の告知を受けたり，病状の進行に伴い，家族は療養者と共に動揺し，混乱する。家族の立場であるがゆえに苦悩を表出できずに抱えている場合もある。家族が十

非侵襲的陽圧換気療法
気管切開や気管内挿管などの侵襲を患者に加えずに，鼻や顔マスクを使用して陽圧換気を行う呼吸療法。食事やコミュニケーションが保たれることから患者の QOL は維持される。

気管切開下陽圧式人工呼吸療法
気管切開をして人工呼吸器を装着し陽圧換気を行う呼吸療法。非侵襲的陽圧換気療法で対応できない呼吸状態に対して，気道の確保と安定した呼吸の補助を行う。

意思伝達装置
コンピュータなどの機器にひらがなや文章，音声などによる伝言や発声を行うソフトウエアが組み込まれた機器。キーボードを操作せずに四肢や顔面，目の動きなどで入力する機能をもつ。重度身体障がい者に給付される福祉機器。

分に思いを表出できるように支援することが必要である。家族内の葛藤がある場合には，訪問看護は中立的な立場から情報を整理し，調整する役割が求められる。

訪問看護師は，家族が日常的な介護スキルを獲得できるように教育的支援を行い，家族のセルフケア能力を高めていくことも必要である。経管栄養の管理やコミュニケーション方法の習得，吸引，人工呼吸器の使用など，家族が新しい介護技術を修得しなければならないことは多い。訪問看護の都度，習得状況を確認し，自立的に実施できるように助言することが必要である。医療機関で指導を受けたケア技術が家庭の状況に合致しない場合には，療養環境や家族の習慣に応じて工夫したり，身近な材料を使って安価に介護を続けられるように助言する。家族が日常的なケアを自立して行えることは，家族の介護に対する自信を高めることにつながる。

神経難病の家族を自宅で介護し続けるのは容易なことではない。短期入院・入所を利用し，積極的にレスパイトを図るべきである。療養者によっては環境の異なる医療機関などでケアを受けることをためらう場合があるが，在宅療養を継続するために必要な対応であることを理解してもらい，協力を得ることも必要である。

7 在宅難病療養者の QOL の向上のために

在宅難病療養者と家族は，症例数が少ないことから周囲に自身の病気を理解してもらえなかったり，患者同士の交流や療養に関する情報入手の機会が限られているなど，孤立感を感じやすい。治療や療養に関する情報入手に対する満足が，療養者の QOL に関連するという報告がある（Kikuchi et al., 2011）。訪問看護では，病気に関する情報を提供している機関や患者団体に関する情報を提供し，情報を得る機会をもてるように支援することが必要である。

治療法が未確立である難病であっても，新たな診断技術や治療技術開発が日々進歩している現状を踏まえ，治療への希望が療養への意欲を高める場合が少なくない。海外での新薬の治験情報など新しい治療に関する情報に対して療養者は敏感である。訪問看護師は新たな治療に対するアンテナを高くすると共に，研究が日々続けられていることを念頭におき，希望をもって療養生活を継続できるよう支援していきたい。

療養者は言うまでもなく療養者である前に尊厳ある個人である。日常生活の多くに介助が必要になったり，医療機器を使用するようになっても，患者が自律的に生活を継続できるよう，可能な力を積極的に活かすように努める。療養者が自分の患者としての体験を教育場面で活用したり，患者会の役割を引き受けるなど，社会的役割を引き受ける場合がある。社会的役割を担うことは患者の QOL の向上につながる場合が少なくない。また，ADL が困難になっても家庭の中で母親・父親・祖父・祖母としての役割を果たすことは可能である。療養者が家庭の中での役割を発揮できるように，療養者や家族に最も身近なところで看護している訪問看護師が家族間の関係性に働きかけるなど，行うべきことは多い。

第4章
精神障がいをもつ在宅療養者

中安隆志
那須典政

1 精神障がいとは

　精神障がいとは，ただ単に精神疾患を有するというだけではなく，社会との関係性の中で困難が生じている状態を含めて指すことが多い。たとえば，障害者基本法における精神障害者とは「障害及び社会的障壁により継続的に日常生活又は社会生活に相当な制限を受ける状態にあるもの」と定義され，社会生活や日常生活への影響なども含めて多角的に捉えることが必要であることが分かる。また，国際生活機能分類（ICF）による障がいの考え方は，個人の疾患だけではなく，環境因やプラスの側面も合わせて総合的に考えることを提唱している。このことからも，精神障がいを疾患の側面や個人の要因のみで捉えるよりも，人と人との相互作用の結果や，社会との関係性の中で起きているものとして着目する必要がある。

（1）安全な居場所としての在宅
　精神障がいをもつ者が地域で安心した生活をおくるために，その援助を行う看護者として知っておくべきことはいくつかある。そのなかでも，彼らが「地域で暮らす」ということの意味を理解することはきわめて重要である。精神障がい者と呼ばれる人々は，当然ながら何かしらの精神疾患をもつ。統合失調症や，うつ病などの気分障がいなどが現在でも代表的な精神疾患であるが，あらゆる精神疾患に共通する障がい領域はコミュニケーションである。それゆえに精神疾患は「関係性の病」と言ってよいであろう。精神障がい者は，家族や友人，近隣の人たちといった他者との関係性や，所属する社会との関係性に困難さを抱えている。そして障がいを抱えた自分自身とどのように付き合っていくかという，自分自身との関係性にも苦悩し続けていることも忘れてはいけない。このように幾重にも生きづらさを身にまとっている状況におかれていても，精神障がい者は地域においてその苦しみだけではなく，さまざまな希望をもち，楽しみを感じながら生活しているのである。その生活の拠点となる場所は，家族と同居する住まいであったり，ひとり暮らしのアパートやグループホームであるかもしれないが，ひとまずそこが彼らの安全な居場所であるということを十分に認識しなければならない。そして，その住まいが彼らにとって，さまざまな関係性の観点から「居心地の良い場所」となっているのか，という視点も重要となってくる。援助する側には，本人にとっての居心地の良い場所を築くプロセスを手伝うという姿勢が求められるのだが，援助を行う側の価値観で居心地の良さを判断することのないよう留意したい。

（2）慢性疾患としての精神の病

　精神疾患は長期にわたる治療やリハビリテーションを必要とする。投薬によって完治する風邪などの感染症や，外科的な治療によって取り除かれる良性腫瘍などとは異なり，治療のゴールが見えにくい。精神疾患は，高血圧症や糖尿病と同じように生活習慣を整えながら治療を続け，症状（障がい）をコントロールする慢性疾患と言える。コントロールするには血圧や血糖値など，治療の効果が目に見えて分かる指標が必要となるのだが，精神疾患は一人ひとり異なる多種多様な精神症状があるため，より個別的で具体的な症状コントロールが必要となる。さらに精神症状には自覚できるものとそうでないものがあるため，発見が遅れ，再発・再燃が繰り返される場合も少なくないのが現状である。

2　精神科訪問看護に必要な視点

（1）リカバリー・エンパワメント・ストレングス

　リカバリーとは，症状や障害があったとしても希望を抱き，自分の人生に責任をもって意味のある人生を生きるという概念である。かつての援助の視点は，生活に影響を与える精神症状の改善が重視され，それに関連する服薬の遵守などが援助の中心となっていた。しかし，十分に薬物療法を継続してもなお残る症状も多いため，症状とともによりよく生きることを目指すことが療養者にとっては人生に対する満足度を向上させるため，援助の視点としても重要視されている。

　リカバリー志向の援助をするうえで大切なことは，療養者のもつ長所，才能，能力，希望，関心事といった強み（ストレングス）に着目することである。これらの側面に着目することで，今まで精神疾患をもつ自分に対して信頼感を失っていた状態から自己肯定感を取り戻し，主体性が発揮されるようエンパワメントするかかわりが大切である。リカバリーは援助者が療養者を「リカバリーさせる」という性質のものではないため，リカバリーに向けて歩むその人をサポートする姿勢が必要である。たとえば，療養者に代わって問題解決してあげるのではなく，選択肢を示すことで本人による選択を重視するといった，療養者の主体性が発揮されるような協働関係を意識することが必要である。

　病気や問題点だけに焦点を当てるのではなく，強みにも着目して，療養者らしさが重視される人間関係を通してアイデンティティを取り戻し，ポジティブな自己像を強化しながらリカバリーに向かっていくのを支援するよう心がける。

（2）再発の徴候を見極める

　どのような人でも疲れやストレスがたまったときには，頭痛や肩こり，口内炎，便秘や下痢，不眠などの徴候が生じる。精神疾患の場合，再発，再燃の徴候として多いのは，2～3日一睡もできないような不眠や，焦燥感，考えがまとまらない，落ち着かないなどの過活動や，逆に意欲・気力の減退，無為・自閉など，さまざまである。この徴候には疾病別，たとえば統合失調症や気分障がいなどによってもタイプ分けすることも可能であるが，やはり人によって多種多様である。

　在宅療養においては，その再発徴候を当事者と訪問看護師の両者が認識しておくのが望ましい。なぜならばこの徴候をモニタリングすることが，訪問看護師の重要な役割の1つとなるからである。しかし再発の徴候は，睡眠や休息，活動，食事などの観察を通して明らかになることが多いため，援助者は在宅療養者の生活を監視してしまうような行動をとりやすい。あくまでも再発の徴候をセルフモ

ニタリングできるように支援していくのが大切である。また，訪問看護の中でクライシス・プラン[1]をともに作成するのもよい方法である。

　再発の徴候を意識した訪問看護をすることによって，再発を未然に防ぐことができ，たとえ再発して入院したとしても短期間で済み，再び慣れ親しんだ場所へ戻ることができる。当然のことであるが，第一に症状を安定させることができれば，その患者が地域社会で生活を継続させることは十分可能なのである。

　萱間ら（2005）の研究では，患者が訪問看護を受け始めた前後 2 年間における精神科病棟への総入院日数，1 回入院あたりの入院日数の変化について検討したところ，ともに訪問ケアの開始前後の比較において大幅に減少し，有意差が見られたと報告している。また，緒方ら（1997）の研究では，精神科訪問看護の再発予防効果について検証しており，「訪問看護あり群」では 1 年後再発率 10％，2 年再発率 30％であったの対し，「訪問看護なし群」では 1 年再発率 50％，2 年再発率 80％というデータが示されている。

　精神科訪問看護では，再発予防効果や，もし入院したとしても入院期間が短くなるというメリットが期待される。

（3）ストレスへの対処

　統合失調症の再発を理解するうえで有用なモデルとして「脆弱性 − ストレス − 対処モデル」がある。これは，リーバーマン（Lieberman et al., 1994）が提唱したモデルで，個人のもつ精神生物学的な脆弱性（身体の内部環境や神経生理に関するもの），社会・環境的ストレッサー（家族・友人関係やライフイベントなど），それに対する防御因子（周囲からの支援，向精神薬）などが関係し合って統合失調症の発症や再発に至るという考えである。たとえば，精神生物学的な脆弱性をもっていても，向精神薬という防御因子がその脆弱性を補ってくれる。しかし，社会・環境的ストレッサーに対して個人の対処や周囲からのサポートといった防御因子がうまく機能しないと，再発の可能性が高まる。このように，これら複数の要因が関連し合っており，そのことをイメージしながら，再発を防ぐアプローチを考えていかなければならない。ただ薬だけ飲み続けていれば再発が防げるというわけではないのである。そのため，薬物療法だけではなく，社会生活上で起こるストレスにうまく対処する防御因子も同時に強化していくことが大切である。

　訪問看護では，この防御因子を意識して，服薬が継続できるよう支援するだけではなく，利用者が抱える生活上のストレスにも目を向け，ともに解決したり，個人の対処能力が向上するような支援が有効である。精神科リハビリテーションにおいては，SST（Social Skill Training：生活技能訓練）が，その対処能力を高める具体的実践方法の 1 つである。訪問看護場面においてもこれは応用が可能であり，生活上の具体的な場面を扱い，コミュニケーションスキルを獲得するための訓練をすることができる。

（4）セルフケア

　精神疾患をもつ者は，その病気のために自分自身のことができない状態に陥っていることが多い。たとえば，思考や認知の障がいによって金銭管理ができない，

---

1) クライシス・プランとは，安定した状態の維持，また病状悪化の徴候が見られた際の自己対処と支援者の対応，病状悪化時の自己対処と支援者の対応について病状が安定しているときに同意に基づき作成する計画である。この計画を作成することで，療養者は病状管理に役立てられるだけではなく，自身の希望が尊重され，支援者との信頼関係を形成しやすくなると考えられる。

気分の障がいによって抑うつ状態が強く，買い物に行くことができない，無為・自閉傾向により入浴をしなくなるというように，精神状態によってセルフケアが不足してくるのである。大切なのは，この目に見えないセルフケア不足の原因を正しく理解することである。身体機能上は何も問題はないのに，ゴミ出しができなかったり，なぜこんな簡単なことも理解できないのだろうと訪問看護師がネガティブな感情を抱き，無力感に陥ることがある。その時は，セルフケアに影響を与える精神状態の査定，精神健康度の査定も併わせて行い，なぜ現在セルフケアが低下しているのかを正しく知る必要がある。そして，精神状態のレベルに合わせて保護的に関わったり，セルフケアを促進するよう働きかけたりするといいだろう。また，①空気・水・食物，②排泄，③個人衛生，④活動と休息，⑤孤独と付き合い，⑥安全を保つ能力，のそれぞれの項目をアセスメントし，全介助が必要なのか，部分介助が必要か，支持・教育レベルの関わりが必要なのかを判断することが，精神科訪問看護の役割や目的を方向づける第一歩となる。

3 当事者を中心とした多職種との連携

　地域で生活する当事者が利用しているのは医療ばかりではない。さまざまな福祉サービスが数多く存在し，適したものが選択され活用されている。そのため，医療と福祉の連携は包括的なサービスを提供するのに有効であり，そこで専門性を発揮している医師や看護師，保健師，精神保健福祉士，臨床心理士，作業療法士，相談支援専門員など，さまざまな立場の者が協働することは，多面的アプローチにつながる。療養者が生活するうえで経験する困難さは多岐にわたり，症状への対処や治療に関する医療的なことから対人関係に関する悩み，就労に関することまで多種多様である。そのため，多職種による支援は療養者のニーズに柔軟に対応できるというメリットがある。また，ピアサポーターの存在も重要で，当事者の専門家として大きな力となっている。

　地域生活の維持には，医療と日常生活の支援の両方を提供する必要があるため，本人の意向に寄り添う医療と生活支援を両立させるために，精神科医・保健師・看護師等の保健医療スタッフと，精神保健福祉士等の福祉スタッフとが，多職種チームとしてそれぞれの技術および価値観から多面的な視野のもとに協働して支援を行うことがきわめて有効である。また，精神疾患の症状は短時間に変化しうることから，状況を的確かつ迅速にアセスメントし，直ちに支援に反映できる必要があるため，関係者が連携・協力することで，精神障がい者の地域生活移行や地域生活の継続に向けた支援のさらなる効果的，効率的実施が期待されている。

4 事例から学ぶ訪問看護の実際

　訪問看護の実践の場は地域における療養者の自宅である。よって私たちはそこに「お邪魔」するという形をとることになる。つまり，生活の場における主体者は療養者であるため，そこに援助者を受け入れるかどうかを療養者自身が決定するのは精神科領域においても同様である。もし精神的な症状がそうさせたとしても受け入れを拒否すれば，援助者はケアを提供することができないし，家の中に入ることすらできないこともある。逆に長期にわたり慣例のように訪問看護を受けている療養者もいる。彼らのなかには訪問看護が自分に本当に必要なのかと疑問に感じる方も少なくない。そのような療養者を訪問していくうちにケアの提供

者が行う支援の意味を見失う体験をすることも珍しくない。まさに相互作用である。療養者とケアの提供者，両者がぼんやりとした目的意識のなかで訪問看護だけは継続されていくケースが少なからず存在する。これは精神疾患特有の思考障がいなどが療養者の自己決定を困難にし，ケアの提供者はそこへのアプローチに苦悩することによって生じる現象と解釈することができる。まずは時間をかけての対象理解と信頼関係の構築がケアを提供する前提であり，これに多くの時間を要することが精神科訪問看護の特殊性として挙げることができる。

　ここでは統合失調症の療養者に対し数年にわたって関わった経過を提示しながら，入院医療と在宅療養の変遷を事例として示したい。事例2に関しては単身での生活となるためセルフケアに関するアセスメントを含めた。

（1）事例1：精神症状の悪化によって再入院よる急性期治療を行い，再び在宅療養に戻った統合失調症者への訪問看護

1）事例の概要

　40歳代の統合失調症の男性，無職の母との二人暮らし。発病時は「○○へ行け」という命令的な幻聴と「死ななければならない」という希死念慮があり，家を飛び出しては警察に保護されることを繰り返し，精神科病院に入院した。症状に左右された言動が減り約6か月間の入院を経て母宅へ退院となった。同時にデイケア通所と訪問看護を受けることになった。

　訪問看護では，生活状況の把握と再発予防の観点で面談を行った。彼は退院後，明け方までテレビゲームに興じ，昼過ぎに起床する生活リズムで服薬も不規則であり，薬を飲まないことが多かった。外出は週に一度程度，友人と外食や温泉に行くことはできていた。食事，洗濯，掃除などは母がすべて行っていた。このような彼の生活に母が干渉することが多かった。数か月訪問を重ねたころ，彼は，「今自宅で過ごすようになっても夢の続きを見ているようだ。それは入院直前から始まっている。まるで連続ドラマを見ているようだ。ただ夏になると特に夢との境界が分からなくなる」と語った。その夏が訪れようとしたとき，彼は早朝から近くの公園を歩き回り，警察に保護され再入院となった。

　再入院後は，日常生活リズムが整うよう関わり，心理教育を行いながら再発予防の観点が身につくよう支援を続けた。試験外泊や外出を繰り返し体力の回復を確認したのち退院となった。

2）アセスメント

　環境因子や服薬中断による病態悪化が今後も予想される病状である。症状がある程度固定された陳旧性の統合失調症ではない。再発の徴候は「夢」に象徴される本人の言動と睡眠リズムの変調である。季節性や妄想の有無も否定できない。母との関係性がどの程度ストレス因子になっているかは不明である。

3）看護計画の立案

　ここではまず，①生活状況の把握，②母との関係性に着目した。生活状況の把握では特に睡眠・覚醒リズム表を記入してもらうよう提案することにした。その他，服薬状況の確認，症状自己管理を含むセルフケア状況，対人交流，母との関係性が観察のポイントとなった。

4）実　施

　睡眠・覚醒リズム表は主治医からも導入の意義を説明してもらったが，自発的な記入には至らず，週2回の訪問時に思い出して記入することが多かった。そこから見えてきたことは深夜型の生活スタイルであり，再発前とそう変わらない生活リズムであった。しかし，それを指摘し，修正するよう促すことはせず，まずはリズム表を共に作成すること，そして自己の生活リズムを可視化することに努めた。母との関係性について，母は過干渉になると彼から疎ましく思わることを気にしており，「どのように息子と接したらよいのか」と悩んでいた。彼の再発予防や生活の再建には，母の協力が不可欠であると同時に母の焦りが彼の負担にならないように調整する必要があった。そこで訪問時には母だけ別室で面談し思いを傾聴したり，彼の病気の説明や再発の徴候，その時の対処方法など，入院中に十分にできなかった指導することを通じて，母との関係性を築いた。時には，訪問看護の日に母に外出してもらい，気分転換を図ってもらうなどの配慮も行った。

　・ポイント　　この事例は本人の訴えからも分かるように，症状が悪化すると自傷の可能性が高く，その際の医療的介入が必須の療養者である。そのリスクを可能な限り減らすことが入院中から在宅療養中に必要な支援である。たとえば病状悪化のサインを自分なりに見つけることや，それが生じた場合の対処方法の習得，定期的な受診や服用の必要性を理解してもらうことなどである。この準備には，ここまですればよし，というラインはない。入院中からその準備に取り組み，在宅において実践しながら身につけてもらうスタンスが必要である。また，家族への配慮は大きな課題である。家族とは訪問看護が行う支援内容に対し理解と協力が得られるよう十分な説明と話し合いを行うこと，そして家族自身の生活にも目を向けることが重要である。

（2）事例2：精神症状をコントロールしながら在宅療養を続けている統合失調症者への訪問看護

1）事例の概要

　50歳代の妄想型統合失調症の女性。主要症状は被害関係妄想と数か月に一度程度生じるてんかん発作である。妄想の内容は主にもの盗られ妄想である。当初は外来通院のみであったが，妄想が憎悪し約9か月間入院治療を受けた。一度は退院し単身生活をしたが，1週間程で病態が悪化し再入院となった。その後約3年間の入院生活を経て，訪問看護の支援を受けながらアパートでの単身生活が再び始まった。短時間意識消失するてんかん発作の頻度が数週間に1回に増していた。妄想の内容は「あの女が勝手に家に入り盗んでいく」という実在する女性に限定された妄想であった。何事にも用心深く几帳面で，看護師に対しても懐疑的な言葉を発したり，さまざまな援助に対して「してもらって当然」という態度を前面に出す傾向があった。十分に説明して交わした約束も時間が経つと覆してしまうところもあった。多数いる兄弟とは長期にわたって絶縁状態であり，両親も他界していた。夫とは数年前に離婚しており，数少ない友人だったのが，妄想の中にも登場する「あの女」であった。

2）アセスメント

　20年ほど主婦をしていた経緯があり，病状によってその獲得した生活能力はそう簡単に削がれるものではないと判断した。前回の退院時には退院前準備や退

院後支援が不十分であったため病態の悪化を招いたためと推測し，今回の退院に
あたっては性格傾向を踏まえたうえでの適切な退院前後の支援が必要であった。
また，訪問看護スタッフがもの盗られ妄想の対象にならないよう，信頼関係の構
築も必要とされた。詳細なてんかん発作の頻度は不明だが，発作時の意識消失が

表 4-1　精神状態の査定

外　見	着衣には無頓着であるが，外出時には薄めの化粧をする。妄想を語るときは皮肉めいた表情をする。普段は穏やかな表情であまり笑わない。
行　動	手元にいつもメモ紙があり，気になったことを書き留めている。つねに部屋の中を整理し続けている。それは決して多動ではなく，主に夜間に行っている。日中はテレビを見てくつろぐ。食事は自炊でまかない，1 週間に 1 回程度買い物に出かける。
言　語	話すスピードは普通で，言語に問題はない。
気分や感情	物への執着やそれがなくなることへの不安感がある。顔見知りとは和やかに会話できるが，一度不信感が生じるとけんか腰になる。お話し好き。
思考過程・思考内容	特定の対象への強固な妄想がある。被害妄想（もの盗られ妄想）
知　覚	疲労感はつねに感じている。身体的変調は適切に表現できる。
認知機能	あいまいな表現が理解しにくい。年齢なりのもの忘れがある。
洞察と判断	自己の洞察の悪しき点は往々にして別の対象に向けられる。生活を維持できる判断能力はある。

表 4-2　精神健康度の査定（MHA）

過去の精神科入退院歴の把握	数年の精神科入院歴がある。入院理由は被害妄想が悪化して生活が立ち行かなくなったためである。近隣との対人トラブルもあった。
発達状態の評価	20 年ほど主婦をしていた経緯があり，その獲得した生活能力は病状によって削がれてはいない。事務員としての職歴あり。学歴の詳細は不明。
リスクアセスメント	徴候のないてんかん発作による怪我や事故の恐れ。近隣，顔見知りや数回会話したことのある人との対人関係トラブル。
ストレスコーピング	テレビを見ながらお気に入りの場所で過ごす。
親子関係	近親者とは疎遠である。

表 4-3　セルフケア状況の査定

空気・水・食物	使う食材や作れるメニューは限定されているものの，保存食を多用して簡素なメニューで自炊している。本人は現状で十分だと認識している。疲労度が高まると自炊や買い出しも困難になる。
排　泄	特に問題なし。
個人衛生	室内は整理途中の特定の部屋以外は，清掃，整理が行き届いている。身体保清は 2 日に 1 回入浴している。
活動と休息	疲れの自覚があるものの，整理整頓のスイッチが入ってしまうと片づけが深夜になることがあり，睡眠不足が続くことがある。睡眠時間は全般的に短めで「いつの間にかねてしまった」ということが多い。時として活動と休息のバランスが崩れる。外出は週 1 回の買い物程度である。
孤独と付き合い	アパートの大家が近くに住んでおり時々相談や家屋に対しての不満を漏らしに行っている。氏名不明の中年男性がたまに世話をやきに来てくれているらしい。以前は主治医にデイケア通所も勧められたが，かたくなに拒否した。「人とのかかわりは煩わしい」と言う。訪問看護スタッフとの雑談は楽しんでいる。
安全を保つ能力	出かける時間帯と曜日を選んでおり防犯対策はつねに意識している。慎重である。てんかん発作への対応についてはあまり語ろうとはせず，訪問看護師も触れられていない。定期的な受診行動はできている。

被害妄想を悪化させていると考えられた。

　全体像が把握できるよう，精神状態について表4-1に，精神健康度について表4-2に，セルフケアの状況について表4-3に，それぞれ示す。

　セルフケアのアセスメントに焦点を当てると，差し迫って必要なことは「空気・水・食物」に関する支援で，優先的な援助項目となる。中長期的には，いずれも主要症状の被害関係妄想と関連が深い「活動と休息」「孤独と付き合い」「安全を保つ能力」におけるセルフケアに対する支持や教育，部分代償的なケアが必要となる。症状および性格傾向から，やや強迫的な行動をとることによって活動と休息のバランスが崩れ，食事，対人関係，病状の悪化につながることが未然に防げるよう継続的支援が必要である。

3）看護計画の立案

　療養者との信頼関係構築を優先しつつ，①身体・精神状態のモニタリング，生活状況の観察，服薬の確認，家屋内の環境整備の手伝い，②もの盗られ妄想を否定せず傾聴し，なくなったものを根気よく一緒に探す，③妄想の影響で外出できない状況が続いた場合は，一緒に買い物に同行する。もしくは栄養補助食品を処方してもらうよう調整する，とした。

4）実　施

　退院直後は，性格傾向である几帳面さとこだわりの強さの影響により，荷物の整理に精力を費やし，通院や服薬行動もままならない状態であった。疲労も蓄積し栄養状態も悪化したため，週2～3回の訪問看護を行い，主に食事，休息に対する支援を中心に行った。栄養補助剤の活用や食生活状況の確認，買い物の同行，一人では行うのが困難な物の片づけを手伝った。しだいに部屋の物が整理されてくると生活リズムも整ってきた。睡眠・休息が確保でき栄養状態も改善され，ゆったりとした時間を過ごすことができるようになったころ，もの盗られ妄想の訴えが増えてきた。妄想の内容は以前のそれと同様，「あの女」のものであった。「私がいない間に，たいしたものではないけど持って帰っていくの」と言い，最低限の近場への外出はできていたが，自宅で過ごす時間がほとんどであった。監視カメラを自宅に設置したり，施錠を強化したりという試みも自身が決め行っていた。これらの言動に対しては否定せず傾聴を基本として接し，目前にある困りごとの解決方法をともに考えるという姿勢で関わった。

　訪問頻度を漸減しながらこの生活支援を行い，約6か月後には2週間に1回の訪問で安定した生活を送れていた。また1年後には通院可能な別な地区への転居もした。その際にも同じスタッフの協力を得て引越し作業を行った。

　・ポイント　　入院医療の言葉を借りると，在宅生活にとって退院初期は「急性期」と言える。入念な準備をして退院しても予期せぬ障壁が多々待ち受けており，独居であればなおさらである。この事例でも退院初期は身体的な変調があり，それを乗り切った後には精神的な変調が際立ってきた。精神症状の内容は入院中のそれと同種のものであったため，悪化とは言いがたいが，生活環境が変化したことにより，高価な監視カメラや錠を購入するなど様相の変化はあった。

　一貫してその時々の困りごとに対して，ともに解決していく姿勢の支援であり，それが転居を経ての地域生活の継続につながっている。

5　地域精神保健医療福祉の課題と今後の展望

（1）地域精神保健医療福祉の近年の動向

　「精神保健医療福祉の改革ビジョン（平成16年）」では，「入院医療中心から地域生活中心へ」の理念のもと，10年間で約7万床相当の精神病床数の減少を目標としていた。その結果，平成14年から平成26年までで，精神病床1.8万床（入院患者3.6万人）が減少し，約9割の新規入院患者は1年以内に退院するという，入院期間の短縮傾向がみられるようになった。このように，入院期間と精神病床数は減少傾向にあるものの，依然として20万人を超える長期入院患者（1年以上）が存在し，そのうち毎年約5万人が退院するも，新たに毎年約5万人の精神障がい者が1年以上の長期入院に移行するなど課題も多い。また，65歳以上の長期入院精神障がい者が増加傾向であることや，死亡による退院も増加傾向になってきていること，認知症患者数の増加，気分障がい，薬物依存，発達障がい等，精神科医療に対する需要の多様化など，新たな課題もみえてきている。

　長年の課題である長期入院精神障がい者の地域移行を進めるためには，精神科病院だけの改革にとどまらず，地域生活支援の強化も同時に必要とされているため，精神障がい者に対する保健医療福祉に携わるすべての関係者が取り組むべき課題と言える。

（2）精神障がいをもつ者の退院を阻害する要因

　長期入院精神障がい者の地域移行が進まない要因はいくつか挙げられるが，第一に，行政側の要因が挙げられる。その起源は1950年（昭和25年）の精神衛生法の制定までさかのぼる。この法律は，社会防衛思想が色濃く反映されたものであり，精神障がい者を社会にとって危険な存在と位置づけ，長期間社会から隔離収容することを促進させた。この法律に呼応し，精神科病床が造設され入院患者も増加の一途をたどった。急激な患者増加に対して病院のマンパワーが慢性的に不足したが，国は「精神病院に置くべき医師その他の従業員の定数について」（1958年厚生事務次官通知（発医132号））を発し，いわゆる「精神科特例」というかたちで，他の診療科に比べて少ないスタッフの配置が容認された。その後，幾度かの法改正がなされ，現在は急性期における短期入院や，病院で行う地域生活移行への取り組みに診療報酬上の評価がされるようになった。しかし，隔離収容志向の医療から地域生活移行へ施策が転換されても，いまだ他の診療科に比べ，長期間の入院に対し一定の収入を精神科病院が得られるシステムとなっているため退院促進が抑制される現状がある。

　第二として，家族側の要因である。先に述べた精神障がい者の隔離収容の対象となった患者の家族は，患者と同様に，また患者の代わりに地域社会から偏見や差別の対象となってきた。長期入院患者の家族の中にはいまだに「一生入院させておいてほしい」という考えをもつものが少なくない。また患者本人が入院している間に家族は再構成されていく。両親の高齢化・死別，兄弟姉妹の核家族化などの要因で，退院後の受け入れが年々困難になってきている。

　第三には，病院側および患者側の要因である。人員不足によって個々の患者に丁寧に働きかける余裕がないことや，先に述べた経緯から，病棟スタッフにも長期入院患者を退院に結びつけるスキルもノウハウも育まれてこなかった実情がある。これまで長きにわたり，入院患者の日々の最低限の生活や楽しみを維持する

ことに重点がおかれたケアがなされ，退院という目標を病院側が患者側に提示してこなかった。そのような環境の中で患者は施設症化していき，患者に病院を「終の棲家」として認識させてしまう側面もあった。

　第四は，地域側の要因である。退院後の受け皿となる社会復帰施設やグループホームなどの居住施設が不足している。民間アパートなどを確保しようとしても保証人が得られないなどの問題が生じてしまうなど，精神障がいをもつ人々にとって地域生活を開始する敷居はまだまだ高い状態にある。

（3）期待される精神科訪問看護

　入院医療中心から地域生活中心へ変化していくためには，問題解決志向にとらわれていては一向に退院に至らない。患者が今の状態のままで，どうすれば地域で生活することができるのか，その支援について考えていく必要がある。そのためには，アウトリーチによる支援は必要不可欠なものであり，療養者も支援者も基軸を地域に置き，支援者が生活の場に出向いて積極的に支援することが求められている。ACT[2]のようなアウトリーチによる支援も日本で広まりつつあることから，これからの精神科訪問看護は大きな役割を担っていると言える。

　精神に障がいをもちながら地域で生活する人々が期待する支援とは，その人のリカバリーの過程に寄り添ってくれるような支援である。療養者の可能性を信じ，強みや長所といったストレングスに着目することで動機を高め，希望をもちながら人生を楽しむことできるよう寄り添うことである。これからの精神科訪問看護では，精神疾患からの影響を最小限に抑える自己管理とともに，尊重される人間関係のなかでポジティブな自分らしさを築き上げる経験を通して，自らが望む生活を実現できるよう支えることが期待されている。

---

2) ACT（Assertive Community Treatment）とは，アメリカなどで発展してきた重症精神障がい者を対象とするケアマネジメントモデルで，看護師，精神保健福祉士，作業療法士，精神科医などからなる多職種チームが24時間365日，アウトリーチによるサポートをする。日本では包括型地域生活支援プログラムと訳される。

第5章
在宅で療養する小児

鹿内あずさ
スーディ神崎和代

1 小児とは

　わが国の人口構成3区分は，年少（0-14歳），生産年齢（15-64歳），老年人口（65歳以上）とされている。また，児童福祉法における年齢区分では，児童を18歳未満の者（乳児：1歳未満，幼児：1歳から小学校就学の始期に達するまでの者，少年：小学校就学の始期から18歳に達するまでの者）とされている。小児看護学の対象とする小児は，胎児期から青年までの年齢層にある子どもを対象としている。ここでは，「小児」を生まれてから乳幼児期・学童期・青年期までの幅広い年齢にある在宅で療養する児（者）を対象とする。

2 小児への訪問看護

　健康障がいを有する小児への訪問看護は，小児の発達過程を踏まえた成長に伴う活動を考え，小児とその家族に必要なケアを想定し，そのケアをマネジメントをしていくことが必要となる。医療的なケアに加えて，地域の社会資源や保健事業，福祉サービスを知り，各機関の担当者との連携をしていくことで，在宅に暮らす小児とその家族が発達課題を達成できるように支えていく。小児とその家族が在宅での生活を継続していくために，地域の社会資源をタイムリーに活用できるよう，保健福祉制度について，家族と共に情報を得ていくことが必要である（川越他，2005）。

　小児における基本的な看護には，疾病や障がいの程度によって個人差を考慮しながら，病状管理，身体管理，口腔ケア，入浴介助，更衣，四肢のリハビリ，呼吸リハビリ，人工呼吸器管理，気管切開部管理，吸引・吸入，酸素吸入管理，食事の援助（食事介助・経管栄養管理・摂食訓練），持続注射管理，移動の援助（車椅子移動など），遊びの相手，本の読み聞かせ，家族介護者への相談・精神的ケア，緊急時の対応，社会資源の活用などがある。

　特に，食事の場面は，成長に必要な栄養の確保，コミュニケーションの時間であり，小児にとって食事が楽しみとなるような援助を行う必要がある。なお，食事に関しては，嚥下状態などの口腔機能に加えて，摂取状況と栄養状態をアセスメントし，食事の形態を状態に合わせて変更していく必要がある。長期間にわたる経管栄養やミキサー食を行っている場合は，ビタミン・亜鉛・銅・食物繊維などの不足が起こっていないか，皮膚の状態や血液データからアセスメントを併わせて行っていく。

　また，排泄への援助では，特に中枢神経に障がいのある小児の場合は，排泄介助と排泄の訓練を日常的に行う必要があるため，重要なリハビリテーションの1つとなる。排尿・排便の自立に向けて，小児の障がいと発達段階を理解し，継続

してケアしていく必要がある（川越他，2005）。

　また児の発達には，身長や体重などの身体の成長，言語能力・運動機能・社会性などの発達がある。小児の個別的特徴を捉えるには，その児の成長過程とそれまでに受けた育児やケアなどの環境に加えて，児の気質・性格などが影響していることを理解する必要がある。在宅で医療的ケアを必要とする小児は，身体や認知機能に重い障がいをもつ場合が多く，成長・発達は緩やかではあるがその子どもなりの育ち方をしていく（川越他，2005）ため，その発達を捉えつつ，成長に向かっていけるよう意図的な関わりが求められる。

　地域の訪問看護ステーションには，このような在宅療養中の小児と家族の暮らしを身近で支えていくという役割があり，家族に生じやすい問題を予測しつつ，介護負担を少なくするためのケアが求められている。しかし，疾病・障がいをもつ小児の在宅生活を支えるケアに応じることができる訪問看護ステーションは，成人期・高齢期にある在宅療養者に比べて，いまだ社会のニーズに対して，十分に対応できていない状況にある。この役割を果たし，疾病や障がいをもつ小児と家族に対するニーズに応えるためには，地域の医療機関や行政の保健福祉機関と協力しながら，共に支えていくシステムが必要とされている。

　在宅生活を必要とする小児の特徴として，疾患や障がいの種類，また乳児期から学童期までに及ぶ年齢の幅があることや小児の発達課題に合わせた関わり，すなわち，成長を促す看護がその過程に関わることが特徴として挙げられる。日常的な観察や病状の判断，不安定な症状に対するケアに加えて，小児と共に暮らす家族の発達課題を達成するための関わりも同時に必要とされている。

3　医療的ケア児への訪問看護

　小児医療の進歩に伴い，重度の健康障がいをもつ小児の救命率が増え，以前であれば医療機関において入院治療を継続して受けていた状況があったが，医療機器の小型化などが進んできたことに伴い，在宅の医療的なケアを必要とする小児が増加している（図5-1）。

　医療的ケア児に関する法律として，平成28（2016）年6月に「障害者の日常生活，及び，社会生活を総合的に支援するための法律，及び，児童福祉法の一部

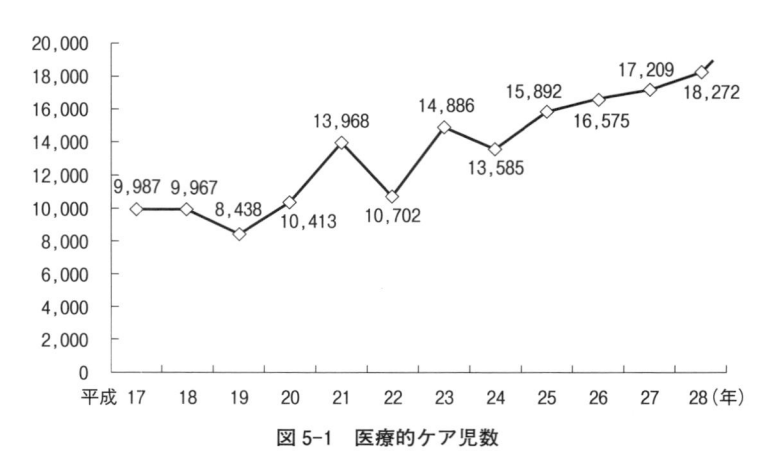

図5-1　医療的ケア児数

（出典：医療的ケアが必要な子どもと家族が安心して心地よく暮らすために─医療的ケア児と家族を支えるサービスの取組紹介─　厚生労働省政策統括官付政策評価官室　アフターサービス推進室　p.3（平成30年12月））

を改正する法律」が公布された。この改正法により新設された児童福祉法によっ
て，「地域の自治体は人工呼吸器を装着している障害児その他の日常生活を営む
ために医療を要する状態にある障害児（『医療的ケア児』）の支援に関する保健，
医療，障害福祉，保育，教育等の連携の推進を図るように努める」ことが通達さ
れている。都道府県で実施されていた事業が市町村で行う事業として，地域包括
ケアシステムに組み込まれていくことが期待されている。

　全国障害者・児実態調査（厚生労働省）によると 2016 年（平成 28 年）の全国
で在宅生活をおくる身体障がい児（者）数は，4,287,000 人と推計されている。
前回（平成 23 年）調査の推計数と比較すると，42,300 人（9.8%）増加してい
る。障がいの種類別に見ると，視覚障がいが 312,000 人，聴覚・言語障がいが
341,000 人，肢体不自由が 193,100 人，内部障がいが 1,241,000 人であり，肢体
不自由児（者）が身体障がい児（者）総数の約 5 割と多くを占め，5 年前の統計
と比べて肢体不自由児（者）と内部障がいの児（者）は増加している。

　身体および認知機能に重い障がいがある場合は，急変時などを含めた対応の仕
方とその指導や緊急時の受け入れ先の医療機関などの確保など，身体の予備力が
なく病態が急変しやすい児とその家族に対する援助が求められる。症状が強くな
ったり，変化したりする場合に本人からの説明が困難であったり，ケア時の説明
の場面で児の理解を得ることや協力を得ることが難しい場合もあり，保護者家族
との協力が重要となる。また，児の年齢や体格によって，使用する薬剤の処方が
異なるため注意が必要である。小児では，感染に対する抵抗力が弱いなどの身体
的特徴があるため，健康障がいを有する小児の看護においては，疾患のみにとら
われず，諸機能が未熟な状態であることを理解しながら児が成長・発達をアセス
メントし，看護に活かすことが必要（川越他，2005）である。

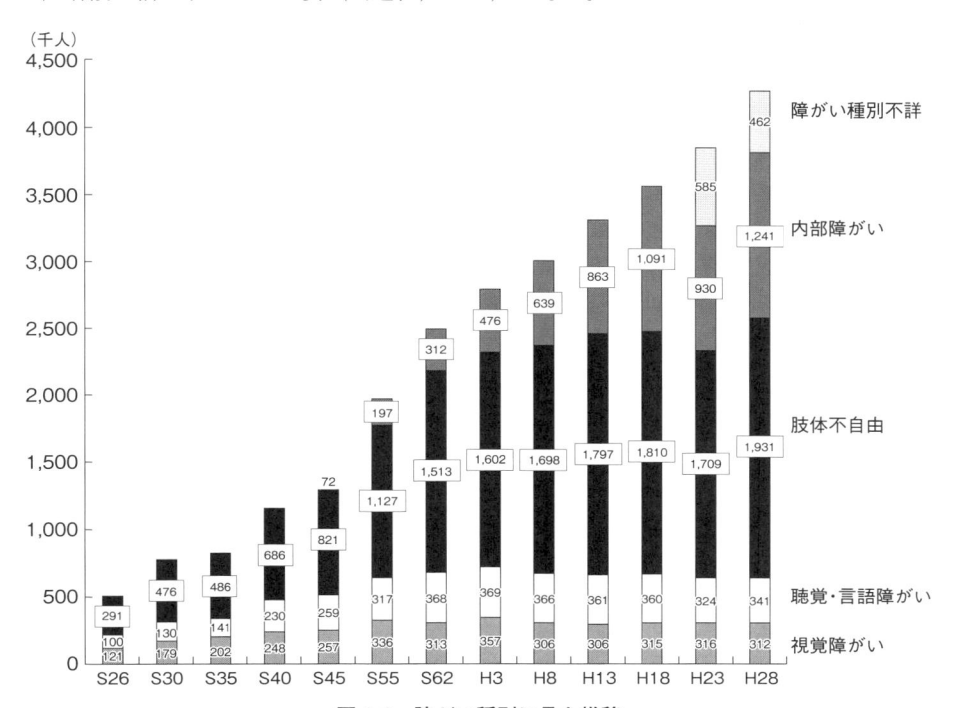

図 5-2　障がい種別に見た推移

（出典：厚生労働省「身体障碍児・者実態調査」（〜平成 18 年）；厚生労働尚「生活のしづらさなどに関する調査」（平成 23
　　年〜））（全国在宅障害児・者等実態調査　結果の概要：平成 30 年 4 月 9 日 厚生労働省社会・援護局障害保健福祉部
　　企画課）

　脳性麻痺の状態にある児や染色体異常のため身体の奇形や内部障がい等の複数の障がいを伴う場合など，二次障がいとして身体の変形や関節の拘縮，筋萎縮，呼吸器障がいを起こすことが多い。このような重篤な障がいのある児の在宅生活を支えるためには，日常的に医療的処置やケアと保護者家族のサポートも含めた在宅ケアが長期にわたって必要となる。

　疾患の特徴としては，神経系の疾患（二分脊椎・水痘症・てんかん・髄膜炎），先天奇形，染色体異常，脳腫瘍，脳性麻痺，筋疾患（進行性筋ジストロフィー・先天性筋ジストロフィー），内分泌疾患，不慮の事故などが挙げられる（川越他，2005）。また，身体症状に伴うケアには，呼吸器症状をはじめとする，摂食・体温調節・睡眠・排泄・運動機能に対するケア，てんかん症状や痙攣に対するケア，筋緊張へのケア，姿勢保持のためのケアなどを必要としている。

　小児慢性特定疾病対策（小児慢性特定疾病対策の充実を目指し，1974年（昭和49年）に開始された小児慢性特定疾患治療研究事業から引き継がれ，2015年施行）として市都道府県，指定都市および中核市町村が実施主体で福祉サービスが実施されているため，居住している自治体の窓口に問い合わせる等の支援を行い，必要な制度を活用できるようにすることが必要である。また，在宅療養をしている小児の生活を支える制度になるための働きかけを自治体に対して行うことも社会資源の開発という意味でも行っていくことが重要である。

　このような医療的ケア児にとって，家族と共に自宅で暮らし，その児なりの成長をしていくためにも心身の発達への支援が求められている。

4　家族への看護

　在宅生活を送っていくために小児とその家族は，生涯にわたって看護が必要となる。家庭や地域での生活は，小児の発達や成長において望ましいことは明らかである。しかし，医療的ケアを必要とする小児と共に生活している家族にとっては，医療機器の管理や医療処置を継続しなければならないため，身体的疲労に加えて精神的にも疲弊しやすい状況にある。特に，育児を担う母親の役割と負担は大きく，子どもの世話の他に医療的な処置，緊急時の判断や病状の判断などを含むさまざまな役割を担わなければならず，家族の負担を軽減するためのケアが必要となる。

　家族に対する看護として，子どもの障がいや疾病の治療についての理解や現実を受け入れることを促し，本人と家族がさまざまな決定をしていく過程を支えていくことが重要となる。家族が在宅療養に必要な医療処置を含むケア技術を習得し，日常生活に伴う介護技術を獲得していくことを通して，家族が生活リズムをつくっていくことを援助する。

　日常生活への援助としての生活環境の整備は，居室を中心として浴室やトイレ，廊下の幅などのスペースを確保する必要がある。このことは，家族介護者の室内における動線を考慮し，介護時の動作を安全に行い，介護者の身体的な負担を軽減するためにも必要である。また，手すりの設置や段差を解消することなども移動をスムーズにするため，小児の身体状況に合わせた住宅改修，生活補助用具の活用も重要となる。住宅改修については，住宅建築の専門家（建築士・住宅改修コーディネーター・理学療法士等）と相談し，小児の身体状況をよく知る看護者としての意見を伝え，改修によって住む場所がより安全な生活環境となるようにすることが求められる。生活補助用具については，身体障害者福祉法や児童福祉

法の制度を利用して，必要な補装具の補助が受けられる場合もあり，活用可能な制度についての情報を提供できるようにしていくことが必要である。

　障がいをもつ小児ができる限り快適な生活をおくることを保障するために，介護上必要な指導・教育，社会資源の活用など，その家族への援助が重要となる。日々の介護を行いながらの生活で，母親をはじめとする家族は，身体的・精神的・社会的に疲労しやすい状況にあるため，家族介護者の身体状況や心理的状況とその変化に注目し，小児のアセスメントと同時に家族介護者のアセスメントを行う必要がある。また，小児とその家族の発達段階において，家族機能が十分に果たされているかについてのアセスメントを行い，必要時には家族に対する介入を行う。児のきょうだいの育児や家族の病気や行事などに伴う外出のサポート，レスパイト施設の確保なども家族として暮らしていくために重要な支援となる。

5　小児の在宅療養における課題

　医療機関の NICU や GCU などで治療を受けて在宅療養に移行する際には，医師，病棟看護師や退院調整看護師をはじめとする病棟スタッフと在宅ケア機関のスタッフとの連携が必要不可欠となる（鹿内，2018）。

　地域においては，小児への訪問看護を担う訪問看護ステーションが少なく，小児科の経験がある訪問看護師を中心とした小児に対する看護の実践をすすめる取り組みが行われてきている（小林・中村，2011；吉田・梶原，2011；及川，2012）。地域の医療機関を退院する際に，医療機関の受け持ち看護師からの協力を得て，その小児に必要な看護を学んでいくなかで小児への訪問看護を引き受けていくことが求められている（鹿内，2018，2019）。

　また，高齢者のケアプランを立案するケアマネージャーのような役割を果たす障がい児（者）の在宅療養のケアプランを立案する相談支援専門員が不足しており，保護者によるセルフプランでの療養をおくる障がい児（者）も多い。そのため，相談支援専門員の研修制度の見直しも検討（平成 30 年　社会保障審議会障害者部会）されており，その増員は急務となっている。相談支援専門員が児の入院中から退院時カンファレンスに参加することが必要である。

　退院後，在宅に暮らす小児とその家族の生活を安全におくるためには，外来通院や訪問診療時の主治医との連携や医療機関の担当看護師との連携もまた必要となる。加えて，在宅生活の一部となる養護学校通学への援助として，担任や養護教員の関わりが必要とされ，小児の保護者と共に関わっていくことが重要となる。また，地域の保健所や保健センターの保健師との連携をとりながら援助していくことも重要となる。障がいをもつ児がその家族と地域の中で暮らしていくための支援に対するニーズも高まっている（鹿内，2018，2019）。

第6章
エンドオブライフケアを要する在宅療養者／在宅がん療養者

竹生礼子

1 用語の定義

　厚生労働省では，従来「終末期医療」と表記していたものを，エンドオブライフケアの日本語訳である「人生の最終段階における医療」と表記するようになった。これは，最期まで尊厳を尊重した人間の生き方に着目した医療を目指すことが重要であるとの考え方によるものである。「終末期」は生物学的生命（biological life）の終わりを指すが，「人生の最終段階」は物語られる人生（biographical life）の最終段階を指す言葉であり，単に余命何か月という「死」に照準を合わせた「終末期」に対して，人としての生き様に照準を合わせた言葉が「人生の最終段階」である。「人生を生ききる」ことを支える医療・ケアを重視するパラダイムシフトを目指した言葉であると言える。

　エンドオブライフケアを要する療養者の在宅看護を行ううえで使われる類似の用語の定義を以下のとおり示した。

　①**エンドオブライフケア**とは，診断名，健康状態，年齢にかかわらず，差し迫った死，あるいはいつか来る死について考える人が，生が終わる時まで最善の生を生きることができるよう支援することである。広義には，患者，家族，専門職が死を意識した時から始まる年単位に及ぶ幅のある活動を指す。狭義のエンドオブライフケアは，従来の終末期ケアとほぼ同様の意味を指す。

　②**末期・終末期（ターミナル）ケア**とは，現代医療において可能な集学的治療の効果が期待できず，積極的治療がむしろ不適切と考えられる状態で，生命予後が6か月以内と考えられる段階に行うケア。

　②**緩和ケア（パリアティブケア）**とは，治癒を目的とした治療に反応しなくなった患者に対する積極的で全人的なケアであり，痛みや他の症状のコントロール，精神的，社会的，霊的な問題のケアを優先する。パリアティブケアの目標は患者と家族のQOLを高めることである。パリアティブケアは疾患の初期段階においても，がん治療の過程においても適用される（WHO, 1990）。

　③**ホスピスケア**とは，治癒の見込めない終末期にある余命およそ6か月以内と予測される主としてがんなどの患者を対象に，全人的な観点に立ち症状コントロールなどを中心にして，行われるケアを言う。日本では緩和ケア（パリアティブケア）と同義として使われる。

　④**在宅ホスピスケア**とは，患者の生活の場である「家」において実施されるホスピスケアのことを言う。

2 エンドオブライフケアを要する療養者への在宅看護の目的

　エンドオブライフケアを要する療養者とその家族を支える在宅看護の目的は，

表6-1 WHOの緩和ケアの目標

①痛みやその他のつらい症状を和らげる
②生命を肯定し，死にゆくことを自然な過程と捉える
③死を早めようとしたり遅らせようとしたりするものではない
④心理的およびスピリチュアルなケアを含む
⑤患者が最期までできる限り能動的に生きられるように支援する体制を提供する
⑥患者の病の間も死別後も，家族が対処していけるように支援する体制を提供する
⑦患者と家族のニーズに応えるためにチームアプローチを活用し，必要に応じて死別後のカウンセリングも行う
⑧QOLを高める。さらに，病の経過にも良い影響を及ぼす可能性がある
⑨病の早い時期から化学療法や放射線療法などの生存期間の延長を意図して行われる治療と組み合わせて適応でき，つらい合併症をよりよく理解し対処するための精査も含む

　療養者とその家族の生活の質が高い日々を十分に生きられるように援助すること，平安な死，尊厳を保持した死を迎えられるようにすることである。WHOが示している緩和ケアの目標を重視した看護を提供する。

3 施設と在宅の看取りの違い

　療養者とその家族が在宅あるいは施設での看取りを選択するうえで，医療者の価値観を押し付けてはならない。「死」はもともと本人と家族のものであり，そこに医療者が介在することが必ずしも望ましいとは限らない。可能な限り，療養者と家族が最期の生活や看取りの場について自分でコントロールできることが理想である。しかし，終末期を自宅で過ごすことや自宅での看取りは，施設での看取りと異なる体制や家族の負担を要するのも事実である。在宅で療養者を看取る場合，療養者，家族，医療者にとってのそれぞれのメリット・デメリットを十分理解して，療養者・家族に情報提供をし，話し合いのうえで終末期の療養場所を選択する必要がある。

（1）療養者にとっての在宅での看取り

　終末期を在宅で過ごすことのメリットの1つは，施設の規定（面会・消灯・食事や入浴の時間等）に縛られることがなく，最期まで自由が保障され，自分らしい「自然」な姿を保つことができることである。過剰な処置は避けられ，医療は症状の緩和のみに焦点化される。療養者は疾患をもつ患者としてではなく，家族の一員としてあるいは地域に住む住民としての役割をもった人間としての総合された生命が保障される。家族がつねに傍にいることによる安息と，他人の目から離れ家族水入らずの時間を確保することができる。療養者にとって，在宅での看取りのメリットは大きい。デメリットは，医療機関と異なり医療者が24時間傍にいないことの不安感が考えられる。

（2）家族にとっての在宅での看取り

　家族にとって療養者を自宅で看取ることのメリットは大きいが，負担も大きいものとなりうる。医療機関では，療養者の身の回りの世話は主として看護師が行うが，療養者が在宅で生活することにより，家族が自らの手でケアすることができる。看取った家族に行った心残りに関する研究では，在宅で看取った家族は心残りが少なく，病院で看取った家族は心残りが多かったという報告がある。病院で看取った家族の心残りの内容は，自宅で看取りたかった，自分の手で看病した

かったというものであった。残り少ない限られた療養者と過ごす生活のなかで，家族は「十分世話することができた」という充実感をもつことも可能である。また，在宅で療養している場合，つねに患者の傍にいることができる。医療機関に入院している療養者の面会に行くために自宅を離れる必要がなく，今までの生活を続けながらケアすることができる。しかし，一方で多くのケアを家族が行うことになり，家族は家事と療養者の世話，さらに医療的な観察や処置を遂行する必要が生じて，心理的・身体的な負担が大きくなる可能性がある。また，療養に必要な用具（特殊寝台など）は療養者負担で購入あるいは貸借する必要が生じ，家族の経済的負担も大きくなる場合がある。医療者の援助を受けるのは，断続的な限られた訪問時間内であること，緊急時には自ら医療者に連絡して相談する必要があることから，不安が生じる可能性もある。

（3）医療者にとっての在宅での看取り

　在宅で療養者の死を看取る支援をすることに対し，システム・マンパワーが不十分な場合がある。地域によって整えられている体制や資源に格差があり，条件整備が求められる。

　在宅で終末期ケアを提供するためには，専門的な知識や技術とともに，看護師自身の死生観・看護観・倫理が問われる。療養者と家族に安心できる療養生活を提供するためには，看護師は，断片的な訪問の中から情報を得て判断し，将来起こりうる問題に対してつねに予測をもった対応をしなければならない。施設での看取りに比べて，経済効率・人的効率からみると，手間がかかり，地域のサポートスタッフなどより多くの支援者を必要とする。ケアを提供するチームメンバーが顔を合わせる機会が少なく，円滑なコミュニケーションをとるために工夫が必要となる。看護師によっては，高度な判断力を求められる状況から，大きなストレスとなる可能性もある。しかし，在宅で終末期の療養者を支援することは，療養者の QOL を重視したケアが提供でき，看護師にとっては大きな充実感につながる。

4　在宅エンドオブライフケアにおける末期がん患者と慢性疾患による寝たきり高齢者の特徴

　在宅で終末期を過ごす療養者は，末期がんの療養者と寝たきりなどの高齢者の2つに大別できる。それぞれに療養者の特性がある。表6-2 に末期がん患者と高齢者の特徴を示した。

5　在宅エンドオブライフケアの準備と実際

（1）準備期

　在宅ケア開始のための体制づくりをする時期であり，入院から在宅へスムーズに移行するための大切なときである。ここでは，在宅ケアのための条件整備を地域と医療機関の看護職および医療職・サービス提供者が一緒に行う。

　医療機関の看護職は，療養者が在宅療養に移行した後の生活をイメージし，訪問看護の利用を療養者・家族に紹介する。訪問看護師は，療養者が入院している場合，なるべく早いうちに病院を訪問し，療養者・家族と面接する。在宅療養において訪問看護師が何をすることができるのか，療養者と家族が理解できるようにする。

表 6-2　在宅ターミナルケアにおける末期がんの利用者と慢性疾患の寝たきり高齢者の特徴

末期がんの利用者（医療保険対象）	慢性疾患による寝たきり高齢者
若年患者も少なくない。	後期高齢者が多い。
特に本人が在宅療養を希望している。	特に家族・介護者が在宅介護を切望している。
退院を契機に訪問看護サービスが導入される。	在宅中の ADL 低下，寝たきりを契機に訪問看護サービスが導入される。
終末期に苦痛な症状が発生しやすい。症状コントロールのために医療機器や薬物（モルヒネなど）を必要とする。	終末期はほとんど苦痛症状がなく，投薬や医療機器を必要としない。
若年者は使える社会資源が少なく，経済的な圧迫がある。	介護保険や身障福祉により，在宅福祉サービスが受けられる。
在宅期間が平均して短い。	在宅期間が長い。
告知に伴う諸問題への対応が必要。本人・家族の死の受容が困難（特に若年者）。死に直面し，心理的サポートが非常に重要。	長い療養生活の中で看取りの心構えができている。
ぎりぎりまで意識がはっきりしていることが多く，ADL も比較的保たれているが変化が激しい。	寝たきりの期間が長く，認知症を伴っていることが多い。

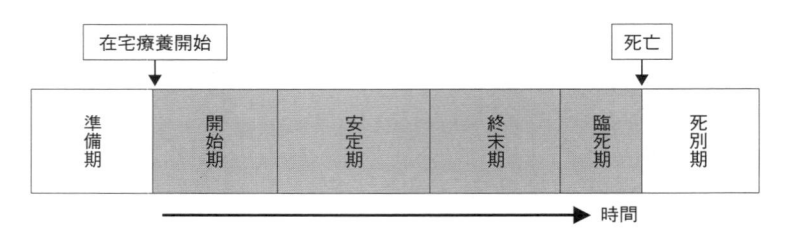

図 6-1　在宅ターミナルケアの諸相

（出典：川越　厚（編），1991，家庭で看取る癌患者，メヂカルフレンド社　許諾を得て転載　一部改変）

表 6-3　担当者カンファレンスの内容

①本人・家族の在宅療養に対する目標は確認できているか
　最後まで家で過ごすのか，症状のコントロールできている間だけ在宅なのか，看取りは病院なのかなど。

②症状の安定はどの程度必要か
　鎮痛方法の選択，薬剤・器材の供給体制の確認，24 時間連絡体制，入院先の保障。

③患者と家族の教育をどこまでどのように行うか
　施設医療と在宅医療の根本的な違いについて，悲嘆への準備教育，家族へのケア方法の具体的な指導・実習・試験外泊など。

④担当者の役割を明らかにする
　連絡窓口，緊急時の連絡方法。

⑤在宅療養の目標が変わったときの体制の確認
　入院先や往診医など，方針を変更した場合の医療体制について。

　入院中に医療機関の担当者や訪問看護師をはじめとした在宅ケア提供者が集まり，カンファレンスを開く。カンファレンスの内容（表 6-3）は，終末期を在宅で過ごす条件が整っているか確認する，退院までのケアのゴール，サービス提供者の役割分担，退院までにするべき残された準備を確認するなどである。

（2）開始期

　在宅療養を開始した時期であり，在宅療養に対する療養者と家族の不安の除去が目標になる。訪問看護師は，療養者・家族との信頼関係を早急に築くように努めるとともに連絡を密にとることにより援助チーム間の信頼の基盤を築く。

　訪問看護師は，はじめは頻回に訪問することによって，療養者と家族の不安を取り除いていく。家族に介護の方法を指導し，徐々に家族でできるように援助していく。早い段階で，情報収集・問題の把握を行い，必要な援助ケアを計画・実践して，在宅で過ごす環境を整える。

（3）安定期

　終末期へのスムーズな移行のときであり，療養者と家族が一日一日を大切に生きられるように援助する。ケアにより安定した日々をおくることができるなかで，家族はいつしか療養者の死が遠のき，回復に向かうのではないかといった幻想を抱く場合もある。看護師は，家族の希望を支えながらも，療養者の症状は確実に進んでいきやがて死をむかえることを自然な形で話しておく。また，療養者は，自身の存在や人生の意味に対するさまざまな思いを看護師に表出することもある。家族は，療養者を失うことの予期悲嘆を表出することがある。看護師は，家族が思い残すことがないよう各々が役割をもって介護できるように配慮する。看護師は療養者や家族の言葉に耳を傾け，思いを表現できるように関わる。看護師は療養者と家族の自己決定を尊重しながら，つねに在宅ケアの継続が可能かどうか判断する。療養者や家族の苦痛の増強のために在宅療養が困難になり，再入院が必要になる状況（表6-4）を念頭において，必要時には看護師としての判断を療養者と家族に伝える。

（4）終末期

　死を迎えるまでの1-2週間には，家族に死が近いこと，死までの過程と対処の方法を説明する。家族は，療養者の死が近いことを知り，家族として何もしてあげられることがなくなったという無力感を抱くこともある。看護師は，終末期に必要なケアの方法を指導し，家族にもまだできること，家族だからこそできることがあることを伝える。具体的に，食事の援助・排泄のケア・安楽な体位・褥瘡を防ぐ体位変換・口内の清拭・末梢のマッサージ・清潔援助の方法を伝える。家族にとっては，そのことが最期の時まで療養者への世話を続けていくための心

表6-4　再入院が必要となる療養者・家族の状況

入院が必要な場合
・症状コントロールが困難で患者の苦痛が大きい時
・患者・家族が入院を希望した時
・家族の身体的・精神的負担が大きく，在宅療養継続が困難と思われる時
・家族が入院を希望するような急変による症状が起きた時
症状悪化に伴う再入院の例
・過度の呼吸障害
・肺炎
・黄疸
・消化管出血
・腸閉塞
・コントロールできない痛み
・混乱・不安

表 6-5　在宅で終末期を過ごすための条件

（出典：川越　厚，1996，在宅ホスピスを始める人のために，医学書院　許諾を得て転載　一部改変）

①患者が在宅ケアを切望していること
②家族が在宅ケアを切望していること
③症状がコントロールされていること，在宅でのコントロールの見通しがついていること
④介護力があること（看取る家族がいること）
⑤医療・看護が継続され，24 時間連絡体制がとれること
　ホスピスケアの理念を理解し，実践できる医師・看護師であること
　24 時間連絡がとれ，必要時往診・訪問看護が臨時で受けられる
　入院先が確保できていること
　必要な薬剤・医療機器が供給できる（麻薬製剤など）
　その他必要なこと
⑥家族のケアが十分行われること
⑦医療チーム内の連携がとれること
⑧コミュニケーションが保たれること
⑨デスエデュケーションとグリーフケアが行われる

表 6-6　終末期の主な身体症状と観察・症状緩和のポイント

身体症状	症状観察・症状緩和の必要性	症状緩和のポイント
痛み	・末期のがん患者の 70% 以上が痛みを経験すると言われている。 ・痛みは療養者の主観が重要であり，表現するとおりに捉える。 ・痛みの緩和が在宅療養を継続するポイントになり，看護師の重要な役割になっている。	・痛みは，過小評価せず必ず対応する。 ・オピオイドが必要になる場合も多い。 ・医師・薬剤師とのチームワークが重要である（第Ⅴ部 7 章 2 節）。
全身倦怠感	・終末期になるとほぼ全例に見られる。臨終が近づき，コントロールできない（身の置きどころがない）ような苦痛が起きる場合がある。	・本人・家族・医療者間で十分に話し合い，薬剤を用いて鎮静（セデーション＝意識レベルを落とすことによって苦痛を感じさせないようにする治療）を行うことがある。 ・療養者のつらさを理解し，ゆったりとしたコミュニケーションを心がける。 ・安楽な体位の工夫やマッサージによるスキンシップ，音楽や楽しい会話での気晴らしなどをすすめる。 ・状態に合わせ，入浴・清拭・足浴などを行うのもよい。
食欲不振	・生命予後が比較的保たれている場合には，医師により治療可能な原因があるかどうかが検討されるが，死が近づいた場合には食欲不振は自然なこととして捉えられる。 ・家族の「食べないと弱る」という考えが療養者の負担になっている場合がある。 ・終末期の場合には，高カロリー輸液が食欲不振，口渇，悪心・嘔吐，胸水や腹水の増加，浮腫の原因となり，逆に療養者を苦しめることもある。	・療養者・家族の話をよく聞き，食欲不振が誰にとって問題となっているのかを明確にする。 ・療養者・家族に安心できる説明をする 　例：療養者に対し「今はあまり体を動かしていないので，たくさんのエネルギーを必要としていないのです。無理して食べず，ほしいものをほしいときに食べたらよいです」 　例：家族に対し「本人にとって食欲不振は自然なことであり，食べないことが命を縮めることにはなりません。今は食べることが本人の体にとって苦痛を強める段階になっています」 ・「食べたいもの」を「食べたいときに」食べることや，量を少なめに盛る，盛り付け・彩り・食器をおしゃれにする，季節感を出すなど，食事の工夫をするとよい。 ・口腔ケアや食事をする環境を明るくする，バックグラウンドミュージックの活用の提案もよい。 ・終末期では，輸液を行うこと自体が療養者にとって非常に苦痛であったり，苦痛を長引かせたりすることになるため，医師と共に慎重に輸液の適用を検討する。 ・輸液を控えることにより，浮腫・心不全や喘鳴が起きにくく，胸水・腹水が貯留しにくいメリットがある。

の支えになる。

　また，このころになると今まで介護に関わらなかった身内が療養者を見舞うことがある。それまでの経過を十分把握していない親戚などは，重症な療養者を在宅療養させていることに対して，介護をしている家族に批判的になる場合もある。今後の療養場所や介護方針などの意見の食い違いが出る場合もあるため，家族内の調整が必要となる。主治医と連携し，できるだけ多くの関係者に対し，これまでの療養の経過や介護してきた家族のケアの頑張りなどを説明し，理解が得られるようにする。

　療養者に対しては，身体症状の変化を把握し，苦痛を緩和するよう十分な対応をする。

（5）臨死期

　この時期は，死が数日に迫っている時期である。家族に死が迫った時の療養者の状況や対応方法についてあらかじめ教えていく死の準備教育も看護師の役割である。死の準備教育とは，広義には，生死観形成のための教育であり，生まれたときからすべての人に必要なものである。いかに生き，どのような最期を迎えたいかという自分の考えを明確にし，いつの日かくるであろう自分自身の死のためにふさわしい準備を心がけるための教育である。

　この時期には，家族にパンフレットを渡して，死前の特別な症状（下顎呼吸・末梢チアノーゼ・四肢冷感・尿量の減少・意識の低下など）と対応方法を説明する。家族は，死が近づいてきた徴候が療養者に現われると，その症状が苦痛をもたらしているのではないかと不安に感じる。これらは死が近づいた療養者に自然に現われるものであり，心配がいらないことを丁寧に伝える。たとえば，療養者に呻吟，努力様呼吸がみられた場合には，「体が弱ってくるとだれにでも出てくるもので，苦しみの表現ではありません。苦しそうに見えますが本人は辛くありません。落ち着いて見守ってゆきましょう」などと伝える。どこで最期を看取るかについて，病状の変化を見て繰り返し確認し，最期まで快適で安心できる状態でいられるように医療チームがサポートすることを伝える。

　臨終までの時間が，家族にとって死にゆく療養者との回想のときとなる。療養者の周囲を家族が取り囲みながら十分に別れができる環境を整える。この時には，離れた家族への連絡のタイミングに配慮し，「連絡したい人は他にいますか？」と声かけをする。そして，実際の死の状態（完全な呼吸の停止，心拍と脈拍の停止，大声で呼んでも揺り動かしても反応がないなど）をしっかり伝えておく。死後の連絡方法を家族と決め，家族水入らずで看取りができることを説明する。死亡確認をする医師とは事前に連絡方法・連絡時期について細かく打ち合わせをしておく。

　家族へは，「在宅での看取りが近づいたときに考えておくこと」として次のように知らせておくとよいであろう。

①緊急時，医療者にすぐ連絡がつくようになっていますか。特に，夜間や祝祭日はどうでしょうか。もう一度確かめてください。
②親戚や，知人で連絡する人，会わせる人はいませんか。
③家のまわりや，家の中はかたづいていますか。
④亡くなった時の処置に使うものは準備できていますか。着ていただくものはどれにするか決まっていますか。

⑤死亡診断書は，何通必要ですか。

⑥解剖，献体，臓器移植などを希望していませんでしたか。もし，希望していたのなら関係書類に目を通してください。

⑦身近に遺言や，書き残したものはありませんか。

6　在宅死の法的な取り決め

（1）死亡診断書

　診療中の患者がその傷病で死亡した場合に発行するものである。ただし，最後の診察から 24 時間以内にその傷病で死亡した場合は，医師は必ずしも死体を検査しなくても死亡診断書を作成することができることになっている。

　　医師法第 20 条（無診察治療等の禁止）
　　医師は，自ら診察しないで治療をし，若しくは診断書若しくは処方箋を交付し，自ら出産に立ち会わないで出生証明書若しくは死産証明書を交付し，又は自ら検案をしないで検案書を交付してはならない。但し，診療中の患者が受診後 24 時間以内に死亡した場合に交付する死亡診断書についてはこの限りではない。

　　医師法 19 条第 2 項（応招義務等）
　　診察若しくは検案をし，又は出産に立ち会った医師は，診断書若しくは検案書又は出生証明書若しくは死産証明の交付の求めがあった場合には正当の事由がなければ，これを拒んではならない。

　医師は診察したときには求めに応じて診断書を交付する義務がある反面，診察をしないで診断書を交付することは禁じられている（医師法 20 条）。したがって，診療中の患者が死亡したときに医師が立ち会っていない場合は，医師は死後改めて診察をして，死亡診断書を交付することになる。ただし，診療中の患者が受診後 24 時間以内に死亡した時は，医師は例外として診察しなくても死亡診断書を交付することができる。一方，診療中の患者でないものが死亡した場合は死体を検案して死体検案書を発行することになる。また，診療中の患者であっても，死亡の原因が診療中の疾患以外の理由による場合は，死体検案書を発行することになる。

　診療中とは，その疾患について，医学的管理・投薬等を行っている場合であり，直接的診察が死亡どのくらい前に行われたかについては，特に規定はない。

　なお，死体に法医学的な異常がある場合は，医師は 24 時間以内に所轄警察署に届け出ることが義務づけられている（医師法 21 条）。この場合は，監察医などにより死体検案書が発行されることになる。

（2）家族で看取る

　家族への死亡の確認は医師がしなければならないが，実際には家で亡くなった場合，家族の方がその死亡を確認することになる。臨終に医療者が立ち会うことは稀なことである。「死」はもともと療養者と家族のものであり，最期の時に必ずしも他人である医療者が立ち会うことが望ましいとは限らない。亡くなった時

表 6-7　悲嘆反応における正常と異常

（出典：平山正実，1991，死生学とは何か，日本評論社　一部改変）

	正常な悲嘆反応	病的な悲嘆反応
感情の表現	涙を流す，泣く，怒る，喜び	悲しみを表現しようとしない 怒りや敵意を表さない
言語活動	活発（よく話す）	抑制（寡黙）
罪責感・自殺念慮	死別した対象に限られる	喪失対象以外のものまで広がる
身体症状	時に不眠症 性欲はあったりなかったり	重篤な睡眠障害 持続的な性欲低下
夢	死別者の生き生きとした姿やファンタジー，イメージが現れる	自己破壊的な夢を見ることがある （ただし夢を見ることは少ない）
自尊心	保たれている	保たれない，微小妄想に発展することがある
精神療法的働きかけへの反応	共感性はあり，反応する	反応しない

間を見てもらい，後で医師や看護師が確認することになる。夜間帯の往診ができない場合は，翌日（死後 24 時間以内）医師に死亡診定に来てもらうということになる。家族だけではどうしても最期を看取ることが不安だというときは，その旨を医療者に相談するよう伝えておく。

（3）死後の処置

　療養者への敬虔な対応を行いながら，療養者の身体を清潔にし，その人らしい状態を整える。医師の死亡確認が遅くなる場合，医師の許可を得て，訪問看護師が死後の処置を先に行うことができる。葬儀業者に死後の処置を依頼する場合もあるが，生前にケアをしてきた訪問看護師が家族と一緒に行う良さもあることなどを伝えて，家族に選択してもらう。家族の状態に合わせて，死後の処置への参加が負担とならぬようにする。生前と同じように，療養者として声かけを行い，処置中は，思い出の回想や家族へのねぎらいの言葉かけをする。衣類の着用は家族の意見を取り入れる。男性の場合にはひげそり，女性には薄化粧，高齢者には愛用の義歯を入れ，詰め物は見えないよう口は開かないようにして，療養者の顔に対する配慮をする。

（4）死別期

　死後 1 週間後頃，在宅ケアの最終評価と家族のグリーフケアを目的とした訪問を行う。残された家族の精神的・身体的なアセスメントをして，必要に応じた関わりをする。病的な悲嘆反応を示している場合には，医療機関の受診を勧めたり，訪問を続けたりしてサポートする。家族自身が満足のいく看取りができたことを認識し，死を乗り越え，新しい生活に向かっていけるようサポートするのが重要である。看護師から，家族のケアがすばらしかったことを伝える。それとともに，訪問看護師のケアの振り返りをする。家族自身が「穏やかに看取ることができた」「できる限りのことがやれた」と思えた場合，提供された在宅看護の目的は達成できたと評価することができる。

7 在宅でのエンドオブライフケアにおける看護師の役割と求められる資質

（1）WHO の緩和ケアの理念を理解したケアを提供する

　患者が家にいることを望み，家族が在宅で看取りたいという意思を尊重した在宅ケアを提供する。在宅（生活の場）でその人らしい生活の実現と QOL が高められるように援助する。

（2）症状コントロールの方法と技術を修得している

　病状に対する，①観察力（自覚症状・客観的な症状），②判断力（原因は何か？どう対処するか？），③今後起こりうる状況を予測できる能力，④医師に状況を的確に伝える能力をもつ。

　症状コントロールに対して，①科学的根拠に基づいた技術，②個々の患者に合った方法で対応できる。

（3）日常の身体ケアが適切に行える

　療養者の病状・症状の変化を把握しながら，普段の暮らしの中で繰り返される日常生活行動，具体的には食事，移動，排泄，清潔の保持，更衣を適切に行うことが重要である。療養者の身体的状態とその変化，療養者自身のセルフケア力，尊厳保持の視点などからケア方法を検討する。

　たとえば，痛みのある療養者では，痛みの部位や特徴に合わせた安楽な体位の工夫，苦痛を増強させない移動・入浴や更衣の介助が必要となる。また，排泄の援助の場面では，療養者のセルフケア力と価値観を知ってケアすることが大切である。排泄の自立に価値をおいている療養者も多い。尊厳を損なわない方法の工夫や声かけが重要である。

（4）良好なコミュニケーションを維持することができる

1）コミュニケーションの技法

 a. 開かれた質問；「いかがですか？」「今何がお困りですか」
 b. 促進；「もう少し話していただけませんか」
 c. 明確化・確認；相手が伝えようとすることを整理して確認する
 d. 反映；「つらいんですね」
 e. 正当化
 f. 個人的支援
 g. 尊重

2）言語以外のコミュニケーション

 h. 空間的位置関係；患者との距離，目線のおき方
 i. 身体言語；身体を前に傾ける，ふさわしい視線，接触
 j. 準言語；話し方の速度，声の大きさ，調子，抑揚，沈黙

（5）精神的援助ができる

精神的援助には次の a ～ g の態度と①～⑩の行動を心がける。
 a. 傾聴　b. 存在　c. 正直　d. 率直　e. 融通　f. 受容　g. 立証
 ①患者のさまざまな訴えに大きな関心をもって耳を傾ける

②そばに座り，患者と目線を合わせ，時を共有する

③患者の気持ちにより沿いながら，一歩踏み込んで尋ねる勇気をもつ

④いつか死すべき存在である私たちにとっても訪れる共通の問題として捉える

⑤看護師としてではなく，一人の人間としてあるがままの自分で接する

⑥看護師が癒すのではなく，真の心の交流を通してともに成長したときに患者は癒される。このとき看護師もまた癒されている

⑦相手の価値観や信念を尊重する

⑧死を避けず一緒になって語り合う

⑨繰り返し訪問する

⑩非言語的コミュニケーションを続ける

（6）家族へのサポートができる

家族の介護力を高めるような適切な介護指導や介護体制の調整ができること，家族の精神的サポートをすることができることも重要な能力である。家族が療養者のために十分な役割を果たすことができるように支援し，さまざまな困難を乗り越えていけるような力をひきだすことが大切である。家族への支援は，以下の11のポイントを心がけて行う。

①家族も病んでいる一員と考える。

②家族の予期悲嘆の状況を理解し，家族のペースに合わせる。

③十分な時間をかけて家族の思いを聞いていく。患者から離れた部屋で，「今何が心配ですか？」「○○さんを見ておられてどうですか？」などと声をかけ，事実を分かち合う。

④単なる情報の提供でなく，情報を分かち合う。ともに悩みどうするのがよいのかを一緒に考える。

⑤現在の病状と，将来予測される症状を伝える。

⑥急変の可能性のあることを伝える。

⑦最善を尽くすことを伝える。「患者にとって一番いい方法を考えていきますから安心してください」と，症状コントロールの保証を伝えていく。

⑧できれば多くの家族に同時に説明する。

⑨分かりやすい言葉で話す。

⑩説明の後で「何かお聞きになりたいことはありませんか？」と必ず付け加える。

⑪死が迫った時の説明をする。

（7）チーム医療体制の中でのコーディネートができる

他職種や各セクションとの連絡を円滑に進めることができる。在宅継続・入院など方針が変わった際には，地域の資源・医療機関と連携できるだけのネットワークをもち，早急に対応することができることが必要である。

8 エンドオブライフケアの充実に対する期待

（1）在宅におけるエンドオブライフケアの現状と課題

わが国では，高齢化に伴って死亡者数が増加し，2016年には年間130万人を越えた。その後年間死亡者数は，急速に増えていき，2040年に年間死亡者数は167万人のピークに達すると推計されている（国立社会保障・人口問題研究所，

2018)。今後の日本は，一挙に高齢多死時代を迎えることになる。

　人々の死亡場所を見てみると，戦後約80％の人が自宅で死亡していたのに対し，現在では約8割が医療機関で死亡し，自宅での死亡は12％となっている。今後より多くの人々が死を迎えることを考えると，医療機関だけでなく，在宅での看取りが選択できるような体制の整備が急がれる。

　在宅におけるエンドオブライフケアの充実を図るうえで課題となる点には，療養者の持つ課題，人材確保や現状のシステムの課題が挙げられる。

　療養者の持つ課題では，終末期に対する国民の意識の問題が挙げられる。家族内介護の限界や急変時の対応の不安により，在宅でターミナル期を過ごすことを躊躇することが多い点である。人生の終末期には，住み慣れた家，住み慣れた地域でできるだけ長く過ごしたいと誰もが共通して願い，自宅で最期を迎えたいと希望している高齢者が多いとも言われている。しかし，2008年に終末期医療に関する意識調査等検討会が一般国民に対し行った調査では，「治る見込みがなく死期が迫っていると告げられた場合，最期までどこで療養したいか」の質問に対し，最期まで自宅と答えた人は10.9％であったが，自宅で療養して必要になれば医療機関あるいは緩和ケア病棟に入院したい人を含めると，自宅を希望すると答えた人は63.3％であった。一方で，最期まで自宅で過ごすことが実現困難だと回答した人は66％にのぼり，その理由は，「介護する家族に負担がかかる」「症状が急変したときの対応に不安がある」が多かった。今後は，家族介護に依存しない在宅療養の方法や，訪問看護等急変時の対応が可能なサービスの情報を提供し，人々が最期まで在宅での生活を選択できるようにすることも必要である。

　医療者の人材確保の問題として挙げられるのは，訪問看護師数の不足と地域偏在である。国は，在宅医療の機能を強化し，医療機関以外での看取りを可能にする施策として，在宅支援診療所の制度や，訪問看護ステーションの充実等を図っている。訪問看護ステーションの看護職員（常勤換算）が多くなるほどターミナルケア体制の届出をしている事業所の割合が高いことから，訪問看護ステーションの大規模化をすすめる方策をとっている。結果，全体の訪問看護ステーション数は2011年以降増加傾向にあるが，常勤換算5人以下の小規模の訪問看護ステーションは約半数を占めており，この割合は横ばいを続けている。また，人口規模が小さい市町村には，訪問看護ステーションが設置されていないところもあり，地域偏在が生じている。訪問看護ステーション未設置の原因として，2.5人以上の人員基準の看護職が配置できないことが考えられる。また，新卒者の教育プログラムの未整備，診療報酬改定による医療機関の7：1看護体制による都市の大規模病院への看護職員流入が一要因となっている。

　人材不足の要因としては他に，訪問看護利用者が増えないこと，そのために訪問看護事業が赤字経営を余儀なくされること，看護師の労働条件が整わないこと（非常勤職員としての雇用），一人ひとりの看護師の負担が増大すること，訪問看護師の離職・希望者の減少という，負のサイクルに陥っていることが考えられる。訪問看護ステーションの経営の安定化と利用者増加，訪問看護師の育成，労働条件の改善が今後の緊急の課題である。

（2）在宅におけるエンドオブライフケア推進の施策と訪問看護ステーションへの期待

　厚生労働省は，2003年に21世紀の医療供給体制の改革として，「医療提供体制の改革のビジョン」をまとめた。具体的には，①医療に関する情報提供の推進，

②安全で，安心できる医療の再構築，③質の高い医療を効率的に提供するための医療機関の機能分化・連携の推進と地域医療の確保，④医療を担う人材の確保と脂質の向上，⑤生命の世紀の医療を支える基盤の整備の分野で改革を進めることが必要であるとしており，その実現に向けての施策を打ち出している。訪問看護ステーションは，質の高い効率的な医療提供体制の構築の一環として，充実・普及を図るべきものとし，訪問看護師の育成，訪問看護技術の質の向上，訪問看護サービスの普及の促進することを当面の施策としている。

　また，2012 年に在宅医療の体制構築に係る指針が示された。この指針の序文には，「多くの国民が自宅等住み慣れた環境での療養を望んでいる。高齢になっても病気になっても自分らしい生活を支える在宅医療の提供体制を構築することは，国民の生活の質の向上に資するものである。また，超高齢社会を迎え，（中略）在宅医療は看取りを含む医療提供体制の基盤の一つとして期待されている」と述べられている。訪問看護ステーションがエンドオブライフケアにおいて果たす役割に多くの期待が向けられている。

第7章

認知症をもつ在宅療養者

スーディ神崎和代
鈴木真理子

---

1 認知症をめぐる課題

　わが国の高齢化率は 2018 年に 28.1％となり，全人口の 20％が 70 歳以上という社会になった。今後も高齢化率は上昇を続け，2040 年には 35％を超えることが推計されている。なかでも 75 歳以上の人口が年々増加しており，平成 30 年度版高齢者白書によると 2017 年時点で 75 歳以上が全人口の 13.8％を占めている。認知症は加齢に伴い増加することから，後期高齢者数増加に伴い認知症をもつ人が増加することが見込まれている。図 7-1 は，加齢に従って認知症の有病率は増加し，2025 年には 2012 年の 1.5 倍になることを示している。図 7-2 は，認知症をもつ高齢者の人口が 2015 年には 250 万人，2025 年には 300 万人を超えることを示しているが，この調査では要介護認定を申請している者しか含まれていないため，実際にはそれ以上の患者数になると推測されている。実際，厚生労働省は 2015 年 1 月に，2025 年には認知症数は 700 万人という推定値を発表している。

　超高齢社会における認知症諸対策が講じられるなか，その一方では認知症をもつ高齢者が犯罪の被害に巻き込まれる事件や，虐待，介護殺人・心中事件などの件数も増加している。図 7-3 は公的機関が把握している行方不明になっている認知症の人の数を示している。2016 年には 15,432 人（全行方不明者の 18.2％。2014 年は 13.3％）と増加している。認知症をもちながらも在宅で療養する人たちのリスクは高いと言えるが，看護師を中心とする多職種連携でリスクを軽減する方策を講じることで，可能な限り在宅・地域での療養を支援する必要がある。このような現状のなか看護師には，専門職として認知症の人の人権を擁護するために，認知症に対する正しい知識をもち，認知症の人と家族が安心して生活でき

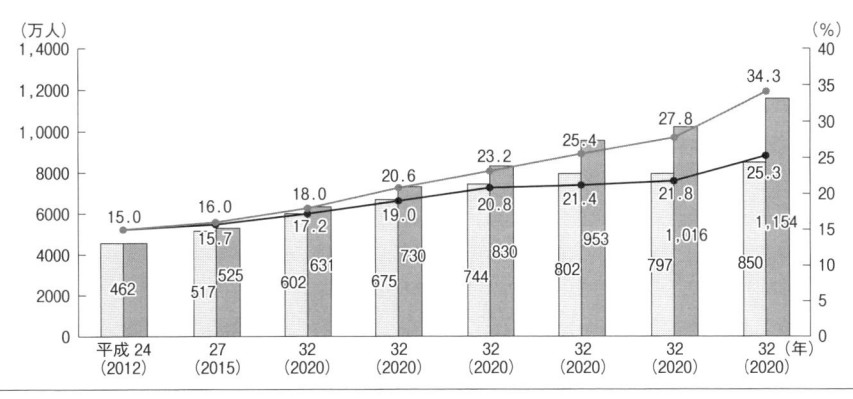

図 7-1　認知症高齢者の出現率推測値（出所：厚生労働省「新オレンジプラン」）

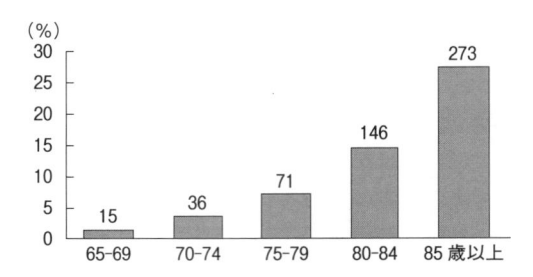

図 7-2 認知症高齢者の年齢階層別出現率
（出典：平成 4 年 2 月老計第 29 号，老健 14 号「老人保健福祉計画策定に当たっての痴呆老人の把握
　　方法等について」より）

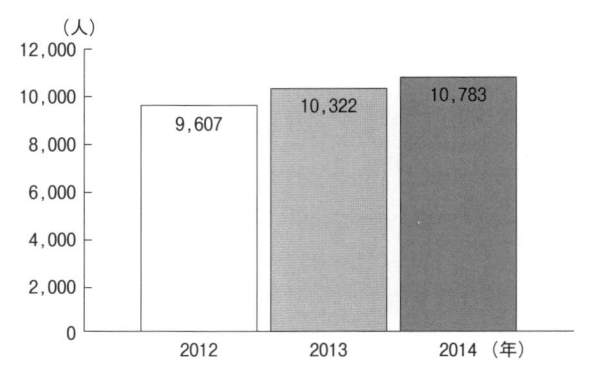

図 7-3 認知症が原因による行方不明者の推移（出所：警察庁生活安全局生活安全企画課）

る環境を提供するための知識や技法が求められていると言えよう。

2 認知症の基礎知識

（1）認知症の定義

　認知症は，「後天的な脳の病気により脳細胞が緩やかに機能しなくなり，日常生活に支障をきたした状態が 6 か月以上続いている状況の総称」と定義される。つまり，ふつうに暮らしていた人が脳の障がいにより記憶力を含む複数の認知機能（思考力，判断力，注意力など）が低下し，日常生活が困難になった状態のことを言う。認知症という言葉は，これらの複数の症状をもった状態の総称であり，特定の疾患名ではない。

　人は，外界からの情報を五感によって大脳に取り入れ，それを記憶に照らして分析・判断することによって，その情報に対応する行動を生み出している。しかし，認知症の人の場合は脳の細胞が障がいされることによって，情報の分析・判断ができないため，状況にそぐわない言動が出現することになる。

（2）認知症の診断

　認知症の診断は，図 7-4 のプロセスで進められる。問診と神経系統検査では症状の現れ方を，画像検査では脳の状態を診断し，認知症か認知症以外の疾患かを見極める。つまり，消去法である。

　問診では，受診の動機や本人の記憶障がいの自覚を確認するほか，受診に同伴した家族に日常生活の様子を確認し，認知症かそうでないかを判断していく。また，神経系統検査では，運動症状や言葉のもつれがないかも確認しながら診察を

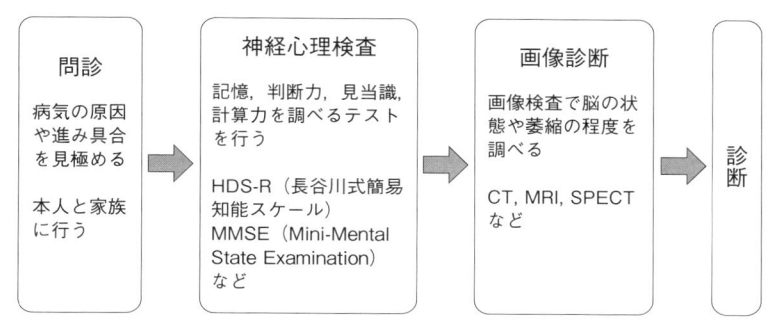

図 7-4　認知症の診断プロセス

1	お歳はいくつですか？　（2年までの誤差は正解）			0	1	
2	今日は何年の何月何日ですか？　何曜日ですか？ （年月日，曜日が正解でそれぞれ1点ずつ）	年 月 日 曜日		0 0 0 0	1 1 1 1	
3	私たちがいまいるところはどこですか？ （自発的にでれば2点，5秒おいて家ですか？　病院ですか？　施設ですか？ のなかから正しい選択をすれば1点）		0	1	2	
4	これから言う3つの言葉を言ってみてください．あとでまた聞きますのでよ く覚えておいてください． （以下の系列のいずれか1つで，採用した系列に〇印をつけておく） 1：a）桜　b）猫　c）電車　　2：a）梅　b）犬　c）自動車			0 0 0	1 1 1	
5	100から7を順番に引いてください．（100−7は？，それからま た7を引くと？　　と質問する．最初の答えが不正解の場合，打 ち切る）	(93) (86)		0 0	1 1	
6	私がこれから言う数字を逆から言ってください．(6-8-2, 3-5-2-9 を逆に言ってもらう，3桁逆唱に失敗したら，打ち切る)	2-8-6 9-2-5-3		0 0	1 1	
7	先ほど覚えてもらった言葉をもう一度言ってみてください． （自発的に回答があれば各2点，もし回答がない場合以下のヒントを与え正 解であれば1点）　a）植物　b）動物　c）乗り物	a： b： c：	0 0 0	1 1 1	2 2 2	
8	これから5つの品物を見せます．それを隠しますのでなにがあったか言って ください． （時計，鍵，タバコ，ペン，硬貨など必ず相互に無関係なもの）		0 3	1 4	2 5	
9	知っている野菜の名前をできるだけ多く言ってくだ さい．（答えた野菜の名前を右欄に記入する．途中で 詰まり，約10秒間待ってもでない場合にはそこで打 ち切る）　0 〜 5＝0点，6＝1点，7＝2点，8＝3点， 9＝4点，10＝5点		0 3	1 4	2 5	
		合計得点				

表 7-1　改訂長谷川式簡易知能評価
スケール（HDS-R）
（出典：大塚俊男・本間昭，1991，
高齢者のための知的機能検査の手
引き，ワールドプランニング）

　行う．次に問診での内容をもとに神経心理検査を実施する．同時に基本的な尿検
査や血液検査などは診断の初期段階で行う．
　記憶・判断力・見当識・計算力などを検査するため HDS-R（長谷川式簡易知
能スケール；表 7-1）や MMSE（Mini-Mental State Examination；表 7-2）な
どが用いられる．また，米国では，MMSE に加えて Mini-Cog test（3つのモノ
の名前の記憶を数分後に確認するテストと長針と短針のある時計を描く作業から
構成）を用いる．
　画像検査では，脳の病変や血流を把握するために CT や MRI，SPECT が実施
される（表 7-3 参照）．また必要に応じて追加の血液検査や脳波検査が行われる．
これらの内容を総合的に判断し，認知症の原因疾患を特定し，診断が下される．

| 調査日 | | 年 | 月 | 日 |

| 被調査者氏名 / 番号 |
| 年齢　　　歳　性別　（男 ・ 女） |

質問内容	回答	
1 (5点)	今年は何年ですか	年
	いまの季節は何ですか	
	今日は何曜日ですか	曜日
	今日は何月何日ですか	月
		日
2 (5点)	ここはなに県ですか	県
	ここはなに市ですか	市
	ここはなに病院ですか	
	ここは何階ですか	階
	ここはなに地方ですか（例：関東地方）	
3 (3点)	物品名 3個（相互に無関係） 検者は物の名前を1秒間に1個ずつ言う、その後、被験者に繰り返させる 正答1個につき1点与える、3個すべて言うまで繰り返す（6回まで） 何回繰り返したかを記せ　　　　　　回	
4 (5点)	100から順に 7を引く（5回まで）	
5 (3点)	3で提示した物品名を再度復唱させる	
6 (2点)	（時計を見せながら）これは何ですか （鉛筆を見せながら）これは何ですか	
7 (1点)	次の文章を繰り返す　「みんなで、力を合わせて綱を引きます」	
8 (3点)	（3段階の命令） 「右手にこの紙を持ってください」 「それを半分に折りたたんでください」 「机の上に置いてください」	
9 (1点)	（次の文章を読んで、その指示に従ってください） 「眼を閉じなさい」	
10 (1点)	（なにか文章を書いてください）	
11 (1点)	（下記の図形を書いてください）	
	得点合計	

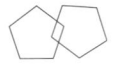

表 7-2　MMSE（Mini-Mental State Examination）
（出典：Folstein et al., 1975；鳥羽研二（監修），2003，高齢者総合機能評価ガイドライン，厚生科学研究所）

表 7-3　画像検査の種類

CT	認知症の原因となる病変を検出する最も簡便な方法であり，スクリーニング検査として利用される。脳梗塞，血腫，水頭症，腫瘍などの診断には役立つが，アルツハイマー型認知症などの早期診断や鑑別診断には限界がある。
MRI	頭蓋内の微細な構造変化の検出に優れている。アルツハイマー型認知症の初期における脳萎縮の評価やレビー小体型認知症との鑑別診断にも有用である。
SPECT	脳血流の変化を検出する。認知症の早期診断と治療効果の判定，予後予測の診断などが期待されている。
PET	脳血流，酸素代謝，糖代謝，神経伝達機能などの脳機能を直接的に反映した画像を得ることができる。SPECT に比べ分解能や定量性ともに優れ，被曝を低く抑えることができるなどの利点があるが，わが国では健康保険の適用を受けるには一定の条件を満たす必要がある（例：MRI などで悪性腫瘍のがんの特定・転移・診断が確定不可能な場合）。

3　認知症と間違われやすい状態

（1）加齢によるもの忘れ

　記憶力は，加齢とともに低下する。通常のもの忘れは，出来事の一部分を忘れるため，体験の他の記憶からもの忘れした部分を思い出すことができるのが特徴である。しかし，認知症のもの忘れは，自分の体験したことや出来事の全体を忘れるので思い出すことが困難となる（エピソード記憶の障がい）。図 7-5 に示したように，認知症の人は，過去から現在，そして未来へと続く体験のつながりが少なくなる。そのため，不安な気分を招きやすく，また日常生活に支障をきたす

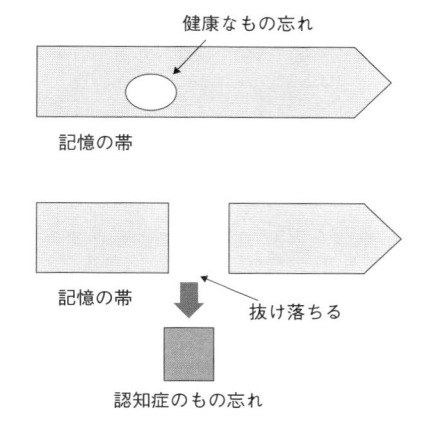

図 7-5　通常のもの忘れと認知症のもの忘れの違い

（出典：長谷川和夫（2006）．認知症の知りたいことガイドブック―最新医療＆やさしい介護のコツ　中央法規出版　p.85.）

表 7-4　認知症と加齢によるもの忘れの違い

	認知症によるもの忘れ	加齢によるもの忘れ
原因	病気により生じる	加齢により生じる
自覚（病識）	もの忘れの自覚がない	もの忘れの自覚がある
記憶障がい	経験自体を忘れる	経験の一部を忘れる
社会生活	営むのが困難	支障がない
他の症状	もの忘れ以外にも，時間や判断が不確かとなる	もの忘れ以外の症状はない

ことになる。

（2）軽度認知障害（MCI）

　現在，認知症の予備軍と言われる状態があることが分かっている。2001 年，正常老化と認知症の間に認知症に進む境界領域があることが判明し，軽度認知障害（Mild Cognitive Impairment：MCI）と名づけられた。MCI 診断後，1 年で10％，5 年で 50％が認知症へ進行するという研究報告があるが，2019 年現在，原因は明らかではない。主な症状は記憶力と思考力の低下であるが，日常生活には大きな支障はきたしていない状態を言う。

　MCI の診断基準には，①本人または家族から記憶障がい（特に少し前の記憶について）の訴えがある，②記憶以外の認知機能はだいたい保たれている，③日常生活に支障をきたしていないなどが挙げられている。MCI は，アルツハイマー型認知症だけではなく他の型の認知症に進行する可能性があることは明らかになっているため，米国では 6 か月ごとの受診を推奨している。

（3）うつ病

　初老期から老年期ではうつ病が多発する。うつ病は通常，気分の落ち込みが目立つが，老年期のうつ病の場合は，気分の障がいよりも不眠や肩こり，全身倦怠などの身体的な不調を訴えることがしばしばある。また，睡眠障がいにより注意力や集中力が低下し，もの忘れを自覚する場合もある。この点が認知症の初期と似ているために誤診されるケースがある。認知症とうつ病の区別においても，も

表 7-5　認知症とうつ病の違い

(出典：池田　学（2010）．認知症　専門医が語る診断・治療・ケア　中公新書　p.11.)

	認知症	うつ病
初期症状	記憶や知的能力の低下	抑うつ状態
症状の訴え方	症状を軽く言ったり，否認したりする	記憶力低下や身体の不調を繰り返し訴える
知的能力	持続的に低下 日常生活にしばしば介助を必要とする	訴えるほど知的能力の低下はない 自分で身辺整理が可能
抑うつ状態の既往	なし	しばしばあり
頭部 CT	しばしば脳萎縮が認められる	著しい異常が認められない

の忘れに対する自覚の有無がポイントとなる。

（4）せん妄

　せん妄とは，脳機能の失調によって起こる，注意の障がいを伴った軽い意識のくもり（意識混濁）を基盤とする症候群であり，幻覚や妄想，興奮などが急に起こり，これらの症状が時間帯によって出現したり消失したりを繰り返す状態を指す。せん妄はさまざまな原因によって引き起こされる（表 7-6，7-7）。高齢者では，予備能力の低下や脳機能の低下，複数の基礎疾患を併せもつこと，薬物代謝が低下することからせん妄状態に陥りやすく，認知症と間違われるケースも多い。その結果，適切な治療が行われず，せん妄の悪化や遷延化，病状の長期化，廃用症候群の進行などといった悪循環に陥りやすい。せん妄は，原因に対し適切な対応がなされれば必ず回復するため，原因を丁寧に探っていくことが重要となる。せん妄と認知症の違いを表 7-8 に挙げる。

表 7-6　せん妄の直接原因となる疾患

中枢神経系疾患	頭部外傷，脳血管障害，脳変性疾患，てんかん発作および発作後もうろう状態
代謝障害	腎不全，肝不全，貧血，低酸素血症，低血糖または高血糖，ビタミン B^1 欠乏症，内分泌疾患，水・電解質平衡障害，酸塩基平衡障害
心肺疾患	心筋梗塞，うっ血性心不全，不整脈，ショック，呼吸不全
その他の疾患	感染症，悪性腫瘍，重症外傷，手術侵襲

表 7-7　せん妄を引き起こしやすい薬剤

抗コリン作用薬 （抗パーキンソン病薬）	アーデン（トリヘキシフェニジル），アキネトン（ビベリデン）
ドーパミン作動薬 （抗パーキンソン病薬）	シンメトレル（アマンタジン），パーロデル（ブロモクリプチン），ドパストン（レボドパ）
三環系の抗うつ薬	アナフラニール（クロミプラミン），ドグマチール（スルピリド）
ベンゾジアゼピン系の 抗不安薬・眠剤など	ハルシオン（トリアゾラム），ワイパックス（ロラゼパム），セパゾン（クロキサゾラム），ホリゾン（ジアゼパム）
制吐剤	アトロピン（硫酸アトロピン）
非ステロイド抗炎症剤	アスピリン（サリチル酸）
抗生物質	チエナム（イミペネム）など多数
インターフェロン製剤	スミフェロン（インターフェロンα），フェロン（インターフェロンβ）など
抗がん剤	5-FU（フルオロウラシル），キロサイド（シタラビン）
H_2 ブロッカー	ガスター（ファモチジン），タガメット（シメチジン）

表 7-8　せん妄と認知症の違い

	せん妄	認知症
発症の仕方	急激，夜間に多い	緩徐
24 時間の経過	日中温和で夜間に悪化	一日中ほぼ同じ状態
症状の持続	数時間から数週間	数か月から数年以上
動揺性	多い	少ない
意識	低下，狭窄	清明
注意	注意の方向や集中が困難	影響されにくい
見当識	時間の障がいが強い	時間，場所，人物の順に障がい
記憶	直接および近接記憶の障がい	近接および遠隔記憶の障がい
知覚	視覚性の錯覚，幻覚が多い	多くは異常なし
既往歴・現病歴	中枢神経系以外の身体疾患も多い	中枢神経系疾患が多い
薬剤の関与	多い	少ない
誘因	身体因，心因ともに多い	少ない
治療可能性	大多数で可能	基本症状は困難

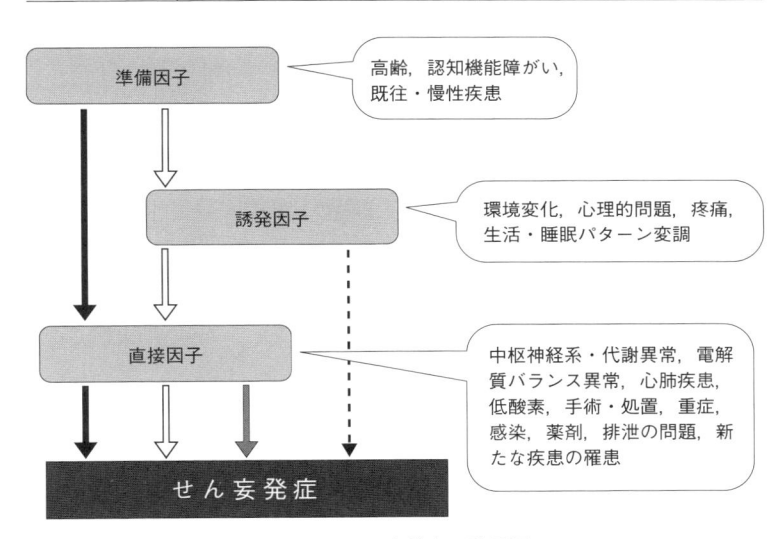

図 7-6　せん妄発症の諸因子

(出典：綿貫成明・竹内登美子・松田好美・竹内英真（2005）．術後せん妄のアセスメントおよびケアのアルゴリズム（案）開発　看護研究．38(7)．25.)

　高齢者の場合，環境の変化や昼夜逆転傾向，電解質異常や肺炎，薬物などが引き金になってせん妄を発症することが多い（図 7-6）。また，脳梗塞や認知症がある場合は，脳が外部の環境や体内の急激な変化に対応しにくいため，特にせん妄を合併しやすい。

4　認知症の原因疾患

認知症をきたす疾患は以下のように分類される。
①変性性認知症
　神経細胞が変性・脱落して起こる認知症。原因が明らかになっていない。代表的な疾患として，アルツハイマー病，レビー小体型認知症，前頭側頭葉変

表 7-9 認知症をきたす疾患

原因疾患	病名	
神経変性疾患	アルツハイマー病，レビー小体型認知症，前頭側頭葉変性症，進行性核上性麻痺，大脳皮質基底核変性症，ハンチントン病	
脳血管疾患	脳出血，脳梗塞，ビンスワンガー病，多発性ラクナ梗塞	
内分泌・代謝性疾患	甲状腺機能低下症，ビタミン欠乏症，肝性脳症，透析脳症	
神経感染症	脳炎，髄膜炎，進行麻痺，エイズ，プリオン病	
腫瘍	脳腫瘍（原発性・転移性）	
中毒性疾患	慢性アルコール中毒，薬物・金属・有機化合物中毒など	
外傷性疾患	頭部外傷後遺症，慢性硬膜下血腫など	
その他	正常圧水頭症，神経ベーチェット，多発性硬化症，筋強直性ジストロフィー，ミトコンドリア脳筋症など	

表 7-10 認知症の原因疾患の特徴

アルツハイマー型認知症	脳内の異常タンパク質（アミロイドβタンパクの蓄積）や神経原線維変化（異常リン酸化タウタンパク）によって神経細胞が変性・脱落し大脳が萎縮する。海馬の萎縮が認められるため，記憶障がいが目立つ。できないことに対して言い訳する様子が見られる「取り繕い反応」があることが特徴的。ゆっくりと進行し，末期には失禁や嚥下障がいが出現，寝たきり状態となる（図 7-1 参照）。
レビー小体型認知症	大脳にレビー小体という特異な封入体が沈着して起こる。認知機能の変動やパーキンソン症状，幻視を特徴とする。ドパミンの不足と過剰といった複雑な状態が脳内で同時に起こるため，治療が難しい。自律神経障がいのため運動障がいや便秘，嚥下障がいなど症状が多岐にわたり，激しい幻覚や妄想を伴うので家庭で安全を保てない状態が早期に訪れやすい。
前頭側頭葉変性症	前頭葉と側頭葉に限局した脳萎縮性疾患で以下の3つに分類される。脳の前方部の機能が低下するため，後方部を中心に機能が低下するアルツハイマー型認知症やレビー小体型認知症と症状がまったく異なる。多くが若年性（64歳以下）であることが特徴的。 ①前頭側頭型認知症：行動の障がいが強く出現する ②意味性認知症：言葉と行動の障がいが両方強く出現する ③進行性非流暢性失語：言葉の障がいのみが強く出現することが多い。病識の欠如，自発性の低下，無関心，抑制がきかない，反社会的な行動（万引き，窃盗など），常同行動（一定の動作を繰り返す），食行動の異常（過食など）などが特徴的な症状である。また，言葉に障がいが出るタイプでは，物の名前が分からなくなるばかりでなく，言葉そのものの意味が分からなくなる（語義失語）。
脳血管性認知症	脳出血や脳梗塞によって脳の神経細胞が損傷することで起きる。多くの場合は，脳梗塞を繰り返し認知機能が段階的に低下して認知症に至る。しかし，病変の程度や広がりによって症状が異なり，前述のような過程を経ないタイプもある。初期の段階では，意欲低下や無関心がといった症状が目立つ。

性症などがある（表 7-10 参照）。

②血管性認知症

　脳血管障がいが原因で起こる認知症。血管障がいの部位や病態によってさまざまな症状をきたす。

③二次性認知症

　脳腫瘍や感染症，その他の身体疾患が原因で起こる認知症。交通事故などによる頭部外傷や脳挫傷が原因となり，認知症が引き起こされることもある。原因疾患を適切に治療すれば回復が可能である。

5　認知症の症状：中核症状と行動・心理症状（BPSD）

　認知症の症状は，基本的にどの人にも見られる認知機能障がい（中核症状）と中核症状から二次的に出現する行動障がいや精神症状に分けられる。二次的に出現する症状は，以前は“問題行動”と呼ばれていたが，これは介護の側から見た問題であり，認知症の人の障がいと障がいの結果としての心の反応というつながりにおいて理解しようとする視点に変化したことから“認知症の行動・心理症状（BPSD：Behavioral and Psychological Symptoms of Dementia）”と呼ばれるようになった。

（1）中核症状

1）失語・失行・失認

　人は外界から視覚刺激を受けると，後頭葉にある一次視覚野と隣接する視覚連合野でその情報が処理され，外部の世界を脳内で再構築する。この辺りの機能が低下すると，目で見た情報の解析が脳の中でうまく行えず，視覚認知障がいやそれに関連した錯視・幻覚が出現する。側頭葉・頭頂葉・後頭葉に障がいが起こると，失語（言葉が理解できない）・失行（まとまった動作や身振りができない）・失認（物の形が分からない，人の顔を見ても誰か分からない）によって日常生活に必要な機能が低下する。

2）記憶障がい

　記憶の中枢は，側頭葉の内側にある海馬領域にある。この部位の萎縮や脳梗塞により，最近のことが覚えられない，新しいことが覚えられないなどの記憶障がいが起こる。海馬の前面には，扁桃体という感情を調節する中枢があり，海馬と密接な連絡をもっている。そのため，日々の経験の中でも情動を揺さぶられたエピソードをよく覚えていることから，情動のレベルによって記憶に重み付けをしていると考えられている。このことは認知症患者にも当てはまり，記憶障がいが重度になっても不快や恐怖の感情を伴った際の記憶が残ることを示した研究報告もある。

3）実行機能障がい

　前頭葉は，後方にある大脳が外部や体内からの情報を処理して再現した外部の様子と，海馬などから引き出された過去の記憶を照合し，選択すべき行動を判断するといった役割を担っている。前頭葉の機能が低下すると，外部の刺激に対し無関心となり行動を起こす意欲がなくなる，段取りが悪くなるなどの症状が見られる。また，前頭葉の制御が低下するために，外部の刺激に対する影響を受けて短絡的に反応し，無秩序な行動を起こすなどの症状が起こる。

（2）行動・心理症状（BPSD）

　BPSD は，認知症のどの段階でも起こりうるが，その現れ方は人によってさまざまである。これは，図 7-7 に示すように中核症状である記憶障がいや失語・失認・失行，実行機能障がいが背景にあり，加えてストレスや不安などの心理的要因，身体的要因，環境要因が作用して出現するためであり，その人が受けている心理的・身体的・環境的要因の影響によって出現する反応が異なるためである。

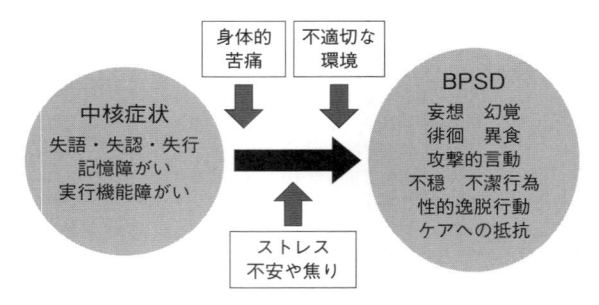

図7-7　行動・心理症状が出現する仕組み

　BPSD に対応するには，その原因となる身体的苦痛や不快の有無，生活環境，不安やストレスに目を向け，原因の改善を図ることが重要である。また，BPSD は介護者との関係性によっても誘発される。BPSD によって介護者もまたストレスを感じ，いら立ったり，負担感を感じるため，認知症の人に対して不適切な対応をしてしまうことがある。その結果，さらに BPSD を誘発してしまい悪循環に陥ることにつながる。適切な環境や適切なケアを提供して BPSD を最小限にするとともに，介護者の支援も重要であることを忘れてはならない。

6　認知症の進行過程

　認知症は，現在のところ一部の治療可能な原因疾患を除いて，治療が困難であり，病状は進行を免れない。認知症の中でも多くを占めるアルツハイマー病は進行性であり，2019 年時点では治癒の方法は確立されていない。病状の進行状況は，原因疾患や本人を取り巻く環境や関わり方によって異なってくるが，大きな流れは同様であると考えられている。図 7-8 は，アルツハイマー型認知症の進行ステージを表している。

　初発期は，記憶障がいが最も多く，何回も同じことを繰り返す，頼まれたことをすぐに忘れるなどの最近の記憶が曖昧になる症状が見られる。それまで可能であったことがうまくできなくなるため，感情的に不安定になりやすい。その後，記憶力低下が次第に増加し，認知障害が進行する。初期の段階には，ものをしまったことを忘れて誰かに盗られたと思い込み，周りの介護者に疑いをかけて責め

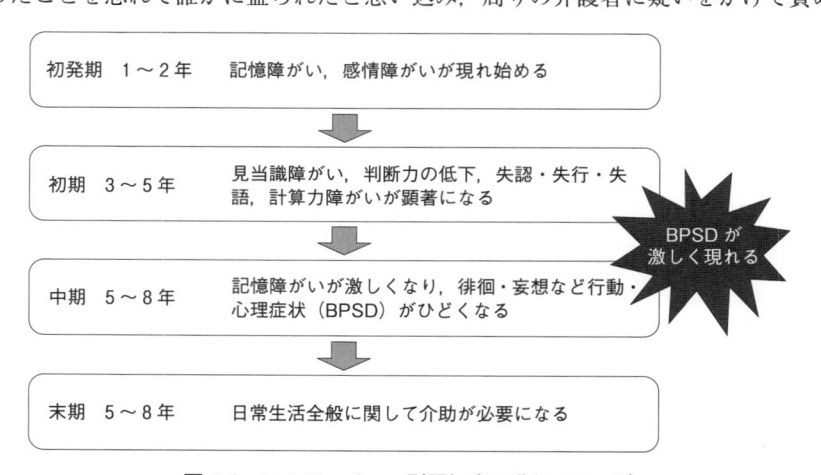

図7-8　アルツハイマー型認知症の進行ステージ
（出典：平澤秀人（2010）．図説認知症高齢者の心がわかる本　講談社　pp. 24-25．一部改変）

るなどの行動が見られる（もの盗られ妄想）。さらに，時間や場所の見当識が障がいされ，道に迷い自宅に戻れなくなる，言いたい言葉がでてこない（失語），家にあることを忘れて同じ物を何度も買う，料理が単調になるなどの症状が見られる。

　中期には，身近な人や知っているはずのものが何か分からなくなる，調理の手順が分からなくなるなど日常生活での失敗が目立ってくる。また，徘徊・被害妄想・嫉妬妄想・もの盗られ妄想がひどくなる。さらに進行し末期になると，運動機能が低下し，日常生活全般に介助が必要となる。また，発語が乏しくなり，周囲に関心を示さなくなる。最終的には寝たきりとなり，失禁や嚥下障がいなどが出現し，誤嚥性肺炎を起こしやすくなるため食べることが難しい状態となる。

7　認知症の治療

（1）薬物療法

　認知症の原因疾患によって治療は異なる。変性性認知症については病態の解明が進められているが，現時点では根治療法はないため，一部の症状の軽減と進行の抑制を目的にした薬物療法が中心となる。アルツハイマー型認知症では，記憶に関連をもつ神経伝達物質アセチルコリンの分解を抑制するアセチルコリンエステラーゼ阻害薬が用いられ，これまではドネペジル（商品名アリセプト）1種類しか認可されていなかった。2011年よりガランタミン（レミニール），メマンチン（メマリー），貼付薬のリバスチグミン（コリンエステラーゼ阻害薬）が相次いで発売となり，薬物療法の選択の幅が広がった。しかし，これらの薬の抑制（遅延）は6か月から12か月と言われており，完治につながる薬剤の開発や予防のためのワクチンの開発が期待される。

　BPSDに関しては，看護・介護の方法を見直したうえでそれでも改善がなければ，抗不安薬，精神安定薬，抗うつ薬，脳循環代謝改善薬，睡眠（導入）薬による薬物療法が行われる（図7-9参照）。

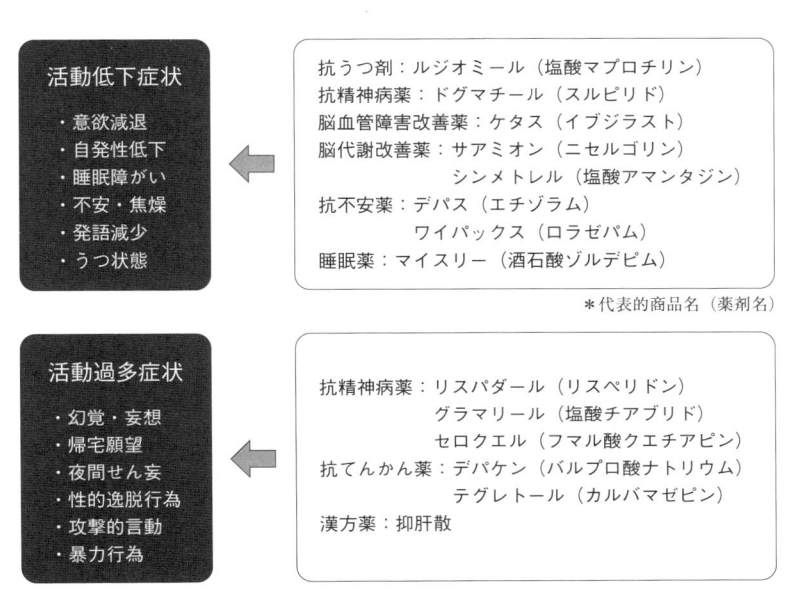

図 7-9　BPSD に対する薬物療法

（2）非薬物療法

　非薬物療法は，BPSD の軽減を図る目的で行われる心理・社会的なアプローチである。アメリカの精神医学ガイドラインでは心理・社会的なアプローチを以下のように分類している。

　　①記憶障がいや失見当の訓練など知に焦点を当てた認知リハビリテーション
　　②回想法やバリデーション療法など情に焦点を当てた精神療法
　　③刺激を介した精神療法である音楽療法，絵画療法，レクリエーション療法など

　非薬物療法はデイサービスやデイケアなどで実施しているため，早期からプログラムに参加できるよう勧めたい。

8 認知症をもつ在宅療養者への看護

（1）安心できる生活環境づくり

1）認知症の進行に応じた生活環境の調整

　認知症の人の症状悪化の緩和には生活環境を変化させないことが重要である。記憶障がいによって混乱を招きやすい認知症の人にとって，急な環境変化は認知症状を悪化させる原因の1つとなる。「見たこともない所に連れてこられた」「早く家に帰らなくては」と当然思うだろう。そして，何とか家に帰ろうと必死に歩き回り，周りの者から見ると徘徊や不穏といった行動に捉えられてしまう。これは，認知症の人が入院した場合や，転居をした時に見られる光景である。居住環境の変化は，明らかに認知症の人を混乱に陥らせる。施設などへの移り住みが避けられないうえの場合は，事前に認知症の人を伴った訪問や1泊だけのお泊り経験を繰り返して，馴染んでもらうなどの対策が大切である。

　住み慣れた環境や慣れ親しんだ生活習慣を大切にして，その人がもっている力が最大限発揮できるようにしなければならないことは確かである。しかし，認知症の症状は記憶だけでなく視空間認知の障がいもきたす。加えて，視力や聴力の低下，平衡感覚の低下など加齢による機能低下も併せもつため，認知症の進行過程に応じて生活環境を変化させていくことが必要である。たとえば，転倒予防のために段差の解消や手すりを設置し，バリアフリーにしていくことも暮らしの継続には欠かせない。また，少し前にしていたことを忘れてしまうため鍋を焦がしてしまうというエピソードはよくあり，火の始末に不安を感じるようになったら電磁調理器に変更することも安全のために必要なことである。このように，住み慣れた家で慣れ親しんだ習慣を大切にしながら生活をしていくには，残余能力や症状進行に応じて生活環境を調整しなければならない。

2）見当識に対する働きかけ

　認知症の進行に伴い時間や場所の見当識が障がいされるため，よく見える場所にカレンダーや時計（デジタルではなく，長針・短針のある時計）を置き，日にちや時間が分かるような工夫をすることも日々の暮らしに必要なことである。また，季節の花や果物を飾り，四季や自然が感じられるような配慮も必要である。

　視力や聴力の定期的な検査は重要である。感覚低下を認知症と間違えて捉えることも少なくないので，定期的な検査により必要な眼鏡や補聴器を確認し，感覚遮断によって症状を悪化させないようにする。補聴器を使わないばかりに家族の声がよく聞こえず，孤立感や被害感を感じ，妄想に発展するケースもある。認知

症の人が「今」を認識するためのヒントを得られるように，どのような進行段階
にあっても五感からの情報を取り込めるように働きかける必要がある。

3）不安を軽減するコミュニケーション

　認知症の人は，体験のつながりがないためいつも不安を抱えている。また，失
敗の体験が増えるたびに不快な感情や混乱をきたし，不安が幾重にも重なった状
態にある。認知症の人と接するには，その不安に配慮しながら関わる必要がある。
　在宅看護では，独居の認知症の人の場合，看護者を覚えていないために訪問し
た際に鍵をなかなか開けてもらえず部屋の中に招き入れてもらうまでに時間がか
かることもある。不安な暮らしの中に「誰かが生活の中に入ってくる」という印
象を与えてしまうことも免れない。
　山田（2007）は，認知症高齢者にとって環境とは「認知症高齢者を取り巻く相
互作用を及ぼす外界」と定義し，援助する者も環境の一部であり，援助者の存在
や言動すべてが影響を及ぼすことを意味していると述べている。私たちの関わり
方によって認知症の人を脅かすことなく，専門職として認知症の人が自尊心を高
められるよう，また心地よい関係性を構築できるようにコミュニケーションを図
ることが求められる。
　以下に具体的なコミュニケーションの方法を挙げる。
- ・ゆっくりと近づき，視野に入ってから話しかける（後ろから話しかけたり，
　突然視野に入って驚かさない）
- ・ゆっくりした態度で優しく対応する（言葉の理解に時間がかかるため，言葉
　や対応のスピードを本人に合わせて行う）
- ・分かりやすい言葉で簡潔に伝える（一度にたくさんのことを伝えない）
- ・ボディランゲージや道具，写真など物を利用して伝える（音声だけではなく
　視覚からの情報を活用して理解を促す）
- ・間違った行動をしても指摘したり，叱らない
- ・説得しない，命令しない
- ・表情や態度から気持ちを察する
- ・共に考え，行動する
- ・根気よく対応する
- ・安心した言葉や関わり方をキャッチし，統一した対応を行う

（2）全身状態のバランスを保つ

1）健康管理

　認知症をもつ療養者は，認知症以外の身体疾患を併せもっていることも多い。
慢性疾患の場合，治療の継続が重要となるが，内服薬の飲み忘れや重複して内服
することも考慮しなければならない。治療を継続し，病状をコントロールできる
ように，特に家族不在時や独居の際にどうすれば管理できるか方法を検討してい
く必要がある。
　また，意欲の低下や自信の喪失から家事や外出の機会が減少し，活動性が低下
している場合も多い。廃用症候群を予防するためにも運動機能を活かして生活で
きるよう「できること」を支えていく必要がある。料理や掃除などで失敗するこ
とが増えるため，「待つ」「見守る」といった行為が介護者に求められる。介護者
にとっては忍耐を要することであり，介護者の心理的サポートも併せて実施して
いく必要がある。そのほか，デイサービスの利用をすすめ，活動量を高めると同

表7-11　認知症の方の睡眠を保つための指導（出典：榎本みのり・精神保健研究所／厚生労働省 e-ヘルスネット）

1　就寝環境を整える（室温，照度）
2　午前中に日光を浴びる
3　入床，覚醒時刻を規則正しく整える
4　食事時刻を規則正しく整える
5　昼寝を避ける／日中にベッドを使用しない
6　決まった時刻に身体運動（入床前の4時間以降は避ける）
7　夕刻以降に過剰の水分を摂取しない
8　アルコール，カフェイン，ニコチンの摂取を避ける
9　痛みに十分対処する（気づかれていないことも多い）
10　認知症治療薬（コリンエステラーゼ阻害剤）の午後以降の服薬を避ける

時に，自宅でのケアの軽減を図ることも有効である（レスパイト参照）。

2）生活リズムを整える

　加齢とともに睡眠時間は減少し，浅眠・中途覚醒が出現する。認知症の人の場合，夜間の不眠とともに日中の活動性の低下から昼寝が増え，昼夜逆転の不規則な生活リズムとなりやすい。また，しっかり覚醒できないためにせん妄に陥りやすく，興奮や攻撃性といった行動に結びつきやすい。夕方から就寝までの時間帯に徘徊や焦燥，興奮などといった行動が現れる「夕暮れ症候群」にも，睡眠・覚醒リズムの異常が関係していると考えられている。

　このように認知症の人は，容易に生活リズムが崩れやすい状況にあることを踏まえ，日中の活動性を高め，規則正しい日課で生活リズムを保つことを意識的に行う必要がある。また，夜間不眠は介護者の睡眠時間をも減少させ介護負担につながる。在宅生活を続けるうえで生活リズムの調整は重要である。表7-11の睡眠を保つための指導内容を参考に，長期的に取り組んでいくことが求められる。

　不眠やせん妄のために睡眠薬や鎮静剤を使用する場合があるが，強い眠気や誤嚥，転倒・骨折等のリスクを伴い結果として生活の質を低下させるため医師と相談して慎重に実施すべきである。

3）急性症状を見逃さない

　認知症の人は身体的な不快や苦痛を言葉で適切に訴えることが少ない。そのため，BPSDとして現れる場合が多い。その際，せん妄を合併している場合も多く，的確に症状を捉えられず，受診のタイミングを逃し，重症化するケースもある。普段に比べて元気がない，動き方が違う，食欲がないなどといったサインを見逃さず，早期発見につなげる。そのためには，その人の病態からどんなことが起こりうるかを日頃から予測し，観察・アセスメントすることが重要となる。

（3）症状に応じた個別ケアの展開

1）徘　徊

　徘徊は認知症の人にとっては無目的ではなく，何かしらの理由があって行動していることを忘れてはならない。特に夜間は，トイレの場所が分からずにさまよっていることもある。トイレや廊下の照明を灯けておき場所を分かりやすくするなど，目的に応じた対応をすることで改善される。家族や介護者と徘徊時の会話や行動に関する情報を共有し，一緒に対応策を検討することが必要である。また徘徊時は無理に引き止めようとせず，一緒に付き添い，しばらくしてから「そろそろ帰りましょうか」「疲れたので休みましょうか」などと声をかけるとスムー

ズに戻る場合もあるので，有効な対応を探って統一して関わるようにアドバイス
をする。この介護者のアプローチ法はリダイレクションと呼ばれ，認知症の人を
より適切な，あるいは安全な方向に導く方法である。

　徘徊には，本人も介護者もエネルギーを要するが，症状の進行とともに意欲の
低下が目立つようになり，自然に減少していくことも伝えておきたい。認知症の
人は水分摂取をしないままに徘徊を続けることが多く脱水症の危険がつねにある
ので，水分補給を促すことは重要である。

2）妄　想

　アルツハイマー型認知症に多い「もの盗られ妄想」は，本人の周りで一番熱心
に介護をしてくれる者に対して向けられる。たいていは，財布や通帳，印鑑がな
くなったと訴える。「ものがなくなった」と探している時は，一緒に探し手助け
したいという姿勢を見せることを家族にアドバイスするとともに，事前に家族や
介護者に「もの盗られ妄想」について伝えることが重要である。妄想が出現する
前に知っていれば，症状の1つだと認識することができ，またすでに起きている
場合でも自分が一番介護をしている証拠だと思え，客観的にその行動を見守るこ
とができる。

3）幻　覚

　レビー小体型認知症では，人や動物・虫などがありありと鮮明に見える幻視が
特徴的である。錯視も多く，長いチューブが蛇に見えたり，ゴミが虫に見えるた
め，間違えやすい物を片付けておく。動物がいると怯える様子があれば，「いな
い」「見えない」などと否定するのではなく，「追い払ったから大丈夫ですよ」な
どと本人が安心できるような言葉をかけるよう家族・介護者にアドバイスをする。
薬物療法によって症状が改善する例もあるので，医師に相談する。

4）攻撃的言動

　怒る・怒鳴る・暴力を振るうといった攻撃的言動は，認知症の人の自己防衛と
しての行動である。自尊心が傷つけられたり，意に添わないことをされそうにな
ったとき，不安や恐怖から大声を出したり，介護へ抵抗して自分を守ろうとして
いる。また，身体的な苦痛がある場合にも自分の身を守ろうとして同じような行
動が見られる場合がある。身体的ケアを実践する場合は，本人の不安がどこにあ
るのかを探りながらコミュニケーションを図り，同意を得たうえで体に触れ，苦
痛の有無を確認しながら実施していく。興奮が強い場合は，無理にケアを行わず，
そばから離れ，一定時間おいてから話しかけるなど，気分が落ち着いてから関わ
るようにする。せん妄や精神症状が基盤になっている場合は，薬物療法が有効な
ときもあるので，医師に相談する。

　攻撃的言動は，家族・介護者にとってもつらい体験であり，そのストレスから
攻撃的言動を抑えるために虐待につながるケースもある。すぐに改善しない場合
は，ショートステイ等を利用して距離をおくことも必要である。また，家族・介
護者のストレスの度合いを判断し，在宅療養が継続できるかを見極めることも重
要である。

（4）家族への支援

1）医学的知識の提供

　認知症の症状は，痛みなどの身体的苦痛とは異なり，状況にそぐわない言動として現れる。また，その現れ方にも個人差があるため，家族にとっては症状として捉えにくい面があり，認知症によって以前とはまったく違った人格に変化したと嘆く場合もある。看護師は，家族が症状として認知症による行動の変化を受け止められるよう，原因疾患の症状や特徴，進行の仕方について詳しく情報提供する必要がある。また，家族が認知症の進行に伴って症状や介護状況が変化していくことを理解し，本人そして自分たちのこれからの生活を考えられるよう継続的に支援していく必要がある。

2）個別的な介護方法の提供

　認知症の人の介護は一様ではなく，その人が安心して受け入れられる方法やその人なりの行動の原因を探るといった個別的な介護方法について創意工夫が求められる。看護者は，家族のもっている情報を引き出しながら，専門的知識に基づいてアセスメントし，家族とともにより良いケアを考える姿勢をもっていなければならない。また，家族の介護力を考慮し，実行可能な方法を提示すること，いくつか選択肢を挙げてできる方法を選んでもらうことも介護を継続していくうえで必要なことである。また，認知症の人の「できていること」「もっている力」は何かを伝え，すべてを介助しようとせず，できることを見守ることも良い介護であることを示唆していくことも必要である。

3）心理的ストレスの軽減

　主介護者の介護負担や心理的ストレスは，周りの人に理解されないことがある。それは認知症の人が妄想によって主介護者に疑いの目を向けたり，同居していない家族の前ではしっかりと応対するため，主介護者の介護体験を理解できないところにある。看護者は，主介護者が悩みをひとりで抱え込まないように，介護の苦労や負担感を傾聴し，必要に応じて家族内の介護協力者との調整を図る，リフレッシュできる機会を一緒に考える，ピア・サポートについて情報提供するなどの支援をする。また，睡眠がとれているか，介護による腰痛など身体的な負担はないか健康状況についても確認し，新たなサービスの導入について随時検討することが必要である。

5）地域における支援ネットワークの形成

　厚生労働省では，2004年「痴呆」という用語を「認知症」と改めたことを契機に，2005年4月「認知症を知り地域をつくる10カ年」構想として，認知症について学んだ住民が地域のサポーターとして活動することや認知症になっても安心して暮らせるモデル的な地域づくりを支援している。2019年6月現在，認知症サポーターの数は1,150万人を超え（全国キャラバンメイト連絡協議会），自治体と手を組みながら認知症の人の見守り支援や外出支援などさまざまな活動を展開している。また，「認知症の人と家族の会」など当事者同士が励まし合い，助け合いながら認知症があっても安心して暮らせる社会を目指し，活動を推進している。

　認知症に関するさまざまな取り組みが広まりつつあるが，一方で認知症に対する地域住民の認識が高まっているとは言えない現状がある。また家族自身が認知

症に対する偏見をもち合わせており，「人に知られたくない」と周りに隠している場合もある。認知症の介護には，本人や家族が孤立しないよう，まちぐるみの理解や支援が必要である。

　看護者は，本人・家族を中心にしたネットワークが形成されるよう，まずは家族に地域においてサポートを得られる可能性があることを説明し，理解につなげていく。また，かかりつけ医の病院・診療所，地域包括支援センター，介護保険サービス関係者と連携を図り，必要な医療・介護がスムーズに提供されるよう働きかける。さらに，ケアマネジャーと協働し，近隣の住民に認知症についての理解の促進に取り組み，協力を得る。地域の民生委員や友人，職場の同僚など本人・家族の周りに協力したいがどのようにすればよいのか分からないという人も多く存在する。本人と家族を見守る立場になってもらえるよう，そして地域での支援の層が徐々に厚くなりネットワークを広げていくために尽力することが本人と家族の大きな支えになるだろう。

第V部　在宅看護技術

1. 訪問看護の基本的態度と面接技術
2. 在宅における環境の調整
3. 在宅における栄養のケア
4. 在宅における排泄のケア
5. 在宅における清潔のケア
6. 在宅における呼吸ケア
7. 在宅における薬物療法
8. 在宅における褥瘡予防と褥瘡ケア
9. 感染管理
10. リスクマネジメント
11. 在宅看護と質の改善

第1章
訪問看護の基本的態度と面接技術

新納美美
中安隆志

1 訪問時の基本的態度

　訪問看護の対象と看護職の間には，援助関係の基盤となる契約関係がある。対象は看護技術を購入するお客様であり，事業の経済的成り立ちを考えると看護職にとって対象は顧客と言える。しかし，健康障がいで支援を受けなければならない状況ゆえに契約に至った経緯を考えれば，そこには単に「サービスを購入する」という次元を超えた関係が存在している。市場原理を持ち込みすぎることは良質な援助関係の構築にとってマイナスになることも少なくない。したがって，看護職は，看護活動を支える専門的な視点と思考をつねに意識しながらも，対象との契約関係の域を超えないバランス感覚が必要と言えるだろう。もしも，契約関係の域を越えた支援が必要と判断した場合には，積極的にそれを担える支援者と手をたずさえることである。できることをしっかりと遂行し続け，その役割の限界を超えた包括的支援を実現するためには積極的に多機関と協働する。そのような柔軟かつ真摯な姿勢が，訪問支援の開始にあたり支援者側に求められる要素である。

　援助関係の構築にあたっては，支援の導入に至った経緯を理解しようとする視点と思考が必要である。すなわち，療養者と家族の健康状態に加え，彼らの生活信条や価値観，訪問支援導入に至るまでの意思決定の過程とそこに影響を与えた社会的要因，サービスの継続を支える経済力などに関する統合的な考察が求められる。それには2つの理由がある。1つは，療養者と家族の生活が1つのシステムとして機能してきた歴史の中に訪問看護がどのような位置づけで組み込まれたのかを知るためである。もう1つは，療養者と家族の生活システムそのものの健康度を知る，すなわち，そのシステムの中で暮らし続けることが，療養者のみならず家族一人ひとりの健康回復・保持に寄与するものであるか否かを見極めるためである。訪問看護活動は，看護職が家庭という「系」がまわっているところに合流するかのごとく入り込み，固有のしくみに巻き込まれながらもその家庭に健康の回復・保持に寄与する新たなしくみを導入し根付かせる活動である。その実現には，療養者と家族の側から自らの存在を見つめ客観的に評価する眼をもつ必要がある。

（1）専門性を内に秘めた隣人の姿勢
　家庭訪問は，療養者と家族の生活の最もプライベートな領域への侵入である。あなた自身の目に映る状態像として，家や家族の概念があなた自身と共有できないような状態であったとしても，療養者が家だと思う場所が家であり，家族と思う対象[1]が家族である。生活を理解するということは，その療養者と家族の視座から捉え，ありのままの世界観を理解していくということである。観察・アセス

メントの前提として，援助者側の価値観をいったん脇に置いて，関心を寄せる姿勢が求められる。

　訪問時に観察される家（周辺も含む）の状態は，療養者を含む家族全体がもつ生活維持システムが機能した結果であり，その過程でもある。そこには，療養者と家族の生活の歴史・家族成員間の関係性・その家庭と周辺地域との関係性・生活を支える経済状態・家族成員各々の生活能力・生活信条などの価値観・日常生活行動とそれを支える心身の健康状態などが反映されている。そのことを意識し，顕在化した現象の背後にある療養者と家族の暮らしぶりを読み取ろうとしながら関わりを重ね，その療養者と家族の生活実感を捉えていく必要がある。特に，家の構造や生活用品の配置などは，そこに暮らす人の動線理解に役立つものである。台所・トイレ・浴室など生存する限り必ず使う場所の状態，生命維持装置の設置場所や使用状態は，健康的な暮らしを自律的に維持・管理する力が療養者と家族にどの程度備わっているのかを推し量る情報になる。また，それらの情報からは，潜在的な健康危機の有無についても気づけるものである。家庭と暮らしを構成しているものに現れている家族機能の状態に気づき，療養者や家族と現象を共有しながらニーズを引き出していく姿勢が必要である。

（2）生活を紡ぐ物語の新たな登場人物として参加させてもらう姿勢

　援助の初期の段階で必要なことは，療養者と家族のプライベート（第Ⅲ部第1章第3節参照）な空間に身を置かせてもらうことである。挨拶と自己紹介，訪問の目的を告げることをはじめとする一般的な礼節を欠くことのないように留意しなければならない。それぞれの生活の場に固有の文化があることにも配慮し，理解に努める必要がある（第Ⅲ部第1章第2節参照）。

　知識をもつ以上に必要なことは，多様な価値観や習慣があることと，療養者や家族の期待どおりではない自分自身であることをはじめから認めておくことである。自らが「当たり前」と思っていることが，相手にとってそうではないのがよくある現実であり，常識は十人十色だという前提で接するほうが間違いはない。したがって，療養者の家に身を置く際は，一般常識的な所作に則りながらも，療養者や家族のすすめに応じるか，「○○させていただきたいのですが」などと相手の意向に配慮してから行動するのが基本である。配慮できることが，療養者と家族の基本的安心と看護者への社会人としての信頼につながるからである。

　プライベートな空間に入れてもらえたあとは，療養者と家族がそれまで続けてきた生活の方法を価値づけずにありのまま認識し，生活上の習慣に沿う姿勢が必要である。そして，それを壊さずして変化を促す粘り強さもまた重要である。訪問看護を受けるケースは，命にかかわる疾病や障がいを抱えているために，それまでの習慣を大きく変えなければならない状態のことも多いが，信仰や生活とともにある文化的慣習はその人がその人であるように生きる実像であり，簡単に変えたり止めたりできないものである。同様に，療養者と家族が長い年月をかけて相互作用を重ねた結果自然につくられた「その家庭の規範（暗黙の了解）」など，価値の共有に関する現象は，たとえそれが一般的な健康の概念にそぐわないものであったとしても，それ自体は否定されてはならない。療養者と家族の自らの意思による変容を促すための入口として看護職にできることは，生活の場で現象に

1）ペット，仏壇，故人の遺影，思い出の品（ぬいぐるみなど），親しい友人などが，個人の胸の内で家族（あるいはそれと同等の親密な関係）と認識されていることがある。

関心を寄せる（＝理解する）ことである。そのうえで，健康回復・保持のために必要な情報を提供して療養者と家族の反応を引き出し，健やかに生きるために実現可能な方法論をともに探すことである。

（3）行動変容を支える姿勢

　先に述べたように，療養者は，自らが望んでいる生活を実現するための要件としてサービスを導入するにもかかわらず，現実には，サービス提供者がすすめる保健行動を優先できないことが少なくない。療養者と家族の幸福感，与えられた生活環境（家屋・自然条件・地域社会など）への適応，社会的役割の遂行を含む自己実現の欲求もまた健康ニーズである。複数の健康ニーズを調整する過程にその都度真摯に立ち会い，徐々に必要な医療と保健行動を生活の中に取り込めるよう支える。

　このような援助関係は，いかなるときも「療養者と家族を尊重する態度」によって支えられる。最も大切なのは，療養者からも家族からも同じ重みでよく聴き，現状をありのままに受けとめることである。それぞれに，皆，人生の主役であり，家庭における生活は，それが好ましいものであろうと葛藤の多いものであろうと，個々が人生の物語を紡ぐうえで欠くことができない舞台の1つである。舞台の共有によって強く影響し合いながら生きていることから，療養者と家族は1つの単位であることを念頭に置かなければならない。そして，自らがその内部に侵入し，サービスを提供し続けることで，その世帯の生活システムそのものに内側から影響を及ぼしているのだという自覚を持つことが肝要である。その自覚があれば，療養者と家族の生活システムが突然理想の姿に変化するのが難しいことや，突然変化を余儀なくされたことによってストレス状態が生じることも理解できるはずである。現象に合わせるようにして伴走しながらも必要な変化を遂げられるよう触発し，変化の兆しをすくい上げて促進する関わりが求められる。

2 訪問時の面接技術

（1）面接場面の構成

　面接の場面は2つに大別できる。1つは日常生活援助の場面，もう1つはあらたまった相談など対話が中心となる面談の場面である。前者は，日常生活援助の流れの中で対話を含む情報のやりとりが進む。非言語の反応も含め，自然な反応を観察しやすいだけでなく，身体の状態など具体的な情報を共有しながら対話がすすめられるという利点がある。反面，一つひとつの言葉や反応が流れやすく，じっくりと考え方を知るには不向きなことも多い。援助者側も，援助に集中力を削がれるため，どうしてもよく考えながら聴くことが難しくなる。

　後者は，言葉の意味・内容に集中しやすい環境が整うため，援助者側が相手の状態をよく観察し考えながら相手の熟慮を促しやすく，平素の生活の中では理解が難しい療養者や家族の胸の内や関係性を引き出しやすくなる。しかし，中にはその過程を不得手とする療養者や家族もあるだけでなく，そこで語られたことが具体的にどのように生活に影響しているのかつかみにくい場合もある。

　看護援助における面接の場面が上記の2つに分けられることは，施設内の看護活動でも同じかもしれないが，家庭訪問時の面接は，いずれも療養者の生活の場で行われるため，両者の組み合わせが容易にできるという利点がある。この利点を意識的に生かし，状況に合わせた柔軟な場面構成を考えて適宜組み合わせると

よい。訪問日時を工夫することで，対話の環境や参加する人に多様性が生まれるため，目的に合わせて場面構成を考えておくとよい。

（2）面接の目的と関わりの成果

　面接の目的の主なものとして挙げられるのは，おおむね次の5つである。

①知識・技術の提供および情報収集

②顕在する問題あるいは予測される問題の解決策の検討

③自己理解を含む熟慮の促進

④近親者等との関係調整

⑤説明と同意を含む契約に必要な手続き

　通常，これらは一度の面接で組み合わされることが多い。たとえば，ある解決が必要な（ただし緊急性のない）問題があり，すでに療養者本人と近親者で問題を共有しているものの，彼らの間に葛藤があり，個々バラバラに要望を主張しているとしよう。この場合，面接の主要な目的は近親者等との関係調整（④）だが，バックグラウンドには顕在する問題の解決（②）という流れがあり，面談の流れに沿いながら知識提供や情報収集（①）がなされる。そして，面談の過程を経た結果，療養者および近親者それぞれの自己理解を含む熟慮が促進される（③）可能性がある（それをバックグラウンドで想定しつつ面談をすすめる）。この場合，それぞれの目的に適う1つの過程（物語の流れ，軌跡）が生み出される関わりを心がける。到達目標を仮置きするのは悪くないが，あくまでそれは「よく練られた仮置き」とすることである。現実は不確実性が高いのにもかかわらず，それに縛られてしまうと援助の方向性を誤ったり質を低下させたりすることもある[2]ため注意が必要である。対人支援はそれぞれの自由意志によって状況が動くため，つねに不確実性が高い。が，その不確実性の中でどのように生きていこうとするのか，その経過をともに支えるのが訪問看護の機能である。何のためにその面談を設けたのか，その意図を見失わないようにしなければならない。面接の結果どのような状態への落着を良しとするかは，その過程を経て療養者と家族によって決められるのだと認識すべきである。すなわち，面談は，ともにその時起きている現象を理解し，課題を整理し，健やかなあり様が創られていくような過ごし方を選ぶ協働作業である。そのためには，パートナーシップを形成する関わりが重要である。

（3）面接に活用できる技術

　本来，技術それ自体には，価値（善・悪，良・否，適・不適，正・誤など）が付いておらず，技術が埋め込まれる現象によって多様な価値が付加されるものである。すなわち，技術は，用いる者の対人姿勢や援助の方針や用いられる状況によってその価値が良くもなり悪くもなる。したがって，援助者は，単に，技術を身に付けているだけでなく，その技術に，援助の受け手からみた最善の価値を与えられるような用い方をするための判断力[3]が求められる。そのことを理解したうえで，一対一の面談で使われる基本技術を組み合わせるとよい。一対一の面談

---

2)　設定した目標が対象のためのものであったはずなのに，いつのまにか援助者側のものにすりかわってしまいそれに気づかないことがある。そうならないように，いつも援助者の認識の中に新しくやわらかい器を用意し，修正のための柔軟性とゆるみを備えて関わることが肝要である。

3)　判断力には，判断に至るまでの思考力も含まれている。これは，対人援助の専門職である限り，つねに自ら問いなおし磨き続けなければならない能力の1つである。

技術に関しては，他の資料に譲り，ここでは，家族という小集団の中で活用できる方法を紹介する。なお，本格的な技術を学びたい読者は，本章末尾に挙げた参考資料等によって学ぶとよい。

1）パートナーシップを形成するために

　療養者および家族とパートナーシップを形成するためには，その世帯に共有されている価値や意思決定のパターン，生活パターンを捉えることから始めるとよい。援助関係の基盤は，療養者と家族の健やかさという価値を産み出す社会システムの原型である。それは，健康課題や療養上必要な対処という点において，互いに対等で「開かれた対話」ができる信頼関係が形成された状態である。「開かれた対話」というのは，互いに異なる価値観をもった（つまり，大事にすることや，重みづけの順位が違う）個人であることを認め合い，互いに考えや意向を聴き合う対話である。このとき，看護職は，専門的な知識と認識をもった個人（人間）としてその場に存在し，療養者や家族はそれぞれに健康課題や生活上の課題と社会的な役割をもち，それぞれに固有の価値と認識をもつ個人（人間）としてその場に存在する。そして，そこに会するそれぞれがよく生き合うために同じ重みで対話ができるよう，専門職が配慮してその場を構成していく。対話の場づくりの際には，相手の歩調と視座に合わせて伴走するイメージをもつとよい。

　対話の場を生み出す際に，相手に関心を寄せる「問い」は重要な機能を果たす。たとえば，療養者や家族が「困ったなと思うときがあるんですよ」などと話したときには「困ったなと思われるのですね。どんなときにそう思われるんですか？」，あるいは，「そんなときは，どうされているんですか？」など，「どのように」の視点で関心を寄せて問いを投げかけていくとよい。すなわち，どのように事が運ばれているのか，その顛末がどうなっているのか，といった，システムの具合いを共有できるように問いを発していくのである。問題に関心を寄せるだけでなく，解決に関心を寄せるのも重要で，その際も基本的に「どのように」の問いである。たとえば，「困らないときもあるんですよね。そんなときは，どのように過ごされているんですか？」，あるいは，「なるほど，そのように困った事態を解決しようとされているんですね。どのような状態になれば，今のご負担が軽くなりそうですか？」といった問いも有用である。いずれも，調査的な態度ではなく，あくまで「素朴な関心」であり「一緒に解決しましょう」の姿勢で関わることである。こうした過程を丁寧に経ることによって，療養しながらの生活を支える協働関係の基盤がつくられ，療養者や家族も援助を受けながら生きる準備状態を高めることができる。他職種等が入ってもこの基盤が維持できるよう調整していくことも大切である。

2）3者以上で構成する場の面談

　家庭訪問の場面では，療養者と同居家族の2者以上と看護職の，計3者以上で場を構成する機会にしばしば遭遇する。そのような場合は，看護職が問いかけたり話題提供をしたりしながら，療養者と同居家族の対話が自然に生まれてくるように触発するとよい。療養者と同居家族が対話するパターンに，家族関係や家族の中で共有されている価値がにじみ出てくることがあり，言語的な聴き取りだけでは十分に捉えられない情報をつかむことが可能になる。

　また，やや治療的配慮を伴う関わりになるが，療養者と同居家族に葛藤関係や意思疎通の滞りがある場合は，看護職が両者の間の橋渡し役を買って出ることも

ある。たとえば，同居家族が看護職に対し，療養者に面と向かって言いにくいことを，あえて療養者に聞かせるように話し出した場合，同居家族が真意を適切な表現で表出できるように支持的に関わり，療養者に「□□さんは，○○○○な思いがあるんですって。△△さんはどう思われますか？」などと，心情的な反応を引き出す。それを同居家族に聞かせ，適宜，看護職の自然な反応をさしはさんで両者の反応を見るという方法である。かえって関係を壊すことのないように十分配慮する必要があり力量を要するが，パートナーシップの基本的な関係性（前項目1））ができていれば可能なことが少なくない。家族成員の誰か（たとえば子どもなど）に精神の不調を伴うような深刻な葛藤関係は家族療法が必要であり，看護職の守備範囲を超えているが，そうではない日常的な葛藤関係（たとえば介護疲れから生じたディスコミュニケーションや，互いに気遣いすぎて真意が伝わらずに関係がぎくしゃくしている場合など）に関しては，看護職の何気ない日常会話の橋渡しで改善することも多いものである。家族関係の健康的な部分を引き出せるような話題提供で，対話が少なくなった家族関係を活性化させることも含め，生活の場に新鮮な空気を送り込むような面談を心がけるとよい。

参考資料

バーグ，I. K.（著）磯貝希久子（監訳）（1997）．家族支援ハンドブック―ソリューション・フォーカスト・アプローチ　金剛出版（Berg, I. K. (1994). *Family based services: A solution-focused approach*. New York: W. W. Norton.）

井上直美・井上　薫（編著）（2008）．子ども虐待防止のための家庭支援ガイド―サインズ・オブ・セイフティ・アプローチ入門　明石書店

ミラー，W. R.・ロルニック，S.（著）松嶋義弘・後藤　恵（訳）（2007）．動機づけ面接法―基礎・実践編　星和書店（Miller, W. R., & Rollnick, S. (2002). *Motivational interviewing: Preparing people for change* (2nd ed.). New York: Guilford.）

ミラー，S. D.・バーグ，I. K.（著）白木孝二（監訳）（2000）．ソリューション・フォーカスト・アプローチ：アルコール問題のためのミラクル・メソッド　金剛出版（Miller, S. D., & Berg, I. K. (1995). *The miracle method: A radically new approach to problem drinking*. New York: W. W. Norton.）

宮本ふみ（2006）．無名の語り―保健師が「家族」に出会う12の物語　医学書院

斎藤　環（著・訳）（2015）．オープンダイアローグとは何か　医学書院

セイックラ，J.・アーンキル，T. E.（著）高木俊介・岡田　愛（訳）（2016）．オープンダイアローグ　日本評論社（Seikkula, J., & Arnkil, T. E. (2006). *Systemic thinking and practice series. Dialogical meetings in social networks*. London: Karnac Books.）

第2章
在宅における環境の調整

鈴木真理子
鹿内あずさ

　在宅療養生活における療養環境を整えるには，療養者と家族が安全に生活をおくることができるように，また「どのように暮らしたいか」に関わる思いを尊重する。療養者の身体状況や家族の状況や条件に合った療養環境にするためには，「予防と予測」の視点でのアセスメントと，在宅療養者とその家族が社会資源を可能な限り活用できるよう「自立支援と介護負担軽減」となる援助を行うことが重要である。

1　予防と予測の視点から療養環境を整える

（1）療養する場における物理的環境のアセスメント
1）暮らす人の思いを大事にする物理的環境の調整
　療養者の生活する家屋環境は，長年住み慣れた家屋で古い木造の日本家屋をはじめとして，マンションやアパート，共同住居など多様である。療養者がどのような場所・空間（環境）にいたいと感じているのかを推察し，その思いを大事にすることは療養者本人の暮らしの中での価値を尊重し，尊厳を守ることにつながっている。具体的には，療養者が居室から見たいと思う風景をいつも見えるようにベッドやタンスなどの配置を調整することは，療養環境の安全確保と同様に重要である。療養者本人の価値観を聞き，尊重する姿勢が訪問看護師に備わっていることが求められる。
　加えて，家族介護者が療養者の思いをどう受け止めているのかという家族の思いにも耳を傾け，家族が療養者と同じ思いでいるのか，あるいは，異なる思いをもっているのかに対しても関心を向け，調整することが必要である。本人と家族の関係性を把握し，関係性に働きかけるケアも重要となる。異なる思いをもっていたとしても双方の思いを大事にして関わること，そのことを療養者本人と家族に伝えながら物理的環境の調整を行っていくことと共に，そうした姿勢を示すことがより良い環境をつくる援助となる。

2）安全を守るための物理的環境の調整
　療養者にとって，今まで慣れ親しんだ家屋環境を，歩きやすく移動しやすい廊下・床の状態にすることは，転倒などのリスクを少なくするために必要である。療養者が暮らす生活環境として安全な物理的環境かどうかの視点でアセスメントを行うことは，療養者の身体状況のアセスメントと同様に，療養者のセルフケアを支えるために必要不可欠である。そのためには在宅で療養生活を始める前に，家屋の状況と室内の環境を実際に見る機会をつくることが望ましい。アセスメントを行い，療養者本人・家族に対して，安全に過ごせる住環境となるよう必要な物を準備していく。身体状況，ADLの状況に変化があった場合などには，在宅療養中であっても物理的環境の再調整が必要な場合がある。療養者が普段過ごす

居室の有無や，食事をする場所・トイレ・浴室・玄関・居間・寝室などの空間，加えて，それぞれの空間における過ごし方についての情報収集を行う。また動作状況を含めて安全と配置されている物の確認を行い，必要時に配置を調整する。さらに，家屋状況に加えて，季節による気温や湿度，採光の具合，換気の状況などとその変化が空間に与える影響について，療養する地域の気候や季節などに応じて，快適な環境をつくることが必要である。

在宅療養者と家族が安全に暮らすために必要な空間，および移動のために必要な物品・介護用品などの活用や工夫に対するアドバイスを本人と家族介護者に伝え，共に考える状況をつくり出し，納得したうえで使用できるようにすることが大切である。また，療養者の身体状況や家族介護者の状況が変化した場合は，その変化に合わせて使用する介護用品などを変更していくことが必要となる。介護保険を活用した物品のレンタルや家屋改修などを含めて，療養者本人と家族介護者がタイムリーに活用できるようにケアマネジャーと共に援助を行う。

また，療養者が普段過ごしている居室や寝室などの生活空間に加えて，近隣の環境や周辺の道路などの地区環境，地域の生活圏としての環境を捉え，緊急時の対応についての準備を行う必要がある。

3) 緊急時の体制を整える

救急搬入の場合だけでなく，外出などの際に，自宅の部屋から乗り物に乗る場所までスムーズに移動できる距離か，また段差や道の舗装の有無などについても把握しておく必要がある。救急車がたどり着けない状況や車が横付けできない環境，あるいはエレベーターがない集合住宅である場合の移動手段について，あらかじめ対策を立てておくことも必要である。加えて，近隣の協力体制の有無についても確認しておくとよい。北国においては，冬季の降雪時のことも考えた住宅周辺の状況を予測し，除雪をどのようにするかなどについても，緊急時の備えとして決めておくことも重要である。

（2）自立支援と介護負担の軽減のための環境整備

在宅療養に向けて，退院前からの訪問看護師の関わりが重要となる。入院中の情報として，身体状況・日常生活動作の状況に加えて，転倒のリスクアセスメント結果などを踏まえ，在宅での環境を予測し，想定される移動動作の状況において必要な物品や居室にある物の配置について判断していく。

在宅療養が始まってからは，療養者本人の身体状況や日常生活動作をはじめとするセルフケアの状況をアセスメントする必要がある。療養者とその家族のセルフケア状態を高めていくことを目的に，現在の物理的環境を療養者の自立に向けて，家族介護者の負担を軽減するように整えていくことが必要となる。自立支援と介護負担の軽減のためには，福祉用具の適切な選択や家屋改修のタイミングを逃さずに行うことが重要である。

1) 福祉用具の選択

ベッド　モータ式電動ベッドの場合は，高さ・背上げ（起き上がり補助）・膝上げ（座位のズレ防止）調節の機能がある。特に，高さ調節の機能は，療養者の端座位の安定や立ち上がり動作・立位から座る動作を安全に行うことを可能にし，介護者が療養者の寝返りなどの体位変換を行う際の身体的負担を軽減する。介護用電動ベッドではなく，高さの低いパイプベッドなどを使用したい場合は，

介護負担の状況をモニタリングしながら介護者の体格に合った姿勢で体位変換介助などを行うことができるように助言や指導を行うことが望まれる。介護者の負担が大きくなったり，ベッド変更への助言が受け入れられる心理状況になった時には，変更する必要を意図的，かつタイミング良く伝えることが重要となる。

ベッドの手すり　　寝返りや起き上がりを助けるほかに，座位動作や立位動作，ベッドから車椅子への移乗を助ける。サイドレールや移乗用の手すりなど，対象者の移動動作の状況に合ったタイプを選ぶ。移乗を助けるものでは，スライディング・ボードやスライディング・シートがあり，介護者が使用方法を習得した場合，少ない力での移乗が可能となり，身体的負担の軽減となる。

マットレス　　移動動作が自立している場合には，療養者の硬さの好みや起き上がる際の動作の安定状況に合わせて選ぶ。褥瘡予防の必要がある療養者の場合は，対象者に合った体圧分散機能のあるものを選ぶ。褥瘡を予防するタイプのものでは，マットレスタイプの他に，ジェルタイプ・エアーマットレス，体位変換機能のついたマットレスなどがあり，褥瘡発生のリスクが高い療養者の身体状況，介護者の状況により合ったものを選択する。

車椅子　　移動の手段としての機能に加えて，椅子としての機能も活用できるため，療養者の移動能力や身体状況，介護者の介護状況，ベッド周囲の物理的環境を考慮して，適した車椅子を選ぶ。また，療養者の体格や動作状況に合っていることや安定した座位を保持できるタイプの車椅子を選ぶことも重要である。車椅子のタイプには，自操式タイプ・介助用タイプなどの他に，アームレストが動いて移乗しやすいタイプがある。動作状況や移乗の仕方によっても選ぶことができる。座面をより安定させ，臀部の除圧のためにクッションの種類も空気調整タイプやゲル状素材のタイプやウレタン製のタイプなどさまざまな製品があり，言うまでもなく目的によってタイプを選んで使用することが望ましい。

歩行補助用具　　杖や歩行器の種類もさまざまなタイプがあり，歩行状態や転倒リスクの有無と状態に合わせて選択する。

トイレ　　トイレ周囲に手すりを設置することで，座る動作や立ち上がり動作を補助することができる。和式トイレを洋式化するためにかぶせるタイプの便座を設置したり，立ち上がりの補助をする便座を使用することで，動作を助けるタイプのものを選ぶことも重要である。また，自宅のトイレまでの移動が困難な場合には，安全な動作のためにポータブルトイレや集尿器，差込便器など療養者の身体状況や介護状況に合ったものを選択する。

入浴補助用具　　浴室や脱衣所周辺の手すりを使用し，安全な移動を確保する。浴室での使用の他に移動動作の補助となるシャワーチェアーやリフトなどがあり，段差がある場合には段差解消のためのスノコや小型のスロープを併せて活用する。浴槽に設置する手すりや腰掛ボード，吸盤つき椅子などを活用して移動動作と浴槽内での姿勢の安定を確保する。

段差解消用具　　段差部分に設置するスロープや昇降機（段差用・階段用など）を活用し，歩行動作や車椅子等での移動または移動の介助を安全でスムーズに行うことができる。

食事補助用具　　療養者の身体状況に合わせた操作性の良いスプーンやフォーク，箸，安定した食事動作を可能にする皿やコップなどを選択し，自分の力で食べることを援助する。

コミュニケーション用具　　療養者自身が操作できる場合は，在宅用ナースコールや呼び鈴などで介護者に用事を伝えることが可能であるため，必要に合わせ

て選択する。補聴器やトーキングエイドなどの他，パソコンの操作での会話など，コミュニケーションを助けるものを療養者と家族が選択し，活用できるよう支援する（第Ⅳ部第3章参照）。

（3）住宅改修

　住み慣れた住まいに安全に暮らすことを続けるためには，療養者の身体状況に合わせて家屋の改修が必要となることがある。療養者と家族介護者の住宅改修のニーズをアセスメントし，具体的な改修が必要となる場合には，住宅改修の具体的なポイントや改修後の療養者と家族への効果を把握し，療養者と家族が専門家に相談できるようケアマネジャーを通じて調整する。

　住宅改修におけるプロセスとしては，療養者と家族の潜在的なニーズを含めた具体的要求を捉え，現状（福祉用具の使用状況と必要な用具の想定）のアセスメントの後，専門家（PT・OT，福祉住環境コーディネーター，ケアマネジャーなど）への相談を行い，改修計画を立てる。計画に基づいて，工事契約・申請・施工がなされるが，療養者と家族に対して，改修後の改善された生活状況のイメージをもてるような関わりを行い，改修後には安全な動作になっているか，安全に使用できているかという視点で確認を行う。改修後は不備な点がないか，新たなニーズがないかなどを踏まえて評価を行う。介護保険の活用による住宅改修サービスは，1割負担であり，要支援でも利用可能であるため（上限20万円，1回のみ使用可能），居住する自治体独自の制度の有無を含めた活用できる社会資源の情報を得て，療養者と家族が経済的負担を少ない制度を利用できるように援助することが必要である。

第3章
在宅における栄養のケア

鹿内あずさ
竹生礼子

1 その人らしく食べることへの援助

その人らしく食べることができているかの視点で，生活の中で身についた習慣となっている一連の食行動（中島，1994；鹿内，2004）がスムーズに行われているかのアセスメントを行うことが必要である。療養者の本来の食習慣を理解したうえで，必要なケアを明らかにして援助を組み立てていく。

人にとって食事は，活動のためのエネルギーと栄養を確保する目的に加えて，誰とどこで食事をするかという個人的な欲求を含む，社会的な行動と言える。したがって個々の好みや食べ方など，ニーズを把握し，援助に取り入れていく。食事の準備から後片づけまでの介助を受けて生活しながらもしっかり食べられている療養者の場合は，1日の活動に十分な栄養が摂れているかどうかのアセスメントも大切である。100歳高齢者が増加する現在，その人らしく食べることの支援は，長年の食へのこだわりや，今まで暮らしてきた地域での食文化など，本人が大事にしていることを把握することと共に幅広い年齢の対象者がその人らしい食へのケアとして重要である。

2 経口摂取への援助

在宅療養者の口から食べる援助に際しては，フレイル（Frailty：第V部第8章参照）の予防，口腔機能や嚥下機能などのアセスメントに加えて，栄養状態のアセスメントが重要となる。日本人の食事摂取基準（2010年版，厚生労働省，2009）に示されているエネルギーと栄養素の設定指標を参考に，1日に必要なエネルギー量（基礎エネルギー消費量 Basal Energy Expenditure ×身体活動レベル Activity Factor ×ストレスファクター Stress Factor）や推定エネルギー必要量（EER：Estimated Energy Requirement；年齢区分・性別の基礎代謝量）×身体活動レベル（Activity Factor）から算定したデータを活用していく（表3-1，3-2）。また，簡単な身体計測から分かる指標である年齢や性別，身長と体重から分かる栄養指標である安静時基礎エネルギー消費量（BEE：Basal Energy Expenditure）（表3-3），BMI（Body Mass Index），タンパク質（アミノ酸）必要量などをアセスメントに活用していく。

医療機関の外来診察室や入院時の経過記録に栄養に関する情報がある場合は，その情報をもとに現在の状態をアセスメントする。近年は，栄養障がいや創傷や褥瘡の治癒・感染リスクの予測のために入院中に主観的包括的評価（SGA：Subjective Global Assessment）により評価（図3-1）されることがある。SGAとは，療養者の体重，食事摂取状態の変化，消化器症状，活動性などの情報により，栄養状態を包括的に評価するものである。入院中の情報を活用し，在宅にお

表 3-1 身体活動レベル別に見た活動内容と活動時間の代表例（出典：厚生労働省，2010）

		低い（Ⅰ）	ふつう（Ⅱ）	高い（Ⅲ）
身体活動レベル		1.50 (1.40-1.60)	1.75 (1.60-1.90)	2.00 (1.90-2.20)
日常生活の内容		生活の大部分が座位で，静的な活動が中心の場合	座位中心の仕事だが，職場内での移動や立位での作業・接客等，あるいは通勤・買物・家事，軽いスポーツ等のいずれかを含む場合	移動や立位の多い仕事への従事者。あるいは，スポーツなど余暇における活発な運動習慣をもっている場合
個々の活動の分類（時間/日）[1]	睡眠（0.9）	7-8	7-8	7
	座位または立位の静的な活動 （1.5：1.0-1.9）	12-13	11-12	10
	ゆっくりした歩行や家事など低強度の活動 （2.5：2.0-2.9）	3-4	4	4-5
	長時間持続可能な運動・労働など中強度の活動（普通歩行を含む） （4.5：3.0-5.9）	0-1	1	1-2
	頻繁に休みが必要な運動・労働など高強度の活動 （7.0：6.0以上）	0	0	0-1

注1）（　）内は，メッツ値（消費エネルギーは簡易的に「体重」×「メッツ値」×「運動時間」で表わせる）を示す。（代表値：下限-上限）。

表 3-2 エネルギーの食事摂取基準（2010 年版）推定エネルギー必要量（kcal/日）（出典：厚生労働省，2010）

性別	男性			女性		
身体活動レベル	Ⅰ	Ⅱ	Ⅲ	Ⅰ	Ⅱ	Ⅲ
0-5（月）	—	550	—	—	500	—
6-8（月）	—	650	—	—	600	—
9-11（月）	—	700	—	—	650	—
1-2（歳）	—	1,000	—	—	900	—
3-5（歳）	—	1,300	—	—	1,250	—
6-7（歳）	1,350	1,550	1,700	1,250	1,450	1,650
8-9（歳）	1,600	1,800	2,050	1,500	1,700	1,900
10-11（歳）	1,950	2,250	2,500	1,750	2,000	2,250
12-14（歳）	2,200	2,500	2,750	2,000	2,250	2,550
15-17（歳）	2,450	2,750	3,100	2,000	2,250	2,500
18-29（歳）	2,250	2,650	3,000	1,700	1,950	2,250
30-49（歳）	2,300	2,650	3,050	1,750	2,000	2,300
50-69（歳）	2,100	2,450	2,800	1,650	1,950	2,200
70 以上（歳）	1,850	2,200	2,500	1,450	1,700	2,000
妊婦　初期（付加量）				＋ 50	＋ 50	＋ 50
妊婦　中期（付加量）				＋ 250	＋ 250	＋ 250
妊婦　末期（付加量）				＋ 450	＋ 450	＋ 450
授乳婦（付加量）				＋ 350	＋ 350	＋ 350

表 3-3　安静時基礎エネルギー消費量

ハリス・ベネディクトの式

安静時エネルギー消費量（BEE）

＝男：66.47 ＋ 13.75 ×体重（kg）＋ 5.0 ×身長（cm）－ 6.75 ×年齢

女：655.1 ＋ 9.56 ×体重（kg）＋ 1.85 ×身長（cm）－ 4.68 ×年齢

必要エネルギー量の算出式

必要エネルギー量＝ BEE ×活動係数×ストレス係数

SGA Sheet						H　　　年　　　月　　　日

療養者氏名 ＿＿＿＿＿＿＿＿＿＿＿＿＿＿＿　年齢＿＿＿＿＿　性別＿＿＿＿＿

A：療養者の記録

1. 体重の変化　　　過去 6 か月の体重変化：　　　　　　kg　　減少率（％）：＿＿＿＿＿ ％

過去 2 週間の変化：□ 増加　　□ 変化なし　　□ 減少（　　kg）

2. 食物摂取の変化　□ 変化なし　□ 変化あり

変化の期間：（＿＿＿＿ 週：　　月　　　日　～　　　月　　　日）

3. 消化器症状　　　□ なし　　□ 悪心　　□ 嘔吐　　□ 下痢　　□ 食欲不振　□ その他

4. 機能状態　　　　機能障害：□ なし　　　□ あり

期　　間：＿＿＿＿＿＿ 週

タ イ プ：□ 日常生活可能　□ 歩行可能　□ 寝たきり

5. 疾患および栄養　初期診断：

代謝需要（ストレス）：□ なし　□ 軽度　□ 中等度　□ 高度

B：身体症状　　　　□ 皮下脂肪の減少（三角筋，胸部）□ 筋肉量減少（四頭筋，三角筋）

□ 下腿浮腫　□ 仙骨部浮腫　　□ 腹水

C：主観的包括的評価　□ 栄養状態良好　□ 中等度の栄養不良　□ 高度の栄養障害

図 3-1　**SGA Sheet**（出典：Detsky et al., 1987；百木他，2011，高齢入院患者における SGA と MNA の有用性の比較，日本病態栄養学会誌，**14**(2)，123-131．一部改変）

ける栄養アセスメントにも活用していくことができる。

3　食べれられなくなった時の援助

食べ物を咀嚼し飲み込むプロセスの中で何らかの障がいがある場合には，その人らしく食べていくことが困難となり，誤嚥性肺炎や窒息の危険性，栄養不良や脱水による全身状態の悪化を起こすことがある。この場合は，摂食・嚥下状態のアセスメントを行い，療養者がどう食べたいか，または，家族がどう食べさせたいかの思いを把握し，できる限り思いを叶える方向で援助を考えてアセスメントし，リハビリテーションとして組み込んでいく（表 3-4）ことも重要となる。

疾患の症状や障がいに伴って食事そのものが経口で摂れなくなるなどの場合，在宅で経管栄養法や中心静脈栄養法を用いて，適切な管理のもとで栄養を確保し，栄養状態のアセスメントを行うことで在宅療養者とその家族介護者の生活の継続を支えていくことができる。

4　在宅経管栄養法

訪問看護において，栄養管理は生命維持のためだけではなく，毎日の活動のた

表 3-4 摂食・嚥下障がいに関するアセスメントと嚥下訓練（出典：深田順子，2012，口腔

		アセスメント		
	問診と観察		身体診査	
先行期 （食べ物の認知）	意識障害	☐		
	ぼーっとしている	☐		
	食事中に眠る	☐		
	口に入れたまま止まる	☐		
	認知障害	☐		
	感覚性失語	☐		
	失行	☐		
	感情失禁	☐		
	注意散漫	☐		
	視空間失認（箸やスプーンを持っていく範囲が限られる等）	☐		
	摂食のペースが速い	☐		
	1回に口に入れる量が多い☆	☐		
	次から次へ食べ物を詰め込む	☐		
	頸部が不安定	☐	頸部の可動域（前屈・後屈・右側屈・左側屈・右回旋・左回旋）の制限	☐
準備期 （口への取り込み）	噛むことが困難	☐	歯や義歯が咬み合っていない・咬み合わせが少ない	☐
	歯や義歯の咬み合わせが悪い	☐		
	口の中が乾いている	☐		
	歯肉の出血・痛みがある	☐		
	開口ができない（顎関節による上下運動ができない）	☐	開口の程度（前歯との間 cm）	☐
	口角から唾液が漏れる（摂食中・会話中・常時）	☐	口唇の開閉「あ」ができない	☐
	口角が非対称（右・左）	☐	口唇の横引き「い」ができない	☐
			口唇突出「う」ができない	☐
			口唇音「ぱ行」の発音が不明瞭	☐
	頬と歯の間に食物残渣がある	☐	頬をふくらませることができない	☐
口腔期 （咀嚼と食塊形成）	飲み込もうとする前にむせる	☐	奥舌音（カ・ガ行）の発音が不明瞭	☐
	食べ物がいつまでも口の中にある	☐	舌の偏り（右・左）	☐
	舌の上に食物残渣がある☆	☐	舌運動　　前後不可	☐
	口腔前底に食物残渣がある☆	☐	上下不可	☐
			左右不可	☐
			舌尖音（タ・ラ行）の発音不明瞭	☐
咽頭期 （咽頭・食道への 送り込み）	食べ物や水分が鼻に逆流する☆	☐	発声時に口蓋垂の偏りがある（右・左）	☐
	開鼻声がある	☐		
	食べ物がなかなか飲み込めない☆	☐	口蓋反射が減弱・消失（右・左）	☐
			唾液嚥下を指示してから咽頭拳上に時間がかかる	☐
	食後にガラガラ声に変わる	☐	嚥下直後の呼気時の頸部触診で湿性音・嗽音・液体の振動音がある☆	☐
	飲み込んだ後にむせる☆	☐		
	のどに残る感じがする	☐		
	飲み込んだ時にむせる			
	水分を飲み込む時にむせる☆			
	食べ物を飲み込む時にむせる			
	むせた時の体位［　　　　　］			
	唾液を飲み込む時にむせる☆	☐		
	夜間に咳がある			
	嗄声☆	☐		
食道期	胸やけ	☐		
	食べた物や酸っぱいものが胃から喉に戻ってくる	☐		

〈活用方法：①問診・観察項目，身体審査項目に所見があれば，□をチェックする　②チェックされた項目の問題となる内容に関して，右側のリハビリ内容を実施する　☆は，水分摂取時に観察が可能な項目〉
1）ブローイング：ストローの先をコップの一定量の水にぶくぶく静かに吐き出すことをできるだけ長く行う

ケアと嚥下訓練，看護学テキスト NiCE 在宅看護論，南江堂　p.273.　許諾を得て転載　一部改変）

問題（課題）	嚥下訓練	
	間接訓練	直接訓練
覚醒の状態		・覚醒を促す ・覚醒しているときに食べるようにする ・食事に集中できる環境をつくる（テレビを消す／食べている最中に不用意に話しかけない等）
認知の状態		・食卓にのせる物を整理し，一度に一皿だけ出す ・何をするのか分からない様子の場合は，言葉によるきっかけを作る，スプーンを持たせる等を行う ・食事に集中できる環境をつくる（テレビを消す／食べている最中に不用意に話しかけない等）
半側空間無視の状態		・見える範囲に食器を配置する
ペースの状態		・手を添えて食べるペースの調整をはかる ・口にいっぱい入れている場合は，一度スプーンなどをテーブルに置く ・一皿ごとの量を少なく／一口量が少なくなるようにスプーンを小さくする
頸部の可動域の状態	・頸部と肩の運動（マッサージ）	・枕などで頸部を固定（ポジショニング）する
咀嚼の状態		・口腔の健側に食べ物を入れる ・咀嚼しやすい食物形態に（刻むのではなく，軟らかく）する ・嚥下の状態に応じた粘度の液体で口腔内を湿らせてから食事を開始する
開口の状態	・顎の運動（口を開く）	・口の開きの程度に合ったスプーンなどを使用する
口唇閉鎖の状態	・口唇の運動 ・口唇音の構音訓練	・口唇閉鎖ができない側を介助する
頬と舌の協調運動の状態	・頬の運動 ・舌の運動	・食べ物がたまっている頬を外側から押す
舌口蓋閉鎖の状態	・奥舌音の構音訓練	
舌による咽頭への送り込みの状態	・舌の運動 ・舌尖音の構音訓練	・舌の健側の奥のほうへ食べ物を入れる ・交互嚥下（液体と固体を交互に嚥下する） ・頸部後屈位／体幹後屈位（30～60度）とする ・コップを工夫する ・食物形態をやわらかい半固形物／低粘度の液体／べたつかない食品
鼻咽腔閉鎖の状態	・ブローイング[1]	・鼻をつまんで嚥下する
咽頭期惹起の遅延の状態	・前口蓋弓への寒冷刺激法	・頸部前屈位をとる ・Supraglottic Swallow[2] ・食物形態をゼリー・ピューレ・ペースト・やや高粘調度の液体とする
喉頭挙上の状態		
咽頭クリアランスの状態		・患側への頸部回旋 ・複数回の嚥下（2度飲み込む） ・交互嚥下（液体と固体を交互に嚥下する）
喉頭閉鎖の状態		・頸部前屈位とする ・体幹の角度　（度） ・食物形態をゼリー・ピューレ・ペースト・やや粘度をつけた液体とする
		・唾液を飲み込まないように前傾の側臥位にして，口腔外へ唾液を流出する ・口腔ケアを徹底する
声門閉鎖の状態	・声門内転訓練[3]	・頸部前屈位にする
胃食道逆流の状態		・食事中，食後に体幹を起こす ・食事中や食直後に吸引をしない ・腹部を圧迫しない

2）Supraglottic Swallow：①大きく鼻から息を吸い込んで，しっかり止める　②飲食物を嚥下する　③その直後に息を口から吐き出す

3）声門内転訓練：椅子に腰かけ，両手で椅子の座面を力を入れて押しながら，"あ"と強く声を出す（pushing exercise），椅子に腰かけて両手で椅子の座面を持ち上げるようにして力を入れ，"あ"と強く声を出す（lifting exercise）

めにも重要となる。経管栄養法が対象となるのは，主に脳血管障がいや神経筋障がいなどで経口摂取が困難であったり，嚥下障がいのために誤嚥性肺炎を繰り返しているなどの身体状況にある人である。

　厚生労働省では，在宅成分栄養経管栄養法を「諸種の原因によって経口摂取ができない患者，または，経口摂取が著しく困難な患者について，在宅において患者自らが実施する栄養法であり，栄養素の成分の明らかなものを用いた場合，対象となる患者は，原因疾患のいかんにかかわらず，在宅成分栄養経管栄養法以外に栄養の維持が困難な者で，当該療法を行うことが必要であると医師が認めたもの」と定めている。つまり，在宅経管栄養法を行っていく場合，主治医からのオーダーの内容と同時に，皮膚の状態をはじめとする全身の管理のためのアセスメントが必要となる。

　在宅療養者の病状が安定し，家族介護者や看護・介護スタッフの援助を受けながら経管栄養管理ができる場合に在宅での適応となる。家族介護者の在宅療養に対する意思があることや医療者の援助を受けて生活をしていく意思決定が必要である。訪問看護師は，在宅療養者とその家族に対するアセスメントや経管栄養法の知識と技術を有している必要がある。在宅療養者が入院している場合は，その医療機関との連絡・調整を行い，必要な処置や看護が継続されるよう，退院前からの家族介護者への関わりが安心して在宅生活を始めるために重要となる。関係機関や関係する職種との連携をしつつ，定期的・継続的に在宅療養者とその家族に対する援助となるようケア・マネジメントしていくことが求められる。

　在宅生活の開始時には，経管栄養の必要について十分なインフォームド・コンセント（第Ⅰ部第4章参照）が得られているかの確認や，在宅療養で援助する側のシステムなどの理解を得られるような説明を行うことで在宅療養者とその家族が安心できるようにすることが重要となる。

　家族介護者に対しては，安心して介護を行っていけるよう緊急時やトラブル時の対応について体制をあらかじめ決め，関係機関を含めて共有しておくことが必要である。

　経管栄養方法の種類の選択では，鼻腔栄養か瘻孔栄養かの選択をはじめとして，挿入するチューブの種類や栄養剤の種類・量の決定を行っていく必要がある。鼻腔栄養か瘻孔栄養かの選択は，在宅療養者の病状や家族介護者の希望を踏まえて医師が行うが，鼻腔栄養の場合はチューブが鼻から挿入されることによる不快感や違和感による自己抜去につながることが多い。また，胃瘻栄養法の場合は，内視鏡的に胃瘻造設を行う必要があるため医療機関への入院が必要となり，身体的に侵襲が大きいことへの抵抗感をもつ家族も多い。身体への侵襲の意味では，胃瘻栄養に比べて鼻腔栄養が在宅ではじめやすい状況にあると言えるが，それぞれの長所と短所，在宅療養者と家族介護者の意思，および介護状況と合わせて考慮し，選択への援助をしていくことが重要である。

　注入する栄養食品の種類と量の決定は，在宅療養者の消化管からの吸収能力や在宅療養者とその家族の経済的状況を考慮して行われる。注入される栄養の種類については，医薬品である場合と食品である場合がある。医薬品として扱われる種類のものは，医療保険の対象であるため医師の処方が必要となるが，食品の場合は，医師による処方は不要であるが全額を自己負担しなければならない。また，消化吸収能力に応じた選択をされるため，タンパク質の消化吸収の程度によって，天然濃厚流動食・半消化態栄養剤・消化態栄養剤・成分栄養剤に分類される。通常の消化吸収能力がある場合は天然濃厚流動食，一部あるいは軽度の消化吸収能

力がある場合は半消化態栄養剤，消化する必要がなく吸収され，消化管への負担の少ないものが消化態栄養剤・成分栄養剤である。慢性腎不全の患者用に低タンパクで高カロリーのものなど，さまざまな病態に合わせた栄養剤として栄養素の組成・割合が工夫されている栄養剤も販売されている（川越，2005）。

　また，栄養の量については，年齢や体格，1日の活動量から必要な1日のエネルギー量と水分量から主に決められ，水分量は気候や室温などの物理的環境から調整される。下痢や嘔吐に注意して栄養剤の量と回数を調整していくことが重要である。

（1）経管栄養法の管理

　必要な物品は，イルリガートル（Irrigator）・栄養点滴セット・注入器・聴診器であり，在宅療養者が「在宅成分栄養経管栄養法指導管理料」の適用である場合は主治医の医療機関での管理料・加算料が算定されるため，医療機関より必要物品を受け取る。管理料が適用されない場合は，自費での購入となる。また，栄養成分の明らかなものを用いる場合に算定対象とされているため，在宅療養者の状態に合うものを対象となる経管栄養剤を選択していくことになる。

　実施時の看護では，栄養剤の準備・チューブ挿入時の体位調整・挿入後の確認・接続と注入・薬剤注入時と注入中の観察・後片づけ・容器の洗浄と交換・注入後の観察・本人と家族介護者への説明と共有が必要となる。

1）経管栄養剤の準備

- ・栄養剤を人肌程度に温める。現在使用されている栄養剤では室温保存のタイプが多く，そのまま投与が可能であるが，冬季間の室温が低い場合やそのままの温度で下痢を起こす場合には温める必要がある。
- ・開封した栄養剤は冷蔵庫に保存し，早めに使用する（空腸栄養の場合には，胃への注入に比べて栄養剤の浸透圧や温度が粘膜に影響するため，温度に留意する）。
- ・クレンメ（Klemme）が閉じていることを確認後，イルリガートルに栄養点滴セットを接続し，イルリガートルに栄養剤を入れる（近年販売されているイルリガートルに移さなくてもよいタイプの栄養剤では，準備の作業が簡単でより衛生的である）。
- ・クレンメを緩め，栄養点滴セットのルートを栄養剤で満たし，クレンメを閉じる。

2）チューブの挿入

①経鼻胃チューブ

- ・在宅療養者に挿入手順・飲み込む要領・咽頭反射による嘔気が出現する可能性について説明する。
- ・ベッドアップや体位調整をして半座位の姿勢で行う。
- ・挿入するチューブの長さを確認（図3-2）。挿入する鼻腔は左右交互に行う。
- ・顎を挙上した状態で，先端に潤滑油をつけてあるチューブを鼻腔から彎曲に添ってゆっくりと挿入する（図3-3）。
- ・12～15 cm挿入し咽頭部まで達したところで，顎引き元の角度に戻し，「ゴックンと声をかけるなどして，飲み込むスピードに合わせて挿入する。
- ・チューブが胃内に達したら（55 cm前後），確実に胃内に挿入されたことを

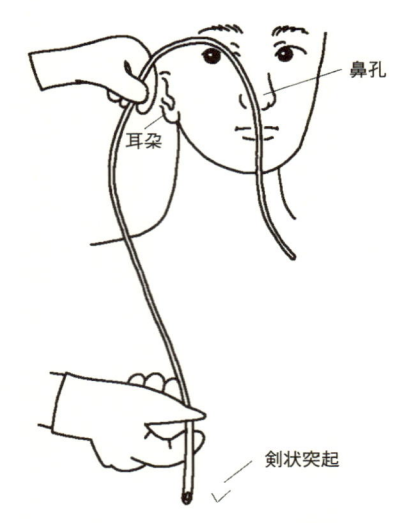

鼻孔

耳朶

剣状突起

図 3-2 挿入する長さの確認

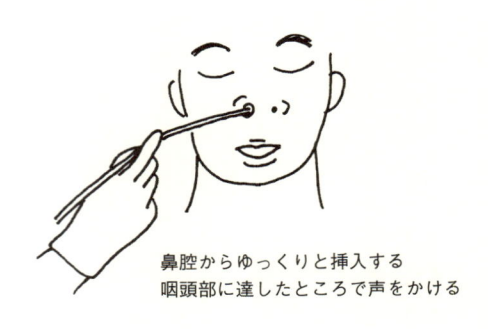

鼻腔からゆっくりと挿入する
咽頭部に達したところで声をかける

図 3-3 経鼻胃チューブの挿入

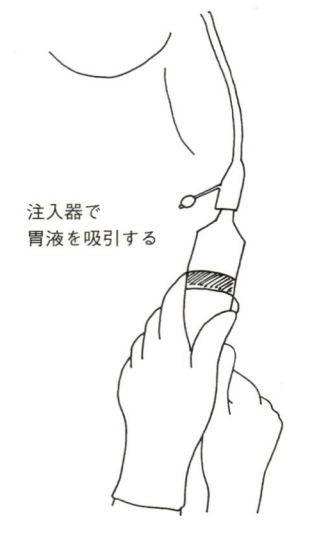

注入器で
胃液を吸引する

図 3-4 胃内チューブの確認（Ⅰ）

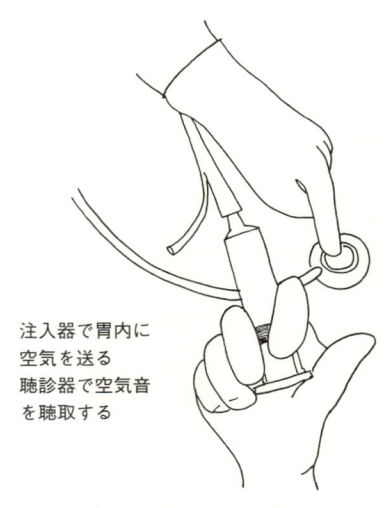

注入器で胃内に
空気を送る
聴診器で空気音
を聴取する

図 3-5 胃内チューブの確認（Ⅱ）

確認するために，注入器で胃液を吸引（図 3-4），あるいは聴診器を胃にあて胃内の空気音を聴取（図 3-5）する。
・接着プラスターで固定する（視界に入るのが最小限になるように）

②胃瘻チューブ

胃瘻チューブは，経皮内視鏡的胃瘻造設術（PEG：Percutaneous Endoscopic Gastrostomy）で挿入され，ボタン型・チューブ型，バルンに固定水を入れて固定するタイプや，バンパーで固定するタイプ（図 3-6）がある。挿入孔が真っすぐで短く，皮膚の状態が良好な場合は在宅での交換は可能であるが，バンパータイプの場合は，専門医による交換と実施後の造影検査が必要であるため医療機関で行うことが多い。
・在宅療養者に説明し，腹部の緊張を避けながら仰臥位の体位を整える。
・固定水を抜き，挿入されているチューブを抜去する。
・先端に潤滑油をつけたチューブをゆっくりと挿入し，固定水（蒸留水）を注

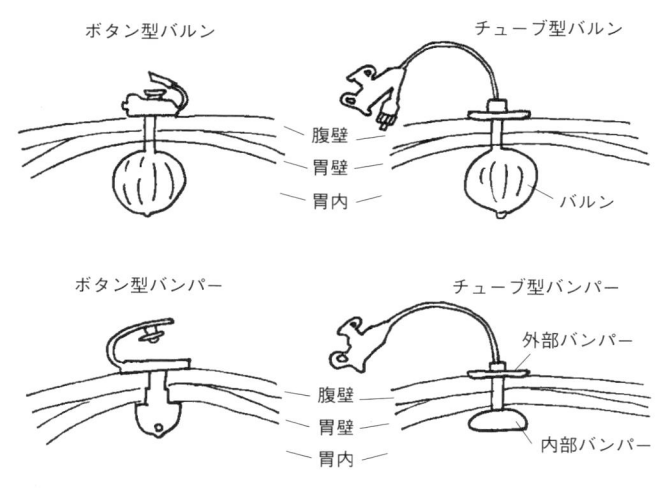

ボタン型バルン　　　　　　　チューブ型バルン

腹壁
胃壁
胃内
バルン

ボタン型バンパー　　　　　　チューブ型バンパー

外部バンパー
腹壁
胃壁
胃内
内部バンパー

図3-6　PEGカテーテルの種類

入する。

・胃内にチューブが入っていることを確認する。注入器で胃液を吸引する・造影検査で確認する。

・必要時，接着プラスターで固定する。

③チューブの交換方法

経鼻胃チューブは，通常2週間に1回交換する。

胃瘻チューブでは，バルンタイプは看護師による交換が可能であるが，バンパータイプの場合は，専門医による交換が望ましい。

チューブのタイプによって交換頻度が異なる（バルンタイプ：2か月に1回の目安で交換・バンパータイプ：トラブルがない場合は6か月を目安に交換）。在宅療養者や家族介護者の負担を減らすためにこの交換頻度を目安にするが，チューブの材質や汚れの状態によって交換の時期を決めていくことが必要である。

看護師が行う場合は，自宅での交換に問題がないことを医師に確認後に行う。

④チューブの接続

イルリガートルをスタンドやフックなどに掛け，栄養点滴セットとチューブを接続する。

⑤注　入

・クレンメを開いて，指示時間に注入を終えるように滴下を調整する。

・注入中の観察を行う：滴下速度に変化がないか，顔色不良で冷汗や嘔気・嘔吐など状態の変化が観察された場合は注入を中止する／嘔吐時は可能な限り吸引し，呼吸状態・発熱の症状に注意し，医師に連絡が必要な状態であるかを判断する／注入中に他の看護を行う場合は，注入中の状態に留意し観察しながら行う。

・注入が終了したら，クレンメを閉めてイルリガートルを栄養チューブからはずし，微温湯を入れた注入器を接続し，注入する。

・処方されている薬剤がある在宅療養者（複数の薬剤が処方されている場合が多い）では，薬鉢で粉砕し微温湯でよく撹拌した後に注入器で吸い，注入する；薬剤によって粉砕によって薬効の変化があるものは医師に相談し同系のものに変更する。

・家族に説明し了解を得たうえで，閉塞や汚染を予防する目的で，微温湯の注

入後，準備しておいた酢水（酢：水＝１：９）でチューブ内を満たしておく場合もある。

⑥容器の洗浄と交換

・使用したイルリガートル・栄養点滴セット・注入器は，食器用洗剤で洗い，十分に乾燥させる。

・イルリガートル・栄養点滴セット・注入器は，２週間ごとに新しいものに交換する。

（2）起こりやすいトラブルと対処の方法

1）下 痢

・栄養剤の注入速度を遅くする。

・栄養剤の量を減らす，あるいは，栄養剤の濃度を薄く（微温湯やスポーツ飲料などで）する。

・栄養剤自体が在宅療養者の消化機能に適していない場合は，浸透圧の低いものへの変更や半消化態栄養剤を使用している場合の消化態栄養剤への変更を検討する。

・下痢によって失われた水分を追加補給する。

・止痢剤や整腸剤を使用する。

・細菌性下痢である場合は，便の細菌培養を行う必要があるため医師に相談し，医師の診断の結果によって適切な治療を受けられるようにする。

2）嘔気・嘔吐

　チューブが腸蠕動（ぜんどう）によって胃幽門部に入ることで嘔吐が誘発される場合があり，また，胃食道逆流がある場合や胃の消化機能が低下している場合に嘔気や嘔吐が出現することがある。嘔吐が誤嚥性肺炎の原因になる場合があるため，嘔吐出現後の観察と医師への連絡・相談をしながら，今後の予測される状態についての判断を本人と家族への説明し，本人・家族介護者が落ち着いて過ごせるようにする。

・栄養剤注入時の体位：30-90度のファーラー位とする／ファーラー位が難しい場合は右側臥位とする。

・注入後の体位：終了後１時間は仰臥位とせず，30度以上起こした体位とする。

・栄養チューブの引き込みがないか位置を確認する。

・栄養剤の注入を遅くする。

・栄養剤の量を減らす，あるいは，栄養剤の濃度を薄く（微温湯やスポーツ飲料などで）する。

・ペクチンを活用する：ペクチン液を使用することで，栄養剤の粘性を高め，逆流を防ぐ。

・消化管蠕動運動の促進薬や制吐剤の使用を検討する。

・必要な対処で効果がない場合，腸瘻（胃瘻を通じて十二指腸や空腸まで挿入する）への変更を医師と共に検討する。

3）誤 嚥

　誤嚥性肺炎の原因として，胃食道逆流や嘔吐に加えて，口腔・咽頭分泌物が流れることによる誤嚥がある。

・痰の喀出や吸引を十分に行う／経管栄養を実施している時の吸引は嘔吐を誘

発するため，痰が多い場合は開始前に十分な吸引を行う。
- ・嘔吐した場合は，吐物が気管に入らないよう顔を横に向ける／吸引器がある場合は吸引を行う。
- ・口腔ケアを行い口腔内の清潔を保つ。
- ・発熱など炎症反応を有する場合は，医師の指示を得て抗菌薬を使用する。

4）皮膚トラブル

　チューブの圧迫による潰瘍や瘻孔部の不良肉芽，栄養剤の漏れによる皮膚の炎症，瘻孔部の感染などが見られる場合がある。

①瘻孔部のスキンケア

- ・感染や皮膚トラブルがない状態では，消毒やガーゼによる保護は必要なく，入浴可能／入浴ができない場合は，石鹸と微温湯を用い，1日1回以上洗浄し，乾燥させる／清浄綿や湿らせたコットン等で清拭し，乾燥させる。
- ・局所に熱感や発赤，疼痛や腫脹があり，また，排膿がある場合は感染状態にあるため，皮膚の洗浄を行う／炎症が著明な場合は，生理食塩水で1日数回（状態に合わせた回数）洗浄し，医師の処方による軟膏などの塗布を行う／炎症部分の皮膚への固定板による圧迫がある場合，圧迫と摩擦を避けるために固定板を適度に緩める／挿入チューブが皮膚面からみて垂直になるよう固定する／ボタンタイプのチューブを使用している場合は，圧迫による潰瘍形成を予防するためにボタンの位置を回転させる。
- ・栄養剤の漏れの持続によって瘻孔周囲の皮膚が発赤したり，湿疹等が現れる状況では掻痒感を伴う場合があるため，皮膚の洗浄と乾燥を十分に行う／栄養剤の漏れによる皮膚トラブルを繰り返さないためには，漏れの状況や量を把握しつつ，アセスメントから特定した原因に対する対処法を検討する。
- ・軟らかくシリコン素材のチューブであっても生体にとっては異物であるため，不良肉芽が繰り返し生ずる可能性があり，炎症の出現時にスキンケアを行い，刺激を除去する。

②経鼻チューブ挿入部位のスキンケア

- ・固定プラスターを1日1回以上交換し，スキンケアと同時に，チューブの引っ張りによる鼻腔の圧迫や鼻孔の発赤とかぶれの有無を確認し，プラスター貼付部を変更する。

5）チューブの抜去

- ・在宅療養者自身が引っ張るなどしたことによる自己抜去が原因の場合は，挿入部分の保護（腹巻など本人によって快適なものを使用），認知症の症状が進行している場合などでは，チューブ型からボタン型への変更や経鼻胃チューブから瘻孔タイプへの変更を検討する。
- ・バルン式チューブでは，固定の蒸留水が自然に抜けてしまうことがあり，固定水の量を定期的に確認し，抜けている場合は補充を行う／抜去時には速やかに再挿入を行う。
- ・瘻孔の場合は，チューブ抜去後時間の経過に伴って閉鎖する可能性が高いため，抜去を発見した際は速やかに再挿入を行う／必要時は介護家族への指導を実施し，家族が再挿入できる対策を医師と共に考えていく／経鼻胃チューブの抜去の場合も家族介護者の状況によって可能な場合は指導を行い対処する。

6) チューブの閉塞

・閉塞した場合は，微温湯の注入，注入器による吸引，チューブのミルキング（milking）を行う／改善のない場合は，再挿入を行う。
・栄養剤注入後，微温湯を注入しチューブ内の栄養剤の付着を予防する。
・薬剤注入後の閉塞の場合は，薬剤の形態や薬効を考慮して，医師に薬剤変更の検討を依頼する。

（3）継続的な看護

1) 療養者への援助

　「食事」や「栄養摂取」への援助を考える際，人々の生活の中での営みの1つとしての「口から食べられる」ということは，人としての存在や尊厳に関わる重要なことである。

　経管栄養を受けているその人の尊厳を守るには，何が必要なのであろうか。今までの食生活で在宅療養者とその家族が大事にしてきたことをケアに取り入れる視点が必要である。

　食べられないことによるストレスが高い場合，経管栄養法を選択した理由は何であったかに立ち戻る。ストレスを軽減するための在宅療養者とその家族に対する援助では，生活の中で「今，それぞれができること」を共に考え，導き出していくことが必要となる。

　経管栄養法によって，1日の活動に必要なエネルギーを補給と栄養の確保を行いながら，在宅療養者が1日の活動にリハビリテーションを組み入れることを通して，経口摂取の可能性を引き出していくことが重要である。

2) 家族介護者への援助

　在宅で経管栄養法を行う場合，経管栄養法の管理や緊急時の対処を家族介護者が担うことが多い。介護技術の未熟さによるストレスや日々の介護生活に追われている気持ちになっている場合，その負担感は増していく。そのため，家族介護者の理解や介護状況に合った方法を指導しながら，介護の負担の変化やストレスの状況について把握し，ストレスを軽減するための援助が必要となる。訪問の際，具体的な介護上の指導に加えて，介護者ができていることを評価し伝えることで，家族介護者が介護について自信を得て，前向きに生活できるように援助する。

（4）関係機関との連携

　経管栄養法は，適応の見極めから注入内容の選択，至適投与法，療養者の消化器症状のコントロール，在宅での管理，トラブル予防までを含めた総合的な管理がなされて初めて「経管栄養法が成功した」（川越他，2005）と言える。訪問看護師は，経管栄養法が在宅で安全に正確に行われるために開業医や介護に関わる職種と連絡を取り合い，ケアを調整していく。また，医療処置を行いながらも在宅療養者とその家族が，住み慣れた自宅での療養生活を継続していくためには，行政・福祉機関との連携をとり，チームアプローチを展開するなかでケアをマネジメントするという役割を担っていく必要がある。

5　在宅中心静脈栄養法

　中心静脈栄養（IVH：Intravenous Hyperalimentation）は，「経口摂取や経管

栄養が不能，あるいは不十分である場合や，経口・経腸的に栄養投与を行うことにより病態が悪化する恐れがある場合に，栄養状態を維持するために静脈から高カロリー輸液によって必要な栄養を得る方法」である。1 日に必要な栄養を得るためには，高濃度の輸液剤を用いる必要があるため，鎖骨下から経静脈的にカテーテルを挿入して長期使用ができるような方法がとられている。

　在宅中心静脈栄養法（HPN：Home Parenteral Nutrition，以下 HPN）は，在宅で中心静脈栄養法を行うことで，入院生活ではなく自らの住み慣れた空間で過ごすことを可能にする。在宅で過ごすためには，中心静脈栄養の管理が必要であるため，在宅療養者とその家族介護者への指導が重要となる。訪問看護師は，栄養状態のアセスメントと同時に栄養の内容が利用者本人の身体状況に合ったものであるかを判断し，管理への援助を行う。

(1) 在宅での適用となる在宅療養者と家族の状況

　療養者の病状が比較的安定した状態にあり，家族や介護者の援助を受けながら生活の中で管理していく意思があることや，家族介護者が療養者の病状を理解し，医療者の指導や援助を受けて管理できること，介護の意思と能力があることが重要となる。短腸症候群や消化器の悪性腫瘍などの進行による通過障がいの状態のある場合やクローン病など，HPN 以外に栄養の確保が困難な場合の主な適用として選択される。

(2) 開始時の看護

　訪問看護師は，療養者と家族の状況をはじめ，療養者と家族を取り巻く生活の中での物理的環境や社会的環境について，総合的にアセスメントを行う。訪問看護師は，アセスメントに必要な専門的知識と熟練した看護技術，関係する機関やさまざまな職種との連絡と調整を行う能力を備えていることが求められる。療養者と家族の在宅療養を支えるシステムを整え，あるいは，整えながらケアをマネジメントしていくことが必要となる。

　療養者本人への援助としては，在宅に移行する前から入院中の医療機関と共に，HPN に対する正しい知識（HPN の効果・合併症・拘束感などの不快な状態など）をもてるよう，医師からの十分な説明と理解，そして，療養者の意思決定などを支えていくことが必要となる。

　また，療養者のセルフケアを代行する家族介護者への援助としては，療養者へのセルフケアの自立に向けた退院前指導での関わりや在宅生活が始まってすぐの導入時における手技や物品の工夫などを含む管理への支援，トラブルに対する不安などさまざまな心配事を解消できるように丁寧な対応を行っていく。

1) 実施方法の選択

　在宅における輸液方法は，療養者や家族のライフスタイルに合わせて選択・決定されていくが，在宅での療養生活が始まってから，あるいは，生活をおくるなかで方法を検討し，再決定していくこと，それに対応した支援が必要となる。

2) 中心静脈カテーテル

　在宅中心静脈栄養で使用するカテーテルは，体外式カテーテルと皮下埋め込み式カテーテル（ポート）の 2 種類があり，カテーテルの挿入部位は，長期留置の必要から鎖骨下静脈が第一選択とされる。

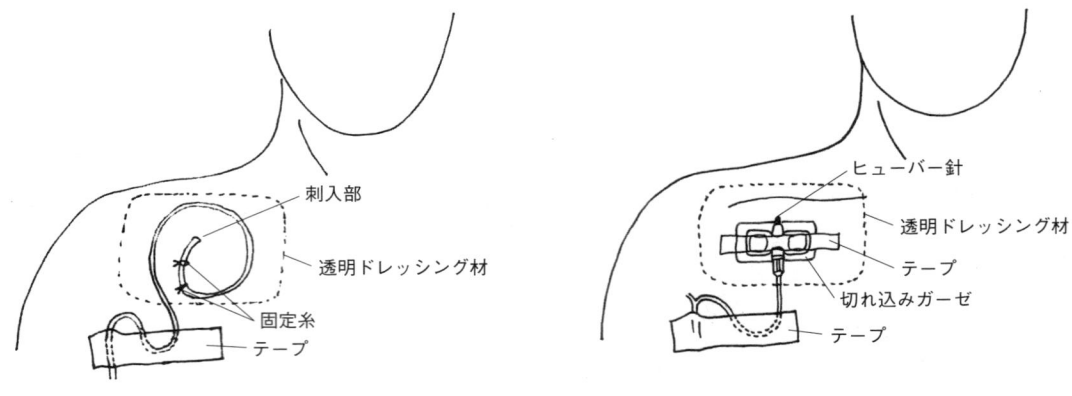

図3-7 体外式カテーテル

図3-8 埋め込み式カテーテル

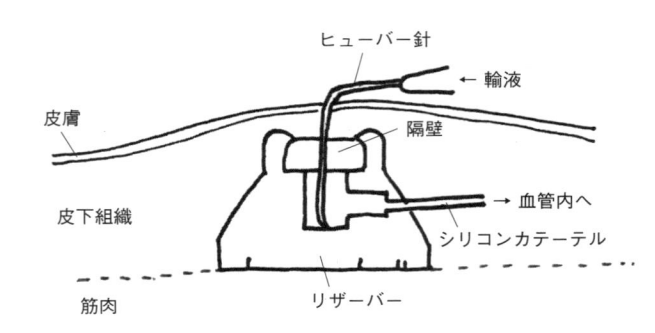

図3-9 埋め込み式カテーテルアクセス（ポート）

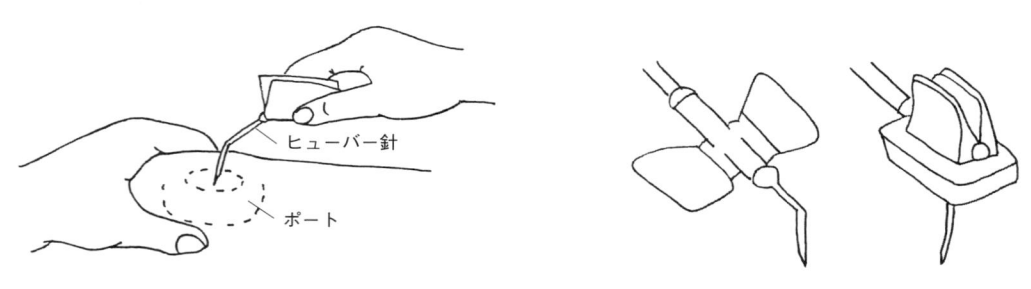

図3-10 ヒューバー針の穿刺

図3-11 ヒューバー針

　体外式カテーテルは，シリコン製で長期間の使用が可能である。固定が容易でカテーテル挿入部の管理もしやすい（図3-7）。ダブル・トリプルルーメンのカテーテルの場合は，高カロリー輸液に加え，基本ルートとは別に輸血や採血に用いることも可能である。

　皮下埋め込み式カテーテル（図3-8）は，皮下に埋め込み型カテーテルポートを埋め込み，カテーテルに穿刺して実施する（図3-9から図3-12）。使用しないときは体外に露出する部分がないため行動に制限がなく，入浴可能であることなどの利点がある。

　また，輸液の方法には，連続的輸液法（自動輸液ポンプを使用。外出や旅行なども可能）と間欠的輸液法がある。

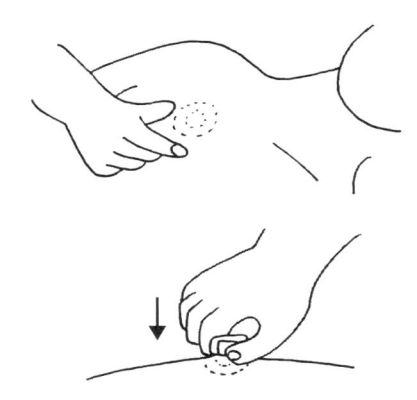

図 3-12　ポートの確認とヒューバー針の穿刺

(3) 実施時の看護と HPN の管理

1) 必要物品の調整

　HPN に必要な物品は，療養者が「在宅中心静脈栄養法指導管理料」適用の場合，管理料を算定するため，主治医の医療機関からの支給によって使用していく。管理料の適用外の場合は，自費購入となる。輸液製剤や物品の残数を定期的に確認し，物品の不足がないように療養者と家族と共に管理していく。主な必要物品は，輸液製剤・混合剤，ヘパリン加生理食塩液，注射器，注射針，消毒用滅菌綿棒，消毒薬，輸液セット（一体化ライン：輸液バッグと中心静脈カテーテルとをつなぐラインで，延長チューブ・三方活栓・クレンメ・点滴筒・フィルターなどが付属している），ドレッシング材，接着プラスターを準備する。点滴スタンドは，自宅にあるハンガーや壁掛けフックなどを代用する。

2) 輸液バッグの準備と実施

　手洗い後，清潔な場所で準備を行う。医師から指示されたものであること，輸液バッグ（混濁や沈殿，浮遊物，液漏れがないか）を確認する。混注製剤がある場合は混注を行う。

3) 医療廃棄物の処理方法

　針を捨てるための容器を準備し，廃棄は医療機関に持参し処理をする。輸液ラインなどのプラスティック素材のものは不燃ごみ，アンプルは分別して地域のルールに従って廃棄する。

4) 実施中の観察と皮膚のケア

　バイタルサインズ（体温・脈拍・体調・便や尿量・水分摂取量など）の観察に加えて，ラインの固定の際の長さや方法について観察し，抜去予防の必要がある場合は療養者と家族に対して注入ポンプの設置状況などを含めて指導を行う。また，輸液の開始・終了時刻の記録や注入速度等について記録を行う。

　中心静脈カテーテルの挿入部の皮膚の清潔を維持するため，処置前の手洗いを十分に行い，清潔な環境で基本的な清潔操作を確実に行い，皮膚の状態を観察する。抜去防止と感染予防が重要となる。

表 3-5　輸液の手順

	体外式カテーテル	皮下埋め込み式カテーテル	
輸液開始時の手順	①手洗い後，輸液バッグを袋から取り出す。 ②輸液剤を混注する。注射器と注射針を袋から取り出して接続し，薬液を準備する（アンプル，または，バイアルに入っている薬液を注射器で吸い，注射針を抜き，キャップをする）。 ③輸液バッグに薬液を注入する（輸液バッグの注入口のシールをはがし，準備した薬液入りの注射器の針を刺し，薬液を注入して針を抜き，輸液バッグを静かに上下して薬物を混ぜ合わせる）。 ④輸液ラインを準備する（輸液セットを袋から出し，クレンメを止める。輸液セットに接続の延長チューブなどがある場合は，無菌的に接続する）。 ⑤輸液バッグと輸液ラインを接続し（輸液ラインの刺入針のキャップをはずし，差し込む），クレンメを開放し，輸液ラインに輸液を満たす（輸液ポンプ使用の場合は，輸液ポンプにセットする）。 ⑥輸液ラインと中心静脈カテーテルに接続し，輸液を開始する（輸液ポンプ使用時は電源を確認して作動させる）。クレンメを開き，滴下を確認する。 ⑦使用物品を片づける。	①手洗い後，輸液バッグを袋から取り出す。 ②輸液剤を混注する。注射器と注射針を袋から取り出して接続し，薬液を準備する（アンプル，または，バイアルに入っている薬液を注射器で吸い，注射針を抜き，キャップをする）。 ③輸液バッグに薬液を注入する（輸液バッグの注入口のシールを剥がし，準備した薬液入りの注射器の針を刺し，薬液を注入して針を抜き，輸液バッグを静かに上下して薬物を混ぜ合わせる）。 ④輸液ラインを準備する（輸液セットを袋から出し，クレンメを止める。輸液セットに接続の延長チューブなどがある場合は，無菌的に接続する）。 ⑤輸液バッグと輸液ラインを接続し（輸液ラインの刺入針のキャップをはずし，差し込む），クレンメを開放し，輸液ラインに輸液を満たす（輸液ポンプ使用の場合は，輸液ポンプにセットする）。 ⑥衣服を開きポート部を露出させ，皮膚の状態（発赤や疼痛・出血・浸出液の有無）を観察する。ドレッシング剤で固定している場合は，ドレッシング剤をゆっくり剥がす。 ⑦ポート部の皮膚を消毒する（皮膚に汗や皮脂，ドレッシング剤の接着成分が付着している場合は十分に拭き取る）。 ⑧ヒューバー針を穿刺（翼状部を持ち，ポート中心部に垂直に，底板に針先が当たるところまで針を刺入）する。 ⑨注入ポンプを作動させ，輸液の漏れや滴下の状態，皮膚の状態（腫脹の有無）を確認する。 ⑩ヒューバー針を固定する。翼状部とポート部の高さに合わせてガーゼを挿入して安定した状態で翼状部をプラスターで固定し，さらにドレッシング剤で固定する。必要時，輸液ラインをプラスターで固定する。 ⑪使用物品を片づける。	
輸液終了時の手順	①手洗いを行い，中心静脈カテーテルをクランプし，輸液ラインのクレンメを閉じる。 ②注入ポンプを停止する。 ③中心静脈カテーテルのロック栓を消毒し，ヘパリン加生理食塩液を注入する。 ④中心静脈カテーテルを固定する（ループをつくる）。 ⑤使用物品を片づける。	①手洗い後，ヒューバー針をクランプし，輸液ラインのクレンメを閉じ，輸液ポンプを停止する。 ②皮膚に近いロック栓を消毒し（ロック栓がないタイプの場合は，ヒューバー針と輸液ラインの接続部をはずし），ヘパリン加生理食塩液を注入する。 ③ヒューバー針を抜き，アルコール綿で3分間圧迫止血する（止血後の皮膚の保護は不要）。 ④使用物品を片づける。	

5）起こりやすいトラブルと対処の方法

①感　染

　　発熱が突然に出現した場合は，カテーテル挿入部からの感染を疑う必要がある。操作の前の手洗い・清潔操作の徹底・輸液ラインの定期的な交換・挿入部の消毒を行い，感染が疑われる場合にはカテーテルの使用の中止や血液検査等で感染が確認された場合には入院し治療を要する場合がある。輸液管理上の感染に至る原因がないかを明らかとし，再発防止を行うことが必要となる。

②滴下不良

　　輸液ラインの圧迫やねじれ，三方活栓の方向が閉じる方向になっている，輸液ポンプの不具合などによって起こることがある。圧迫やねじれを確認し，輸液バッグを高い位置に変更する，三方活栓の方向を確認する，輸液ポンプを点検する

などを行う。改善がない場合は，カテーテルの閉塞が疑われるため家族が確認できた場合は，訪問看護師に連絡するよう対応を約束しておく。また，療養者の体位による滴下状況の変化を確認し，本人と家族の協力を得ながら夜間睡眠中の体位を整えることもトラブルを防ぐ。睡眠中のトラブルを防ぐためにも輸液ラインの確認と残量を確認しておくことも必要である。

③血液の逆流

輸液ラインのはずれ・輸液バッグが空になっていた・輸液バッグの設置の高さが低い位置になっていたなどが原因として挙げられる。輸液バッグの位置を高くする，滴下速度を速めるなどの対処を行い，改善が認められない場合はヘパリン加生理食塩液を注入する。抵抗が認められた場合は，注射器で引き，逆流が改善した場合に輸液を再開する。または，ヘパリン加生理食塩液の注入が困難である場合は，閉塞が疑われるため主治医に報告し，往診を依頼，あるいは受診の手続きが必要となる。

④カテーテルの抜去

体動などによって輸液ラインが引っ張られて起こる場合が多いため，輸液ラインの固定を工夫し，ラインの長さを療養者の普段の動きを考慮して調節する。抜去時は，訪問によって穿刺針の交換が可能であるため訪問看護師・主治医に速やかな連絡をするよう在宅療養開始時に話し合い，事前に取り決めておく。体外式カテーテルの場合は，医療機関に来院して入れ替えを行うことが必要となる。

なお，電解質の異常（悪心・嘔吐・痙攣・知覚異常）や高血糖（口渇・倦怠感・傾眠傾向・尿量の増加），低血糖（四肢の冷感・冷や汗・動悸），微量元素欠乏症（口内炎・皮疹・貧血症状）・必須脂肪酸欠乏症（貧血・皮膚炎）などの場合は，医師による診断を要するため，日々の観察に加えて，療養者や家族からの情報を得て速やかに医師につなぐことが重要となる。

6）緊急時の対応と関係職種との連携

合併症の出現やカテーテルの抜去・損傷などの状況によって緊急性のレベルが高い場合は，主治医に報告し，指示を得て対処する。家族で対応可能な状況かどうかの判断を行い，家族が対応可能な場合は指示を行い，対処してもらう。緊急性が低い状況でも療養者と家族の不安が強い場合には訪問し対応することで不安を取り除き，療養者と家族が次に対処できるよう援助する。

緊急時の迅速な対応のためには，日頃から主治医を含む関係職種と療養者・家族を含む連絡ルートを決めておくことが必要となる。関係機関との連絡をさまざまな方法で行い，在宅療養を支えるネットワークをつくっていくことも重要である。このネットワークは，入院中から療養者に関われる場合にも機能するため，退院前からの療養者への関わりに加えて，安心して在宅に帰るための支援としての意義を有している。

7）継続的な療養者と家族への援助

療養者と家族がHPNに関する自己管理を行うことができるように基本的な手技を含めたセルフケア能力をアセスメントし，療養者と家族に合った指導を行うことが必要である。療養者と家族のセルフケアへの援助により，手技等に関する自信がもてるようにしていくことは，安定したその人らしい生活を実現することにつながっていく。療養者と家族が実現したい生活に向けて継続した援助が求められている。

第4章

在宅における排泄のケア

鹿内あずさ

排泄のケアは，在宅療養生活をおくる利用者にとっての尊厳を守るためにも重要である。疾病や障がいにより排泄のケアが必要な場合は，身体的状況の安定と安全に加えて，羞恥心への配慮を伴うケアが必要となる。

1 自然排泄へのケア

療養者の排泄機能や排泄パターンに合わせたケアにより，自然な排泄が可能となる場合がある。

便意・尿意があるが移動動作に障がいがあるため，失禁したように見えることもある。この場合は，トイレまで移動するための物理的環境の整備や衣服の着脱のための工夫が必要となる。

食事・水分の摂取状況に合わせた援助，また，便秘や下痢，失禁などを含む排泄機能の回復に向けての援助も重要となる。これらの解決により，排泄行動の自立を促すことができる可能性が大きくなる。

また，認知力や視力に障がいのある場合は，トイレの場所を分かりやすくするための照明調整など，適切な対応策を講じることが必要である。

療養者の今までの生活における排泄の習慣を知り，どのように改善されたらよいのかを明らかにすることが重要である。

2 導尿・留置カテーテル

（1）在宅での導尿（間欠導尿）実施中の看護

在宅での導尿（間欠導尿）は，脊髄疾患や脳血管疾患，前立腺がん・子宮がん・直腸がんなど骨盤内の臓器手術による神経損傷などにより残尿量が多い場合にカテーテルを使用して尿を排泄する方法である。外出先で携帯し導尿を行うことが可能である。

療養者自身がセルフケアすることが困難である場合は介護者が行うことになるため，療養者のセルフケアと家族介護者に対する指導や援助が重要となる。

在宅生活では，療養者本人と家族が導尿の必要を理解し，カテーテルを取り扱うことができ，決められた時間に行うことが求められる。訪問看護師は，療養者本人と家族に対して手技や消毒などの管理についてのアセスメントと指導に加えて，介護負担や管理に対する不安を軽減できるよう心理的援助を行う。家族が行う場合は，療養者への羞恥心を最小限に行うための援助を合わせて行う。

1）必要物品の準備

必要な物品は，導尿セットまたは，ネラトンカテーテル（図4-1），消毒綿（外陰部の消毒用），消毒液（カテーテルの消毒用のオスバン・ハイアミン・イソ

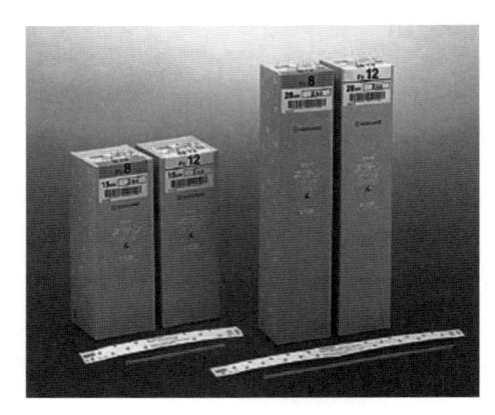

図 4-1　ネラトンカテーテル（自己導尿用）（（株）テルモ提供）

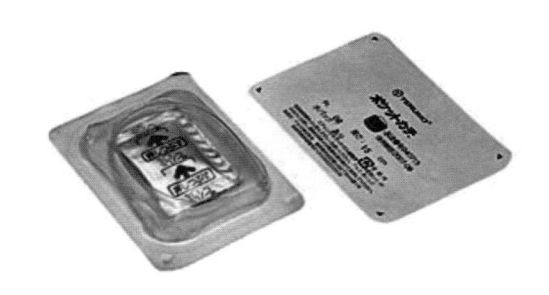

図 4-2　携帯用カテーテル（自己導尿用）（（株）テルモ提供）

ジン液など），潤滑剤（キシロカインゼリーなど），滅菌手袋，必要時の手鏡や尿器である。使いやすさなどを考慮したうえでカテーテルを選択することも重要である。外出に便利な携帯用のカテーテル（図 4-2）などもあり，必要に応じて情報提供を行う。また，使用するカテーテルや消毒液などは，主治医の医療機関から支給を受け，清浄綿などの物品は薬局などから療養者が購入する。使用後のカテーテルは，不燃ごみ（家庭ごみ）として居住する地域に合わせて処理を行う。

2）導尿の手順

　男性の場合　　物品を確認後，消毒綿（袋から出す）・潤滑剤を準備する。石鹼で手洗い後，洋式トイレあるいは椅子に腰掛ける。両足を開き，準備した消毒綿で尿道口を拭く。カテーテルの先端から約 15 cm の範囲に潤滑剤をつける。右利きの場合は，身体に 90 度になるように陰茎部を左手で把持し，尿道口を上に向ける。右手でペンを握るようにカテーテルを持ち，15 cm をめやすに尿が出るまでゆっくりと挿入し，尿が出てからさらに 2−3 cm 挿入する。尿が完全に出てからカテーテルをゆっくりと抜く。終了したら衣類を整え物品を片づける。

　女性の場合　　物品を確認後，消毒綿（袋から出し）・潤滑剤を準備する。石鹼で手洗い後，洋式トイレあるいは椅子に浅めに腰掛ける。和式のトイレや浴室・居室で行う場合は，しゃがんだ姿勢をとる。右利きの場合は，左手で小陰唇を開いて消毒綿を右手で持って消毒する。カテーテルの先端から 5 cm の範囲で潤滑剤をつける。ペンを握るようにカテーテルを利き手で持ち，尿が出るまでゆっくりと約 5 cm カテーテルを尿道に挿入し，尿が出てからさらに 2−3 cm 奥に挿入する。尿道口が分かりにくい時は手鏡で確認する。尿が完全に出てからカテ

ーテルをゆっくりと抜く。終了したら衣類を整え物品を片づける。

3）起こりやすいトラブルと対処

　導尿技術が未熟なことによる出血や膀胱炎症状（水分の摂取不足による），カテーテルの清潔操作困難（不潔に扱うこと）による感染，尿の逆流による腎盂腎炎などのトラブルを起こすことがある。カテーテルを清潔に扱うことや決められた頻度に従って（定期的に）導尿を行うこと，適切な水分摂取を行うことで予防することが必要となる。また，導尿前に手洗い（石鹸使用）を十分に行い，カテーテルの消毒を行うことも併せて重要であるため，手技の状況を把握し，トラブルの原因に合わせた指導を行っていく必要がある。

4）関係職種との連携

　医師への間欠導尿の状況報告や必要な物品の補充，トラブルの有無と内容についての情報提供を行い，療養者と家族がセルフケアできるよう連携していく。

（2）在宅での膀胱留置カテーテル実施中の看護

　膀胱内留置カテーテルは，脳血管疾患や神経因性膀胱・前立腺がん等による尿閉，脊髄や神経へのがん転移による尿閉症状がある場合，間欠的導尿では安静が保たれない場合の適応となる。尿道からカテーテルを挿入し，カテーテルの先端のバルンを膨らませて膀胱内にカテーテルを留置し，尿を持続的に排出する方法である。在宅での管理は，カテーテルの材質やサイズなどをはじめとする医療器材が医師の判断による決定後，物品の準備，カテーテルの挿入・留置，廃棄物の処理などを行うなかで療養者本人と家族に対して指導を含めて行われる。

　家族が管理を行う場合は，カテーテルが挿入されている状態そのものに精神的な負担を感じる家族もいるため，介護家族に合わせた指導と同時に精神的な援助が重要となる。

1）膀胱留置カテーテル

　療養者に適したカテーテルのサイズ（一般には 14-16 Fr を用いる）と適切な交換頻度（シリコン素材の場合は 3 - 4 週間に 1 回の場合もあるが，一般的には 2 週間に 1 回，浮遊物や混濁の状況によって 1 週間に 1 回の場合もある）は，医師によって決められ，日々の管理は療養者や家族，訪問看護師によって行われる。

2）必要な物品の準備と調達方法

　膀胱留置カテーテル（図 4-3），蓄尿バッグ（図 4-4），バルンに注入する固定水（蒸留水），注射器，潤滑剤（キシロカインゼリーなど），消毒薬，固定用のプラスターなどは，治療を受けている医療機関から支給される。

3）カテーテルの挿入・留置

　男性の場合　　医師が行うことが多い。カテーテル先端部に潤滑剤をつけて準備する（カテーテルと蓄尿バッグが一体となっている閉鎖式タイプと接続するタイプがある）。陰茎部を持ち上げて尿道口を消毒し，陰茎を軽く引き上げながらカテーテルをゆっくりと尿道口に挿入する。尿の流出後，バルン内に指定量の蒸留水を注入し，カテーテルをゆっくり引き，膀胱内にカテーテルの留置を確認する。亀頭部を腹部の方向に向け，カテーテルを下腹部に接着プラスターで固定す

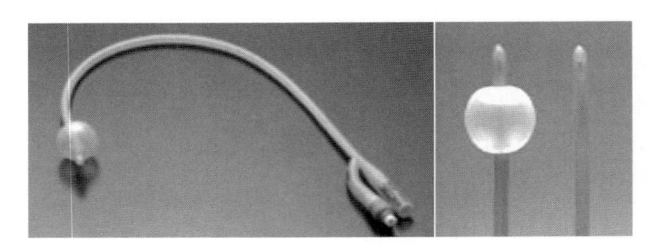

図 4-3　シリコンナイズドカテーテル（(株) テルモ提供）

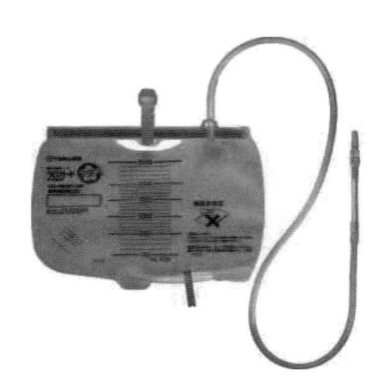

図 4-4　蓄尿バッグ（(株) テルモ提供）

る。

　女性の場合　　仰臥位の姿勢で膝を立てて軽く足を開いてもらい，滅菌手袋を装着し，左手で陰唇を開いて尿道口を消毒する。右手でカテーテルの先端に潤滑剤をつけ，ゆっくり尿道口にカテーテルを挿入する。5 cm ほど挿入し尿の流出を確認後，さらに 2 - 3 cm 挿入し，バルン内に指定量の蒸留水を注入し，カテーテルをゆっくり引き，膀胱内にカテーテルの留置を確認する。大腿部にカテーテルを固定する。

4）廃棄物の処理方法

　蓄尿バッグの尿排出口のストッパーを開いて尿をトイレに捨てる。療養者がトイレに行くことが困難な場合は，尿器やバケツなどを専用の容器とし，毎日廃棄する。尿の廃棄後は，蓄尿バッグの尿排出口のストッパーを閉める。

　カテーテル交換後，古いカテーテル・注射器などは医療廃棄物として治療を受けている医療機関で処理をするため返却する。

5）起こりやすいトラブルと対処の方法

　起こりやすいトラブルとして，カテーテルの閉塞，尿漏れ，抜去，固定部の皮膚の発赤やかぶれ，尿道口の発赤やびらん，尿混濁・発熱，自己抜去による血尿などがある。

　①カテーテルの閉塞への対処

　ミルキングによりカテーテル内の尿を流出させる。家族が可能な場合はミルキングや蓄尿バッグの位置をカテーテルより低い位置に設置するなどを指導する。水分摂取を促しても浮遊物の多い場合は，膀胱洗浄を行う（膀胱洗浄は医療従事者が行う）。移動動作後のカテーテルの固定状況を確認し，カテーテルが折れ曲がっていないことを確認する。

②自己抜去による血尿への対処

大量出血になる場合もあるため主治医からの往診，受診によって応急処置の治療を受ける。

③尿漏れへの対処

チューブ内の尿貯留の有無を確認する。貯留している場合は，チューブをミルキングし尿流出を促し，浮遊物でカテーテルが閉塞している場合は，医療従事者による膀胱洗浄，または，カテーテルの交換を行う。膀胱洗浄については，尿路感染を予防するために安易に行わないように留意する。

6）関係職種との連携

カテーテルの挿入に伴う尿路感染のリスクが高まるため，主治医による尿検査を受け，感染有無の確認と早期発見を行う。尿漏れやカテーテルの閉塞が頻回に起こる場合は，主治医への報告・相談により，カテーテルのサイズの見直し等を行う。療養者と家族がセルフケアを行い管理できるよう医師をはじめとする関係職種への報告・相談を行うことが重要である。

3　人工肛門（ストマ）・人工膀胱（ウロストミー）のケア

膀胱がんや腎がんの治療で，人工肛門や人工膀胱となった利用者へのケアは，手術直後から退院時にかけてセルフケアができるように指導を含めて行われ，在宅生活に向けて退院前からの関わりと，在宅生活移行後の本人・家族への援助が重要となる。

（1）在宅でのストマ管理の適応と条件

消化器系ストマ　ストマ（stoma）は，ギリシャ語で口を意味し，排泄機能の喪失を伴う手術で腹部に造設した排泄孔のことを言う（川越他，2008）。つまり，大腸・直腸の疾患により，腸の切除手術で腹壁に腸を引き出して人工の孔を設け，排泄が行われる。主な疾患は，直腸がん，潰瘍性大腸炎，膀胱がんや子宮がんの浸潤で大腸や直腸を切断した場合にストマが造設される。

ストマのタイプ　単孔式ストマ（開口部が 1 つの永久的ストマ）・双口式ストマ（肛門側と腹部開口部と 2 つのストマ）のタイプがある。

消化器系ストマの種類　回腸人工肛門（イレオストミー），横行結腸人工肛門・下行結腸・S 状結腸人工肛門（コロストミー）などの種類がある。

尿路系ストマの種類　回腸導管（ウロストミー），尿管皮膚瘻，腎瘻，膀胱瘻などの種類がある。

（2）在宅での管理を開始時の援助

療養者本人がストマの造設，排泄経路の変更を受け止め，継続したセルフケアが必要であることを理解し，受容していることが必要である。また，本人あるいは家族介護者が，ストマのパウチ交換や面版の交換などの管理を生活に組み込んでいけるように援助を行うことが重要となる。看護者には，ストマケアについての指導と同時にオストメイトとその家族への精神的援助を適切に行うことが求められている。

1）必要物品の準備

①消化器系ストマ用（便の処理に使用する装具）

　ワンピースタイプ（一品型）とツーピースタイプ（二品型）がある。ワンピースタイプは，粘着剤がパウチ（蓄便袋）に塗られている一体型のタイプで，ツーピースタイプは，パウチと面板とが分かれているタイプである。パウチには，密閉タイプと下部が開放されているタイプや上部が開放されているタイプがあり，大きさ（容量）では，大・中・小サイズがある。また，色が透明のタイプと不透明なタイプがある。粘着剤には天然ゴム系の素材（カラヤ）でリング・ペースト・粉末タイプがある。合成ゴム系の粘着剤では，アクリル系，カルボキシメチルセルローズ系が使用され，形状は，フランジ・シート・リング・ペースト・粉末タイプがある。その他，被膜剤，溶解剤，脱臭・防臭剤，ガス抜きフィルター，固定用のベルト，防水シートなどがある。コロストミー用，イレオストミー用，洗腸用，入浴用などの使用用途によって選択する。

②尿路系ストマ用

　ワンピースタイプ（一品型）とツーピースタイプ（パウチと面板を組み合わせた二品型），フェースプレートタイプ（両面の接着テープを金属やプラスティックのフェースプレートに貼って皮膚に固定し，粘着剤つきのパウチをプレートに貼る）がある。パウチには，下部開放タイプ，逆流防止弁付きタイプがあり，容量は大・中がある。色は，透明・不透明タイプがある。粘着剤には，合成ゴム系のアクリル系・カルボキシメチルセルローズ系がある。加えて，蓄尿袋とコネクター（接続管）が必要である。以下，パウチの面版の種類を示す（図4-5）。

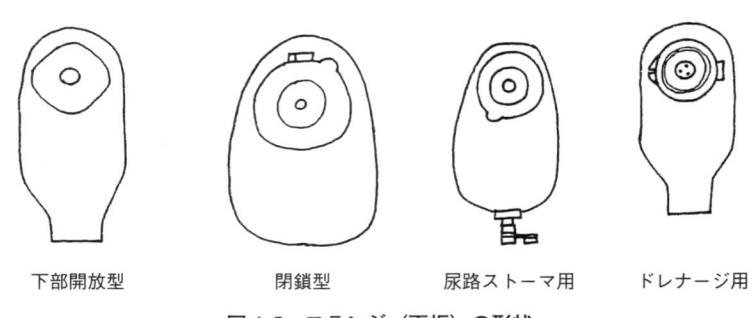

| 下部開放型 | 閉鎖型 | 尿路ストーマ用 | ドレナージ用 |

図 4-5　フランジ（面板）の形状

（3）在宅で継続的に行うストマ管理と援助

1）ストマ管理方法

　消化器系ストマには，自然排便法（装具を装着した排便の処理）と強制排便法（専用の器具を使用したストマからの浣腸によって排泄をコントロールする）がある。選択にあたっては主治医の指示を受けて行う。

　尿路系ストマでは，装具を装着して排尿をコントロールする方法とカテーテルを留置する方法があるが，ストマから絶えず尿が排出されるため，早朝や入浴後など尿量の少ない交換の時間を設定する必要がある。夜間は多量の尿を蓄められるバッグを接続し眠れるようにし，活動する日中では行動が制限されにくい蓄尿袋を使用する。

2) ストマケアの手技

必要物品

　ストマの大きさに合った皮膚保護剤のついた面板・パウチ・クリップ・ハサミ・メジャリングガイド・タオル（小）・石鹸・微温湯・ペースト・パウダーなど

装具交換の手順

①面板の穴をあける（ストマの大きさより 2 - 3 mm 大きいサイズにハサミで滑らかな切り口にする）体重や体型の変化がある場合は，ストマのサイズや形が変わるため，メジャリングガイドや定規を用いてストマのサイズを測り面板に印を付ける（図 4-6）。

②ツーピースタイプの場合は，腹部に貼られている面板とパウチを，ワンピースタイプの場合は，皮膚を傷つけないように一体となっている面板とパウチをゆっくりと剥がす。

③準備しておいた微温湯に石鹸を浸し，泡立て，ストマと周囲の皮膚を洗う。便が付着していた場合はトイレットペーパーで取り除いてから行う。

④ツーピースタイプでは，面板を貼り，その後にパウチを装着する。ワンピースタイプでは，パウチ付きの面板を貼る。面板を貼る際は，穴の位置がずれないように確認し，下腹部を突き出す状態で上から下に押さえるように貼る（図 4-7）。使用しやすいタイプを選択するよう指導する。

⑤面板をストマ周囲に沿わせるように押さえ，ずれないように数分押さえる。

⑥パウチの開口部をクリップで止める。

⑦交換は，面板の溶け具合をみながら 3 - 5 日に 1 回程度とする。下痢等で面板が早く溶ける場合などでは交換の間隔を短くする。

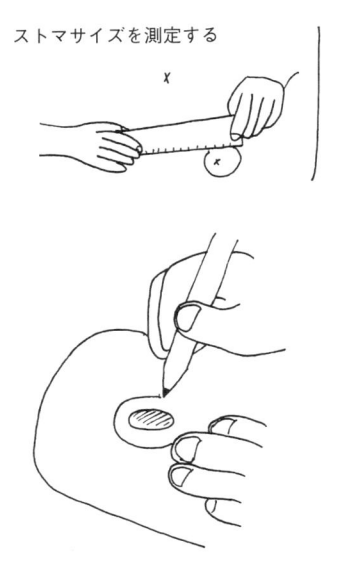

ストマサイズを測定する

フランジ（面板）の裏紙に，測定したストマの外形を円形に描く

図 4-6　面板に穴を開ける方法

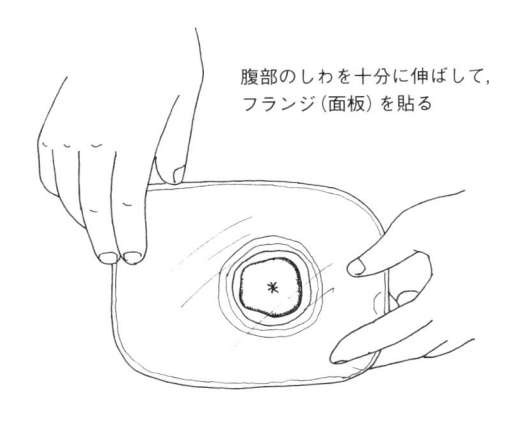

腹部のしわを十分に伸ばして，フランジ（面板）を貼る

図 4-7　面板の装着

3）ストマ周囲のスキンケア

　交換時の微温湯と石鹸によるスキンケアを十分に行う。スキントラブル時は，下痢便の付着やフランジの粘着剤による皮膚アレルギーや頻回な交換による皮膚炎などがある。対処として，面板の交換時期を早める・交換時の石鹸洗浄後によく乾燥させてから面板を貼るなどを行う。装具の選択時には必ず粘着剤のパッチテストを行ってから使用する。使用中の面板でかぶれが出現した場合は，他の粘着剤のパッチテスト後に装具の変更を行う。発赤や腫脹が続く場合は，自己判断を避け，皮膚科の医師による診察を受ける。

4）日常生活上の留意点

①食　事

　尿路系ストマでは特に制限はないが尿臭が気になる場合は，豆類・ねぎ類・ニンニク類の摂取を控えるよう指導する。尿臭・便臭を抑える食品（クランベリージュース・オレンジジュース・ヨーグルトなど）の摂取を促す。

　消化器系ストマでは，下痢になりやすい食品（冷たい飲料・柑橘類・生野菜・揚げ物・ビール等のアルコールなど）があり，消化の良くない食品（海藻類・こんにゃく・きのこ類など）があるため，管理のための指導を行う。回腸ストマでは，海藻類・こんにゃくなどでストマが塞がれることがあるため細かくして調理することが必要となる。また，便が硬くなりやすい食品では，米飯・餅・うどん類があり，ガスを作りやすい食品では，ごぼう・さつまいも・じゃがいも・豆類などがある。

②入　浴

　尿路系ストマでは，尿が持続的に排出されるため装具ははずさずに入浴する。装具を交換する場合は，入浴後に装具を付ける。

　消化器系ストマでは，便の出ない時間帯に装具をはずして入浴し，入浴後に装具を装着する。入浴用のパウチや専用のタオル等でストマを押さえて便の流出での湯の汚れを防ぐ。

③服　装

　ストマを圧迫しないものであれば服装に制限はないが，尿を捨てる際に前開きの上着が便利である。活動では，重い荷物を持ち上げるなど腹圧のかかる動作や圧迫，腰をひねるなどを伴う激しい運動は避ける。発汗等による皮膚のトラブルを避けるようにする。外出や旅行での制限はないが，漏れ等のトラブルに備えて交換用の装具を持参すると安心である。

④性生活

　ストマをもっていても性生活は可能であることや装具の選択・工夫などを行い精神的面への配慮を行う。

5）起こりやすいトラブルと対処

　ストマ周囲の皮膚トラブルやパウチからの漏れ，ストマの脱出などのトラブルが起こることがある。パウチの交換の際のスキンケアや皮膚保護剤を適切に使用するなどが重要である。ストマの脱出時は，療養者自身が還納できるよう指導が必要である。また，ストマの観察による形や大きさ，色調などの変化を認めた際は，速やかに主治医に相談し，トラブルの予防に努めることが重要となる。

WOCナース
創傷（wound），ストマ（ostomy），失禁（continence）に関わる専門の知識や技術を有する看護師。現在の皮膚・排泄ケア認定看護師。外来や病棟，訪問看護ステーションにおいて人工肛門・人工膀胱のケアや創傷ケア，失禁ケアを専門的に行う。

6）関係機関との連携

トラブルを未然に防ぎ，早期に対処ができるように主治医との連絡・相談を行い，必要時 WOC ナースからの指導を得るなどの連携を図り，療養者と共にストマ管理を行っていく。

ストマ造設を受けた療養者では，原因疾患ががんである場合が多いことから予後等に関する不安を抱えて生活することも多いため，定期的な受診や患者会などへの参加を支援し，精神的な面を含めて援助することが重要である。

第5章
在宅における清潔のケア

竹生礼子

1 在宅における入浴

　入浴の大きな目的は，身体の清潔を保つということであるが，そのほかに日本人にとっての入浴は，休息や苦痛の緩和目的，あるいは心地よさや楽しみの目的ももつ。

　プライバシーを保護する，セルフケア力を保持する，という観点から，可能な限り自宅での入浴ができるように環境の整備と体調管理を行う。自力での入浴が困難になった場合には，本人・家族の意向や身体状況，療養環境や浴室，利用可能な資源等を考慮して入浴方法を選択する必要がある。その場合には，自宅の浴室においてホームヘルパーの援助を受けて入浴する方法，通所リハビリテーションや通所介護サービス等を利用して施設で入浴する方法，自宅に簡易浴槽を持ち込んで介護によって入浴する訪問入浴サービスを利用する方法などがある。また，必要に応じて，自宅の浴室の改修や入浴補助用具の購入を検討する。

　また，他のサービスに頼らず，訪問看護師が自宅での入浴を直接援助する場合がある。特に，疾患の状況により医療職の観察のもとで入浴を行う必要のある場合や，入浴前後に医療処置（ドレーンや創傷の処置，医療機器の装着等）が必要な場合には，看護師が入浴介助を行うことが多い。入浴は，爽快感が得られ療養者の満足感が大きいが，循環動態の変動をきたしやすいため注意を要する。自宅にて入浴を援助する場合には，入浴による身体への影響の予測，入浴可否の判断基準の検討，入浴方法の検討（全介助，部分介助等），浴室環境の確認と整備，入浴補助用具の確認と検討を行う。

入浴介助の注意点
　①入浴前には必ずバイタルサイン・体調をチェックし，異常がないかどうか，入浴が可能かどうかを判断する。
　②浴室は，あらかじめ湯気で室温を温めておく。湯温は39-40度が適している。脱衣所も暖めておく。
　③浴室・脱衣所など，滑り止めマットや浴用椅子，手すり等安全に入浴できるように環境を整えておく。
　④入浴時間は，食前・食後は避け，暖かく，異常が見られた場合に医師の診察が可能な日中の時間帯を選ぶ。10-15分で済ませ，浴槽につかる時間は5分以内にする。
　⑤入浴中も変化がないか声をかける。
　⑥入浴動作は転倒を防止するために，ゆっくりと利用者のペースに合わせて声をかけながら介助する。
　⑦利用者自身が自分で行いたい洗浄部分（洗顔や胸腹部・陰部など）は，状況

を見て行えるよう配慮する。

⑧入浴後も体調の変化がないか声をかけ，バイタルサインをチェックする。

⑨入浴後休息がとれるようにし，水分補給をすすめる。

⑩入浴後，創傷・褥瘡の処置，ドレーンやチューブ類の管理，その他医療機器の管理を行う。入浴介助後すぐに処置が行えるように，入浴前に準備しておく。

2 清　拭

　清拭は入浴できない療養者や入浴回数が少ない場合などに行う。寝たきりの場合には，更衣や寝具の交換と併せて行うこともある。清拭は，普段見ることが少ない部分の療養者の皮膚の状況を観察するよい機会となる。褥瘡の予防のために，背部や仙骨部などの褥瘡好発部位の清潔保持や循環を促進することにもつながる。湯と石鹸を使って清拭する場合と，蒸しタオルで清拭する場合がある。皮膚の汚れが強い場合には，石鹸を用い，その後蒸しタオルやしぼったタオルで拭き石鹸分をとる方法をとるとよい。清拭剤を入れた湯を用いることによって，爽快感と保湿効果を得る方法もある。水でぬらしたタオルをビニール袋に入れ電子レンジで加熱してつくる，簡便な蒸しタオルを活用すると，効率的である。清拭前に蒸しタオルで体の部分を保温するように包むと，入浴に近い感覚が得られる（図 5-1）。

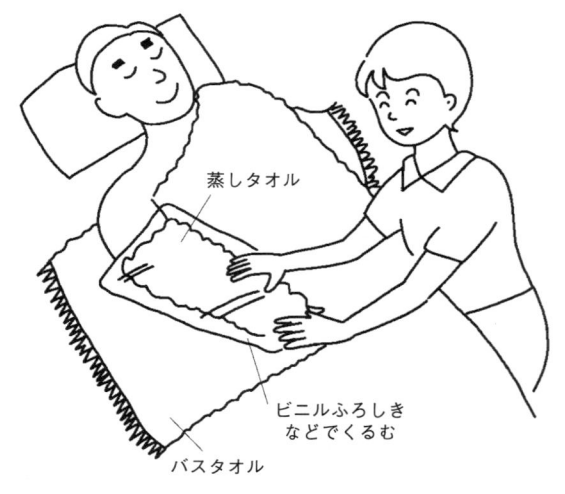

蒸しタオル

ビニルふろしき
などでくるむ

バスタオル

図 5-1　熱布清拭（上肢）

3 部分浴

　部分浴には手浴・足浴，陰部洗浄・臀部洗浄などがある。清拭だけでは得られない爽快感が得られ，感染防止の効果もある。

（1）手浴・足浴

　手浴・足浴は末梢の血液循環を促し，保温の効果が得られる。また，足浴は，踵の褥瘡の予防や，足先・爪からの感染を防止する効果がある。手や足を湯につ

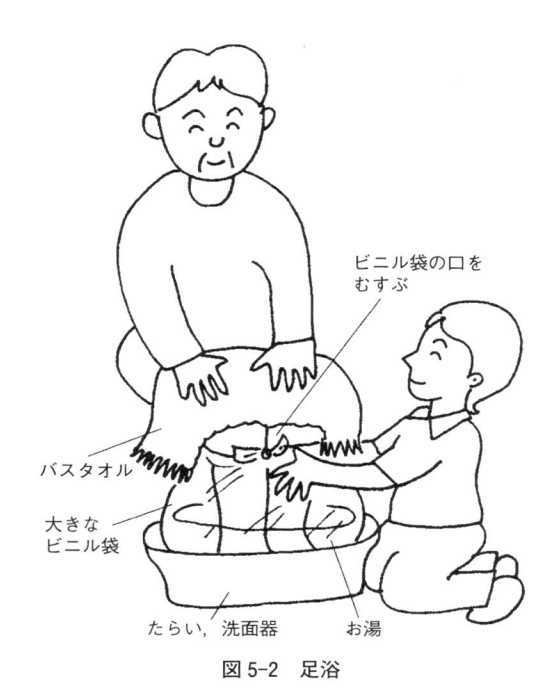

ビニル袋の口を
むすぶ

バスタオル

大きな
ビニル袋

たらい，洗面器　　お湯

図 5-2　足浴

けることによって，浴槽に入ったような気持ち良さと共に，入浴と同様に汚れを
よく落とすことができる（図 5-2）。ベッド上で臥床のまま行う場合と，ベッド
サイドや車椅子・椅子に座って行う場合がある。洗面器やたらいに半分程度の湯
を入れる。湯の温度は介助者が手を入れてちょうど良いと感じる温度でよい。湯
につからない部分の上肢・下肢を蒸しタオルで包んで保温すると，さらに入浴に
近い気分が得られる。

（2）陰部・臀部洗浄

　尿路感染の予防，褥瘡予防，皮膚疾患の予防のために，特にオムツ使用の場合
には陰部・臀部の洗浄を少なくとも 1 日 1 回，できれば排泄の都度行うのが望ま
しい（図 5-4，図 5-5）。台所用洗剤ペットボトルの空き容器をきれいにして洗浄
用ボトル（図 5-3）として利用するなど身近にあるものを活用する。不要の衣類
（下着やTシャツなどのQ柔らかい素材のもの）やシーツなどを小さくきり，使い
捨ての布として用意しておくと，排泄物の拭き取りや洗浄に活用できる。

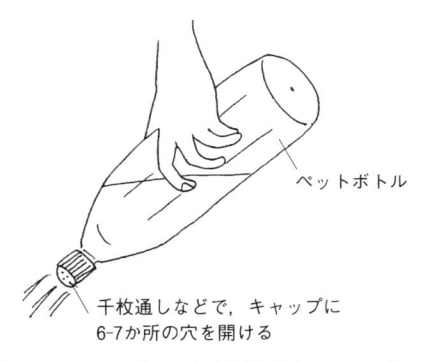

ペットボトル

千枚通しなどで，キャップに
6-7か所の穴を開ける

図 5-3　ペットボトルを利用したシャワーボトル

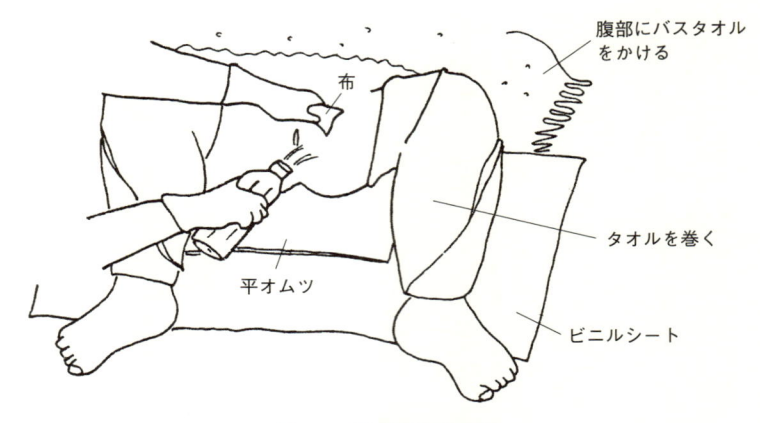

腹部にバスタオル
をかける

布

タオルを巻く

平オムツ

ビニルシート

図5-4　陰部洗浄の方法

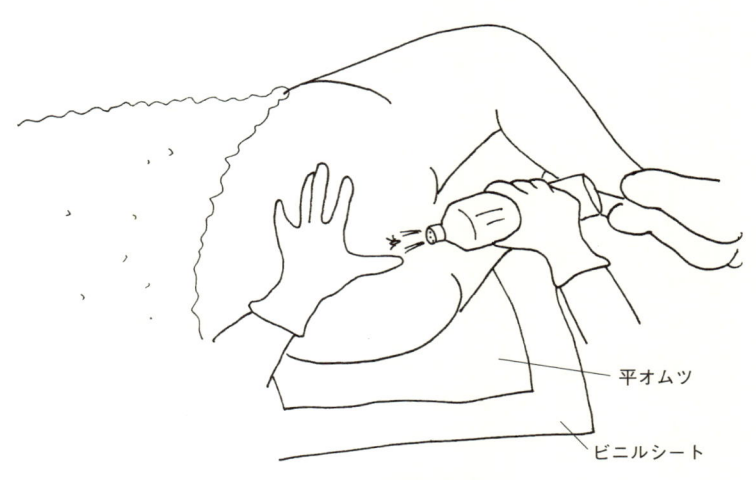

平オムツ

ビニルシート

図5-5　臀部洗浄の方法

4　洗　髪

　洗髪は，気分的に爽快感が得られ，療養者の満足感は大きい。洗髪には簡易洗髪器や手作りのケリーパッド（図5-6）を用いる方法，吸水性の高いフラットタイプのシート（紙オムツなど）を用いる方法，ドライシャンプーなどがある。寝衣・寝具をぬらさぬように，頭部の下にビニールシートを敷き，襟元はタオルでくるむようにする。すすぎの前に，シャンプーの泡をタオルで拭き取ると，少ない湯の量で十分すすぐことができる。介護用品として，シャワー用ボトルが市販されているが，ペットボトルのキャップに千枚通しなどで穴を開けたシャワーボトルを手作りすることもできる。洗髪後は，ドライヤーなどで十分乾かす。

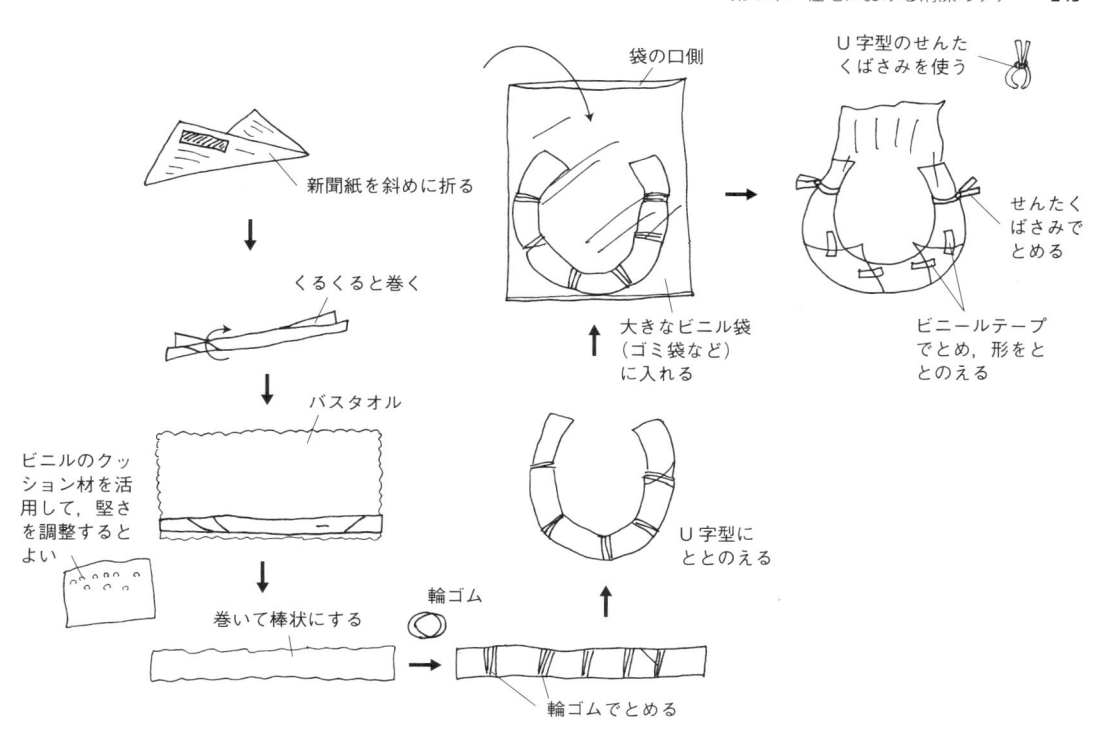

新聞紙を斜めに折る

くるくると巻く

バスタオル

ビニルのクッション材を活用して，堅さを調整するとよい

巻いて棒状にする

輪ゴム

輪ゴムでとめる

U 字型にととのえる

袋の口側

大きなビニル袋（ゴミ袋など）に入れる

U 字型のせんたくばさみを使う

せんたくばさみでとめる

ビニールテープでとめ，形をととのえる

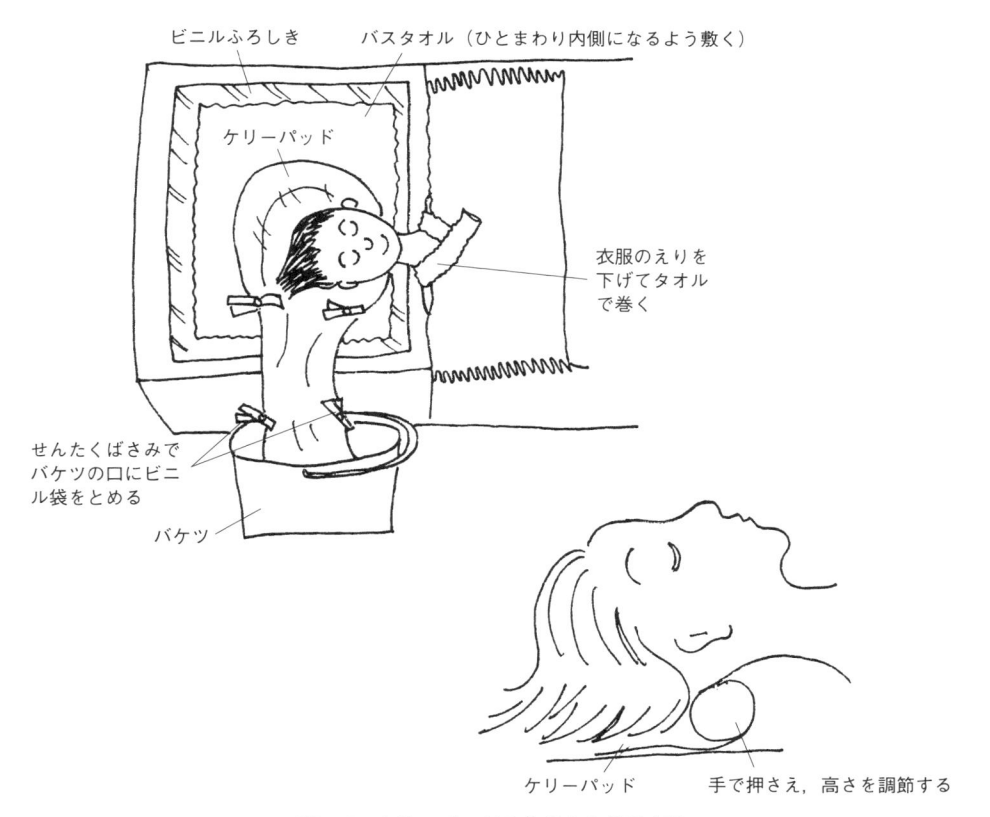

ビニルふろしき

バスタオル（ひとまわり内側になるよう敷く）

ケリーパッド

衣服のえりを下げてタオルで巻く

せんたくばさみでバケツの口にビニル袋をとめる

バケツ

ケリーパッド

手で押さえ，高さを調節する

図 5-6　ケリーパッドの作り方と使用方法

第6章
在宅における呼吸ケア

長谷佳子

1 在宅人工呼吸療法

（1）在宅人工呼吸療法とは

　在宅人工呼吸療法（HMV：Home Mechanical Ventilation）は，人工呼吸療法を在宅の環境で行うものである。神経筋疾患，高位頸椎障がい，重症の慢性閉塞性肺疾患（COPD）を対象とした生命維持装置として用いる場合，あるいは進行性の慢性呼吸不全の急性増悪の予防，機能の保持，生存期間の延長を目的とする場合がある。

　在宅人工呼吸療法には，気管切開下陽圧換気療法（TPPV：Tracheostomy Intermittent Pressure Ventilation）と，非侵襲的陽圧換気療養（NPPV：Noninvasive Positive Pressure Vantilation）の2種類がある。HMVは，①生命の延長，②生活の質（QOL）の尊重，③疾病状態の軽減，④身体機能，生理学的機能の改善，⑥費用対効果を目標として行われる（木田，2006）。

（2）在宅人工呼吸療法の適応

　在宅人工呼吸療法の対象となる療養者は，①脳神経疾患，②神経筋疾患，③肺疾患，に大別される。いずれも病状が安定し在宅での人工呼吸療法を行うことが適当と医師が認めた者である。療養者と家族が人工呼吸療法を行う意義と方法について，十分な説明と同意が得られ，緊急時の医療連携体制が整備されており，社会資源の利用が可能であることが前提条件となる。

　在宅人工呼吸療法HMVを受ける療養者は，2004年の調査によると17,500人，そのうちNPPVを受ける療養者が15,000人である。NPPVの疾患別の内訳は，慢性閉塞性肺疾患（COPD：Chronic Obstructive Pulmonary Disease）26％，肺結核後遺症23％，神経筋疾患18％，睡眠時無呼吸症候群14％，脊椎後側弯症5％である。TPPVの疾患別の内訳は，神経筋疾患72％，COPD6％，肺結核後遺症4％である（日本呼吸器学会，2010）。

（3）非侵襲的陽圧換気療法（NPPV）

　非侵襲的陽圧換気療法（NPPV）は，鼻（ネーザルマスク）・鼻口マスク（フルフェイスマスク）などを介して気道から陽圧換気を行う方法である。気管切開を伴わないので食事や会話の機能が保持される。自発呼吸があることが条件であり，痰が多い場合は使用できない（図6-1）。

　NPPVの効果は，①呼吸筋疲労の改善，②呼吸中枢における CO_2 感受性の改善，③肺メカニクスの改善，④睡眠時間・睡眠の質の改善，などがある（木田，2006）。肺結核後遺症に対するHOT（Home Oxygen Therapy）とNPPV併用は，長期的な効果として生命予後の改善が報告されている。

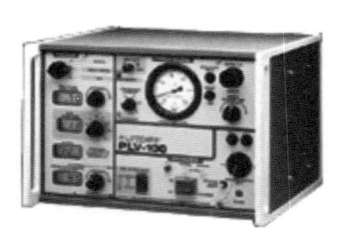

PLV-100
（フィリップス・レスピロニクス）

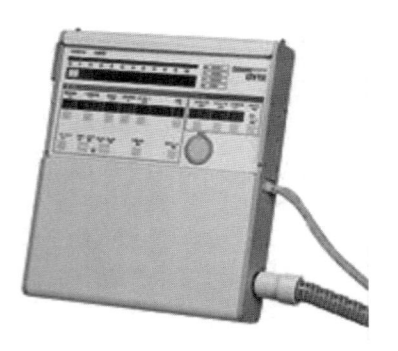

LTV950
（米国ケアフュージョン社製）

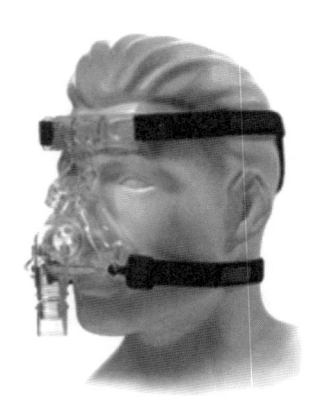

ネーザルマスク

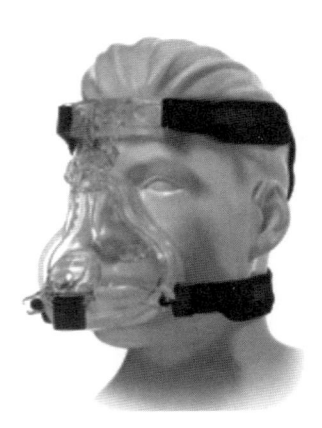

フルフェイスマスク

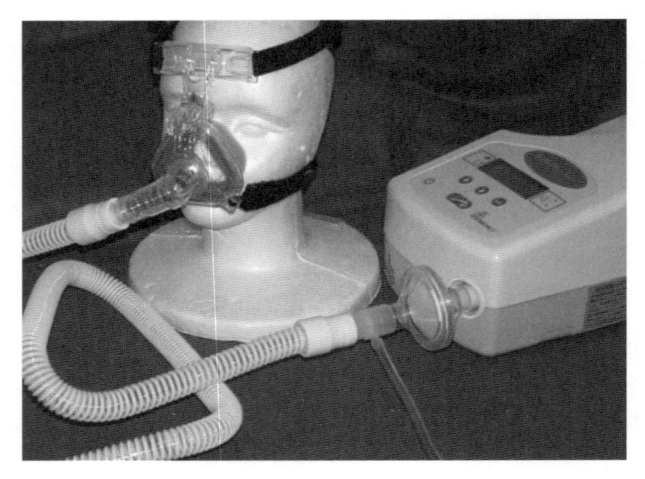

BIPAP synchrony（フィリップス・レスピロニクス）

図 6-1　在宅人工呼吸器

表 6-1　在宅人工呼吸療法　日常点検記録の例

（1 回／日）

点検項目	／	／	／	／
●機器本体の点検				
異常な発熱				
異常な音				
異常な臭い				
本体・ダイヤルの亀裂・破損				
酸素取り入れ口の亀裂・破損				
フィルター汚染				
電源プラグ，電源コードの亀裂・断線				
バクテリアフィルターの亀裂破損変色				

点検項目	／	／	／	／
●呼吸回路の点検				
接続部のゆるみ，はずれ				
回路チューブの亀裂破損				
回路チューブの汚染				
気道内圧測定チューブ呼気弁チューブは逆に接続されていないか				
●加温加湿器の点検				
加温加湿器モジュールの亀裂破損				
水位は適切な範囲内か				
温度は適温か				

（1 回／日　または変更したとき）

点検項目	／	／	／	／
●各設定ダイヤル				
呼吸モード	AC			
一回換気量（ℓ）	0.5			
呼吸回数（回／分）	10			
吸気時間（秒）	1.0			
トリガー感度（cmH$_2$O）	−10			
最高気道内圧アラーム（cmH$_2$O）	50			
気道内圧低圧アラーム（cmH$_2$O）	6			
加温加湿器	3			

■機器供給管理会社による点検
・信頼性，性能の維持
・劣化した部品交換
・12 か月ごと　または指定された時間ごと

　NPPV で使用する機器の構造は，NPPV 機器本体，マスク（インターフェイス），加温加湿器，フィルター，回路，ウォータートラップ，コネクターである。加温加湿器は，軽量のため転覆しないよう固定する。

（4）気管切開下陽圧換気療法（TPPV）

　在宅 TPPV で使用される機器は，小型軽量，内部・外部バッテリーで作動可能，静かな作動音，簡単な操作，アラーム機能がある，という条件を満たしていることが必要である。HMV に移行が決まったら，入院中から在宅用機器に交換して療養者の状態との適合を確認する。

　TPPV で使用する機器の構造は機種によっても異なるが，人工呼吸器本体，加温加湿器，人工呼吸器回路，ウォータートラップ，フィルター，各種コネクター，呼気バルブ，などである。気管切開部のケア，排痰・気道吸引のためのネブライザー器具，吸引器本体，吸引カテーテル，衛生材料，滅菌蒸留水，消毒液などをすぐに使用できる位置・状態に設置する。

　停電などの非常時に備え，蘇生バック，外部バッテリー，非常用電源の準備を行う。療養者宅の電源設備の電気容量，電源アウトレット数が不足していれば，

電力会社に増設を依頼する。居家屋内の配線を確認し，1つの配線内の電気容量が集中しないよう各機器の使用するアウトレット口を決定する。

2　在宅酸素療法

(1) 在宅酸素療法とは

在宅酸素療法（HOT：Home Oxygen Therapy，LTOT：Long Term Oxygen Therapy）は，生命予後の改善あるいは QOL の改善を目的として在宅で長期酸素療法を行うことである。在宅酸素療法導入後の医学的効果には，①生命予後の改善，②運動耐容能の改善・息切れの改善，③生活の質（QOL）の改善，④入院回数・期間の減少，がある（日本呼吸器学会・日本呼吸管理学会，2006）。

(2) 在宅酸素療法の適応

在宅酸素療法の導入は，積極的な薬物療法および呼吸リハビリテーションが行われ，1か月以上経過して安定期にあることが前提である。対象となる疾患には，①高度慢性呼吸不全例，②肺高血圧症，③慢性心不全，④チアノーゼ型先天性心疾患がある。在宅酸素療法の社会保険適用基準を表 6-2 に示す。

わが国の在宅酸素療法を受ける療養者は約 12 万人であり，高齢者が多い。疾患別の内訳は，慢性閉塞性肺疾患（COPD）45%，肺線維症等 18%，肺結核後遺症 12%，肺がん 6 %，慢性心不全によるチェーン・ストークス呼吸 3 %である（日本呼吸器学会，2010）。

表 6-2　在宅酸素療法　社会保険の適用基準
（出典：日本呼吸器学会・日本呼吸管理学会（編），2006，酸素療法ガイドライン，メディカルレビュー許諾を得て転載）

対象疾患	高度慢性呼吸不全例の対象患者
1) 高度慢性呼吸不全例 2) 肺高血圧症 3) 慢性心不全 4) チアノーゼ型先天性心疾患	①動脈血酸素分圧（PaO$_2$）55Torr 以下の者， ② PaO$_2$60Torr 以下で睡眠時または運動負荷時に著しい低酸素血症をきたす者であって，医師が在宅酸素療法を必要であると認めた者。 **慢性心不全の対象患者** 　医師の診断により NYHA Ⅲ度以上であると認められ，睡眠時のチェーン・ストークス呼吸がみられ，無呼吸低呼吸指数 AHI（1 時間あたりの無呼吸数および低呼吸数）20 以上であることが睡眠時ポリグラフィーで確認されている者。 **チアノーゼ型先天性心疾患** 　ファロー四徴症，大血管転位症，三尖弁閉鎖症，総動脈幹症，単心室症などのチアノーゼ型先天性心疾患のうち，発作的に低酸素または無酸素状態になる者について，発作的に在宅で行われる救命的な酸素吸入療法をいう。

(3) 在宅酸素療法を受ける療養者の看護

1) 機器の取り扱いと管理

在宅酸素療法に用いられる酸素供給装置には，酸素濃縮器，液化酸素，酸素ボンベがある（表 6-3）。医師の酸素指示量，日常生活動作（ADL）と外出機会，家屋の状況，患者の理解度などに応じて機器を選択する。最も普及しているのは酸素濃縮装置（吸着型）であり，停電時には酸素ボンベを使用する。液化酸素装置の設置には，住宅周辺の地形，配送者の運搬に必要な広さ，取り扱い方法の習

熟など条件を満たしている必要がある。設置用容器から携帯用容器への充填の際
には，消火器の設置，通気を良くする，凍傷を防ぐため皮手袋を着用する。

　酸素は助燃性が強いため，酸素供給装置から 2 m 以内は火気厳禁である。ま
た酸素濃縮器のフィルター部分が塞がれることがないように壁や家具から 15 cm
以上離して換気しやすい場所に設置する。酸素使用中の療養者は，安全のため火
気 50 cm 以内には近寄らない，喫煙しないなどの注意が必要である。酸素供給
装置は，療養者が生活の中心としている部屋に設置し，寝室やトイレ・浴室への
移動は長短の延長チューブを使い分ける。

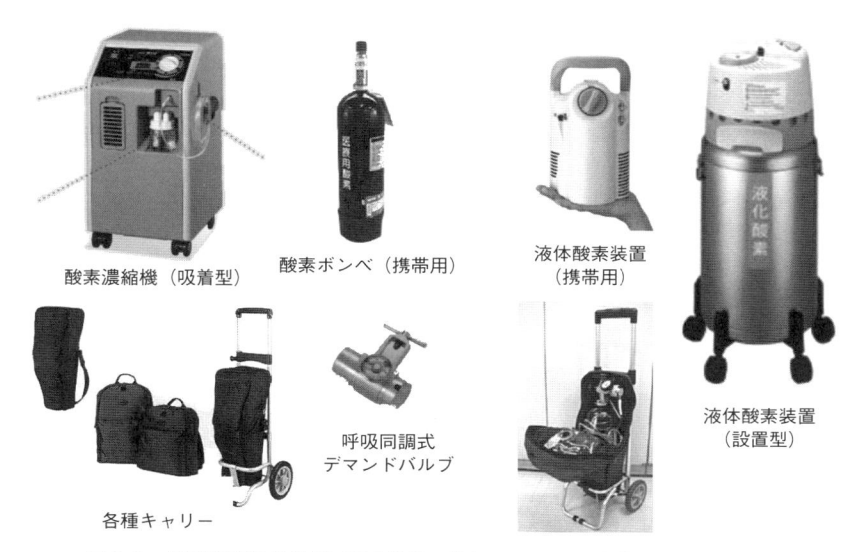

酸素濃縮機（吸着型）　　酸素ボンベ（携帯用）　　液体酸素装置（携帯用）

各種キャリー　　呼吸同調式デマンドバルブ　　液体酸素装置（設置型）

図 6-2　各種酸素供給装置（写真提供：帝人ファーマ，北海道エア・ウォーター）

表 6-3　酸素供給装置の種類と特徴

（出典：日本呼吸器学会・日本呼吸管理学会（編），2006，酸素療法ガイドライン，メディカルレビュー　許諾を得て転載）

	酸素濃縮機	液化酸素	酸素ボンベ（携帯用）
構造	・吸着型吸着剤に空気中の窒素を吸着させることにより高濃度の酸素濃縮気を得る。 ・膜型有機分子膜に空気を通過させることにより酸素濃度を高める。 ・約 300-400 W の電力が必要，停電時は酸素ボンベを使用する	真空断熱の金属製容器に液体酸素を保存。タンク内圧の上昇を防ぐため一定圧に制御され自然蒸発による流出が設置型で 2-3 %/日程度ある。耐圧性に優れた軽合金製，カーボン FRP 製の小型ボンベがある。 ・設置用容器 （約 3,000 L，約 4,000 L）* ・携帯用容器（約 300 L）* *ガス換算量として	吸気時のみに酸素を供給するデマンドバルブを組み合わせるのが一般的である。デマンドバルブ使用による酸素節約効果は呼吸数によるが約 3 倍である。
酸素濃度	・吸着型 90-95% ・膜型 40%	99.5%以上	99.5%以上
流量	・吸着型 7 L/分まで ・膜型 6 L/分まで	10 L/分まで	6 L/分まで
供給時間	24 時間	流量 2 L/分・携帯用・呼吸同調器使用の場合約 10 時間	1 L/分の場合 2.7-5.0 時間（ボンベ容量による）
重量	12.5-47 kg（機種による）	約 1.6 kg（携帯用・満杯時） 約 62-77 kg（設置型・満杯時）	約 2-3 kg（ボンベ容量による）

2）日常生活の援助
①導入期の援助

在宅酸素療法は，多くは入院時に導入され在宅に移行するが安定期に外来で導入することもある。在宅酸素療法適応の決定がなされた後，酸素供給装置の決定と業者への連絡，在宅酸素療法に関する教育が行われる。導入が決定した際は，退院前に在宅で関わる連携機関とのカンファレンスを開催し，緊急時の医療連携，他職種との連携，継続看護の内容を確認する。

導入期には，在宅酸素療法の必要性を理解し納得しているか，酸素機器類の取り扱いと管理はできているか，導入前と比べて外出機会，他者との交流が減少したり，趣味の活動をあきらめたりしていないかを確認し，息切れをなるべく感じずに日常生活を送れるように支援する。在宅酸素療法中の療養者が強い息切れを感じる動作は，階段昇降，荷物の持ち上げ，軽作業・家事，歩行，入浴，着替え，トイレ，洗面・歯磨きである（日本呼吸器学会，2010）。特に息切れが強い動作は，家族または訪問介護など社会資源の活用による援助が受けられるよう調整する。

②維持期の援助

カニューラを日常的に装着する煩わしさ，呼吸困難の感じ方が必ずしも低酸素血症と関連しないこともあり，在宅酸素療法の中断が起こることがある。急性増悪，廃用性の変化による呼吸困難の悪化，日常生活動作（ADL）の低下，抑うつ状態を予防するために，療養者の病状および病態に応じたリハビリテーションプログラムの継続，自己管理状況の評価と再教育，感染予防対策を行う。療養者と家族のセルフマネジメントに対する意識を高め，医師，看護師，理学療法士，栄養士，薬剤師，MSW，介護支援専門員，医療機器供給業者などを含む，多職種構成チームによる包括的リハビリテーションが望ましい（木田，2006）。寒冷・積雪地域では，冬期の閉じこもりへの対応も重要である。

3）患者教育

導入時の教育は，機器類の取り扱い，禁煙，感染予防，服薬・吸入，運動療法，呼吸法，パニックコントロール，食事・栄養など包括的に行う。療養日誌は，外来受診時に医療者が呼吸器症状の変化，服薬・吸入の使用状況を確認しフィードバックすることで患者の自己管理能力を高める目的で活用する。発熱，呼吸困難，咳嗽，痰の増加，浮腫など救急外来受診の目安となる症状，受診の方法，連絡先（病院・酸素業者）などをあらかじめ記載しておく。

在宅酸素療法および人工呼吸療法中の療養者が，療養生活について教えてほしいことは，「息切れを軽くする日常生活動作の工夫（48％）」「呼吸訓練（41％）」など，息切れの管理に関することが上位に挙げられている（日本呼吸器学会，2010）。維持期には療養者の身体状態の変化や教育ニーズに応じて，継続的な患者教育を行う。

4）関係機関との連絡調整
①急性増悪時の対応

呼吸困難が強い，呼吸状態の悪化（40回／分以上，不規則），酸素吸入下で安静呼吸を行っても SpO_2[1] 85％以上に回復しない，チアノーゼ，傾眠傾向，意識障がいは，救急車搬送の目安となる徴候である。

②社会資源の活用

　在宅酸素療法を受ける療養者は，息切れによる苦痛を伴うが日常生活動作（ADL）は可能な場合があるため，介護保険による要介護度が障がいの程度よりも低く見積もられる傾向がある。現疾患による影響のみならず，認知機能，他臓器の障がいによる ADL への影響があれば，療養者と家族の意向，ケアマネージャ，MSW との協議により申請・区分変更の手続きを行えるよう調整を行う。

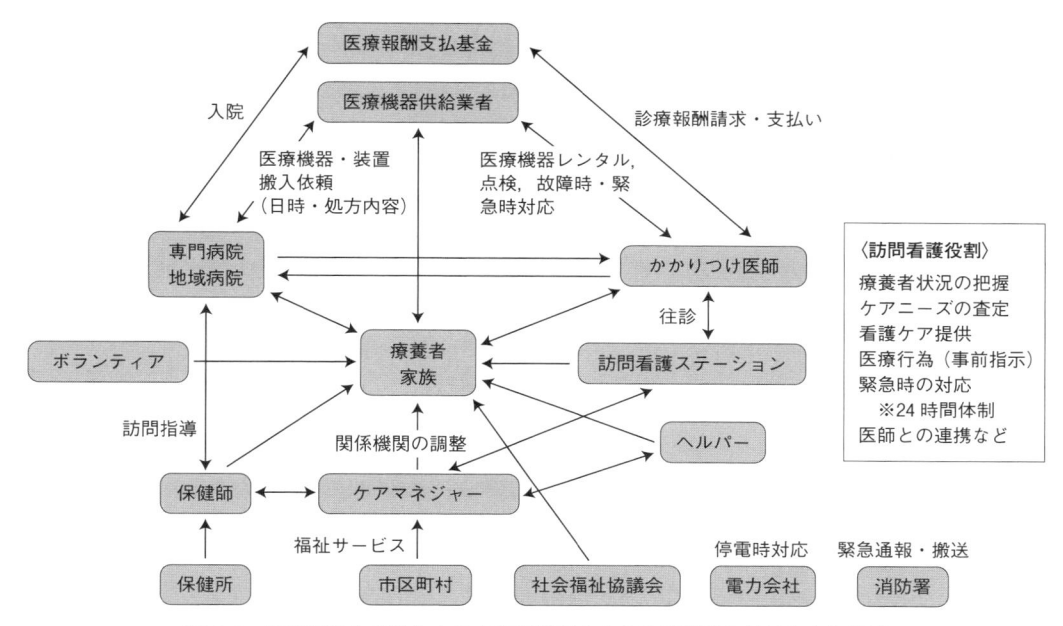

図 6-3　呼吸管理を必要とする在宅療養者を支える看護職の役割と実施体制

1）SpO$_2$ とは体内のヘモグロビンと結合した酸素量の割合のことで，パルスオキシメーターという器具を用いて測定する。「S」は飽和度，「p」は脈，「O$_2$」は酸素を意味する。正式には経皮的動脈血酸素飽和度といい，正常値は 96-99%である。しかし，加齢や慢性疾患（例：慢性閉塞性肺疾患）により基準とする値と異なる場合があるので，個々の患者・療養者の年齢・病態のアセスメントが大切となる。動脈血を採血して酸素飽和度を測定する方法もあるが，経皮的測定とほぼ同じ値である。測定方法は，パルスオキシメーターを用いて，赤い光がちょうど爪の上から当たるように指を器具で挟んで測定する。測定時の注意点としては，体動や冷感の有無以外にも爪にマニキュアを塗っていないか，などの確認がある。

第7章
在宅における薬物療法

青柳道子

1 服薬管理

（1）服薬管理における訪問看護師の役割

　訪問看護の利用者は，内服治療を受けていることが多い。しかし，訪問をしてみると，医師の指示どおりに正しく服用されてないことや，大量に薬剤が余っていることを経験する。訪問看護師は，利用者と家族が安全でかつ確実に，服用を継続できるように支援していく必要がある。

（2）服薬管理上の問題

1）指示どおりに服用されていない

①飲み忘れ

　最も多く遭遇するのが，飲み忘れである。利用者が高齢者の場合や，独居の場合には，特に注意が必要である。単純に飲み忘れる他に，処方されている薬剤の種類が多い場合，服用時に，包装されているシートから1錠ずつ薬剤を取り出しているうちに，何錠出したのかが分からなくなり，間違えて多く服用してしまうことや，反対に取り出し忘れてしまうこともある。また，服用したのか，していないのかが，分からなくなってしまう場合もよくある。

　利用者や家族が，後から飲み忘れに気がついても，服用を忘れた場合の対処方法を医療者から説明されていなかったため，服用するべきなのか否かの判断が適切にできずに，服用間隔が不適切になってしまうことや，服用量が過剰となってしまうことがある。

②服用の必要性が理解されていない

　利用者がその薬剤を服用する必要性を感じていない，または十分理解していない場合，医師の指示どおりに服用されないことがある。飲まなくてもすぐに症状が発現しない場合や，予防的に服用するような薬剤の場合に，そのようなことが起きやすい。また，「痛み止めは飲むと，くせになるから飲まない方がよい」などの俗説を信じて，服用していなかったり，回数や量を減らしていたりすることもある。他には，処方時に医師からの説明を受けても忘れてしまうことや，説明がよく聞こえていず，意味が分からなくても遠慮して質問できない場合もある。

③剤形や服用時間，回数が利用者に合っていない

　嚥下障がいがあるのに，散剤や水薬が処方され，服用時にむせてしまったり，薬包を開けたり錠剤を取り出す指の巧緻動作ができないなど，利用者の状態に合っていない処方がされている場合がある。また，1日2食の生活を続けてきた利用者に，1日3回食後の処方がされるなど，服薬時間が利用者の生活スタイルに合っていないことも指示どおりに服用されない原因になる。

多剤併用
ポリファーマシーとも呼ばれており，必要以上の薬剤を処方・投与されている状態を言う。薬物の有害反応が起こりやすいため注意が必要である。日本では，患者が自由に病院を選択して複数の受診ができるため，それぞれの病院で処方を受けることで起こりやすい。お薬手帳の利用はこの状態を避けるために有効な手段である。

2）多剤併用による相互作用

　利用者が複数の医療機関を受診している場合，処方された薬剤が重複していることや，他の医療機関から処方された薬剤との相互作用を考慮した処方となっていない場合がある。

3）薬剤の管理が不適切

①保管方法が守られていない

　冷所保存など，薬剤それぞれに決められた保存方法が守られていない場合がある。また，残薬の中には期限が切れ，保管していても今後使用できない場合もある。

②利用者以外が使用している

　利用者に処方された薬剤を他者が使用している場合がある。

（3）服薬管理のアセスメントとケア

　適切に服薬できているかどうか，利用者またはその家族の服薬管理に関する理解度，実行力等の服薬管理能力，服薬管理に対する支援や環境をアセスメントし，服薬行動が安全に継続できる方法を具体的に考える。

1）利用者および家族の理解

　服用の目的，服用量，副作用とその対処等に対する理解度をアセスメントする。説明が不十分で理解が不足していれば，医師から説明を受ける機会をつくったり，訪問看護師から説明を行ったりする。その際，利用者または家族に説明内容を書き留めてもらうなど，管理をする当人が忘れた時に確認できるような工夫も必要である。

2）薬剤が適切に保管，服用されているか

　服薬管理が不十分な利用者の場合，訪問時に残っている薬の数を数え，服薬の状況を確認する。もし予定より多く薬剤が残っていれば，その理由をアセスメントし，対応する。下記に具体例を示す。

①飲み忘れ，用量，服用時間の間違い

　食後薬は食卓テーブルの近くに置く，服用時間にタイマーをセットしておくなど，飲み忘れないための方法を利用者と相談する。服薬カレンダー（図7-1）やボックス（図7-2）の活用や，1回の服用分ごとに薬剤をステイプルで止めておく，または，一包化して調剤し，服用する日付と時間を薬包に書いてもらうように薬局に依頼しておくなどの工夫を行う。これらの方法は，服用したかどうかを忘れてしまった場合の確認にも有用である。

②剤形や服用時間，回数に問題がある

　利用者が飲みやすい薬剤の形態，服用時間，回数への変更が可能かどうかを医師に相談する。

　使用期限が切れている残薬は，誤って使用しないように破棄する。また，薬剤が適切な温度，湿度で保管されているかどうかを確認し，不適切な場合には，利用者と家族に保管方法を説明する。

3）薬剤の効果・副作用

　訪問時に，薬剤の効果・副作用について情報収集し，アセスメントを行う。複

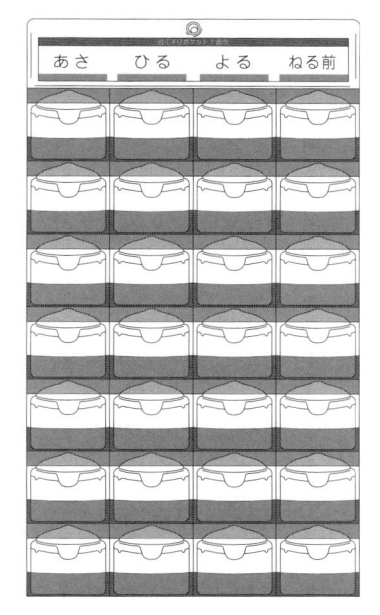

図 7-1　服薬カレンダー

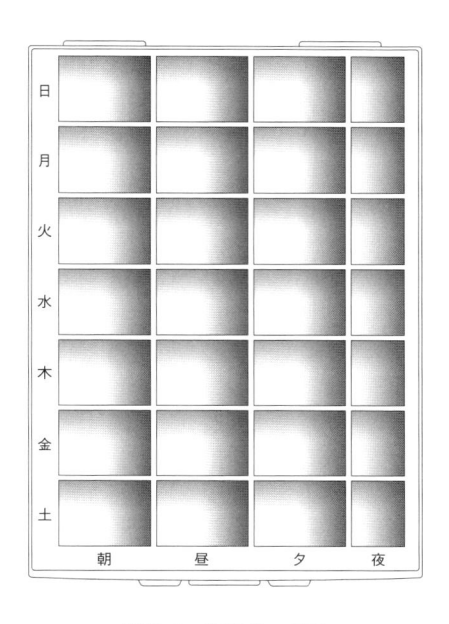

図 7-2　服薬ボックス

●アレルギー歴（有・無）
お薬の名前・食べ物など

●副作用歴（有・無）
お薬の名前

●主な既往症（有・無）
□アレルギー性疾患
□緑内障
□糖尿病
□心疾患
□肝疾患
□腎疾患
□その他（　　　　　　　　　）

調剤日　平成 24 年 7 月 23 日
1　セフゾンカプセル 100 mg　　　　　　　3 カプセル
　分 3　毎食後　　　　　　　　　　　　　3 日分
2　ツムラ麦門冬湯エキス顆粒（医療用）　　　9 g
　分 3　毎食前　　　　　　　　　　　　　7 日分
3　ブルフェン錠 200　　　　　　　　　　3 錠
　分 3　毎食後　　　　　　　　　　　　　7 日分
4　ロキソニン錠　　　　　　　　　　　　10 錠
　1 回 1 錠熱発時服用　10 回分

その他注意事項：
×××調剤薬局 TEL（011）-752-○○○○

北海　道子様
■12/08/26　○○○科　××病院　Dr：○○○○
初薬 ガチフロ錠 100 mg　　　1 日 4 錠 細菌の感染を抑える薬です
　　　　1 日 2 回　7 日分　朝・夕食後
初薬 タリオン錠 10　　　　　1 日 2 錠 アレルギー性鼻炎の薬です
初薬 セルベックス細粒 10%　1 日 1 g 胃の粘膜を保護する薬です
　　　　　　　　　　　　　　　　　　胃の粘膜を修復する薬です
初薬 ムコダイン錠 500 mg　1 日 2 錠 痰を出しやすくする薬です
　　　　　　　　　　　　　　　　　　副鼻腔炎の膿をとる薬です
　　　　　　　　　　　　　　　　　　中耳炎の膿をとる薬です
初薬 アクディーム 90 90 mg　1 日 2 個 炎症や腫れを抑える薬です
　　　　　　　　　　　　　　　　　　痰の切れをよくする薬です
　　　　1 日 2 回　7 日分　朝・夕食後
初薬 ナイスピー 8.5 mg　8.5 g　全 1 瓶 アレルギー性鼻炎の薬です
　　　　鼻用・1 日 4 回・1 回 1 噴霧
×××薬局 Tel.011-567-△△△△

図 7-3　お薬手帳

数の医療機関から処方を受けている利用者の場合，薬剤の相互作用による有害反応を避けるために，利用する調剤薬局を 1 か所にすることが望ましいことや，受診時にお薬手帳（図 7-3）を活用するように利用者と家族に説明しておく。また，処方されている薬剤以外に，市販の薬剤を服用していないかを把握しておく。薬剤以外に飲食物等と薬剤の相互作用も確認し，利用者と家族に指導を行う。

お薬手帳
従来の紙媒体のものに加えて，スマートフォンのアプリケーションも開発されている。

4）服薬管理をだれがどこまでやるのか

　服薬管理では，薬剤を入手して保管することから，決められた時間に処方された分量を準備して服用すること，その後の効果と副作用をモニタリング，アセスメントし，必要時には緊急受診するなど，何らかの対処をすることが必要である。1）で述べた利用者と家族の理解度も含め，利用者と家族がどこまでできて，どこができないのかをアセスメントして，できない部分を，いつ，だれが，どのように補うのかをアセスメントして役割分担を決める。

　たとえば，利用者は薬剤を服薬カレンダーから取り出して服用することはできても，自分であらかじめカレンダーに小分けして入れることはできないといったことがある。このような場合，多くは家族が代わりに行うが，家族もできない，または家族がいない場合には，看護師もしくは薬剤師が訪問時に行うことが望ましい。また，下剤のように排便の状況によって量を調節する必要がある薬剤の場合，その判断を利用者自身ができるのか，それとも家族が行うのかを見極めて教育しておく必要がある。

5）多職種との連携

　訪問看護師だけでは，訪問時間や回数に限りがあるため，他職種と連携することで服薬管理をより円滑に行うことが可能となる。だれとどのように連携すると最も利用者と家族の薬剤管理に効果的なのかを考えて，連携を行う。

①医師との連携

　利用者と家族の服用や薬剤に関しての理解の状況を伝え，服薬管理が適切に行えるように調整を図る。

②調剤薬局および薬剤師

　薬剤の一包化など，利用者が管理しやすい方法について情報を共有する。必要時ならば，薬剤師から訪問指導を受けられるようにする。

③訪問介護員

　訪問時に服用の促しや，服薬をしたかどうかの確認をしてもらう。

一包化
一包化は便利であるが，医師の指示または了解を得る必要があり有料である。また，薬剤の種類によっては一包化に適さないものがある。

2　疼痛管理

（1）疼痛管理における訪問看護師の役割

　国際疼痛学会は痛みを「実際に何らかの組織損傷が起こった時，あるいは組織損傷が起こりそうな時，あるいはそのような損傷の際に表現されるような，不快な感覚体験および情報体験」であると定義している。つまり痛みは，その人の体験であり，医療者がその程度を決めたりすることはできない。医療者が，その人の感じている痛みや，痛みによって影響を受けている生活を理解することがケアの第一歩となる。在宅では，入院している場合とは異なり，医療者が利用者の疼痛の状況や使用した薬剤の効果をつねにモニタリングして，アセスメントできるわけではない。それゆえに，訪問看護師には，限られた訪問時間の中で，利用者の疼痛の状況と，利用者と家族が行っている疼痛管理の適切性を情報収集し，アセスメントすることが求められる。また，在宅において日々疼痛の状況や薬剤の効果をモニタリングし，アセスメントし，対処をするのは利用者と家族であることから，訪問看護師は利用者と家族にそれらができるように教育をする役割もある。そのために，訪問看護師は疼痛緩和で使用される薬剤の使用方法，作用と副作用，体内での薬物動態に精通している必要がある。本節では，主にがん疼痛の

管理について述べる。

（2）疼痛管理の基礎知識

1）トータルペイン

　疼痛に対する看護を考えるときに，医療者は身体的な痛みにのみ目を向けがちであるが，シシリー・ソンダース（Cicely Saunders：1918-2005）は，痛みは身体的なものだけではなく，社会的，心理的，スピリチュアルな痛みの4つが複合した全人的な痛みであると述べている（図7-4）。すなわち，利用者の痛みを理解するときには，その人の身体面だけではなく，利用者の社会的な痛み，心理的な痛み，スピリチュアルな痛みも含めたアセスメントの視点が必要となる。

2）がん疼痛の種類

　がん疼痛を理解するときに，痛みの原因と種類，その特徴を理解する必要がある。まず，がんをもつ利用者の痛みには，がんによる痛み，がん治療による痛みと，がん・がん治療に関連していない痛みがある（表7-1）。また，神経損傷の有無による分類では，侵害受容体性疼痛と神経障害性疼痛に分けられ，侵害受容体性疼痛は，体性痛と内臓痛に分けられる（表7-2）。これらの分類は，それぞ

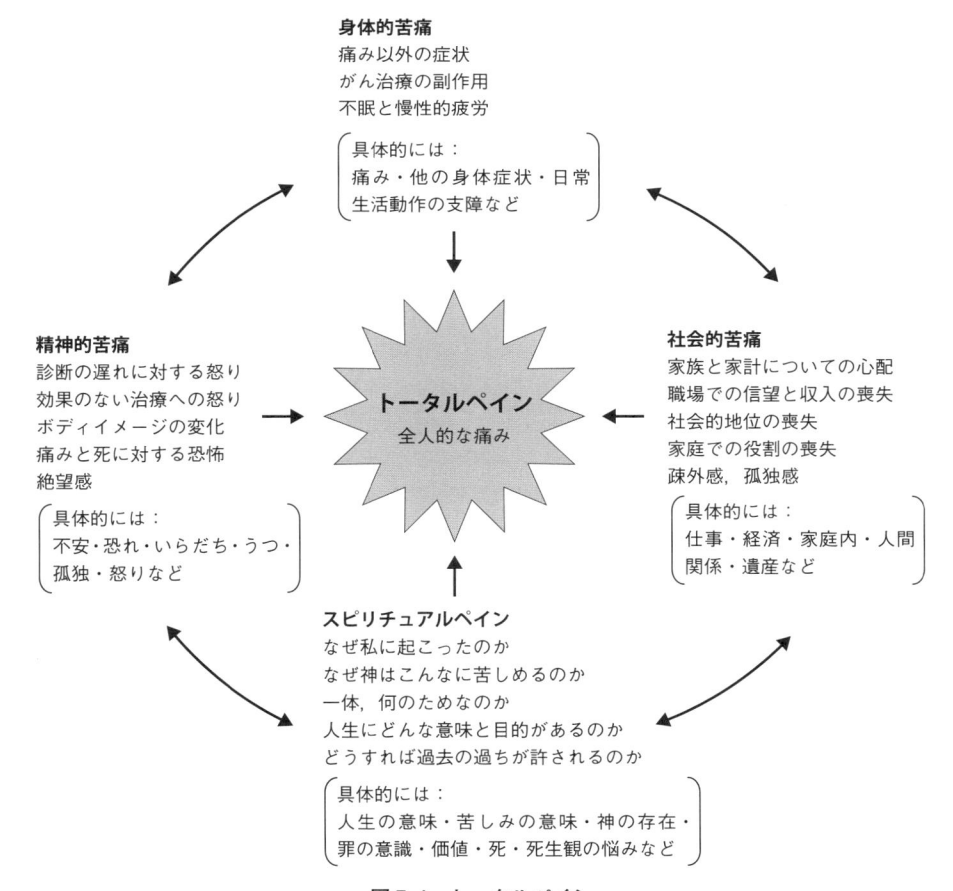

図 7-4　トータルペイン

（出典：Twycross, Wilcock, & Toller, 2009；武田文和（監訳），2010，トワイクロス先生のがん患者の症状マネジメント［第2版］，医学書院　p.14．許諾を得て転載）

表7-1　がん患者の痛みの原因

がんによる痛み	腫瘍の増大による軟部組織の痛み，内臓痛，神経の圧迫・損傷による痛み，頭蓋内圧亢進症状による頭痛，骨転移による痛みなど
がん治療による痛み	化学療法による口内炎，放射線療法による皮膚障がいなど
がん・がん治療に関連していない痛み	関節炎による痛み，片頭痛，廃用症候群による筋肉痛など

表7-2　痛みの種類

痛みの種類	痛みの原因と特徴
侵害受容性疼痛	組織の変形や損傷によって起こる。
体性痛	疼痛部位が非常に限局しており，持続的な痛みである。叩打痛が病変に一致してみられ，体動によって痛みが増強する。「ズキズキする痛み」「ギューッと刺し込むような痛み」などと表現される。骨転移の痛みが代表的である。
内臓痛	疼痛の部位が明確ではなく，圧痛や関連痛がみられることがある。「しめつけられる痛み」「鈍い痛み」などと表現される。肝臓がんや膵臓がんの痛みが代表的である。
神経障害性疼痛	神経の圧迫や損傷によって起こる。障がいされた神経の支配領域に，感覚鈍麻，知覚過敏，感覚異常が出現する。「電気が走るようなビリッとした痛み」や，皮膚表面の「灼熱感のある痛み」「ヒリヒリする痛み」などと表現される。

れの痛みに適切な対処を行う際に有用である。がんによる痛みであれば，後述するWHOの3段階除痛ラダーに沿った鎮痛薬の使用が検討されるが，片頭痛であれば疼痛緩和のための薬剤の選択は異なる。このように，まずは痛みの原因と考えられるものをアセスメントし，それに合った対処を行うことが必要である。

　内臓痛や体性痛，神経障害性疼痛は，それぞれに特徴的な訴えがある。内臓痛は疼痛部位が明確でなく，鈍い痛みとして感じられることが多く，体性痛では痛みが限局しており，利用者は「動くと痛い」「ズキズキする」などと表現する。神経障害性疼痛は「焼けるような痛み」「電気が走る」「しびれる」と表現されることが多い。内臓痛と体性痛にはNSAIDs（非ステロイド性抗炎症薬）やオピオイドの鎮痛効果が高いが，神経障害性疼痛には効きにくい。神経障害性疼痛には，抗うつ薬や抗けいれん薬等の鎮痛補助薬の効果が見られる。

3）がん疼痛に対する鎮痛剤の使用方法[1]

　WHOは鎮痛剤の使用方法について，以下の5原則を提示している。

①経口的に（by mouth）

　鎮痛剤の投与経路はなるべく簡便なものにする。持続静脈注射などの方法に比べて，経口投与は器具を必要とせず，最も簡便な方法であり，利用者や家族が管理しやすい方法である。経皮吸収剤も簡便な方法であり，在宅において使用されることが多い。

②薬剤の作用時間に合わせて規則正しく（by the clock）

　オピオイドは，血中濃度が至適濃度に保たれなければ，痛みの出現を予防することができない。そのため，各薬剤の作用時間に合わせて規則正しく使用する必要がある。

③除痛ラダーに沿って（by the ladder）

　鎮痛剤は，WHOの3段階除痛ラダー（図7-5）に沿って使用する。1段階目

デルマトーム
神経障害性疼痛をアセスメントする際には，神経の支配領域を示したデルマトームを用いることが有用である。

鎮痛補助薬
鎮痛補助薬とは，主な薬理作用としては鎮痛作用がないが，鎮痛薬と併用することで鎮痛効果を高める薬物である。抗うつ薬，抗けいれん薬，抗不整脈薬，コルチコステロイド等がある。

1）がん疼痛の薬物療法に関するガイドライン：日本緩和医療学会は，がん疼痛の薬物療法に関するガイドラインを作成している。ガイドラインではがん疼痛治療に関するさまざまな治療法とそのエビデンスが記述されている。ガイドラインの内容は，日本緩和医療学会のホームページで見ることができる。

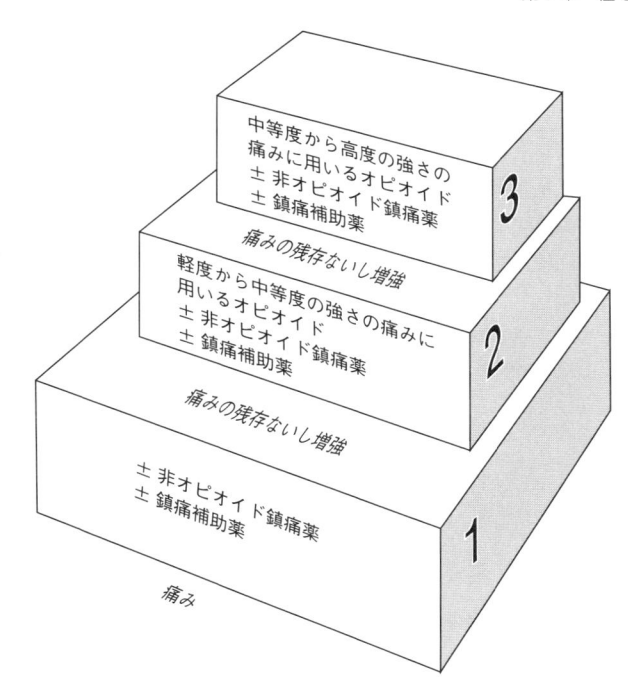

中等度から高度の強さの
痛みに用いるオピオイド
± 非オピオイド鎮痛薬
± 鎮痛補助薬

3

痛みの残存ないし増強

軽度から中等度の強さの痛みに
用いるオピオイド
± 非オピオイド
± 鎮痛補助薬

2

痛みの残存ないし増強

± 非オピオイド鎮痛薬
± 鎮痛補助薬

1

痛み

図 7-5　3 段階除痛ラダー（出典：WHO，1996，武田文和（訳），1996，がんの痛みからの解放［第 2 版］，金原出版）

の薬剤から始めて，効果がなければ 2 段階目，3 段階目の薬剤と使用していくが，利用者の痛みの強さによって，2 段階目や 3 段階目の薬剤から使用を開始する場合もある。

④利用者の疼痛レベルに合わせて（for the individual）

オピオイドは NSAIDs 等の薬剤とは異なり，体重で投与量を決定するわけではない。痛みが緩和される投与量は利用者ごとに異なるため，利用者と疼痛緩和の評価をしながら決定する。

⑤十分な配慮を（attention to detail）

使用する投与方法が利用者の生活スタイルに合っているか，副作用への対策，利用者や家族が不安に思っていることはないかなどの細かな配慮が必要である。

4）がん疼痛に使用されるオピオイド製剤の形状

①経口薬

種類と剤形によって，効果発現時間，作用時間が異なる。徐放作用の薬剤を定期的に服用し，オピオイドの血中濃度を一定に保つようにする。速効性のある薬剤は臨時追加投与として使用される。

②座　薬

経口投与が困難な場合に用いる。

③経皮吸収剤

1 日または 3 日に一度の交換で安定した血中濃度が得られる。臨時追加投与には内服薬や座薬を併用する。

④持続皮下注射および持続静脈注射

小型シリンジポンプやシリンジェクター等を用いて，持続的に一定量のオピオイドを皮下または静脈より注入する。PCA を用いると痛みが強くなったときに利用者が自分で薬剤を早送りし，血中濃度を高めて疼痛緩和を図ることができる。

訪問看護師は，臨時追加投与の使用分も考慮して，注射薬がなくならないようにするためには，だれが，いつ注射薬の補充を行うのかを計画する。薬剤量の調整等によって薬剤が残った場合は，破棄せずに必ず薬局に返品する。

（3）がん疼痛のアセスメントとケア

1）疼痛緩和について

STAS-J（Support Assessment Schedule 日本語版）
医療者が痛みの強さを代理評価する際に用いることができる尺度であり，0-4の5段階で症状の程度を評価する。STAS-Jには痛み以外にも，「患者の不安」「患者と家族のコミュニケーション」などの8項目がある。

①痛みの部位

どこが，どのくらいの強さで，どのように痛むのかをまず特定する。疼痛部位とその人の疾患，腫瘍がある位置とを関連させてアセスメントする。

②痛みの性質

痛みの性質について聴くときには，上記の痛みの原因と種類，その特徴を意識して聴く。たとえば「電気が走るようにビリッとする」と利用者が訴える場合には，神経障害性疼痛である可能性がある。

③痛みの強さ

痛みの強さをアセスメントするために，NRS，VAS，VRS，Wong-Baker Face Scaleといったペインスケールを使うと評価しやすい（図7-6）。

④痛みの経時的変化

痛みの強さは，1日の中で一定なのか，強くなることが1日に何度かあるのか，など，おおむね1日の中での痛みの変化の傾向を把握することで，薬剤の使用時

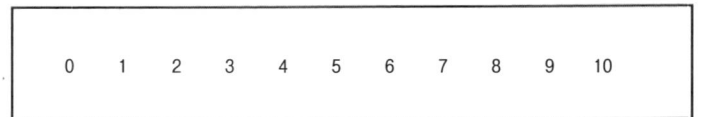

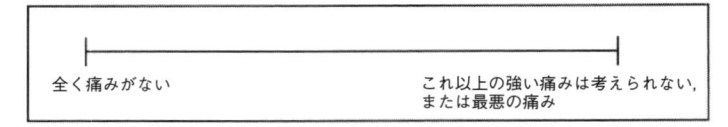

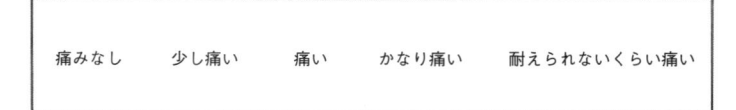

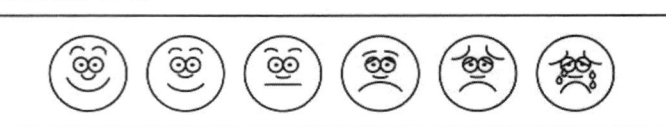

〔Whaley L, et al. *Nursing Care of Infant and Children*, 3rd ed., St. Louis: Mosby. 1987〕

図7-6 ペインスケール

（出典：特定非営利活動法人日本緩和ケア学会緩和医療ガイドライン委員会（2014）．がん疼痛の薬物療法に関するガイドライン2014年版 金原出版 p.32.）

間をそれに合わせて変更するなどの対処ができる。痛みの経時的変化は，利用者の活動やオピオイドの血中濃度と関連させてアセスメントする。

⑤痛み時に使用した臨時追加投与の回数と効果

どれくらいの痛みで臨時追加投与を行い，その後どれくらい疼痛が緩和されたのかを聴く。

⑥痛みの増悪因子と緩和因子

どのようなことをすると痛みが強くなる，または緩和されるのかを，「体を動かすことによって痛みが増強する」「一人で家にいると痛みが強くなる」「温めると楽になる」など，具体的に情報収集する。

⑦痛みによる影響

痛みによって妨げられている活動や気持ちへの影響などを明らかにする。たとえば，「痛くて夜も眠れない」「動くと痛いので，家事も何もできない」「痛みが強いので，がんが悪くなっているのではないかと不安でたまらない」など。

⑧利用者と家族の疼痛緩和に対する満足度

利用者と家族が現在の疼痛緩和の状態にどれくらい満足しているのかを尋ねる。もっと痛みを和らげて欲しいと考えているのか，現状で満足しているのかを明らかにする。

⑨利用者と家族の疼痛緩和の目標

満足度と合わせて，どれくらい疼痛緩和を図りたいのかを具体的に尋ねる。VSA スケールや NRS スケールを用いて具体的な数値を挙げてもらってもよい。一般的には，①痛みに妨げられずに夜眠れること，②安静時の痛みの消失，③体動時の痛みの消失の順番が示されているが，「1 日 3 回の食事のときだけでも，家族と一緒に食卓テーブルに座っていられるくらいになりたい」のように，利用者と家族の希望を目標とし，それに合わせた疼痛緩和を図るとよい。もし，利用者と家族の希望が現実とかけ離れている場合には，現実的な目標をともに考えて設定する必要がある。

⑩使用薬剤による副作用

疼痛緩和を目的とした NSAIDs，オピオイド，ステロイド等の薬剤や鎮痛補助薬にはそれぞれ副作用があるため，それらの観察を行う。オピオイドでは眠気，便秘，嘔気等の副作用がある。副作用への対策を行ってもなお副作用が強く出現する場合には，薬剤の変更が必要な場合もある。

⑪検査所見または医師の所見

画像や血液データなどがあれば，利用者が表現する疼痛部位や性質のアセスメントの参考にする。医師の往診時の所見も参考にする。

⑫薬剤以外の疼痛緩和の効果

体位の工夫，マッサージ，温あんぽう・冷あんぽう，入浴・手浴・足浴，散歩などの気晴らしを提案し，効果を評価する。

以上のことから，現在の薬剤や薬剤以外の疼痛緩和方法が適切であるかどうかをアセスメントする。これらをアセスメントする際には，アセスメント用紙やフローシートを用いると把握しやすい。現在の疼痛緩和方法，投与量では十分な鎮痛効果が得られていないと判断した場合，医師にその旨を伝え，対処方法を相談する。

2）利用者と家族のがん疼痛のセルフマネジメントについて

①利用者と家族の痛みの認識

利用者と家族が，痛みの原因をどう捉えているかを確認し，必要があれば，説明をし，修正する。

②利用者と家族の鎮痛剤の認識

利用者や家族が鎮痛剤について，「飲みすぎると体によくない」「くせになる」などの認識をもっていると必要な薬剤が使用されず，疼痛管理がうまくできないことがある。特に，オピオイドについては，「麻薬中毒になる」「だんだん効かなくなるからあまり飲まない方がよい」などの誤解から不安を感じていたり，オピオイドの処方を拒んだりする場合もあることから，オピオイドの開始や増量については十分な説明が必要である。

③利用者と家族の鎮痛剤の使用方法の適切性

薬剤の1回使用量，使用方法，保管方法，廃棄方法等が適切であるかを確認する。特に臨時追加投与の使用については，利用者も家族も，「これでよかったのだろうか」と不安に思っていることが多い。利用者と家族がどのように考えて薬剤を選択・使用したのかを確認し，それが正しければその旨を伝え，支持的に関わる。このような関わりは，利用者と家族の疼痛管理に対する自己効力感を高め，セルフマネジメント力を強化する。一方，利用者と家族の判断や薬剤の使用方法が不適切だった場合には，どのように考えて使用するとよいのかを，具体例を挙げるなどして利用者と家族に伝え，できるだけ利用者と家族が自分たちで疼痛のマネジメントができるようにする。訪問看護師が指導した内容を，後から確認できるように，利用者か家族に書きとめてもらう，または看護師が書面で指導内容を残してくるといった工夫が必要な場合もある。特に，急な痛みは利用者にとってつらいものであるため，臨時追加投与の使用については，第一に使用する薬剤と，その薬剤が効かなかったときの対処まで決めておく。もし，薬剤の選択に迷ったときや不安なときには，いつでも訪問看護師に連絡をしてよいということを伝えておき，利用者と家族が安心してセルフマネジメントに取り組めるようにする。

筆者は訪問時に，オピオイドの経皮吸収剤を使用していた利用者の家族から「数日前に痛みがいつもより強かったから，もう一枚痛いところに貼ろうと思った」と言われたことがあった。こちらが十分に説明しているつもりでも，利用者と家族が理解しているとは限らないことを思い知った出来事であった。がん疼痛では，オピオイドを使用する機会が多く，誤った使用により，重篤な副作用を招くこともありえる。より一層，利用者と家族が安全に薬剤を使用できるような説明と理解の確認が必要である。

保管方法や廃棄についても，オピオイドの場合，他の薬剤以上に指導が必要である。オピオイドの経皮吸収剤を貼り替えている際中に，飼い猫が使用済みの経皮吸収剤を舐めようとしたなど，思わぬアクシデントが起きかねないのである。したがって保管場所や廃棄について指導を行うことが重要である。

3　血糖測定・インシュリン自己注射

（1）血糖管理を必要とする療養者

糖尿病患者は，インシュリン分泌の低下あるいは作用不足による慢性高血糖を呈する。治療は，エネルギー制限食によるインシュリン必要量の減少（食事療

法），身体運動によるインシュリン抵抗性の改善（運動療法）により，血糖コントロールを図る。インシュリン療法は，インシュリン依存状態の患者に適応となる。すなわち1型糖尿病患者，2型糖尿病患者で食事・運動・経口血糖降下剤による血糖コントロールが不十分な場合である。

　1型糖尿病および2型糖尿病の二次無効の場合は，インシュリン頻回注射と血糖自己測定（強化インシュリン療法）により良好な血糖コントロールを目指す。2型糖尿病では療養者のインシュリン分泌能を温存する目的で経口血糖降下剤と併用してインシュリン自己注射が導入される場合がある。いずれも長期的な血糖管理によって合併症の発症・進展を予防するために行われる。

　糖尿病患者のHbA1cコントロール状態と合併症発症率の関係については，網膜症，腎症，冠動脈疾患および脳卒中のリスクが確認されている。一方，血糖コントロール不良状態が続いていた患者に急激な血糖コントロールを行うと，一時的に網膜症が悪化する可能性がある。進行した網膜症をもつ患者では3－4か月以上かけて血糖コントロール目標に近づけることがある。

　在宅看護では，血糖コントロールを改善することのみならず，食事，運動（身体活動を含む）といった療養行動と日常生活のあり方に含まれる療養者の人となりを理解することを重視する。つまり，生きていくうえで大切にしている価値観，信条に基づく行為と療養行動を両立できるよう支援することが求められる。

（2）血糖管理を必要とする療養者の支援

　インシュリン自己注射，血糖自己測定の導入は，医療機関において入院あるいは外来で行われ，療養者は自宅で病気と治療に関する新たな知識・技術を日常生活の中に取り入れるよう継続的な努力を求められる。これまでの生活習慣を修正したり，毎日の出来事に応じて食事内容や注射のタイミングを変更するなど，具体的な療養法は在宅での対応から学ぶことになる。このような療養者への支援は，セルフケア能力を高める支援が必要であり，治療と生活の質の両者を支援する視点が重要である。インシュリン療法を導入して間もない時期，失明や腎不全など重大な合併症が現れた時期，エネルギー制限食から腎臓食に指示変更となった時期など，療養者のセルフケア能力が一時的に低くなったように見えることがある。その場合にも「適切な療法行動ができない」と決めつけず，療養者が家族の理解や協力を得ながら再び生活の再構築にたち向かえるよう，療養上の課題，支援のあり方について医療機関と在宅看護職が共通した方針を立てて支援していくようにする。

　血糖管理を必要とする療養者のなかでも特に支援の必要の高い療養者は，高齢，独居，認知機能の低下，視力障がい，血液透析，末梢動脈疾患（PAD：Peripheral Arterial Disease）に関連した下肢あるいは足趾切断歴を有する場合など，血糖管理を継続的に行うためのセルフケア不足，高血糖および低血糖の危険性，合併症を有する療養者であり，在宅におけるリスク管理の視点も重要となる。

　在宅看護に携わる看護職は，インシュリン療法の自己管理の指導技術とともに，療養者および家族のセルフケア状況のアセスメントを行い，高血糖・低血糖，インシュリン療法に関するエラーの予防と早期発見のための対策，異常またはトラブル時の対応が必要となる。

（3）インシュリン療法に用いられる製剤と器具類

　インシュリン自己注射を適切に行うためには，療養者自身が自分の身体にとってのインシュリン注射の必要性，インシュリン製剤の性状や効能，インシュリン注入器の操作方法を理解しておく必要がある。インシュリン製剤には，作用時間および持続時間の違いによって，食後血糖を抑える超速効型，速効型，基礎分泌を補充する中間型，持効型溶解製剤がある。速効型と中間型を混合した混合型，超速効型と中間型を混合した二相性製剤がある。インシュリン製剤の種類と作用時間に関しては最新情報が次々と提出されるため，最新の糖尿病治療ガイド（日本糖尿病学会編）の参照をすすめる。

　自己注射に用いられるインシュリン注入器の種類には，ペン型注射器（使い捨て用プレフィルド製剤，カートリッジ式），単位調整の目盛がダイヤル式注射器（使い捨て用プレフィルド製剤のみ）がある。インシュリン単位の目盛を合わせて正確に注射するには，インシュリンの種類と単位数，注射のタイミングの理解，視力，巧緻動作，手指の感覚機能が必要である。これらはインシュリン療法を行

表 7-3　インシュリン自己注射手技に関するエラー

	現象	起こりうる問題
1	2種類以上の製剤を誤って注射する　あるいは1種類しか注射していない	低血糖または血糖コントロール不十分
2	懸濁製剤の混和が不十分	インシュリン濃度のばらつき
3	針の取り付け時のコアリング　インシュリンカートリッジゴム栓の亀裂	異物混入，針の閉塞　インシュリン液漏れ
4	空打ち（試し打ち）を行っていない	注入器具故障の未確認
5	単位設定の誤り	低血糖または血糖コントロール不十分
6	注入後の針留置時間のカウント不足	インシュリン注入量不足
7	針をつけたまま保管　針の再使用	カートリッジ内の空気混入　インシュリン注入量不足　不衛生

表 7-4　ペン型インシュリン注入器（プレフィルド製剤）によるインシュリン自己注射の手順

①手洗いを行う。

②必要物品（インシュリン製剤，注射針，アルコール綿）を準備して，製剤種類，使用期限，製剤の状態を確認する。

③インシュリン注入器のキャップを外す。

④インシュリン製剤を混和する（無色透明の製剤は混和不要）。

⑤先端部のゴム栓をアルコール綿で消毒する。

⑥注射針の保護シールをはがしてゴム栓にまっすぐ押し当てて回し，しっかり取り付ける。

⑦針キャップを取り外す。

⑧単位設定ダイヤルを「2」単位に合わせ，空打ちして針先端から液が出ることを確認する。

⑨単位表示が「0」になっていることを確認し，指示量の単位数に合わせる。

⑩注射する部位（腹部，上腕外側部，臀部，大腿上部の外側）をアルコール綿で消毒する。

⑪注射する部位を軽くつまみ皮膚を伸展させて，皮下注射する。

⑫ダイヤル表示が「0」に戻った後から，6秒以上注入ボタンを押し込んだまま針を抜く。

⑬針に針ケースを取り付け，針を時計と反対方向に回してからまっすぐ引き抜く。

⑭インシュリン注入器のキャップを取り付け，直射日光のあたらない室温に保存する。

⑮針はビン・缶などの容器に入れて医療廃棄物として処理する（家庭ごみとして捨てない）。

う療養者のセルフケア能力のアセスメントの視点である。

　いったん習得した自己注射の手技であっても，時間の経過とともに曖昧となり，効果的に実施されていない例もある（表7-3）。片側上肢の機能が不自由なため，同一部位に繰り返し注射することで注射部位の硬結が生じてインシュリンが吸収されずに血糖コントロールが不良になっていた例もある。療養者に「普段どのように注射しているのか教えてください」と尋ね，定期的に一連の手技を看護職の前で行ってもらうことは，再教育の機会となりインシュリン療法に関するエラーの予防・早期発見のための方法となる。インシュリン製剤の保管，薬液の残量をさりげなく確認しながら，注射の打ち忘れ，単位間違い，インシュリン療法に対する抵抗感がないかなど，療養行動とともに病気と治療に対する療養者の考えや感情を語ってもらい，それらを受け止めながら支援することも重要である。

（4）血糖自己測定（SMBG：Self Monitoring of Blood Glucose）

　血糖値は，食事，身体活動，インシュリンや経口剤などの薬剤の影響を受けて複雑に変動している。血糖を適正にコントロールするには，血糖値の動きをモニタリングしながら食事，身体活動，薬剤使用のタイミングと量を調整する必要がある。

　血糖自己測定（SMBG）は，簡易血糖測定器を用いて療養者が自己の血糖値を測定することである。血糖パターンマネジメントのための情報，低血糖・高血糖性ケトアシドーシスの把握に役立つ。血糖自己測定（SMBG）は，測定して値を記録するだけでなく薬剤や生活習慣との関連をフィードバックすることによって，療養者の動機づけ，セルフマネジメントに対する意欲を高める効果がある。

　簡易血糖測定器は，各種メーカーより多数の機種が販売されている。補正操作

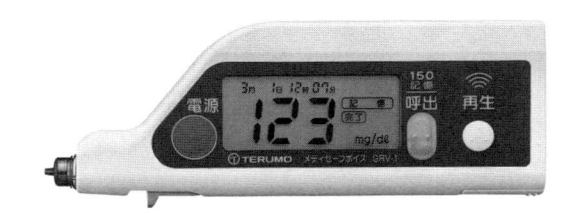

図 7-7　音声ガイド付き簡易血糖測定器（写真提供：テルモ）

表 7-5　血糖自己測定の実施手順

①必要物品（簡易血糖測定器，測定用チップ，アルコール綿，穿刺器具）。

②電源を入れる。

③血糖測定器に測定用チップを取り付ける。

④穿刺器具に針を取り付け，穿刺の深さをダイヤルで調整する。

⑤穿刺部位（指先）をアルコール綿で消毒する。

⑥穿刺針を指先に当ててプッシュボタンを押す。

⑦指先を軽く押して血液を出す。

⑧測定用チップの先端に血液を付着させる（注：血液必要量：機種により 1 - 2 $\mu\ell$）。

⑨測定時間が経過した後に血糖値が表示されたら記録する。

⑩測定用チップを取り外す。

⑪針はビン・缶などの容器に入れて医療機廃棄物として処理する（家庭ごみとして捨てない）。

が不要，大きな液晶画面，エラー表示など，簡便に正しく使用できるよう仕様が改善されつつある。視力障がいをもつ療養者が使用できるように音声ガイド機能付きの機種もある（図7-7）。

微量採血のための穿刺器具は，感染予防のため療養者ごとの専用とし，複数患者に使用しない。測定に酵素比色法グルコースデヒドロゲナーゼ（GDH），補酵素にピロロキノリンキロン（PQQ）を使用している測定器では，マルトース，ガラクトース，ラクトース，マンノース投与中，イコデキストリンを含む透析液を投与中の患者で，血糖値が偽高値を呈することがある。

（5）インシュリン療法に伴う異常・トラブル対応

1）糖尿病昏睡

高度のインシュリン作用不足により，糖尿病ケトアシドーシス，高浸透圧高血糖症候群を起こすことがある。両者は重症例では意識障がいをきたし，糖尿病昏睡と言う。

糖尿病ケトアシドーシスは，高血糖（≧ 250 mg/dl）と高ケトン血症，アシドーシスをきたした状態であり，脱水症状，アセトン臭，クスマウル（kussmaul）大呼吸，血圧低下，頻脈を呈する。高浸透圧高血糖症候群は，著しい高血糖（≧ 600 mg/dl）と高度な脱水に基づく循環不全をきたした状態であり，脱水症状，血圧低下，けいれん，振戦などの神経学的症状を伴う。いずれも輸液とインシュリンの適切な投与が必要となるので直ちに医療機関への連絡，移送を行う。

2）低血糖

血糖値が正常の範囲を超えて急速に降下すると，発汗，不安，動悸，頻脈，手指振戦，顔面蒼白など，交感神経刺激症状が生じる。血糖値が 50 mg/dl 程度に低下すると，頭痛，目のかすみ，空腹感，眠気，生あくびなどが生じ，さらに 50 mg/dl 以下になると意識レベル低下，異常行動，けいれんなどが出現し昏睡に陥る。

低血糖と感じたら直ちにブドウ糖 5 -10 g あるいはブドウ糖を多く含む飲料 150-200 ml を摂取する。砂糖では 10-20 g を摂取するが，ブドウ糖以外の糖類では効果発現が遅延する。

自律神経障がいがある場合は，低血糖の前兆がないままに昏睡に至る無自覚性低血糖に注意する必要がある。

意識障がいに陥った場合，低血糖なのか糖尿病昏睡かを判断するために簡易血糖測定器による血糖測定を行い，迅速な医療機関への連絡を図り対応が必要となる。低血糖による意識レベル低下をきたしたときは，応急処置で意識レベルが一次回復しても再び意識障がいが出現する可能性が高い。低血糖が遷延する場合は応急処置のあと必ず医療機関で治療を受けるように教育する。

1 型糖尿病患者では，低血糖で経口摂取が不可能な状態でも対応できるように，あらかじめグルカゴン注射液を渡して注射できるよう家族に教育をしておくことが望ましい。

3）シックディ

シックディは，糖尿病患者が発熱，下痢，嘔吐，食欲不振のために食事ができないときである。シックディでは，食事を摂れなくても高血糖やケトアシドーシスに陥ることがある。十分な水分摂取により脱水を予防し，おかゆ，ジュースな

ど口当たりが良く消化の良い食物をできるだけ摂取する。インシュリン治療中の療養者はこのような時にもインシュリン注射を中断せずに，血糖値を測定して医療機関に連絡し指示を受ける。発熱，消化器症状が強いときは受診するようにする。

4）インシュリン自己注射に関するエラー

インシュリン自己注射手技に関するエラーについては前述した。看護職が発見したエラーは，可能な限り再発を防ぐよう対策を立てるためにも医療機関と情報を共有する。インシュリン誤注射によって低血糖が予測される場合は，速やかに医療機関と連携を図り対応する。

視力障がいのために血糖自己測定が困難であった事例

Ａ氏　60 代男性　２型糖尿病，糖尿病性網膜症　合併症：神経障がい，視力障がい

ある日，Ａ氏は目の前にカーテンが下りたように真っ暗となり眼科を受診，以後数回の手術にもかかわらず視力は回復せず，文字は読めなくなった。Ａ氏は視力が回復しないと分かり大変なショックを受けたが，「自立して暮らしたい」と，音と掌の感覚を使ったインシュリン自己注射の方法（単位合わせ，試し打ち）と音声ガイド付きの簡易血糖測定器の使い方を習得した。視力に頼らずに生活する技術の訓練プログラムを受けた後，退院しひとり暮らしとなった。ヘルパー５回／週，訪問看護１回／２週間のサービスを受けながら，自己注射と SMBG による血糖管理を行っていた。

ある日夕食前のインシュリン注射するところ，朝食前と勘違いして通常より多い単位数を注射してしまった。Ａ氏はただちに訪問看護師に電話相談し，訪問看護師と医療機関の連絡による指示に従って２時間ごとの SMBG と血糖値に応じた補食を行い，低血糖に陥ることなく翌日受診した。訪問看護師が医療機関との連携の主体となって，エラーへの対応ができた事例である。

5）糖尿病足病変と予防的フットケア

糖尿病足病変には，足あるいは爪の白癬症，足あるいは足趾の変形，胼胝（へいてい）（たこ），鶏眼，足潰瘍，足壊疽などが含まれる。足潰瘍・足壊疽には，神経障がい，末梢循環障がい，外傷，感染症などが関連しており，普段から素足の観察を行い，皮膚の清潔を図り，熱傷や靴擦れなどの外傷を防ぐようセルフケアの習慣が足趾切断の予防となる。足病変のリスクがあり，なおかつセルフケアが困難である場合は，家族や看護職が定期的に足指観察と予防的なフットケアを行う。

第8章
在宅における褥瘡予防と褥瘡ケア

鈴木真理子
鹿内あずさ

1 褥瘡予防の背景

　褥瘡は廃用症候群の1つであることを踏まえ，活動性向上への支援が必要である。加齢に伴うさまざまな機能変化や予備能力低下によって健康に対する脆弱性が増加した状態は，フレイル（Frailty：日本老年医学会）と呼ばれ，在宅で療養中の高齢者を含めて，フレイルに陥った高齢者に対して早期の適切な介入が生活機能を維持・向上を図る（新井，2014）と言われている。

　療養者が「一日の大半を臥床して過ごすようになった」「同じ姿勢でいることが多くなった」などの活動性の低下を示していることが確認された場合にリハビリテーションを導入し，活動性の改善を図ることは褥瘡ケアの前提となる。

　近年，褥瘡の予防・治療・ケアのエビデンスが蓄積されたことにより体圧分散寝具の開発が進み，広く導入されるようになってから，褥瘡のハイリスク者であっても適切なケアを受け，高機能マットレスを使用すれば褥瘡は，予防可能な時代となっている。

　2008年に実施された在宅療養者の褥瘡に関する実態調査（須釜他，2008）では，褥瘡有病率は7.2％，褥瘡推定発生率は4.5％と在宅における褥瘡の発生率そのものは少ないが，在宅以外で発生した褥瘡を管理していることが分かる。褥瘡を発生した者の平均年齢は80.0±13.3歳と高齢であり，脳血管疾患後遺症の人が最も多く褥瘡を発生していた。褥瘡発生要因としては，70％以上の人に「尿・便失禁」「1人でベッド上で動けない」「関節の拘縮」が認められ，56％の人に「栄養状態の低下」があった。さらに，46％の人に「病的骨突出」，35％の人に「浮腫」が認められ，褥瘡発生者の20％は経腸栄養を実施し，さらに，50％以上がオムツを使用していた。発生した褥瘡の分類では，「深い褥瘡」が40％を占めており，発生から1年以上経過している褥瘡は18％で，重症かつ治りづらい傾向が認められた。

　褥瘡は，病院・施設・在宅ともに共通した予防管理が必要であり，特にハイリスクの対象者に対しては，褥瘡発生を予防するケアが重要となる。在宅という療養環境の中で，個々療養者に合った予防ケアをいかに実践するかが鍵になるため，訪問看護師は，褥瘡ケアの中心を担っているが，褥瘡予防や治癒促進には，訪問時間以外での体位変換などの実施が欠かせない。そのためには，療養者と家族，ケアマネジャーや介護職者が褥瘡ケアの重要性を共通理解し，ケアを進めていかなければならない。

　また，基礎疾患の悪化や急性症状の発症によって褥瘡の治癒遅延や感染を引き起こし，一時的に医療機関で治療を受ける場合もある。タイミングを逃さず早急に対応できるよう，日頃から医療機関と連携して緊急時の体制を整備しておくことが求められる。さらに，療養者が終末期にある場合は，治療やケア内容を医師

フレイル（Frailty）
加齢に伴うさまざまな機能変化や予備能力低下によって健康に対する脆弱性が増加した状態。

　の協力を得て検討し，本人の身体状況に応じ，圧力の排除よりも痛みの緩和を優先し，安楽が保持されるように努めるなど，その時々に応じたケアの実践が求められる。

2 褥瘡とは

（1）褥瘡発生のメカニズム

　日本褥瘡学会の定義によると，「身体に加わった外力は骨と皮膚表層の間の軟部組織の血流を低下，あるいは停止させる。この状況が一定時間持続すると組織は不可逆的な阻血性障害に陥り褥瘡となる」としている（日本褥瘡学会，2005）。実際には単なる阻血性障がいだけでなく，再灌流障がい，リンパ系機能障がい，細胞・組織の機械的変形が複合的に関与するものと考えられている（図 8-1）。

　褥瘡は，組織の脆弱化や湿潤など耐久性が低下した皮膚組織に限局的な力が関

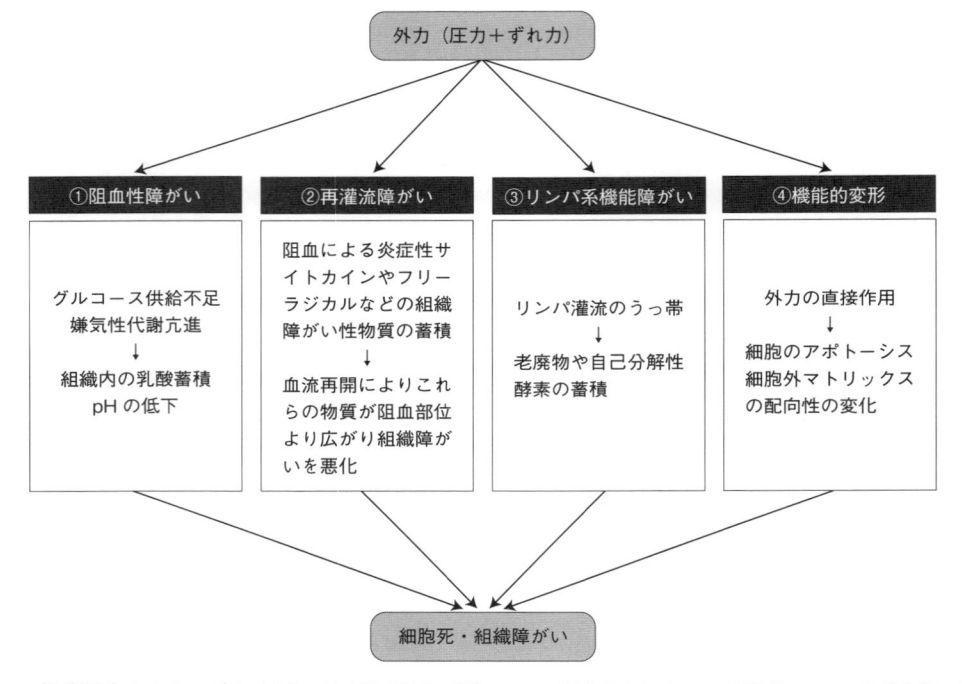

図 8-1　褥瘡発生のメカニズム（出典：日本褥瘡学会（編），2012，褥瘡ガイドブック，照林社　p.17．許諾を得て転載）

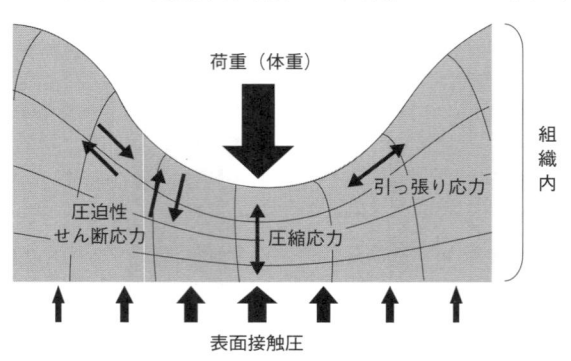

図 8-2　生体工学から見た体圧分散
（出典：高橋　誠，1999，生体工学から見た減圧，除圧，*STOMA*，**9**(1)，1-14．；大浦武彦，2001，わかりやすい褥瘡予防・治療ガイド，照林社　p.16．許諾を得て転載）

わることで発生する。単なる圧迫のみではなく，さまざまな方向に働く力の作用を理解し，予防を図ることが重要である。

　①**外力（圧力とずれ力）**　外力とは，生体に外部から加わる力であり，垂直方向の圧迫・圧力だけでなく，水平方向のずれ力（摩擦力）がある。

　②**応力**　外力に対応して生体内部に生じる力は応力といい，圧縮応力・引っ張り応力・せん断応力（ずれ力）の3つの応力が複合されて褥瘡が発生する。これがポケット形成の原因となる。

（2）褥瘡の分類

　褥瘡は，部位や深さ，治癒過程などによりさまざまに分類されるが，なかでも「深達度」分類は褥瘡ケアの質評価や医療安全のサーベイランスにおいて頻繁に使用されている指標である。2009年，これまで用いられてきた米国褥瘡諮問委員会（NPUAP）のStage分類と欧州褥瘡諮問委員会（EPUAP）のGrade分類が統合され，新たに「Category分類」が提唱された。今後，この分類が世界的な基準として用いられ，研究および予防法の開発が進むことが予測される。

　また，日本では日本褥瘡学会学術教育委員会が開発した褥瘡状態評価スケール「DESIGN-R®」が用いられている。「DESIGN-R®」は，深達度だけでなく治癒過程の評価や重症度の判定も目的にしている。

3　褥瘡の管理

　褥瘡が発生した際，あるいは褥瘡の状態の変化をアセスメントする際に，以下の分類（表8-1）を参考に適切なケア方法を検討していく。

表8-1　褥瘡の分類（DESIGN-R®）と管理方法
（出典：日本褥瘡学会（編），2012，在宅褥瘡予防・治療ガイドブック［第2版］，照林社　p.35. 許諾を得て転載）

褥瘡の分類（DESIGN-R®）と特徴	管理方法
急性期褥瘡 褥瘡発生直後から1-3週間 ・全身状態が不安定である ・褥瘡発生要因が混在する ・局所に強い炎症反応を認める ・発赤・浮腫 ・水疱・びらん ・浅い潰瘍が次々に出現する ・皮膚は脆く，剥離や出血が容易に生じる	1) 圧迫とずれが加わった要因を探り，体位変換やマットレス，座位姿勢や車いす用クッションを再検討する。 2) 在宅主治医へ報告し，外用薬やドレッシング剤（ポリウレタンフィルム，ハイドロコロイドなど）で創を保護する。 　・外用薬は保湿や保護効果のある白色ワセリンを使用する。 　・被覆は一般にガーゼを使用することが多く，仙骨部では外用薬を多めに塗布し，オムツを直接当てる場合もある。ガーゼやオムツを除去する時は，無理に剥がさずゆっくりと，固着している時は微温等を流しながら除去する。 　・水疱・びらん・変色がある場合は，感染予防と壊死組織の除去効果をもち合わせたスルファジアジン銀を使用する。 　・浸出液が多い場合は，吸収パッドや尿とりパッドなど使いやすいもので対応する。 　・ドレッシング剤はしわにならないように貼付し，周囲の皮膚を引っ張るような無理な貼付はしない。剥がす際は，貼付面を軽く押さえ，皮膚に平行に外方に引っ張って剥がす。 3) 経過観察を行う。
浅い褥瘡dのとき 真皮までにとどまる褥瘡 ・新たに皮膚が再生して治癒に至る	1) 原因や全身状態を把握し，介護者に具体的な指導を行う。 2) 在宅主治医へ相談し，適切な外用薬を選択する。 3) カテゴリⅠの場合ポリウレタンフィルムで皮膚を保護する。 4) カテゴリⅡの場合ハイドロコロイドや油脂性軟膏，塩化リゾチーム，白色ワセリンなどを用いる 　・感染，乾燥予防のためにスルファジアジン銀を用いてもよい。 　・周囲の皮膚を損傷しないよう，外用薬使用時には直接吸収パッドやオムツで被覆する場合もある。

深い褥瘡Dのとき 表皮・真皮を越え脂肪組織以下に及ぶ褥瘡 ・壊死に至った深部組織（皮下組織や筋組織など）は再生することはない ・壊死組織が取り除かれた創面に肉芽組織が盛り上がり，それが瘢痕組織に変化することで治癒に至る	1）この時点で創の保護，適切な外用薬やドレッシング剤の使用のほかに外科療法（外科的デブリードマン，観血的創閉鎖，ポケット切開）や物理療法（陰圧閉鎖療法，電気刺激法など）による局所治療が必要となるため，在宅診療の継続もしくは外来診療や入院等の対応を在宅療養者および家族と相談し決定する。 2）治療前半には創面の清浄化，後半では適度な湿潤環境の維持を図る。
炎症期の褥瘡Nのとき N2：硬く厚く密着した壊死組織 N1：水分を含んで柔らかくなった壊死組織 ・N2で発熱等の全身症状や発赤，疼痛，腫脹，熱感などの局所症状を伴う場合は，壊死組織の下に膿の貯留や膿瘍が形成されている可能性がある	1）壊死組織除去を優先するため，在宅療養者および家族・介護者に十分説明する。外来診療や入院等の対応を在宅療養者および家族と相談し決定する。除去前には，基礎疾患や抗血小板薬の内服，慢性動脈閉塞性疾患の有無を確認する。 2）感染徴候のない黒色壊死組織除去 　・ポリウレタンフィルムを貼付し密閉することで壊死組織を浸軟させ，柔らかくなった部位を除去していく。または，メスで短冊状に切り込みを入れる方法がある。いずれも在宅主治医や訪問看護師が週2-3回の頻度で観察を十分に行えることが前提となる。 　・黒色壊死組織の周囲が白色になり，創底との固着が緩くなったら在宅主治医がハサミまたはメスで除去する。局所麻酔を用いない方が深くならず，出血も少ないが，疼痛には十分配慮する必要がある。 3）白色・黄色壊死組織除去 　・スルファジアジン銀，ブロメライン等の外用薬を創面に塗布後18G針で穴をあけたポリウレタンフィルムで覆い，その上から吸収パッドやオムツを当て毎日交換する。 　・ポリウレタンフィルムを使わない場合は，外用薬を多めに塗布しガーゼ1-2枚で覆いテープで固定する。滲出液が多い場合は，その上から吸収パッドやオムツを当てる。 　・壊死組織と周囲の組織が明瞭となった時期に外科的デブリードマンを行う。実施時は，家族へ出血の可能性があること，創が大きくなったり深くなったりすること，滲出液量が増加することなどを事前に説明しておく。また翌日は必ず医師の診療が受けられるよう調整する。
炎症期の褥瘡Ⅰのとき 局所に排膿，腫脹，疼痛，悪臭などの感染徴候や発熱，WBC高値，CRP上昇などの全身症状や検査異常を伴ったもの（創組織1g当たりの菌量105以上が目安） ・壊死組織の下に膿の貯留や膿瘍が形成されている可能性がある	1）局所の状態と滲出液の性状（色，粘稠度，臭い）を観察する。敗血症を併発する危険性もあるため，全身状態の観察を行う。 2）感染制御作用を有する外用薬や洗浄を用いて感染をコントロールする。 　・洗浄は，生理食塩水や水道水もしくは微温湯を用い，圧をかけて洗浄する。 　・外用薬はカデキソマー・ヨウ素やポピドンヨード・シュガーを使用し，その上をガーゼ1枚で被覆，さらにポリウレタンフィルムを用いて固定する。ポリウレタンフィルムにあらかじめ18G針で穴を開けておくと，創周囲皮膚の浸軟を予防できる。その上から吸収パッドやオムツを当て適宜交換する。 　・ポリウレタンフィルムを使用しない場合は，スルファジアジン銀を多めに塗布し，ガーゼを1-2枚当ててテープで固定する。浸出液が多い場合は，この上から吸収パッドやオムツを当て適宜交換する。
炎症期の褥瘡Eのとき ドレッシング交換が1日2回以上の場合 ・正常な治癒過程をたどる場合は，透明から薄い黄色で粘性の低い滲出液である ・感染が起きると色や臭いが変化する	1）在宅では，高価なドレッシング剤の使用や1日2回以上のドレッシング剤交換は困難な場合が多い。外用薬にポピドンヨード・シュガーなどを使用し，被覆剤には薄めのガーゼの上にオムツや吸収パッドを使用して1日1回の交換とすることもある。オムツや吸収パッドが排泄物で汚染されると，創部も汚染されるため注意を要する。 2）感染を伴わない場合は，周囲の皮膚に白色ワセリンや撥水性皮膚保護剤を塗布して浸軟を予防する。 3）陰圧閉鎖療法は浸出液のドレナージとして有効な手段である。在宅で可能な方法として，点滴用延長チューブを取り付けた簡易型持続吸引機（50 mlディスポシリンジの内筒に切り込みを入れて舌圧子をストッパーとして挟み込み輪ゴムで固定する）や吸引バックを使用する。創面にポリウレタンフォームなどのスポンジを置き，チューブの先端と一緒にポリウレタンフィルムで密閉する。 4）軟膏基剤はそれぞれ特性があり，創に対する保護作用だけでなく，水分の供給を行うものや水分を吸収するなど逆の働きをするものがある。創の状態に合わせ薬効や基剤の特性を考慮して外用薬を選択する。

肉芽・上皮形成期褥瘡 G のとき 良性肉芽（鮮紅色）の割合が 50％ 未満 ・壊死組織が次第に除かれ，鮮紅色 　の肉芽が増殖し，組織欠損部を充 　填してくる	1）外用薬では，肉芽形成促進作用を有するアルミニウムクロロヒドロキシアラントイネート，トレチノイントコフェリルを使用した場合，いったん肉芽形成が始まると過剰になることがあるため，日々処置を行う家族やヘルパーにも観察や連絡をするよう説明する。 2）ドレッシング剤は湿潤環境を形成するキチン，ハイドロコロイド，ハイドロポリマー，ポリウレタンフィルム，あるいは過剰な滲出液を吸収するアルギン酸塩，ハイドロファイバーを使用する。
肉芽・上皮形成期褥瘡 S のとき 褥瘡の皮膚損傷部の長径（cm）とそれに直交する最大径（cm）を測定し掛け合わせた値が 100 以上 ・良性肉芽で創面が覆われ，創縁との段差がなくなり，周囲より上皮化が進む	1）外用薬では，創の縮小作用を有するアルミニウムクロロヒドロキシアラントイネート，トラフェルミン，ブクラデシンナトリウム，プロスタグランジン E1 が用いられる。 2）ドレッシング剤は，湿潤環境を形成するキチン，ハイドロコロイド，ハイドロポリマー，ポリウレタンフィルム，あるいは過剰な滲出液を吸収するアルギン酸塩，ハイドロファイバーを使用する。 3）深い褥瘡が瘢痕治癒した創面は，正常な皮膚と構造が異なるため，治癒後も体圧分散寝具を用い，再発予防に努める必要がある。
ポケットがある褥瘡 褥瘡周囲の皮下にさまざまな方向に下掘れした状態 ・初期型：深い褥瘡が発生した際に厚い壊死組織が時間の経過と共に融解し，排出された後にできる ・遅延型：褥瘡の治癒過程のなかで外力が加わったために組織にずれが生じ，これに圧と骨突出の複合力で壊死やポケットが形成される	1）外用薬では，滲出液が多ければポビドンヨード・シュガー，少なければトラフェルミン，トレチノイントコフェリルを用いる。 2）ドレッシング剤では，肉芽組織を助長させるアルギン酸塩，ハイドロファイバーを滲出液が多い時に使用してもよい。しかし，ポケット内に深く挿入したり，圧迫しないよう注意する。 3）洗浄は十分な圧をかけて行う。 4）上記の方法で改善しない場合には，外科的に切開することを考慮する。

4　褥瘡の予防とケア

　褥瘡予防の基本は，第一に皮膚の観察である。次に褥瘡発生の危険因子をアセスメントし，それに応じた予防ケアを実施することである（図 8-3）。

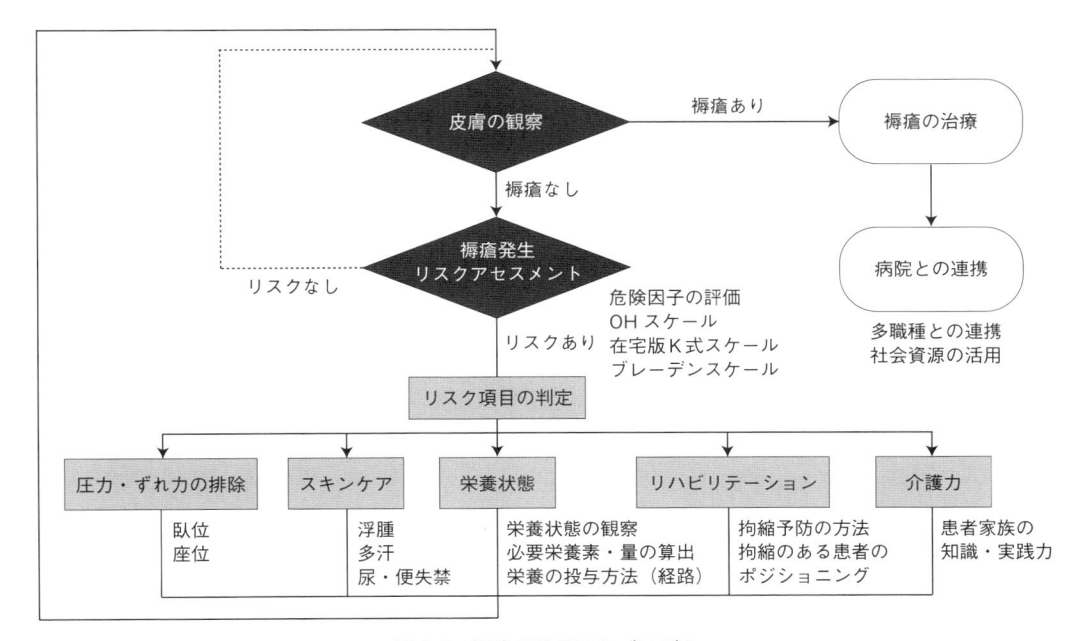

図 8-3　褥瘡予防のアルゴリズム

（出典：日本褥瘡学会（編），2012，在宅褥瘡予防・治療ガイドブック［第 2 版］，照林社　p.33．許諾を得て転載）

（1）皮膚の観察とリスクアセスメント

1）観察する部位と頻度

　臥床時間が長い在宅療養者や自力で座り直しができない在宅療養者では，褥瘡好発部位（図 8-4）や骨突出部位の皮膚を観察するほか，姿勢の状態を観察し，外力の加わりやすい部位を特定して観察する。寝たきり高齢者の場合，褥瘡好発部位のほか，足趾の関節や四肢拘縮による接触部位の観察も行う。また，病状に変化のある際は褥瘡が発生および進行しやすいため注意する必要がある。

　訪問看護師は，療養者の訪問回数により皮膚の観察を毎日行うことが難しい場合があるため，家族や介護職者に観察のポイントを説明し，観察した際の情報を得ていく必要がある。その際に，観察のために時間をとるのではなく，着替えや排泄および入浴介助など肌を露出する機会に観察するよう伝え，負担なく実施できるように配慮する。

2）発赤の判定

　発赤を発見した場合，それが褥瘡であるか否かを判断しなければならない。これについては，不可逆的な阻血障がいである持続性の発赤（血管の破綻による赤血球の露出）なのか一時的な発赤（反応性充血：真皮深層の微小血管の拡張）かを判定するために，指押し法やガラス板圧診法が用いられる。また，発赤やびらんなどの皮膚変化には，褥瘡によるもの以外に尿による浸軟や真菌症，下痢便によるびらん，末梢動脈閉塞症が原因になっている場合がある。皮膚疾患との鑑別をするには，まず皮膚変化のある部位に外力が加わっているかを観察するが，判定が難しい場合は専門の医師や看護師へ依頼するなど，主治医と相談しながら判定をすることが重要である。

3）リスクアセスメント

　褥瘡を予防するためには，アセスメントを行うことが重要である。リスクアセスメント用のさまざまなツールが開発されており，これらのアセスメントツールを用いることで観察点が統一化され，経時的な観察と評価を行うことができ，ケアの必要性の判断が可能となる。ここでは代表的なものを挙げる。

　①ブレーデンスケール

　ブレーデンスケールは，1986 年に米国のブレーデン博士が開発したスケールであり，米国褥瘡諮問委員会で認められ，広く国内外に普及した。日本語版ブレーデンスケールでは，褥瘡発生の危険性についての 6 項目を一定の判定基準に基づいて評価する方法であり，採点の結果をケアにつなげることができる。

　採点開始時期は，1 日の大半をベッド上で過ごすようになった時期，つまり「活動性」「可動性」が 2 点以下になった場合に開始する。高齢者の場合は，最初の 4 週間は毎週，その後は 3 か月ごとに採点する。危険点は，病院では 14 点，施設では 17 点とされている。在宅においては，初回の訪問時はもちろん訪問ごとに評価し，17 点以下であれば予防に向けた計画を立案する。

　② OH スケール

　OH スケールは，日本人高齢者の褥瘡危険要因に関して 4 項目からなる。

　生理学的・解剖学的に骨突出している部位は褥瘡好発部位であるが，特にリスクの高い病的骨突出という状態が存在する。これは，長期臥床による廃用性萎縮のために筋肉量が減少することに加え，加齢の影響と栄養状態の低下によって骨突出部周辺の軟部組織の量を減少させるために起きるものと考えられている（大

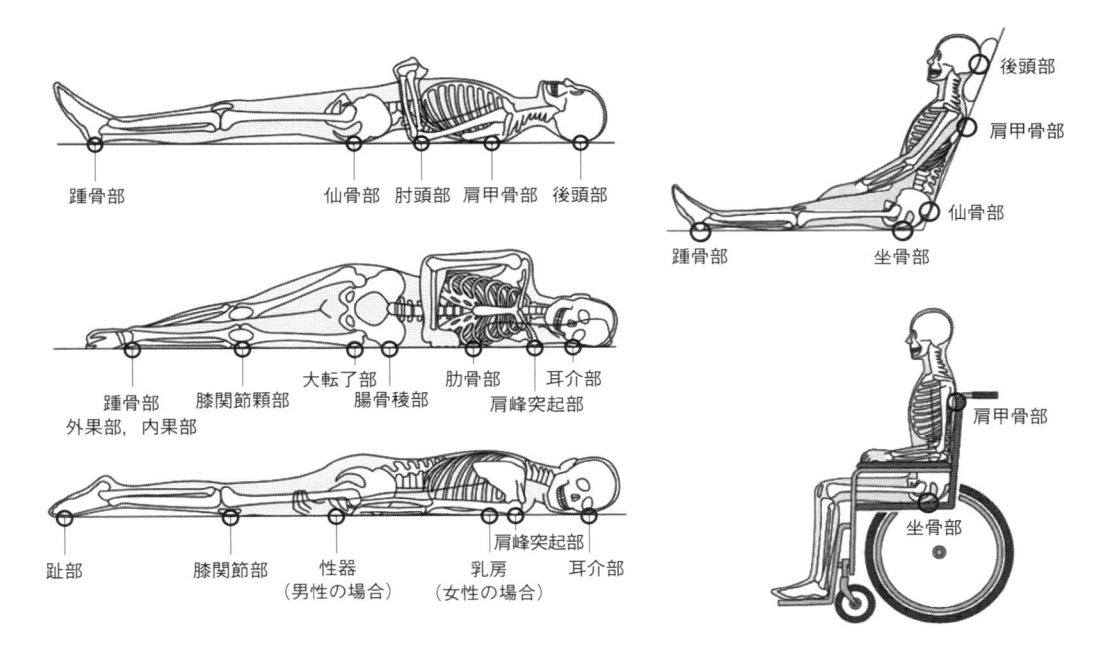

図 8-4　褥瘡の好発部位

（左図出典：Gosnell, 1987；厚生省老人保健福祉局老人保健課（監修），1988，褥瘡の予防・治療ガイドライン　厚生労働省　p.8.
　右図出典：Maklebust & Sieggreen, 1991, *Pressure ulcers*, S-N Publications.）

表 8-2　発赤の判定方法

指押し法	発赤部位を観察者の示指で 3 秒圧迫し，指を離した時の皮膚色の変化を観察して判定する方法。白くなる場合は，正常な状態で褥瘡ではない。ただし，観察者の圧迫の程度で反応が異なる。強い圧迫を加えると一瞬白く変化する場合が多く，力の加減を統一することが難しい。
ガラス板圧診法	発赤部位をガラス板で 3 秒圧迫し，圧迫した部位の皮膚色が白く変化するか否かを判定する方法。ガラス板を通して判定するため，指押し法よりも力加減の差は少ない。

表 8-3　ブレーデンスケールの評価項目

（出典：日本褥瘡学会（編），2012，在宅褥瘡予防・治療ガイドブック［第 2 版］，照林社　p.35.　許諾を得て転載）

知覚の認知	圧迫による不快感に対して適切に対処できる能力を評価する。評価のポイントは，意識レベルと知覚障がいの程度で判断するところにある。両者の得点が異なる場合は，得点の低い方で採点する。
湿潤	皮膚が湿潤にさらされる程度を評価する。汗や尿による皮膚湿潤だけでなく，ドレーン排液や創傷からの湿潤液も含む。寝衣寝具交換の頻度で評価するが，オムツ交換の回数も含めて考える。
活動性	対象者が自分で行動できる範囲を評価する。圧迫が取り除かれる時間や動くことによる血流の回復を見る。
可動性	対象者が自分自身で体位を変え，圧の分散を図れるかを評価する。介助者による体位変換は含まない。局所を浮かせる，位置を変えるなどの動きも含む。
栄養状態	普段の食事摂取状況を評価する。1 週間の摂取状況をカロリーとタンパク摂取量で見る。経口摂取できる場合と経管栄養，高カロリー輸液，末梢点滴管理の場合に分かれている。
摩擦とずれ	移動時に生じるずれの状態や介助時に伴う摩擦を評価する。

表8-4　ブレーデンスケール（出典：Braden & Bergstrom, 1988. 真田弘美・大岡みち子（訳）　許諾を得て掲載）

患者氏名：		評価者氏名：		評価年月日：	
知覚の認知 圧迫による不快感に対して適切に対応できる能力	**1. まったく知覚なし** 痛みに対する反応（うめく，避ける，つかむ等）なし。この反応は，意識レベルの低下や鎮静による。あるいは，体のおおよそ全体にわたり痛覚の障がいがある。	**2. 重度の障がいあり** 痛みにのみ反応する。不快感を伝えるときには，うめくことや身の置き場なく動くことしかできない。あるいは，知覚障がいがあり，体の1/2以上にわたり痛みや不快感の感じ方が完全ではない。	**3. 軽度の障がいあり** 呼びかけに反応する。しかし不快感や体位変換のニードを伝えることが，いつもできるとは限らない。あるいは，いくぶん知覚障がいがあり，四肢の1，2本において痛みや不快感の感じ方が完全ではない部位がある。	**4. 障がいなし** 呼びかけに反応する。知覚欠損はなく，痛みや不快感を訴えることができる。	
湿潤 皮膚が湿潤にさらされる程度	**1. つねに湿っている** 皮膚は汗や尿などのために，ほとんどいつも湿っている。患者を移動したり，体位変換するごとに湿気が認められる。	**2. たいてい湿っている** 皮膚はいつもではないが，しばしば湿っている。各勤務時間中に少なくとも1回は寝衣寝具を交換しなければならない。	**3. 時々湿っている** 皮膚は時々湿っている。定期的な交換以外に，1日1回程度，寝衣寝具を追加して交換する必要がある。	**4. めったに湿っていない** 皮膚は通常乾燥している。定期的に寝衣寝具を交換すればよい。	
活動性 行動の範囲	**1. 臥床** 寝たきりの状態である。	**2. 座位可能** ほとんど，またはまったく歩けない。自力で体重を支えられなかったり，椅子や車椅子に座るときは，介助が必要であったりする。	**3. 時々歩行可能** 介助の有無にかかわらず，日中時々歩くが，非常に短い距離に限られる。各勤務時間中にほとんどの時間を床上で過ごす。	**4. 歩行可能** 起きている間は少なくとも1日2回は部屋の外を歩く。そして少なくとも2時間に1回は室内を歩く。	
可動性 体位を変えたり整えたりできる能力	**1. まったく体動なし** 介助なしでは，体幹または四肢を少しも動かさない。	**2. 非常に限られる** 時々体幹または四肢を少し動かす。しかし，しばしば自力で動かしたり，または有効な（圧迫を除去するような）体動はしない。	**3. やや限られる** 少しの動きではあるが，しばしば自力で体幹または四肢を動かす。	**4. 自由に体動する** 介助なしで頻回にかつ適切な（体位を変えるような）体動をする。	
栄養状態 普段の食事摂取状況	**1. 不良** 決して全量摂取しない。めったに出された食事の1/3以上を食べない。タンパク質・乳製品は1日2皿（カップ）分以下の摂取である。水分摂取が不足している。消化態栄養剤（半消化態，経腸栄養剤）の補充はない。あるいは絶食であったり，透明な流動食（お茶，ジュース等）なら摂取したりする。または末梢点滴を5日間以上続けている。	**2. やや不良** めったに全量摂取しない。普段は出された食事の約1/2しか食べない。タンパク質・乳製品は1日3皿（カップ）分の摂取である。時々消化態栄養剤（半消化態，経腸栄養剤）を摂取することもある。あるいは，流動食や経管栄養を受けているが，その量は1日必要摂取量以下である。	**3. 良好** たいていは1日3回以上食事をし，1食につき半分以上は食べる。タンパク質・乳製品は1日4皿（カップ）分摂取する。時々食事を拒否することもあるが，勧めれば通常補食する。あるいは，栄養的におおよそ整った経管栄養や高カロリー輸液を受けている。	**4. 非常に良好** 毎食おおよそ食べる。通常はタンパク質・乳製品を1日4皿（カップ）分以上摂取する。時々間食（おやつ）を食べる。補食する必要はない。	
摩擦とズレ	**1. 問題あり** 移動のためには，中等度から最大限の介助を要する。シーツでこすれることなく体を動かすことは不可能である。しばしば床上や椅子の上でずり落ち，全面介助で何度も元の位置に戻すことが必要となる。痙攣，拘縮，振戦は持続的に摩擦を引き起こす。	**2. 潜在的に問題あり** 弱々しく動く。または最小限の介助が必要である。移動時皮膚は，ある程度シーツや椅子，抑制帯，補助具等にこすれている可能性がある。たいがいの時間は，椅子や床上で比較的よい体位を保つことができる。	**3. 問題なし** 自力で椅子や床上を動き，移動中十分に体を支える筋力を備えている。いつでも，椅子や床上でよい体位を保つことができる。		
Copyright by Braden, B., & Bergstrom, N., 1988				Total	

浦，2001）。

　病的骨突出は，突出の程度により高度・中等度・軽度に分類される。病的骨突出があると体圧は格段に高まり，ずれの力が加わりやすくなるため褥瘡発生の危険性は高まり，ポケットを形成しやすくなる。また難治化する傾向にあるため，可能な限り高機能マットレスを使用することが望ましい。

　病的骨突出は，専用の測定用具で簡便に測定できるため，早期に測定し把握しておくことが重要である。

表 8-5　OH スケール

（出典：大浦武彦・菅原　啓・天野冨士子他，2004，看護
　　計画を立てる際の褥瘡危険要因（大浦・堀田スケ
　　ール）の用い方の実際と評価―定山渓病院，トヨ
　　タ記念病院の実際と評価― *Expert Nurse*, **20**(4)，
　　128-137.；日本褥瘡学会（編），2009，褥瘡予防・
　　管理ガイドライン，照林社）

危険要因		点数
自力体位変換	できる	0
	どちらでもない	1.5
	できない	3
病的骨突出（仙骨部）	なし	0
	軽度・中等度	1.5
	高度	3
浮腫	なし	0
	あり	3
関節拘縮	なし	0
	あり	1

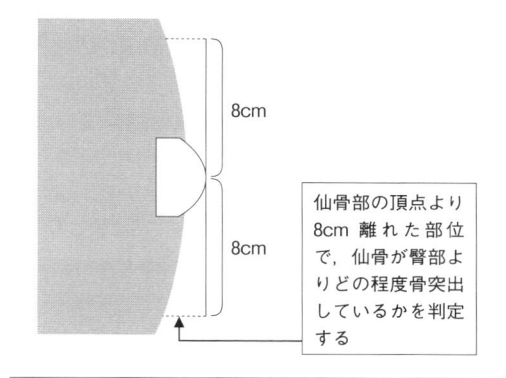

病的骨突出	なし	0cm 以下 もしくは仙骨部より臀部が突出
	軽度・中等度	0-2cm 未満
	高度	2cm 以上

図 8-5　病的骨突出の判定基準

（出典：祖父江正代・近藤まゆみ（編），2009，がん患者の褥瘡
　　ケア，日本看護協会出版会　p.25.　許諾を得て転載）

③褥瘡対策に関する診療計画書

　褥瘡危険因子評価表は，医療機関内での使用を想定し作成されている。そのため，在宅で重要となる介護力などの環境要因は含まれない。しかし，療養者が入院もしくは在宅へ退院した場合に，医療機関と情報を共有するツールとして活用し，その後の褥瘡予防のための具体的な計画に生かすことができる。

（2）褥瘡予防のためのケアのポイント

1）介護力のアセスメント

　まずは，介護者に褥瘡に関する知識を得てもらうために，褥瘡の原因や予防的な関わりについて，介護者に分かりやすく具体的に伝えることが必要である。さらに，介護負担を予測し，予防ケアがどの程度実施可能かについて評価し，継続可能な方法を探ることも重要となる。

2）圧力・ズレ力の排除

①体位変換

　体位変換は2時間ごとが望ましいが，体位変換のタイミングは，介護者の生活リズムを考慮して設定する。特に夜間は，介護者の睡眠時間を確保するため，介護者の就寝前，トイレに起きた時，起床時などに設定するとよい。また，複数の介護者で対応可能な場合は，体位変換表を作成し，体位・時間が分かるようにしておく，体位の取り方やクッションの使い方を図に示しておくとよい。

　体位変換時に摩擦やずれが生じる場合がある。介護者に体位変換方法を指導するほか，スライディングシートなどの道具を用いると移動が容易になる場合があるのため負担の少ない方法を検討し，提案する。

②ベッドの挙上

　ベッドの頭部を挙上する際に，背部および尾骨部に圧力とずれ力が生じる。頭部挙上の方法は，ベッドの頭側挙上基点と股関節を一致させ，先に足側を挙上させる。次に頭側を30度まで挙上する。挙上後は，療養者を前傾姿勢にして背部

に加わる外力をゼロにする。前傾姿勢をとることが難しい療養者では，介護者の手を背部とマットレスの間に挿入し，マットレス面を押すことで外力を排除する。また，下肢後面にも外力が加わるため，下肢全体を置き直すとよい。ベッドの高さを元に戻した際にも，仰臥位から側臥位にして背面の外力を取り除くとよい。

表 8-6　褥瘡に関する診療計画書

（出典：日本褥瘡学会（編），2012，在宅褥瘡予防・治療ガイドブック［第 2 版］，照林社　p. 42．許諾を得て転載）

	氏名　　　　　　　殿　　男　女　　病棟　　　　　　　　　　　　　計画作成日　　・　　・ 褥瘡発生日　　・　　・ 明・大・昭・平　　年　　月　　日生（　　歳）　　記入担当者名 疾病の有無　　1. 現在　なし　あり（仙骨部，座骨部，尾骨部，腸骨部，大転子部，踵骨部） 　　　　　　　　2. 過去　なし　あり（仙骨部，座骨部，尾骨部，腸骨部，大転子部，踵骨部）			

	日常生活自立度　J（1, 2）　A（1, 2）　B（1, 2）　C（1, 2）			対処
危険因子の評価	・基本的動作能力（ベッド上　自力体位変換）　　　　　　　（イス上　座位姿勢の保持，除圧）	できる できる	できない できない	「あり」もしくは「できない」が 1 つ以上の場合，看護計画を立案し実施する
	・病的骨突出	なし	あり	
	・関節拘縮	なし	あり	
	・栄養状態低下	なし	あり	
	・皮膚浸潤（多汗，尿失禁，便失禁）	なし	あり	
	・浮腫（局所以外の部位）	なし	あり	

褥瘡の状態の評価	深さ	（0）なし　（1）持続する発赤　（2）真皮までの損傷　（3）皮下組織までの損傷 （4）皮下組織を越える損傷　（5）関節腔・体腔に至る損傷または，深さ判定不能の場合
	滲出液	（0）なし　（1）少量：毎日の交換を要しない　（2）中等量：1 日 1 回の交換 （3）多量：1 日 2 回以上の交換
	大きさ（cm²） 長径×長径に直交する最大径	（0）皮膚損傷なし　（1）4 未満　（2）4 以上 16 未満　（3）16 以上 36 未満 （4）36 以上 64 未満　（5）64 以上 100 未満　（6）100 以上
	炎症／感染	（0）局所の炎症徴候なし　（1）局所の炎症徴候あり（創周辺の発赤，腫脹，熱感，疼痛） （2）局所の明らかな感染徴候あり（炎症徴候，膿，悪臭）　（3）全身的影響あり（発熱など）
	肉芽形成 良性肉芽が占める割合	（0）創閉鎖後は創が浅い為評価不可能　（1）創面の 90％以上を占める （2）創面の 50％以上 90％未満を占める　（3）創面の 10％以上 50％未満を占める （4）創面の 10％未満を占める　（5）全く形成されていない
	壊死組織	（0）なし　（1）柔らかい壊死組織あり　（2）硬く厚い密着した壊死組織あり
	ポケット（cm²） （ポケットの長径× 長径に直交する最大径）－潰瘍面積	（0）なし　（1）4 未満　（2）4 以上 16 未満　（3）16 以上 36 未満　（4）36 以上

	留意する項目		計画の内容
危険因子の評価	圧迫，ズレ力の排除 （体位変換，体圧分散寝具，頭部挙上方法，車椅子姿勢保持等）	ベッド上	
		イス上	
	スキンケア		
	栄養状態改善		
	リハビリテーション		

（記載上の注意）
1. 日常生活自立度の判定にあたっては，「『障害老人の日常生活自立度（寝たきり度）判定基準』の活用について」（平成 3 年 11 月 18 日　厚生省大臣官房老人保健福祉部長通知　老健 102-2 号）を参照のこと。
2. 日常生活自立度が J1～A2 である患者については，当該計画書の作成を要しないものであること。

③体圧分散寝具の使用

褥瘡発生リスクのある在宅療養者には，体圧分散寝具を用いる。

体圧分散寝具の選択　　体圧分散寝具の選択は，自力体位変換能力の有無で素材を選択する。療養者が自力で体位変換ができる場合は可動性を妨げない素材（ウレタンフォームなど）を選択する。療養者が自力で体位変換できない場合は，体圧分散を優先した素材（エア，ウォーターなど）を選択する。骨突出がある場合は，2 層式エアセルマットレスが有効である。

在宅療養者の身体状況にあった選択と圧の管理ができなければ，褥瘡を発生・悪化させることにつながるため，訪問看護師は療養者や介護者の意見，医師や理学療法士などの専門職それぞれの意見を確認し，ケアマネジャーと共に体圧分散寝具の選択を調整する。

体圧分散寝具の管理　　体圧分散マットレスは，1 日に 1 回正常に作動しているかを確認する必要がある。家族や介護職者に点検項目を指導するほか，訪問時には適切な圧管理ができているかについて，簡易体圧測定器を用いて圧測定をする（40 mmHg 以下が望ましい）。底付き現象を確認する場合は，骨突出部の真下にあたるマットレス部分にマットレスの下から手掌を上にして手を差し込み，中指もしくは示指を曲げる。指を 2.5 cm 曲げて骨突出部に触れる場合は，適切な圧管理が行えている状態である。すぐに骨突出部に触れる，あるいは，指を曲げても触れない場合はエアセル内圧を調整し，調整が困難な場合はかマットレスの交換を検討する。

体圧測定器の活用　　褥瘡のリスクが高い場合，日々のケアや介護における体位変換や姿勢保持に加えて，適切な除圧を図ることが重要となる。家族介護者が実際に除圧の工夫を行う場合は，体圧測定器を活用し，データを示しながら指導していくことも必要である。

④座位姿勢の保持

座位姿勢が安定しない，座り直しを自分で行うことができない場合は，褥瘡発生のリスクが高まる。必要時，理学療法士や作業療法士の意見を求め，アセスメントやケアに取り入れることも必要である。体圧分散寝具同様，車いす乗車時に使用するクッションの素材や車いすの機能，移乗方法や座り直しの介助等を療養者の状況に合わせて選択をする。

表 8-7　体圧分散寝具の種類

(出典：真田弘美（編），2004，褥瘡ケア完全ガイド，学研　p. 43．許諾を得て転載)

素材	長所
エア	・マット内圧調整により個々に応じた体圧調整ができる ・セル構造が多層（2 層または 3 層）のマットレスは低圧保持できる
ウォーター	・水の量により個々に応じた体圧調整ができる ・頭側挙上時のずれ力が少ない
ウレタンフォーム	・低反発のものほど圧分散効果がある ・反発力の異なるウレタンフォームを組み合わせることで圧分散と自力体位変換に必要な支持力，つまり安定感を得ることができる ・動力を要しない
ゲルまたはゴム	・動力を要しない ・表面を拭くことができ，清潔を保持できる
ハイブリッド	・2 種類以上の素材の長所を組み合わせることができる ・エアとウレタンフォームの組み合わせがある

3) スキンケア

乾燥した皮膚は，摩擦やずれの影響を受けやすく，損傷しやすい。入浴の際に保湿剤を使用したり，入浴後に保湿外用剤を療養者の皮膚に塗布し，乾燥予防に努める。また，骨突出部に摩擦係数の低いドレッシング剤（ポリウレタンフィルム，リモイス®パッド）を使用する。

また，失禁による尿や便，または汗で皮膚が湿っている場合も損傷しやすい。このような場合は，撥水性皮膚保護剤を使用するなど，家族介護者に対するケア方法の提案や指導などを行うことが必要となる。

4) 褥瘡予防とケア

栄養障害（エネルギー・タンパク質低栄養状態）がある場合は，褥瘡発生リスクが高い。個々の在宅療養者の必要栄養素量やエネルギー量を充足するため，栄養アセスメントは欠かせない（第Ⅴ部3章参照）。

①身体計測

体重は，重要な指標であるため，定期的に測定し，BMI（Body Mass Index: 体重（kg）÷身長（m）^{2}）と合わせてその推移を把握しておく必要がある。寝たきりの在宅療養者の場合は，デイサービスや訪問入浴時に測定することが可能である。体重測定が困難な場合は，上腕三頭筋皮下脂肪厚（TSF），上腕周囲長（AC）を測定し，皮下脂肪量や筋肉量の減少に注意することが必要となる。

②食事量の観察

療養者本人や介護者，ヘルパーから食事摂取状況や水分摂取状況を確認する。一見食べているように見えていても体重の減少がある場合は，簡易調査表などを用いて1週間の食事摂取内容を把握し，また，記録が難しい場合は聞き取りを行い，食事・水分量の把握に努める。

栄養管理が必要な状態と判断された場合は，医師に相談し，管理栄養士の居宅管理指導（訪問栄養指導）の活用を検討する。

③十分なエネルギーとタンパク質の補給

必要栄養量の算出は，一般的にハリス・ベネディクトの式が用いられる。経口摂取ができない，もしくは十分ではない場合は，栄養補助食品やサプリメント等使用について検討し，他の栄養経路について医師に相談し，検討する。

5) リハビリテーション

股関節や膝関節の拘縮は，殿部の局所にかかる体圧を高め，褥瘡を発生させる要因となる。不動に対して関節可動域の維持・拡大を図ることを目的に最低1日1回は膝の屈曲・伸展を実施する。自動運動が可能な場合は本人の協力を得，動けない場合には他動運動で行う。麻痺側に痛みや痺れがある場合は，苦痛の程度を確認しながら実施する。また，アセスメントの結果，訪問リハビリテーションの必要性がある場合は，在宅療養者本人と家族に提案し，検討してもらう。

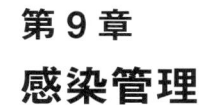

第9章
感染管理

スーディ神崎和代

1 はじめに

　感染管理は歴史的に急性期の病院を中心として発展してきており，在宅看護分野に特化したエビデンス（論拠）に基づいた感染管理方法論や先行研究の数は限られているのが現状である。在宅輸液療法（home infusion therapy）関連感染管理を除くと現時点ではエビデンスが限られている。しかし，一方では新たな医療政策や在宅ケアを望む患者の増加，訪問看護ステーションの整備などを背景にして抗がん剤治療を受けている人や人工呼吸器を装着した人など，複雑かつ重症な患者の在宅ケアへの移行が増加している。背景として，「人ができるだけ自宅で療養をしたい」という従来からの自然な人の希望に加えて，高度な医療機器開発などの技術的側面や経済政策的な要因も考えられる。在宅では器材も対象である一人の療養者のみが使用することが多く，また，看護師を含むケアに携わるスタッフの数も急性期の病院や施設に比べて限られているので，急性期に比較すると在宅での感染によるリスクは低いと考えられるが，感染管理の面から急性期病院から在宅ケアへ移行した際の課題は大きい。

　患者の在宅ケアへの移行に伴い，MRSA（Methicillin-resistant *Staphylococcus aureus* メチシリン耐性黄色ブドウ球菌），VRE（Vancomycin-resistant *Enterococci*：バンコマイシン耐性腸球菌），VRSA（Vancomycin-resistant *S. aureus*：バンコマイシン耐性ブドウ球菌），NDM-1（New Delhi mettallo-beta-lactamase：ニューデリー・メタロベータ・ラクタマーゼ）産生菌などのように増加し続ける強力な多剤耐性菌（MDRO：Multidrug-resistant-organism）による感染の頻度も増えるであろう。抗生物質投与に際してはガイドラインに沿うことは MRSA や VRE などの耐性菌予防につながる。つまり，在宅療養者も抗生物質の適切な投与管理が行われていないと耐性菌増加の可能性が増えるということである。VRE のような比較的新しい耐性菌については完全に解明されていない点もあるが，在宅療養者にもみられる免疫力の低下のある人，人工透析を受けている人，経管栄養の人などはリスクが高いとされている。在宅看護の現場は生活の場でもあるために感染症の中でも特に呼吸器関連感染症（結核，水痘，インフルエンザ）や皮膚感染症（疥癬，シラミなど）の管理は特に注意を払う必要がある。また，免疫力の低下した重症な療養者の在宅療養も増えていることから，感染管理はますます重要な事項となり，在宅看護の現場からのエビデンスにつながるデータや研究もおおいに期待されるところである。

2 在宅看護における感染管理の基本目標

在宅環境における感染管理の基本的目標に以下の３つが挙げられる。
①療養者（患者）を感染症から護ること
②ケア従事者，療養者（患者）の家族，訪問者を含む在宅ケア環境に関わる人たちを感染症から護ること
③上記の２つの目標を可能な範囲で経済的に達成すること
これらの目標はどのようなヘルスケア環境にも共通するものであるが，特に在宅ケアにおいては療養者の生活の場がケアを提供する場でもあることからより重要となり，急性期にはない工夫が必要となる。

3 基本的な感染症の成り立ち

感染（infection）とは病原体が生体内に侵入，定着，増殖し，生体に何らかの病的変化を与える状況を指す。一方，汚染（contamination）は病原体が生体や器物などの表面に付着している状態を指し，感染ではない。感染が成立するには感染源，感染経路，感受性をもつ宿主の３つの要因が必要である。言い換えるとこれらの何れが欠けても感染は成り立たない。

（1）感染源

実際に起こった感染がどこに由来するものかを示すもので，病原巣自体であることが多いが，菌に汚染された食品，食器，水などが感染源となることもある。
在宅環境では個々の療養者がそれぞれユニークな住環境に生活をしていることから，感染源としてはウイルス，細菌，その他の微生物，植物，害虫，小動物など感染症を起こしうる多種多様な感染源が考えられる。

（2）感染経路

感染経路は病原体が病原巣から新たな感受性をもつ宿主に侵入するまでの経路を感染経路といい，接触感染，飛沫感染，空気感染に大別され，伝播経路によりその対処方法も異なってくるので，その違いを以下，簡単に述べる。

1）接触感染

直接接触感染と間接接触感染に分けられる。
①直接接触感染：性交などのように感染源に接触することで発生する。
②間接接触感染：感染源と感受性のある宿主との間のヒトやモノを経て感染が発生する。例としては感染源に触れた後に適切な手洗いをしないで他のヒトに触れ第三者に感染症を起こす場合や，血糖値測定器などのモノを清潔にしないままに他の療養者に使用して感染症を伝播させる場合などがある。

2）飛沫感染

至近距離での直接飛沫感染で，感染飛沫が空気中で乾燥し，浮遊する粒子を吸入して発生する感染や，呼吸系病原体で乾燥に強いものが衣類などに付着し，塵埃として吸入され感染する。約１m以内で伝播が起こることを指し，一般的にマスク使用で予防が可能であるが，2003年のSARS流行と痘瘡の場合は病原菌

が約 2 m 以上離れていたヒトにも伝播したと推測されている。飛沫は従来，5 μm 以上の大きさとされ，空気感染と区別をつけている。

3）空気感染

飛沫が約 1 m 以上離れているヒトへ伝播し，呼吸器系から吸入して感染症を起こす。NIOSH（National Institute of Occupational Safety and Health）認定の N95 以上のレベルのマスク使用が推奨される。結核菌などがその例である。

（3）感受性をもつ宿主

病原体が，宿主に伝播されても必ずしも感染が成立するとは限らない。つまり，感受性のある宿主でなければ感染は成立しない。免疫，遺伝子，年齢，栄養状態などの諸条件により感受性は決まるので，重篤，あるいは免疫力の低い療養者の場合は感染症に罹りやすいと言える。たとえば，集団の中に病原体が侵入した際にその病原体への免疫をもっているヒトが一定割合いる場合，大きな流行にならない場合があることからも理解できる。在宅ケアでは加齢に伴い，あるいは疾患のために病原体への抵抗力の低い療養者が多いことから，感染への感受性の高いヒトが多いとも言える。

（4）在宅看護の対象者と環境の特徴

1）在宅看護の対象者の特徴

近年，特に 2000 年の公的介護保険制度および 2013 年に始動した地域包括ケアシステムの導入以来，ホームの形は多様に変化しており従来の一戸建て世帯だけではなく，高層アパート，グループホーム，小規模多機能施設，有料老人ホームなどがある。在宅ケアを提供する側としても看護師，PT，OT，医師，介護福祉士，ヘルパー，その他の社会資源提供者など，横の連携をもちケア提供をチームで行う点が在宅ケアの特徴でもある。また，在宅看護の対象者は急性期病院とは異なり，幅広い年齢層を対象とし，かつ対象疾患も術後回復，慢性疾患治療，終末期ケアなどと多様であり，感染管理の観点からも在宅看護ならではの工夫や配慮が必要となる。在宅ケア環境では当然，感染の危険はあるが在宅環境における疫学的研究は十分でないのが実情である。

2）在宅環境の特徴

在宅看護における感染管理の明らかな特徴は，在宅環境のコントロールの主導権は療養者でありかつ生活者でもある利用者がもっている点である。看護提供者は療養者の生活圏へ訪問して看護サービスを提供するので，病院や施設に比べて看護者が環境のコントロールを行うことはより困難である。ケアを提供するにあたり，初めに療養者の生活に敬意を払いつつ次のような点をアセスメントする必要がある。

①生活環境清潔度
②室温管理状況
③水道の有無を含む水回り環境
④トイレの整備状況
⑤害虫や小動物の有無　など

3）在宅における感染管理の注意点

在宅環境の特徴を踏まえて，感染管理に際しての主な注意点を次に述べる。

①在宅ケアは専門家以外の家族や友人によって提供される時間の方が長いことから，感染管理，特に手洗いや清潔，清潔な環境維持，感染が発症した際の症状・徴候についての家族・友人への情報提供や教育が重要である。教育を提供する際にはできるだけ物品などを示しながら具体的に説明をし，専門用語を避けることが肝要である。

②看護ケアや教育を提供する際に在宅ケアの対象者，特に長期にわたりケアを受けている慢性疾患療養者やホスピスの対象者の場合は個々の社会的，文化的な信念や習慣に加えて，ケア物品や生活用具の配置についても個々の好みがあることを理解して感染予防を図る必要がある（第Ⅲ部第1章参照）。

③清潔または滅菌状態の物品や消耗品を各家庭へ運ぶ際には汚染を避ける必要がある。対象者宅の環境が清潔ではない場合はプラスティック容器を使用する。物品・消耗品を対象者宅に保管する場合はそれらを使用する前に毎回，汚染されていないか否かの確認が必要である。清潔，または滅菌の状態で使用する必要な物品が破損，または汚染されている場合は使用を避ける。

④廃棄物は汚染しており，感染の可能性があると考えて取り扱う。

⑤使用済みの注射針やランセットなどは貫通しない容器にラベルを貼り，汚染物として法規にそって処分する。

在宅看護における感染管理においては，①病原体の種類・特徴などの感染源の理解，②適切な環境アセスメント・整備を行い，また，適切な手洗いを実施して感染経路の遮断，③在宅看護は他の専門家および家族との連携が必須であるので，感染予防・感染管理にはチームとのコミュニケーション（Eメール，メモ，ケアプラン，電話，チーム会議など）が重要である。

4 標準予防策（スタンダード・プリコーション：Standard Precaution）

1996年に米国CDC（米国疾患対策予防センター：Centers for Disease Control and Prevention）により新たな標準予防策が作成され，米国労働安全衛生局（OSHA：Occupational Safety and Health Administration）がこのガイドラインを正式に認め，感染症に対する標準予防策として世界的に受け入れられており，急性期の医療現場のみならず在宅看護や学校保健の場でも実践されている予防策である。

標準予防策の定義は「感染症の有無や診断名にかかわらず，すべての療養者（患者）に適用されるガイドラインであり，血液，体液，汗を除く排泄物，分泌物，粘膜，創傷のある皮膚，母乳，嘔吐物などには感染の可能性があるものとし，予防策を講じることを指す」，としている（CDC）。

PPE
Personal Protective Equipment の略語で手袋やマスクなどの防護器具を指す。

この標準予防策ガイドラインでは手洗い，防護用具（PPE），患者ケアに用いた器具の取り扱い，環境対策，リネンの処理などについて述べ，また，感染源が環境にある可能性もあることから接触感染（直接，間接），飛沫感染の感染経路を断つことを強調している。

在宅看護では対象者の生活圏の中で活動するため急性期病院では起こりにくい状況が多様な形で発生するので，あらゆる状況の中でも知識に基づいた英断が必要である。また，感染管理のガイドラインや法規の変更に対して敏感になり，遅

れを取らないように正確な情報を得ることが療養者，家族，在宅ケアに当たるチ
ームメンバーを護ることにつながる。

（1）在宅看護における標準予防対策

1）手洗い

　手洗いは最も有効な感染予防対策であり，正しい手洗い方法と適切な頻度の手
洗いで多くの感染症を予防することが可能であることは先行研究が十分に示して
いる。在宅看護ではすぐに流水にアクセスがない状況や看護師が単独でケアにあ
たることが多いので，ケアの途中で席を立ち即手洗いをすることが不可能な状況
が生じる。しかし，療養者を一人にしないために必要な手洗いを避けることにな

手洗い手順 (石けん液) ©SARAYA CO., LTD.

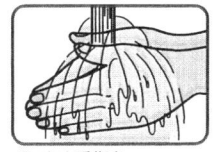 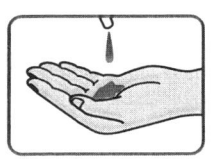 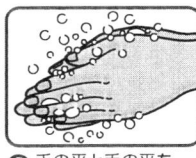 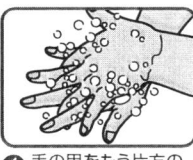 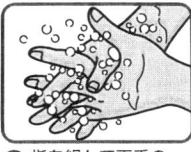

❶ まず手指を
流水でぬらす
❷ 石けん液を適量
手の平に取り出す
❸ 手の平と手の平を
すり合わせ
よく泡立てる
❹ 手の甲をもう片方の
手の平でもみ洗う
（両手）
❺ 指を組んで両手の
指の間をもみ洗う

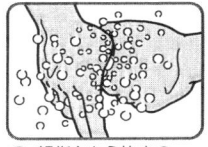 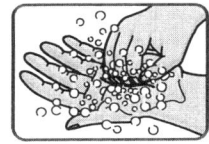 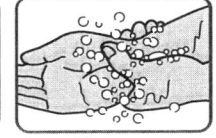 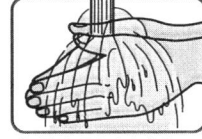 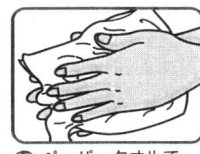

❻ 親指をもう片方の
手で包みもみ洗う
（両手）
❼ 指先をもう片方の
手の平でもみ洗う
（両手）
❽ 両手首まで
ていねいにもみ洗う
❾ 流水でよくすすぐ
❿ ペーパータオルで
よく水気をふき取る

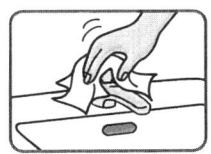

⓫ そのペーパータオルで
蛇口を閉める

手指消毒手順 (アルコール消毒液) ©SARAYA CO., LTD.

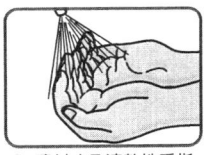 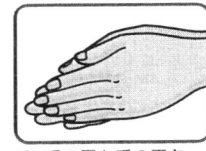 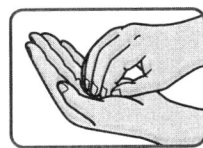 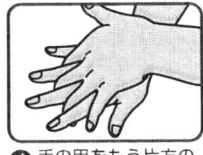 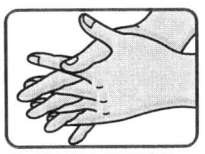

❶ 噴射する速乾性手指
消毒剤を指を曲げな
がら適量手に受ける
❷ 手の平と手の平を
こすり合わせる
❸ 指先、指の背を
もう片方の手の平で
こする（両手）
❹ 手の甲をもう片方の
手の平でこする
（両手）
❺ 指を組んで両手の
指の間をこする

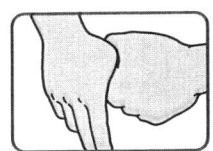 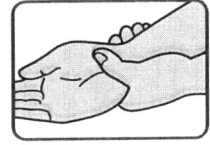 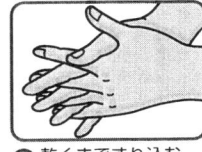

❻ 親指をもう片方の
手で包みねじり
こする（両手）
❼ 両手首まで
ていねいにこする
❽ 乾くまですり込む

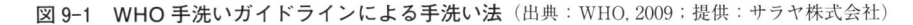

図 9-1　WHO 手洗いガイドラインによる手洗い法（出典：WHO, 2009；提供：サラヤ株式会社）

っては療養者と看護師の両者に感染の危険を及ぼす可能性が大きい。在宅における手洗いの基本姿勢は目に見えて汚れているときは流水と石鹸で手洗いを施行し，汚れがなければアルコールベースの手指消毒剤（Alcohol-based hand rub）（CDC, 2007）を使用する。

手洗いの基本は石鹸を用いての流水による手洗いであるから，米国の在宅看護の現場では手指消毒剤を2回使用したら，3回目に手洗いが必要な場合は流水と石鹸での手洗いを指導している事業所が多い。必要に応じて7.5％ポビドンヨードスクラブ（スクラブとは"こする"の意味）や4％グルコン酸クロルヘキシジンスクラブなども流水と共に手洗いをする時に使用する。ここでは2009年に出された世界保健機関（WHO）の手洗いガイドラインに沿った流水による手洗いとアルコールをベースとしたハンドジェルを用いての手の清潔方法を図に示す（図9-1）。

在宅看護師は常時，療養者宅にいるわけではないので療養者・家族への手洗いについての指導を行い，可能であればアルコールベースの手指消毒剤の常備を薦める。手指衛生の適用ガイドラインを示す。

・目で見て汚れている場合，血液などの体液で汚れている場合，トイレを使用した後は流水と石鹸で手を洗う。
・クロストリディオイデス・デフィシル（*Clostridioides difficile*）などの芽胞形成病原体への暴露が疑われる場合は流水と石鹸で手を洗う。病原菌の有無にかかわらず下痢などの症状がある場合は流水と石鹸で手を洗う。
・訪問時と訪問を終えた時には流水と石鹸で手を洗う。
・下記のような場合は流水と石鹸，またはアルコールベースの手指消毒剤で手指の衛生を保つ。また，表9-1には通常の手洗いと消毒を目的とした手洗い

アルコールベースの手指消毒剤
手指に付着して生きている微生物菌を少なくするために手指に擦り込んで使用する消毒剤で60-90％のエタノール，またはイソプロパノールを含んでいる。

Clostridioides difficile
（*Clostridium difficile* から再分類されたが，*Clostridium* と記す文献も多い。*C-diff* と呼ばれることが多い）常在菌であるが高齢者や抵抗力が低下している場合，下痢や大腸炎の症状を起こし，重篤になることもある。

表9-1 手洗いの要領

通常の手洗い	流水と普通の石鹸	汚れと一過性微生物菌の徐去	手と指の表面	15秒
消毒	流水と抗菌石鹸（ポビドンヨードスクラブ，グルコン酸クロルヘキシジンスクラブなど	一過性微生物菌の除去・低減と常在菌を低減	手と指の表面	15秒
消毒	アルコールベース手指消毒剤	一過性微生物菌の除去・低減と常在菌を低減	手と指の表面	乾操するまで

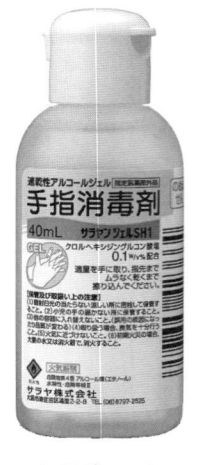
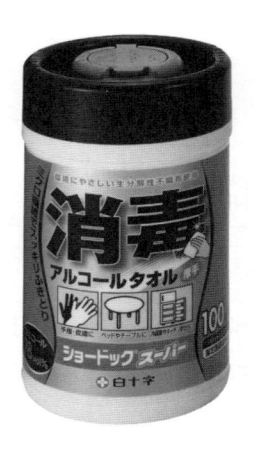

図9-2 ハンドジェルとアルコールタオル（写真提供：サラヤ株式会社・白十字株式会社）

の相違を示す。
- ・侵襲的機材を使用する場合（手袋をしているか否かにかかわらず）
- ・正常ではない皮膚（例：創部），粘膜，滲出液などに触れた場合
- ・手袋を外した時
- ・異なる部位に処置を行う場合（例：両眼に点眼をする場合，右目から左目へ移る場合）
- ・汚染されている可能性のある器材などの無生物の表面に触れた場合

2）器具・物品

　米国の在宅看護では使い捨て（ディスポーザブル）物品の使用が一般的であるが，日本の在宅看護現場では必ずしも使い捨て物品が揃っていない現状がある。したがって，対象者の生活に合わせた工夫が必要である。

　在宅看護で必要な防護用具（PPE）について下記に述べる。防護用具は療養者・家族を感染源となる微生物から保護する役目を担うと同時に看護サービス提供者を保護する役割を果たす。つまり，防護用具を適切に用いて感染経路を遮断することで感染伝播を防止する。

①療養者宅での物品管理
- ・乾燥した安全な場所に保管する。
- ・保管場所は一定にし，看護師や療養者・介護者の共通認識とする。
- ・物品を補充する前に各物品に破損・汚染がないこと，使用期限期日などを確認する。
- ・療養者や家族が認知症である場合や幼い子どもがいる場合には手が届かない安全な場所に保管する。

②使い捨ての清潔な手袋・滅菌手袋
- ・標準予防策に基づいてすべての血液，体液，分泌液は感染の可能性があると考えて，使い捨ての手袋を用いる。
- ・接触感染の可能性がある場合は必ず手袋を使用する。
- ・各処置後，および療養者間では手袋の交換が必要である。
- ・手袋使用後は必ず手洗いをする。
- ・尿路留置カテーテルの挿入などのように滅菌的な処置が必要な場合は非ラテックス性の滅菌手袋を用い，再使用はしない。

　一見，浪費に見える場合もあるが，適切な手袋の使用をしなかったために感染が拡大して療養者が重症化する場合や家族や在宅看護師が感染する場合がある。適切な防護用具の使用をしないと感染症による経済的負担の増加や QOL（生活の質）の低下は甚大になる可能性がある。

③食器洗いなどに使用する厚めのゴム手袋（ユティリティ手袋）
- ・オムツの処理など一般的な処理をする場合や器材の手入れをするために再使用が可能な手袋を用意しておくと便利である。

④血液や体液がこぼれた際に使用する消毒薬
- ・各事業所で認められた消毒剤を使用するが，結核菌や B 型肝炎ウイルスに効果的な消毒剤を用いる。たとえば，5.25％次亜塩素酸ソーダ（漂白剤）と水を 1：10 の割合で薄めて使用する。市販されている塩素系漂白剤（ハイター）をリネンの消毒に使用する場合は 0.05-0.1％に薄めて使用する。

⑤マスク
- ・CPR などの緊急時に備えて使い捨ての CPR 用マスク，フェイスシールド，

ゴーグル（フェイスシールドは顔全体を覆い，ゴーグルは目の部分を覆う），N95 マスク，防水エプロン（ガウン），靴カバー，キャップ，着替え用ユニフォームなどをキットにして車などに常備しておく。

・結核の療養者の看護をする場合は公的機関（米国の場合は NIOSH：National Institute of Occupational Safety and Health）により認定されたレスピレーターを「フィットテスト」を受けたうえで用いる（フィットテスト：顔の骨格に合っているか，空気の漏れがないかを確認して適切なサイズのレスピレーターを選択する方法で，痩せたり，鬚を蓄えたりしたら再度，サイズ調整が必要となる）。

⑥液体石鹸・アルコールベース手指消毒剤・皮膚保護用ローション

・石鹸は抗菌性があるか否かにかかわらず使用後に適切な管理がなされないと汚染される可能性がある（CDC，http://www.cdc.gov/）。したがって，管理が容易な液体石鹸が適切である。

・やむを得ず固形石鹸を使用する場合は，石鹸入れに水が溜まらないように清潔を保つようにする。

・固形石鹸は手洗いの途中や後に汚染されやすいので手が自由にコントロールできる液体石鹸が望ましい。

・液体石鹸を同じ容器で継続的に使用する場合は石鹸を使いきった後，容器を洗い，乾燥させた後で液体石鹸を詰め替える。途中で液体石鹸を追加することは避ける。

⑦ペーパータオル・ビニール袋

・使い捨てのペーパータオルは汚物処理や手洗い後の乾燥などに使用頻度が高い。

・密封可能なシール付き（ジップロックバッグ）は検査物の運搬，医療関係の消耗品，汚染した包帯や使用済の手袋を入れるのにも便利で使用頻度が高い。

⑧貫通したり漏れたりしない容器

・バイオハザード（病原微生物など）を確実かつ安全に運搬するために外側に「バイオハザード」と明記して使用する。

⑨注射針用容器

・使用済の注射針やランセットなどを安全に持ち運びし，血液や体液へ触れる危険性を軽減するために必要である。米国の場合は誰でも容易に認識できるように（看護師だけではなく，廃棄に関わる担当者も）赤色で蓋付きかつ針などが貫通しない材質の認定を受けている容器を用いる。日本の在宅看護の現場ではガラス製の容器などに「使用済針廃棄容器」などと明記して使用する場合もある。

・容器に 3 分の 2 以上は入れない。

・注射針を使用した後は針刺し事故を防ぐために「リキャップを避ける」「片手で処理する方法（one-hand-method）」の教育が大切である。

⑩器材・物品用バッグ（ナースバッグと米国では呼ばれている）

・石鹸と水で簡単に清潔が保てる材質のものとする。

⑪滅菌水の入ったボトル

・誤って目に病原菌が触れたり，入ったりした時に即座に目を洗浄するために常備する。

⑫血液スピルキット

・血液が床にこぼれた（落ちた）際の血液除去に使用する最低限必要なキットにはユティリティ手袋（厚手のゴム手袋），ペーパータオル，プラスティッ

クバッグ，市販の漂白剤 1 に対して水 10 に薄めた消毒剤，などを含む。

・上記の漂白剤を薄めて作る消毒剤は時間と共にその効能を失うので定期的に作り替える必要がある。

・使い捨ての必要物品が入ったキットも販売されているので訪問時に手元においておくと緊急時に便利である。

・血液が落ちた床を液体石鹸と水で拭いた後に消毒剤でさらに拭く。

⑬**ユニフォーム**

・汚染した場合に備えて着替えのユニフォームを一着，常備しておくと便利である。

・血液や体液で汚染した場合，他の家族の洗濯物とは別に高温の湯で 25 分間洗濯する（色に影響しない漂白剤や洗剤を使用）。

⑭**在宅看護で使用するその他の消毒剤**

　・漂白剤

　・過酸化水素水

　・沸騰した湯

　・高温の石鹸水

　・フェノール（ライソール）

　・アルコール（70％）

　・酢酸（白酢）

　しかし，消毒をしたい物品によっては錆びたりする場合があるので対象物によってどの消毒剤を用いるかを選択すべきである。たとえば，漂白剤は金属を錆びさせる場合があるが血液や体液を消毒するのには適している。酢酸は呼吸器関連の器材を消毒するのに使用されることがあるが，先ずはメーカーのガイドラインに沿うべきである。聴診器（特にベル部分），血糖測定器，検温器，体重計（小児用で他の療養者にも使用する場合），はメーカーのガイドラインに沿って定期的に消毒をする。

⑮**療養者・家族の洗濯**

・急性期と同様にリネンや衣類はできるだけ静かにまとめて埃や病原菌が空気中に散らないように処理する。

・血液や体液で汚染されているリネン・衣類は他のものと分けて別に洗濯をする（上述のユニフォームの洗濯参照）。高温の石鹸水と漂白剤（1：10 の割合で水で薄める）で，必要であれば 2 回洗う。洗濯終了後は洗濯槽を空で洗い，血液や体液が洗濯槽内に残らないようにする。

・漂白剤を使用する場合は必ずユティリティ手袋（厚めのゴム手袋）を着けることを家族や介護職者へ指導する。

・看護師が直接，療養者のために洗濯をすることは稀であるので療養者・家族への教育が大切である。

3）在宅看護師としての心得

　血液・体液・分泌物による感染の可能性のある療養者の在宅環境では次のような点について注意を払い，行動することが肝要である。

・コンタクトレンズの入れ替えなど眼に触れるような行為をしない

・口紅を塗るなどの行為をしない

・飲食をしない

4) トイレ

- 感染症に罹っている療養者と家族がトイレを共有する場合，トイレの取手などは直接に触れないでトイレットティシュを使って触れるように指導する。
- また，トイレを使用後は10％の漂白剤でトイレ消毒をするように指導する。

5) ペット

　ペットの排泄物や毛に病原菌が常在することがあり，療養者の免疫力が低下している場合，感染の原因になる場合がある。たとえば，エイズ（AIDS）の療養者には鳥かごや猫の排泄物の処理などは行わないように指導する。

6) 予防接種

- 在宅看護師は法により定められている予防接種を事前に受けること。
- 療養者が感染症に罹患している場合，妊娠をしている看護師への配慮が妊娠時期・状況に応じて必要である。
- 在宅看護師の家族（子ども）が感染症に罹患している場合の勤務調整は重要であり，特に療養者の免疫が低下している場合は危機管理の面からも軽視してはならない。

7) 在宅看護事業所

　全職員への感染に関するオリエンテーション，定期的な感染予防・管理に関する継続教育を行うことが重要である。特に新興感染症である新型インフルエンザ，SARS など十分な科学的情報がない場合，あるいは公的機関からの明確なガイドラインを十分に学習していない場合などには，事業所で正確な情報提供を行い，必要に応じて感染管理・予防のマニュアルの更新，技術指導などを行い，療養者や家族への教育や情報提供も事業所の担う役割の１つである。

8) 在宅療養者に起こりやすい感染症

　在宅療養者に起こりやすい感染症の主な症状について述べる。

①尿路感染（UTI）

感染リスクが高く，発生頻度も多い

症状：培養がプラス

または下記の症状の内，２つが認められる。

- 熱が38℃以上あるか，寒気がある
- 下腹部や脇腹に新たな痛みがある
- 尿の色などの性状に変化がある
- 精神的，あるいは行動に異常がみられ，すでに異常があった場合もさらに悪化する

②褥瘡部位や術後創などの感染症

リスクが高く，発生頻度も高い

症状：培養がプラス，または下記の症状の１つがある

- 創が化膿している
- 皮膚が化膿している
- 軟部組織が化膿している

化膿していない場合は下記の症状のうち４つ以上の症状がある場合，

- 38℃以上の熱がある

・精神的，あるいは行動に異常が見られ，すでに異常があった場合もさらに
悪化する
・部位に熱感がある
・部位に発赤がある
・部位に痛みがある
・部位からの浸出液がある・増える

9）留置カテーテルの管理
・滅菌でカテーテルシステムが完全に閉鎖していること（closed system）を
確認する。
・カテーテルが機能していることを確認する。
・蓄尿バッグがつねに膀胱より下に位置していることを確認する。

10）胃瘻と感染管理
・胃瘻の挿入部周辺に発赤などの炎症や感染症状が見られる場合は毎日消毒を
する。
・周辺に肉芽形成が始まらないように軽くチューブを引っ張って胃瘻部の消毒
をする（チューブ抜去につながるので絶対に力を加えないことは大切であ
る）。

11）人工呼吸器回路の管理
　VAP（人工呼吸器関連肺炎，Ventilator Associated Pneumonia）が発生すれ
ばICUへの入院が平均6日増えるとされ，経費としては1回発生すると平均
200-400万円の医療経費が増えると言われている。大方の人工呼吸器回路から検
出されるのは鼻咽頭に常在している細菌であるので回路交換は最低限度にとどめ，
むしろVAP予防には適切な口腔ケアをすることが効果的である。CDCのガイ
ドライン（2003）の概要を下記に述べる。
・回路が破損した時，汚染した時，機能していない時のみ交換する。
・チューブの中に溜まった凝縮液を定期的に除去する。その際，療養者の方へ
凝縮液が落ちないように注意する。
・適切な口腔ケアを行う。
・粘膜や分泌物に触れる可能性がある場合，使い捨ての手袋を用いる，また，
前後で坑菌石鹸と流水による手洗い，またはアルコールベースの手指消毒剤
で手の清潔を保つ。

12）口腔ケア
　口腔ケアにはいくつかの目的があるが適切に口腔ケアが実施されないと口腔内
で発生した感染原因となる細菌の定着を促進し，その細菌数を増加させる。それ
らの細菌が人工呼吸器などの使用や誤嚥などの理由で呼吸器系下部へ移動すると
肺炎になる可能性が高くなる。感染症予防の口腔ケアは歯垢や口腔内分泌物の除
去をし，清潔な口腔環境を保持することにつきる。第一の予防策はケアを開始し
た時のアセスメントであり，このアセスメントが定期的に行われていないと看護
計画に組み込まれている可能性は少ない。当然ながら口腔ケアが意図的に組み込
まれていないとケア実施の可能性は低い。VAP予防として，口腔浄化を目的と
した局所抗菌薬の日常的な使用については十分なエビデンスがそろっておらず未

解決である。消毒薬としてはポピドンヨードの使用が多いが口内炎や舌苔が多い場合など状況に応じてケアを工夫すべきである。

感染症を引き起こしやすい口腔環境の特徴を次に示す。
・歯垢
・発赤・出血・腫脹などの炎症を示唆する症状
・歯周ポケットの存在（食物残渣が溜まりやすい）
・唾液量低下（口腔内乾燥）
・口腔粘膜の損傷
・食物残渣
・虫歯・う蝕歯

口腔ケアの要領を以下に示す。
・VAP 予防の口腔ケアは 2-4 時間ごとに行い，吸引カテーテルは閉鎖式を使用
・標準予防策を遵守
・軟らかい歯ブラシで歯，歯肉，舌，口蓋，頬粘膜のブラッシング
・片麻痺がある場合，ケア提供者は健側に立ち，顔を健側に向けさせ誤嚥防止のための声かけ実施
・唾液や食物残渣は丁寧に拭き取り除去
・歯磨き剤を洗浄用シリンジやスワブを使用して歯磨きを行い，非アルコール性の薬液や水で洗い流し，療養者が含嗽（うがい）をできない場合は吸引が必要
・意識障がいがある場合は療養者の表情や上肢の動きに注意しながら実施（手をかまれる場合がある）
・凝血や舌苔の無理な除去の回避
・含嗽水は微温湯でよいが，口腔内が粘性であれば重曹水も使用可
・口腔内に適度の潤いを保つためにオーラルバランスのようなジェルを塗布（手袋に馴染ませて指先で塗布すると良い）
・唇にワセリンを塗布して潤いを保持すると同時に唇を保護
・歯ブラシは 3-4 か月ごとに交換

13）感染症関連計算式

①発生率（incidence rate）：一定期間内に感染症に曝露した人口（a）に対する一定期間に新しく発生した感染症例数（b）の割合を示す。

$b/a \times 100 =$ 発生率（罹患率と同義）

例：A医療機関で 2012 年 6 - 8 月の間に新たに 10 人の VRE 陽性患者が認められ，同じ期間（2012 年 6 - 8 月）のA医療機関の患者数が 890 人だとすると

（$10 \div 890$）$\times 100 = 1.123$⋯. となり，発生率は 1.12％となる。

②有病率（prevalence rate）：一定期間に存在するすべての感染症例数のことであり，期間有病率と点有病率の 2 つがある。

例：A医療機関で 2012 年 1 - 5 月の間に MRSA 陽性患者が 20 人おり，同じ期間の入院患者数が 1000 人であったとすると，

（$20 \div 1000$）$\times 100 = 2$％（期間有病率）

例：A医療機関で 2012 年 6 月 1 日に MRSA 陽性患者が 3 人おり，同日の入院患者が 300 人であったとすると，

（$3 \div 300$）$\times 100 = 1$％（点有病率）

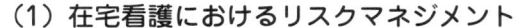

第10章
リスクマネジメント

門脇睦子

（1）在宅看護におけるリスクマネジメント

　リスクマネジメントは，事故（インシデント，アクシデント）を起こさないようにする活動であり，一連のプロセスである。事故は，それを起こした当事者だけではなく，関係する多くの人々が巻き込まれ，周囲のすべてのことに影響を及ぼす。療養者・家族は傷害を被り，看護師は信頼を失い風評が起こり，社会的信用を失うと施設の経営にまで大きく影響していく。

　また，事故当事者の精神的ダメージが大きいと，看護師としての立ち直りの機会を失うことにもつながる。

　事故予防の対策と，不幸にして事故が発生した場合の事故処理対策を行うリスクマネジメントの必要性は大きく，組織の中で日常的に取り組む必要がある。

　在宅看護の事故で最も多い内容は，看護師が自ら運転をし，居宅を訪問することによる交通事故である。医療事故・ケア事故としては，療養者の転倒，移動の援助時の事故（擦過傷や打撲），導尿などのカテーテル操作での出血などがある。また，それ以外の事故として，訪問バッグの盗難，療養者宅の物損事故，報酬請求に係る事故などがある。

（2）ヒューマンファクター

　在宅看護の現場において，訪問者は基本的に1人である。「大丈夫？」と声をかけてくれる仲間はその場にはいない。ヒューマンファクター（人的要因）を理解して，予防はできると意識づけすることが大切である。ヒューマンファクターには，心理的要因・生理的要因・身体的要因・病理学的要因・薬理学的要因・社会心理的要因に分けられる（表10-1）。

（3）インシデント

　リスクマネジメントのプロセスは問題解決技法に則った思考である。まず，インシデント・アクシデントレポートによりリスクを把握し，背景要因を分析する。そして，リスクへの予防対策を検討し実施したうえで再評価を行う。軽微な事故やニアミス体験を丁寧に記録して情報を集めることによって，事故に発展する可能性のある問題点を把握することができる。つまり，インシデント・アクシデントレポートはリスクマネジメントにおいて欠かすことのできない大切な出発点である。

　北海道総合在宅ケア事業団で書かれているリスク（ヒヤリハット・事故）レポートを紹介する（図10-1，図10-2，図10-3，表10-2）。インシデントの内容だけではなく，ケアの経過も記載し，1つの原因にだけ執着するのではなく，原因として考えられるポイントをすべて検討する。再発・未然予防の改善策は，実現可能な内容を具体的に行動レベルで記載する。

　心に留めておくことは，書かれたレポートからすべてを読み取ることは難しい

表 10-1　交通事故における典型的な事故とヒューマンファクターの要因

（出典：黒田　勲，2001，失敗を活かす技術，河出書房新社）

ヒューマンファクター	要因の内容	典型的な事故
心理的要因	①油断，緊張の緩み，安堵感 ②慣れ，マンネリ ③思い込み，決めつけ ④過信，自己顕示，リスクテイキング ⑤漫然，ぼんやり，考えごと ⑥錯覚，錯視 ⑦イライラ，カッカ，怒り ⑧急ぎ，焦り ⑨パニック，不安，恐怖 ⑩面倒，手抜き，省略 ⑪注意の偏り ⑫甘え，依頼心	①帰り際，通り慣れた道での事故 ②安全不確認，注意不足による事故 ③「だろう運転」による事故 ④スピードの出し過ぎによる事故 ⑤前方不注意による事故 ⑥停車車両への追突事故 ⑦車間距離不足による事故 ⑧危険の発見遅れによる事故 ⑨急ブレーキ，急ハンドルによる事故 ⑩安全不確認，一時不停止による事故 ⑪直近の交差点を見落としての事故 ⑫「～してくれるだろう」が原因の事故
生理的要因	①疲労，過労 ②睡眠不足，居眠り ③空腹 ④満腹	①反応の遅れ，注意力不足による事故 ②居眠り運転による事故 ③コンビニなどを探す脇見運転による事故 ④眠気を催してのぼんやり運転事故
身体的要因	①視力の低下（加齢） ②聴力の低下（加齢） ③身長の低さ	①信号などの見落とし，見誤りによる事故 ②緊急車両の接近に気づかないでの事故 ③ドライビングポジションが原因の事故
病理学的要因 ＊心身疾患等の要因を含む	①風邪，発熱，腹痛など ②健忘症，認知症，統合失調症など ③睡眠時無呼吸症候群 ④白内障，緑内障 ⑤強いストレス	①運転操作の間違いによる事故 ②物忘れによる事故，高速道路の逆走事故 ③居眠り運転による事故 ④物の見誤り，まぶしさによる事故 ⑤睡眠不足，集中力低下による事故
薬理学的要因 ＊アルコール等の要因を含む	①風邪薬，高血圧などの治療薬 ②飲酒，二日酔い	①眠気，めまいなどによる事故 ②無謀運転，判断ミスによる事故
社会心理的要因	①悩み，葛藤，家庭不和，経済問題 ②転職，転属，転居など ③交通パートナーとの関係	①運転中の考えごとによる事故 ②慣れない道での運転による事故，子どもの飛び出し，高齢者の歩行速度の遅さを予測しないことによる事故

点である。管理者が人を育てる視点で配慮をもって当事者にインタビューすることが必要である。

（4）事故対応マニュアル（医療事故・ケア事故の場合）（北海道総合在宅ケア事業団）

①緊急度・治療の必要度判断

・生命の危機を優先し基本的に受診をすすめる

・痛み，皮膚変化など観察，絶えず言葉をかけ言葉で本人の変化の有無確認

・本人の同意を得ながら対処する

「○○が痛いのですね（部位を具体的に）」

「○○なので（理由）△△で（手段）病院に行って先生に診ていただきましょう」

・分かりやすい言葉を選び，相手に伝わる言葉と態度で対応する

・往診，受診による検査，処置が必要か迷う場合，判断が難しいときは主治医，所長に相談する

リスク（ヒヤリハット・事故）レポート

記載年月日　平成　　　年　　月　　　日
所　　属　　　　　　訪問看護ステーション
職　名
氏　名

利用者 氏名				様	住所		
生年月日	MTSH　　　年　　月　　　日　　　歳				電話番号		
訪問看護契約日	平成　　年　　月　　日　　未契約			かかりつ け医	病・医院名		
主たる傷病名					氏名		
介護度	支援（1・2）介護（Ⅰ・Ⅱ・Ⅲ・Ⅳ・Ⅴ）非該当			介護支援 専門員	事業所名		
自立度/認知	ＪＡＢＣ ／ Ⅰ　Ⅱ　Ⅲ				氏名		

現在利用している サービス種別	□居宅支援　□訪問介護　□通所介護　□通所リハビリテーション　□住宅改修 □訪問入浴　□福祉用具貸与　□福祉用具購入　□短期入所療養介護 □短期入所生活介護　□その他（　　　　　　　　　　　　　　　　　　　）

何がありましたか

発 生 日 時	平成　　年　　月　　日　　（午前　午後）　　　時　　　分
発 生 場 所	
発生に気づいた日	平成　　年　　月　　日　　（午前　午後）　　　時　　　分
※経時的かつ具体的に記載する	

どのように対応しましたか

対応状況	※日時・対応者を明確に記入する。受診・治療を要した場合は医療機関名を記載する。				
機関 受診医療	病院名		主治医		
	受診後の結果（損傷の有・無）診断名 　　（治療の有・無）・治療なし　　・当日で終了　　・継続的な治療 　　　　　　　　　　・その他（　　　　　　　　　　）				

リスク発生に伴い連絡した、主治医、事業所・関係機関名		連絡日時	月　日　時
		連絡日時	月　日　時
		連絡日時	月　日　時
		連宅日時	月　日　時

・家族への連絡・説明 （連絡した家族の続 　柄・説明内容を記載）	
事故直後の管理者の対応	

図 10-1（1）　リスク（ヒヤリハット・事故）レポート

（出典：北海道総合在宅ケア事業団，2002，2010，リスクマネジメントマニュアル　許諾を得て転載）

対応の結果	対応に関する管理者の意見　　　　　　　　　　　　　　　　　　　　　　　　　　記載年月日　　平成　　　年　　　月　　　日
	【損害賠償発生の有無】　有・無 【傷害・損害を受けたものの状況】完治・その他（　　　　　　　　　　　　）

どうして起こりましたか	リスク等が発生した要因 （複数選択可）	□ 情報不足　□ 知識不足　□ アセスメント不適切　□ 看護計画の不備 □ 信頼関係の偏り　□ 看護技術の不適切　□ 看護技術の未熟　□ 予測性の甘さ □ 連絡の不備　□ 調整の不備　□ 確認の不備 □ その他（　　　　　　　　　　　　　　　　　　　　　　　　　　　）
再発・未然予防の改善策は		※　具体的に行動レベルで記載する 　　　　　　　　　　　　　　　　　　　　記載年月日　　平成　　　年　　　月　　　日
	事業所内の周知状況 （複数選択可）	□ 口頭報告　　　□ 書面報告　　　□ カンファレンスでの検討 □ その他（　　　　　　　　　　　　　　　　　　　　　　　　　）

リスクの種類	□　ケア上のリスク　□　物損　□　連絡調整　□　その他（　　　　　　）
リスクの影響 （複数選択可）	□利用者への不利益　□家族への不利益　□サービス事業所への不利益 □訪問看護ステーションの不利益　　　　□その他（　　　　　　　　　　　）
リスクのレベル	0　　　　1　　　　2　　　　3　　　　4　　　　5

【改善策の実施状況の評価：発生後6ヶ月】

利用者の状況・改善策の効果・実施状況など   　　　　　　　　　　　　　　　　　　　　　　　　　記載日　平成　　　年　　　月　　　日

　　　　　　　　　　　　　訪問看護ステーション　管理者氏名　　　　　　　　　　　印

【本部における対応】※本部記載欄

□　事務局回覧　□　ステーションと調整し解決支援　□　安全管理委員会開催　　　回 詳細   　　　　　　　　　　　　　　　　　　　　　　終結日　記載者　　　　　　　　　㊞

図 10-1（2）　リスク（ヒヤリハット・事故）レポート

（出典：北海道総合在宅ケア事業団，2002，2010，リスクマネジメントマニュアル　許諾を得て転載）

事故報告書（北海道総合在宅ケア事業団）

_____訪問看護ステーション

自車両	登録番号	－	（ST 車・個人車）		車種	
事故日	平成　　年　　月　　日　午前・午後　　時　　分頃					
事故発生場所						
事故の種類	業務中・通勤途上・業務時間以外 物損（単独・相手有り）人身（有・無）　人的損害の概要_____ 当方同乗者　（　無　・　有（氏名・関係　　　　　　　　　　　　　　　） ）					
届出警察	警察　　　交番（担当　　　）　届出日　平成　　年　　月　　日					
相手	運転者氏名　　　　　　　　　（　　歳）					
	住所　　　　　　　　　　　　　　　TEL（　　）　－					
	登録番号　　　－　　　車種　　相手保険会社　　　　　担当					
	相手修理工場　　　　　　　TEL（　　）　－　　担当					

事故状況を必ず図解でお願いします。

	損傷部	事故状況及び原因（詳細に）
	自車	
	相手車	
道幅、標識、標示、信号等わかる範囲で記入して下さい。		

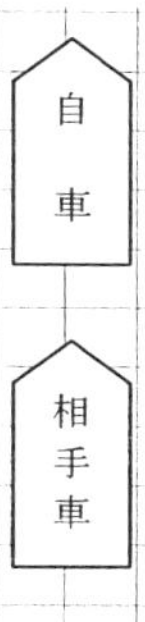

破損個所等（詳細に）

事故直後の処置

上記内容に対して管理者の意見

_____訪問看護ステーション　　所長　　　　　　印

上記のとおり報告致します。

平成　　年　　月　　日

　　　　　　　　訪問看護ステーション

当事者氏名_____印

事業団本部使用欄

修理費実費　　　　　　　円　過失割合　　　　％

図 10-2　事故報告書（出典：北海道総合在宅ケア事業団，2002，2010，リスクマネジメントマニュアル　許諾を得て転載）

事故報告書（報酬請求に係る事故）

提出年月日 平成　　年　　月　　日

発見した日	年　月　日	発生場所	訪問看護ステーション
報酬種類	□ 訪問看護介護給付費　　　□ 訪問看護療養費　　□ その他		
第一発見者	身分	□ 常勤　　□ 嘱託　　□ 第2種非常勤　　□ 第3種非常勤	
	職名	□ 所長　　□ 副所長　□ 主事　　□ その他（　　　　　　　　　　）	
	氏名		
管理者への報告日	年　月　日　時頃	該当利用者氏名	
事故内容	種　類	□ 利用者自己負担分　　□ 公費負担分　　□ 保険請求分　□ その他	
	提供年月		
	誤った請求内容・金額		
	正しい請求内容・金額		
事故原因			
事故後の対応			
今後の具体的な防止策	対応の種類	□ 実績の取下げ　　□ 再請求　　　□ 返金　□ その他	
	職員への周知・共有	いつ・どんな内容で周知共有したか	
	確認事項	発生予防のために、今後確認していくべき事	
管理者の意見	訪問看護ステーション　　所長　　　　　　　　　印		
事務局記入欄	最終処理確認日　平成　　年　　月　　日　　確認者名		

図 10-3　事故報告書（報酬請求に係る事故）

(出典：北海道総合在宅ケア事業団，2002，2010，リスクマネジメントマニュアル　許諾を得て転載)

表 10-2　リスクのレベル（出典：北海道総合在宅ケア事業団，2002，2010，リスクマネジメントマニュアル　許諾を得て転載）

レベル	内容・状況	報告先	例
5	利用者の死亡，死亡の危険性あり治療中	事務局	入浴介助中に，転倒し頭部を打撲した。翌朝，意識低下，呼吸抑制があり，救急車で搬送された。頭部打撲による急性硬膜下血腫が認められ，血腫除去等の治療をするが死亡した。
4	事故により心身への影響が生涯残存する	事務局	介助歩行で，入浴中に転倒。受診の結果，大腿骨頸部骨折があり，入院加療した。8 週間後骨折治療は終了したが，歩行困難となり，車椅子を使用するようになった。
3	入院治療により完治	事務局	リハビリ中に転倒。肋骨を骨折し入院し安静加療した。6 週間後，レントゲン撮影で完治し退院した。後遺症はなかった。
2	通院治療により完治	事務局	入浴介助の際に転倒して，下腿に傷ができた。外来を受診し縫合した。1 週間で抜糸して，創傷部は完治した。
1	事故は起き，治療の必要はなかったが観察と配慮を要す。	事務局	転倒したが身体的に異常はなかった。たとえば通院治療を要しない程度の皮膚剥離や爪きり後に出血してプラスターを貼付した。
0	間違ったことは発生したが利用者には実施されなかった。	所長	服薬寸前：間違って薬をセットしたが，服薬前に気付き，正しくセットをやり直した。転倒寸前：滑りやすい浴室なのに配慮せず転倒しそうになったがとっさに支え，転ばなかった。

②家族に状況を説明
・分かりやすい具体的な言葉で簡潔に説明し，今後の対応について同意を得る
③主治医および所長に報告と相談
・判断に迷う時，1 人で対処できそうにないと疑問に思うときは，速やかに所長，主治医に相談する
・主治医の指示にて経過観察となり支援を続行する場合，利用者の通常の状態との比較をしながら介助，終了時の状態をアセスメントする
④利用者への必要な対応
・受診対応時：入院・外来受診先への連絡，指示を受け，移送手段の選択，必要物品の準備，必要時同行
・経過観察と判断したとき：家族，本人が困らないように観察内容，連絡を要する症状を具体例で説明する。連絡先を確認する

第11章
在宅看護と質の改善

スーディ神崎和代

在宅看護師は1人で利用者の生活の場に赴き，病院とは異なる責任を担い活動する。対象者へ質の良い看護ケアを経済的に提供することが在宅看護師の責務の1つであり，つねに「質の改善」の意識が大切である。在宅看護は基本的には，①外的要因（組織外で定められている法律，規則，介護保険システムなど），②内的要因（提供しているケアの質と療養者・家族のケアに対する認識，組織内人事・情報管理など），③組織内の質の改善プロセス・システムの3つの要因に囲まれており，「質の改善プロセスやシステム」は効果的な在宅看護の提供には重要な要因である。在宅看護師は提供する在宅看護サービスの内容や提供方法，社会資源の活用方法などについてつねに「改善」を意識して活動する必要がある。それには「改善が必要な課題発見力」「発見した課題を改善する手法」「改善案を定着させる力」が必須となる。

1 在宅看護の課題例

多くの在宅看護は効果的，かつ効率的に実践されており，在宅環境で療養を望む人たちと家族を支援している。しかし，あらゆる生産活動やサービス事業とも共通しているように対象者や在宅看護プロセスに関わっている人たちから不満や困難が示されることがある。関係者から不満や問題が示された場合，あるいは自ら気づいて積極的に問題提起をする場合も課題を認識して早期に対処することが大切である。

上述している「外的要因については実践の現場からの直接的な改善」は容易ではないので「内的要因に由来する発生しやすい課題」について例を示す。在宅看護の諸課題は主に療養者側からの不満や困難，訪問看護師（事業所）側からの困難，連携をしているチームメンバー（主治医など）の困難などが課題となる。たとえば，事業所によっては「24時間・365日体制」がとられていないので療養者や家族側は「緊急時以外は夜間に対応してくれない」という体制に対する不満や「主治医と訪問看護師の言っていることが違う」というコミュニケーションの問題や「注射や処置が上手ではない」など訪問看護師の看護技術への不安もある。一方，訪問看護師（事業所）側としては「主治医からの訪問看護指示書が適宜更新されない」「緊急の際に担当医がすぐに訪問してくれない」などの困難がある。主治医などの連携チームメンバーから訪問看護師（事業所）へ示される困難や課題もある。たとえば，「訪問看護関連（医療保険や介護保険など）の各種書類の作成や交付など業務が多い」「訪問看護師とのコミュニケーションがうまくいかないので不安である」などがある。

これらの諸困難や課題に対してチームが連携をして改善を図るには，在宅看護を継続ケアの一部として捉える地域連携クリティカル（クリニカル）パスの構築，在宅看護師の継続的技術研修プログラムの開発，チームメンバーとの定期的な情

報交換会の開催（IT を用いた遠隔から受講可能な研修や会議開催は経済的にも効果的なツールである。今後は IT を用いて，在宅療養者の自宅からケア　マネジャーや主治医とのコミュニケーションをとることを一般的に行うことも視野に入れるべきであろう），地域に暮らす療養者を 24 時間体制で支える体制構築などが改善の方向性として考えられる。改善に際して重要なことは適切な改善ツールを用い，一連のプロセスを経て，チーム（組織）全体で共有できる改善策を導き出すことである。

2　在宅看護における質の改善

　質の改善に用いられるツールや問題解決手法の多くは製造業から生まれてきた。たとえば下記に述べる PDCA は電話会社附属研究所に所属していた統計の専門家シュハート（Walter Shewhart：1891-1967）が開発したツールであり，それにさらに工夫を凝らして PDSA としたのはデータの重要性を強く説いた同じベル電話研究所（Bell Telephone Laboratories）のシュハートの弟子にあたるデミング（William E. Deming：1990-1993）である。デミングは日本の車の製造過程の質の改善にも大きな影響を与えた人物として知られる。「トヨタ方式」や「カイゼン（改善）」という言葉も製造会社から生まれてきた。

（1）質の改善と組織の理念

　ヘルスケア領域ではその簡便さのために頻繁に使用される改善に向けた問題解決法に PDCA や FOCUS-PDCA などがある。それらについて下記に概要を説明する。

　ヘルスケアにおける質の改善とはヘルスケアに関わる専門家，療養者（患者，利用者），家族，研究者，教育者，地方自治体や保険会社などのすべての人々が療養者にとってより良いアウトカム（結果）を得られるように継続的に協働して組織的に行う活動である。シュロダー（Patricia Schroeder）は「質の改善とは療養者（患者，利用者，顧客）の期待度に到達し，さらにそれを超えるアウトカムを生み出す組織全体の言質であり継続的活動である」と定義している（Schroeder, 1994）。いずれにしてもキーワードは継続的（質の改善の基本はつねにすべての計画，プロセス，活動には改善の余地がつねにあるという姿勢），組織全体，より良いアウトカムである。そして，質の改善の基盤となるのは組織の理念である。

　組織理念が，
　・明確に示されている
　・組織のすべてのメンバーにより理解されている
　・理念として評価されている
　・理念が形として見えている
　・つねに理念が組織内の活動を計画策定，目標設定，実際の活動に反映されている
　・組織の短期，長期目標に反映されている

1）PDCA（Plan-Do-Check-Act）

　PDCA サイクルとは，計画（P），実行（D），評価（C），処置（A）の４段階の活動を必要に応じて反復しながら行う手法である（図 11-1）。PDCA 手法を用

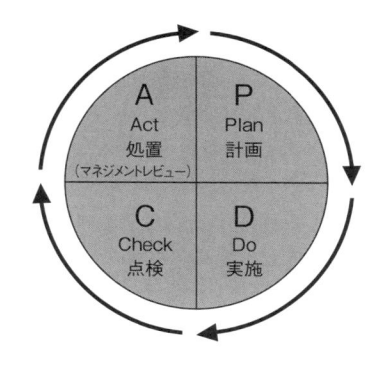

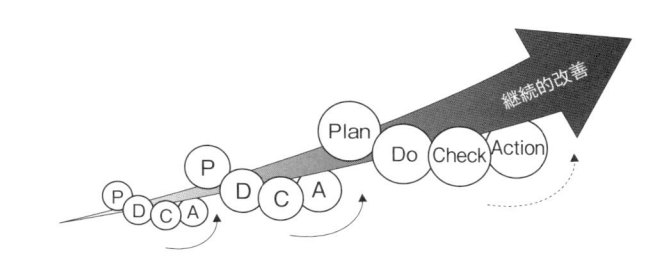

図 11-1　**PDCA サイクル**（問題解決方法）　　　　　　　図 11-2　**継続的改善**（螺旋上昇的に改善を継続）

いて継続的に改善活動をしていく場合，スパイラル PDCA（spiral：螺旋階段状）と呼び，サイクルをなしながら上へ螺旋階段を上るように継続的な質の改善をしていくことを示す（図 11-2）。

P：Plan 計画	過去の実績や今後の予測に基づき，改善点の計画を立案する
D：Do 実行	計画に沿って実行する
C：Check 評価	実施した結果を評価・分析し，予測していたアウトカム（結果）との比較・分析を実施する
A：Act 処置	計画に沿っていない部分や予測していたアウトカムとのギャップなどを検討し，次の計画へと結び付ける

　この PDCA サイクルにデミングの考えを応用して PDSA サイクルとして Check を Study と言い換えて，実行した結果をじっくりと評価・分析をすることを強調したことからデミングサイクルと呼ばれる場合もある。

2）FOCUS-PDCA

　PDCA サイクルを基にアメリカホスピタルコーポレーション（Hospital Corporation of America）が開発した手法である。

F：Find	改善の必要な問題を見つける（何がおかしいのか？と問う）
O：Organize	改善の必要な問題と問題解決のプロセスを理解している人たちのチームを編成する（誰がこの課題について知識をもっているか？）
C：Clarify	現在の課題を取り囲む状況をフィッシュボーンの図表などを用いて整理する（組織のどこの部分がこの問題に関わっているのか？）
U：Understand	現在の問題発生の原因についてのデータ分析を行い，問題解決方法の可能性を探る（どの部分がうまく機能していないのか）
S：Start	まず，1 つのプロセスを選択して PDCA サイクルを開始する（どの部分に変化をもたらすべきか）

3）シックスシグマ法（SIX SIGMA）

　シックスシグマ法はジュラン（Joseph M. Juran：1904-2008）の問題解決法に

似ており，ヘルスケア業界で使用されることが多い（Juran & Defeo, 2010）。1980 年代に米国のモトローラ社が開発した手法であるが，米国の GE 社が製造プロセスだけではなく顧客視点を重視した経営改革に用いたことから知られるようになった手法である。シックスシグマ法は統計用語のシグマ（σ），つまり標準偏差値を意味し，分布のばらつきを示すものである。品質のばらつきを標準偏差値で測定し，正規分布の中心に平均からプラスマイナス 6 シグマを上限・下限の管理限界として，管理限界の外に出た場合に対応を行うことで品質を維持しようとする考え方である。シックスシグマ法では百万回（あるいは百万個）に 3.4 以上の間違いや 3.4 個以上の不良品（医療事故）を出さないことを目標に改善に向けて行う手法である。

　　シックスシグマ法の基本姿勢は，
　　・取り組むべき課題を定義する
　　・現状を調査する（測定する）
　　・原因を特定する（分析する）
　　・改善策を決める
　　・改善策の効果を確認し，定着を図る，である。

4）フィッシュボーン（fish-bone, Ishikawa diagram, cause-effect diagram）

　フィッシュボーンは特定の問題に関係している可能性のある原因をすべて洗い出す質の改善過程の初期の段階で有効である（図 11-3）。原因となる可能性のある項目に焦点を当てるのに役立ち，問題となっている結果と原因の関係づけを容易にする。しかし，短所としては調査をし，討論をするのに時間がかかる点にある。

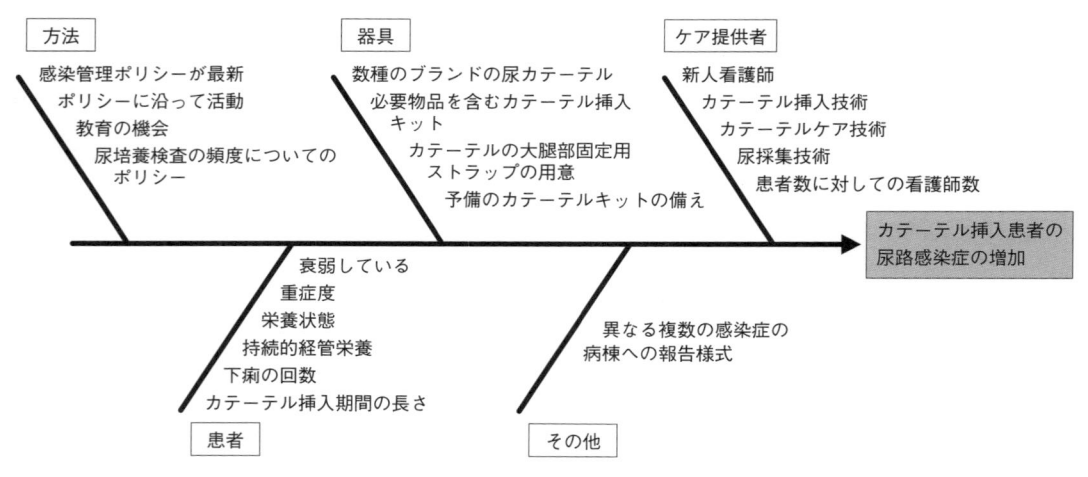

図 11-3　フィッシュボーンの使用例（尿カテーテル挿入患者の尿路感染症増加の原因を探る）

（2）ジョイントコミッション（米国内，および国際的第三者評価機関）

　TJC（旧 JCAHO：Joint Commission on Accreditation of Healthcare Organizations）は米国イリノイ州に拠点を置き病院，診療所，検査室，訪問看護事業所など国内 17,000 か所以上のヘルスケア組織を認定する民間組織である。多くの州がヘルスケア組織に認可をする場合に TJC による認定を受けていることを条件にしており，9 割以上の民間保険会社が TJC 認定を得ていることを病院や訪問看護事業所などとの契約条件にしている。同組織は国際的にも活動をし

ており，欧州，中近東，アジアに拠点がある。TJC の療養者（患者）を中心としたヘルスケア組織の「質の改善サイクル」を示しているので，それを筆者の TJC の認定を受けた病院側の責任者としての経験を重ねて下記に紹介する。

①デザイン

・改善を図ろうとしている組織の理念，ビジョン，顧客（療養者・家族）の期待レベル，組織内にある使用可能な資源などへの影響を組織全体で整理する。

・信頼のおける，かつ論拠のあるデータを基にして活動を行い，信頼のおけるデータを基に諸決断を下す。

・適切なメンバーをチームに加える。

・改善しようとしている問題（プロセスやシステム）に関する情報をできるだけ多く収集する。

②測　定

・改善を要している現在のプロセスがどのように稼働しているのか基本データを得る。

・改善の効果をテストする。

・組織独特のパフォーマンス　データベースを構築する。

③アセスメント

・プロセスやシステムのどの部分を改善できるかの検討をする。

・改善の優先順位を決定する。

・どのように改善を実現できるかを検討する。

④改　善

・改善策を構築する。

・改善策を検証する。

・改善策を実施する。

　質改善を要する場合，80％以上は「関わっている人間」ではなく，その組織のプロセスやシステムに問題があると言われている。質の改善を図る際には人間ではなく，人間の関わりの間にあるプロセスやシステムに焦点を当てて問題の認識，解決，改善，をする必要がある。プロセスやシステムは関わっている人間よりも認識しにくいものであるので，見誤らないように客観的データに基づき，判断をするべきである。在宅看護では横の連携を組むチームメンバーが同時に会する機会が少ないのでコミュニケーションの工夫が一段と重要となる。

3　ICT の活用と在宅看護

　情報通信機器およびそれに伴う技術は，近年急速に進展している。平成 30 年 3 月には厚生労働省（2018）はオンライン診療の適切な実施に関する指針を公表している。医療サービスは対面で行われるのが理想であるとしながらも，医療サービスの偏在，医師不足などの社会的背景およびデジタル技術の急速な発展に伴い，遠隔画像診断や遠隔診療も可能になっている。

　在宅看護領域でも現実的なツール（道具）として活用が求められ，ICT (Information and Communication Technology)[1] を用いて，在宅療養者のアセスメント，日々のバイタルサイン測定のモニター，療養者とのコミュニケーション

---

1) ICT とは，コンピューターやネットワークに関連する諸分野における技術・産業・設備・サービスなどの総称で情報処理および情報通信のことを指す。かつては IT（情報通信技術）と言われたが，最近では ICT と言われることが多い（IT 用語辞典 BINARY：〈http://www.sophia-it.com/〉）。

のツールとしての活用を始めている地域もある。在宅看護領域での ICT の具体的な活用はいまだ黎明期ではあるが，大きな可能性を秘めていると言える。

　地域包括ケアシステム（第Ⅱ部第 2 章 1 節参照）が 2025 年度の完成を目指して始動している現在，人々は可能な限り在宅／地域での療養生活を求められている。このような社会背景があるなか，ICT が果たし得る役割は大きいと言える。たとえば，急性期病院から自宅や地域施設への円滑な退院移行を支援するには多職種連携が要となる。対面での多職種および家族との連携が最善ではあるが，すべての調整会議などを対面でするには困難がある。そのような時に ICT を活用することで効率的にかつ，迅速に対面による会議などを補完することが可能になる。必要に応じて，遠隔地にいる家族もつなぐことで家族の連携を維持することが可能になる。加えて，その人に残っている力（残余能力）を最大限に生かすことも，自立支援の立場から重要である。たとえば，文字を書くこと力が不足していても ICT を活用して自らバイタル測定・記録をする行為が自立支援となり，残余能力の維持増強に寄与する可能性がる。

　病気になる前に予防することも重要であることから，ICT は自己健康管理のツールとしても有用である。比較的元気なうちから健康管理（日々の血圧，体重など健康指標となるもの測定管理など）を自主的に行い，早期の健康課題発見につなげることが可能になる。正確な記録をデジタルで保管することで，自己の健康を意識的に考えるようになり，また，健康課題が生じた場合や病状が悪化した時に医療職者の重要な参考資料となる。

　広域積雪地域や離島が点在する地域で生活している療養者にとって，他の地域と同じように訪問看護を含む医療サービスが受けられることは当然ではあるが，物理的に困難な状況がある。たとえば，北海道の猛烈な吹雪の日，あるいは長崎のような離島が多い地域での台風の際，訪問看護師が訪問を試みることだけでも生命の危険が伴う。そのような時に ICT を活用して療養者の病状安定を確認，あるいは緊急事態が生じた場合には迅速な救急対応をより効果的に行うことが可能になる。また，距離が離れていることだけが遠隔ではなく，都市部の集合住宅に住んでいる一人暮らしの人も孤立していると捉えることができる。都市部の高層マンションに住んでいる人たちの中には近隣に住んでいる人たちとの交流が少なく孤立している事例が少なくない（例：琴似報告書；東京統計）。したがって，「つながっていることの重要性が求められている」のは遠隔地に住んでいる人たちだけではないと言える。ICT は在宅療養者への安心の提供と同時に在宅看護サービスを提供する側の安全性や利便性の確保を可能にする。また，予防という視点から住民の一人ひとりが自身の健康管理を積極的に行うことを容易にするツール（道具）でもある。その一例を図 11-4 に示す。

　ICT は訪問をして在宅看護サービスを提供する看護師の温もりのある手に代わることはできないが，補完するツールとして有効であり，また，汎用性の高いスマートフォンや端末を用いる ICT システムは費用や操作の面から，一般の人たちには扱いやすく身近になっている。

　ただし，どのような便利なツールでも，用いる場合には注意しなければならない点がある。ICT ツールについても同様である。以下に ICT ツール活用に際して考慮すべき主な項目を示す。

　　・扱う情報を保護するセキュリティ（安全性）システムの必要性
　　・だれがどの情報にアクセス可能かを定めるセキュリティクリアランスの必要性

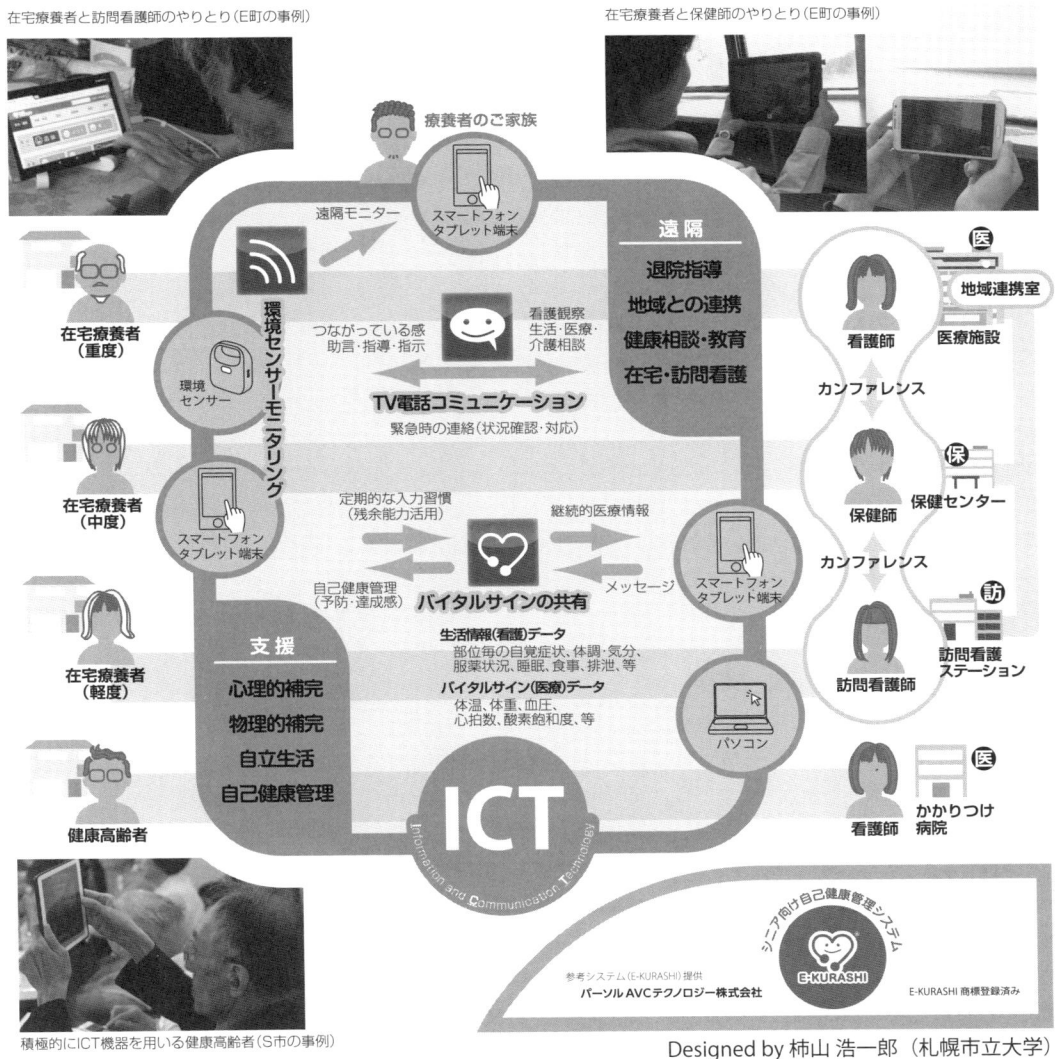

在宅療養者と訪問看護師のやりとり（E町の事例）

在宅療養者と保健師のやりとり（E町の事例）

積極的にICT機器を用いる健康高齢者（S市の事例）

Designed by 柿山 浩一郎（札幌市立大学）

図 11-4　E-KURASHI® システム

・情報の保管方法
・情報のバックアップシステムの設定（例：東北の震災のような想定不可能な災害時に主システムで情報が失われた場合の対応）
・情報の改ざんのリスクに備えるシステム整備（電子署名など）
一方，療養者の視点から考察すると，以下のような項目で配慮が必要となる。
・療養者が扱いやすい（簡便で理解しやすい）ICT 機器
・療養者の通信環境・機器の確認（セキュリティの担保）
・ICT へのなじみ度合いには個人差があるとことの認識　　など

　ICT に人間が使われるのではなく，ICT の活用は人間（在宅看護領域では療養者）を中心に据えて，療養者の健康課題解決，残余能力の維持・増強，健康課題の早期発見，緊急時対応，また，療養者を支える多職種連携を容易にする補完するツールでもある。比較的健康で地域で生活している人にとっては，自己健康

E-KURASHI® とは遠隔看護および住民の自己健康管理を包括的に支援する ICT を用いたシステムであり，2009 年に札幌市立大学の研究チームが地域住民の協力を得ながら開発研究を始めた。2013 年からは産学官（道内自治体）連携体制のもとで開発研究を継続し，2017 年に広範囲での活用を目的に企業に委譲し，2018 年に商標登録された。なお，E-KURASHI® は「在宅や地域で療養する人々の良い暮らしを支える」の願いを込めた造語である。

管理を支援し，孤立を防ぐツールともなる。しかし，ICT が本来あるべき人と人の対面によるコミュニケーションや人々のぬくもりが伝わる人間関係構築に替るものではないという認識は重要である。

看護者の倫理綱領

「看護者の倫理綱領」（日本看護協会，2003 年）

　人々は，人間としての尊厳を維持し，健康で幸福であることを願っている。看護は，このような人間の普遍的なニーズに応え，人々の健康な生活の実現に貢献することを使命としている。

　看護は，あらゆる年代の個人，家族，集団，地域社会を対象とし，健康の保持増進，疾病の予防，健康の回復，苦痛の緩和を行い，生涯を通してその最期まで，その人らしく生を全うできるように援助を行うことを目的としている。

　看護者は，看護職の免許によって看護を実践する権限を与えられた者であり，その社会的な責務を果たすため，看護の実践にあたっては，人々の生きる権利，尊厳を保つ権利，敬意のこもった看護を受ける権利，平等な看護を受ける権利などの人権を尊重することが求められる。

　日本看護協会の『看護者の倫理綱領』は，病院，地域，学校，教育・研究機関，行政機関など，あらゆる場で実践を行う看護者を対象とした行動指針であり，自己の実践を振り返る際の基盤を提供するものである。また，看護の実践について専門職として引き受ける責任の範囲を，社会に対して明示するものである。

1. 看護者は，人間の生命，人間としての尊厳及び権利を尊重する。
2. 看護者は，国籍，人種・民族，宗教，信条，年齢，性別及び性的指向，社会的地位，経済的状態，ライフスタイル，健康問題の性質にかかわらず，対象となる人々に平等に看護を提供する。
3. 看護者は，対象となる人々との間に信頼関係を築き，その信頼関係に基づいて看護を提供する。
4. 看護者は，人々の知る権利及び自己決定の権利を尊重し，その権利を擁護する。
5. 看護者は，守秘義務を遵守し，個人情報の保護に努めるとともに，これを他者と共有する場合は適切な判断のもとに行う。
6. 看護者は，対象となる人々への看護が阻害されているときや危険にさらされているときは，人々を保護し安全を確保する。
7. 看護者は，自己の責任と能力を的確に認識し，実施した看護について個人としての責任をもつ。
8. 看護者は，常に，個人の責任として継続学習による能力の維持・開発に努める。
9. 看護者は，他の看護者及び保健医療福祉関係者とともに協働して看護を提供する。
10. 看護者は，より質の高い看護を行うために，看護実践，看護管理，看護教育，看護研究の望ましい基準を設定し，実施する。
11. 看護者は，研究や実践を通して，専門的知識・技術の創造と開発に努め，看護学の発展に寄与する。
12. 看護者は，より質の高い看護を行うために，看護者自身の心身の健康の保持増進に努める。
13. 看護者は，社会の人々の信頼を得るように，個人としての品行を常に高く維持する。
14. 看護者は，人々がよりよい健康を獲得していくために，環境の問題について社会と責任を共有する。
15. 看護者は，専門職組織を通じて，看護の質を高めるための制度の確立に参画し，よりよい社会づくりに貢献する。

文　　献

◘ 第 I 部 ─────────────────────────────────

第 1 章

AHRQ (2010). Best Practice Transforming Quality, Safety, and Efficiency.
　〈http://healthit.ahrq.gov/portal〉

American Association for the History of Nursing, Inc. (2007). Linda A. J. Richards 1841-1930. Wheat Ridge, CO.
　〈http://www.aahn.org/gravesites/richards〉

Boutwell, A., & Hwu, S. (2009). Effective interventions to reduce rehospitalizations: A survey of the published evidence. *Institute for Healthcare Improvement*, March, 1-18.

Brody, S. (1996). *Jewish heroes & heroines of America: 150 true stories of America Jewish Heroism*. Lifetime Books.

Buhler-Wilkerson, K. (2001). *No place like home: A history of nursing and home care in the United States*. Baltimore, MD: Johns Hopkins University Press.

Chung, J., & Shirasawa, M. (2007). 介護保険制度としての韓国老人スバル保険制度の内容と構造に関する一考察　海外社会保障研究 Spring 2007, No. 158, 78-87.

11th National Rural Health Conference AU Handbook. (2011). *Rural and remote Australia: The heart of a healthy nation*. Australia: National Rural Health Alliance. pp. 1-220.

Grindel-Waggoner, M. (1999). Home care: A history of caring, a future of challenges.
　〈http://finarticles.com/p/articles/mi〉

韓国社会科学研究所社会福祉研究室　金　永子（訳）（2002）．韓国の社会福祉　新幹社　pp. 1-206.

Kim, E-Y., Cho, E., & June, K. J. (2006). Nursing and healthcare management and policy: Factors influencing use of home care and nursing homes. *Journal of Advanced Nursing*, **54**(4), 511-517.

木下由美子（編）（2007）．Essentials 在宅看護学　医歯薬出版　pp. 2-3.

厚生労働省（2002）．諸外国の看取りのデータ　厚生労働省
　〈http://www.mhlw.go.jp/shingi/2008/10/dl/s1030-2j_0002.pdf〉

厚生労働省（2004）．国民の在宅療養に関するニーズ 1.　終末期医療に関する調査検討会報告書　厚生労働省

厚生労働省（2004）．国民の在宅療養に関するニーズ 2.　終末期医療に関する調査検討会報告書　厚生労働省

厚生労働省（2005）．平成 18 年度医療制度改革関連資料　安心・信頼の医療の確保と予防の重視　厚生労働省
　〈http://www.mhlw.go.jp/bunya/shakaihosho/iryouseido01/taikou03.html〉

厚生労働省（2008）．終末期医療に関する調査　厚生労働省
　〈www.mhlw.go.jp/shingi/2008〉

厚生労働省（2009）．死亡の場所別にみた都道府県別死亡数・構成割合　厚生労働省
　〈http://www.mhlw.go.jp/toukei〉

厚生労働省大臣官房統計情報部（2007）．厚生労働白書：医療機関における死亡割合の年次推移　厚生労働省
　〈http://wwwhakusyo.mhlw.go.jp/wpdocs/hpax200701〉

厚生労働省大臣官房統計情報部社会統計課国民生活基礎調査室（2011）．平成 22 年国民生活基礎調査の概況　厚生労働省
　〈http://www.mhlw.go.jp/toukei/saikin/hw/k-tyosa/k-tyosa10/〉

厚生労働省大臣官房統計情報部人口動態・保健統計課（2010）．平成 21 年人口動態統計の年間推移　厚生労働省
　〈http://www.mhlw.go.jp/toukei/saikin/hw/jinkou/suikei09/index.html〉

Lee, A. (2011). Interviewed Dr. Anna Lee of head of nursing program at Woosong University in Korea on December 3rd, 2011.

Martinson, I. M., Widmer, A. G., & Portillo, C. J. (2002). *Home health care nursing* (2nd ed.). Philadelphia, PA: W. B. Saunders.

松田　誠（2007）．高木兼寛の医学―東京慈恵会医科大学の源流　東京慈恵会医科大学　pp. 903-930.

松田　誠（2007）．高木兼寛の高弟　武山武美　高木兼寛の医学―東京慈恵会医科大学の源流　東京慈恵会医科大学　pp. 816-856.
　〈Ir.jikei.ac.jp/bitstream/10328/3468/3/TK_igaku_816pdf〉

内閣府（旧経済企画庁）．（1998）．我が国の高齢者介護における 2010 年の位置づけ　平成 10 年国民生活白書　内閣府

National Center for Health Statics (NCHS) (1996). National Home & Hospice study. CDC.

National Center for Health Statics (NCHS) (2004). National Home & Hospice study. CDC

National Center for Health Statics (NCHS) (2007). National Home & Hospice study. CDC

日本看護協会（2009）．平成 21 年度介護報酬改定に関する日本看護協会の見解―訪問看護師による居宅療養管理指導の新たな仕組みが誕生　News Release.
　〈http://www.nurse.or.jp〉

Royal College of Nursing (2002). *District nursing: Changing and challenging. A framework for the 21st century*. London: Royal

College of Nursing.

Ryu, Ho-Sihn (2009). An estimation of the cost per visit of home care nursing services. *Nursing Economics*, March–April.
〈http://findarticles.com/p/articles/mi_〉

スーディ神崎和代・竹生礼子・鹿内あずさ・御厩美登里（2016）．医療事前指示書　ナカニシヤ出版　p. 5.

Tahara, K., & Okamoto, E. (2009). Health systems in transition. *WHO Regional Office for Europe, Denmark*, **11**(5), 1-162.

渡辺裕子（監修）（2007）．在宅看護論—概論編（第2版）　日本看護協会出版会　pp. 1-189

Widmer, A. G. (2002). Stress and burnout in the home care professional. In I. M. Martinson, A. G. Widmer, & C. J. Portillo (Eds.), *Home health care nursing* (2nd ed.). Philadelphia, PA: W. B. Saunders. pp. 505-518.

財団法人日本訪問看護振興財団（2002）．訪問看護白書—訪問看護10年の歩みとこれからの訪問看護

財団法人日本ホスピス・緩和ケア研究振興財団（2008）．ホスピス・緩和ケアに関する意識調査
〈http://www.hospat.org/research1-2.html〉

■参考 Web site

Antonia Clark, London South Bank University.
〈http://ww2.prospects.ac.uk/p/〉

Commonwealth of Australia. Medicare Australia.
〈http://www.medicare Australia.gov.au/〉

Department of Health and Ageing (Australia).
〈http://www.health.gov.au〉

District nurse: Job description and activities. Prospects.ac.uk, 2009. Written by Antonia Clark, London South Bank University.
〈http://ww2.prospects.ac.uk/p〉

日本看護協会　退院患者から看取りの人まで24時間体制で在宅療養生活を支える訪問看護の役割
〈www.nurse.or.jp/home/opinion〉

第2章

川越博美・佐藤美穂子・山崎摩耶（編）（2005）．訪問看護研　最新訪問看護研修テキスト ステップ1-①　日本看護協会出版会

厚生労働省（2019）．平成30年度版少子化社会対策白書　厚生労働省
〈https://www8.cao.go.jp/shoushi/shoushika/data/shusshou.html〉

内閣府（2016）．厚生労働省平成27年度人口動態統計より　内閣府
〈https://www8.cao.go.jp/kourei/whitepaper/w-2018/html/zenbun/s1_1_3.html〉

第3章

厚生労働省（2010）．平成21年地域保健医療基礎統計　厚生労働統計協会

厚生労働省終末期医療のあり方に関する懇談会（2011）．「終末期医療に関する調査」結果について　図118　厚生労働省
〈http://www.mhlw.go.jp/stf/shingi/2r9852000000vj79-att/2r9852000000vkcw.pdf〉

厚生労働省老健局介護保険計画課（2008）．平成20年度介護保険事業状況報告　厚生労働省
〈http://www.mhlw.go.jp/topics/kaigo/osirase/jigyo/08/index.html〉

厚生労働省統計情報部（2008）．平成19年国民生活基礎調査　厚生労働省
〈http://www.mhlw.go.jp/toukei/list/20-19.html〉

厚生労働省統計情報部（2013）．平成25年国民生活基礎調査の概況　厚生労働省
〈http://www.mhlw.go.jp/toukei/saikin/hw/k-tyosa10/〉

厚生労働省（2012）．平成24年度介護保険事業状況報告
〈http://www.mhlw.go.jp/topics/kaigo/osirase/jigyo/12/〉

厚生労働省（2016）．平成28年介護保険事業状況報告　厚生労働省
〈https://www.mhlw.go.jp/topics/kaigo/osirase/jigyo/16/index.html〉

厚生労働省（2017）．平成28年国民生活基礎調査の概況　厚生労働省
〈https://www.mhlw.go.jp/toukei/saikin/hw/k-tyosa/k-tyosa16/index.html〉

渡辺裕子（監修）（2007）．家族理論を基礎とした在宅看護　家族看護学を基盤とした在宅看護論　日本看護協会出版会　pp. 142-149.

■参考 Web site

厚生労働省母子保健課　小児慢性特定疾患研究事業の概要　厚生労働省
〈http://www.mhlw.go.jp/bunya/kodomo/boshi-hoken05/index.html〉

第4章

厚生労働省（2013）．平成25年度我が国の保健統計　病院報告　厚生労働省
〈http://www.mhlw.go.jp/toukei/saikin/hw/iryosd/10/dl/byoin.pdf〉

赤林　朗（編）（2005）．入門・医療倫理I　勁草書房

ビーチャム，T. L.・チルドレス，J. F.（著）永安幸正・立木教夫（訳）（1997）．生命医学倫理　成文堂（Beauchamp, T. L., & Childress, J. F. (1989). *Principles of biomedical ethics* (3rd ed.). New York: Oxford University Press.）

Buchanan, D. R. (2000). *An ethic for health promotion-rethinking the sources of human well-being*. New York: Oxford

University Press.

服部健司・伊東隆雄（編著）（2018）．医療倫理学の ABC（第 4 版）　メヂカルフレンド社

ジョンセン，A. R.・シーグラー，M.・ウィンスレイド，W. J.　赤林　朗・蔵田伸雄・児玉　聡（監訳）白浜雅司他（訳）
（2006）．臨床倫理学（第 5 版）：臨床医学における倫理的決定のための実践的なアプローチ　新興医学出版社（Albert R.
Jonsen, A. R., Siegler, M., & Winslade, W. J. (2002). *Clinical ethics: A practical approach to ethical decisions in clinical
medicine* (5th ed.). New York: McGraw-Hill.)

Lynch, V. A. (2005). *Forensic nursing*. St. Louis, MO: Mosby.

Mayo Clinic Staff. *Living wills and advance directives for medical decisions*.
〈https://www.mayoclinic.org/healthy-lifestyle/consumer-health〉

新納美美（2016）．ケアの科学と価値─応用科学哲学による看護学の再編と価値中立化を図る思考法の検討　北海道大学大学
院理学院自然史科学専攻（博士学位論文）

新納美美（2017）．看護学における倫理の基礎とその課題─看護覚え書からの検討　日本看護倫理学会誌，9(1)，3-11.

Oxford Dictionary　自己決定権の定義
〈https://en.oxforddictionaries.com/definition/self-determination〉

Stanhope, M., & Lancanster, J. (2007). *Public health nursing population-centered health care in the community*. St. Louis, Mo:
Mosby.

スーディ神崎和代（編著）竹生礼子・鹿内あずさ・御厩美登里（2016）．医療事前指示書　ナカニシヤ出版

スーディ神崎和代・竹生礼子・鹿内あずさ（2019）．療養者の望む最期を実現する医療事前指示書：啓発の必要性と活用によ
る効果　コミュニティケア，21(1)，66-70．日本看護協会出版会

White, B., & Truax, D. (2007). T*he nurse practioner in long-term care: Guidelines for clinical practice*. Boston, MA: Jones and
Bartlett.

◑ 第 II 部

第 1 章

厚生労働省大臣官房統計情報部社会統計課（2010）．平成 20 年介護サービス施設・事業所調査結果の概況　厚生労働省
〈http://www.mhlw.go.jp/toukei/saikin/hw/kaigo/service08/〉

厚生労働省（2011）．人口動態統計年報　死亡の場所別にみた死亡数・構成割合の年次推移　厚生労働省
〈http://www.mhlw.go.jp/toukei/saikin/hw/jinkou/suii10/index.html〉

厚生労働省（2016）．平成 28 年介護サービス施設・事業所調査（2016 年 10 月 1 日）介護給付費実態調査月報　厚生労働省

厚生労働省（2017）．平成 29 年介護サービス施設・事業所調査　厚生労働省

第 2 章

Heron, J. (1990). *Helping the client: A creative practical guide*. London: Sage.

岩間伸之（2008）．高齢者虐待事例にアプローチする　支援困難事例へのアプローチ　メディカルレビュー社　pp. 167-179.

厚生労働省（1999）．介護サービス計画書の様式及び課題分析標準項目の提示について
〈http://www.jupiter.sannet.ne.jp/to403/hourei/cm/11rk029.html#4〉

厚生労働省（2014）．全国介護保険・高齢者保健福祉担当課長会議資料　厚生労働省
〈http://www.mhlw.go.jp/bunya/shakaihosho/seminar/dl/02_98-02.pdf〉

厚生労働省（2014）．平成 26 年度厚生労働科学特別研究研究成果報告書（九州大学二宮利治教授；日本における認知症の高齢
者人口の将来推計に関する研究）

厚生労働省（2016）．地域支援事業の全体像　地域支援事業の推進　社会保障審議会介護保険部会資料　厚生労働省
〈https://www.mhlw.go.jp/file/05-Shingikai-12601000-Seisakutoukatsukan-Sanjikanshitsu_Shakaihoshoutantou/0000125
468.pdf〉

厚生労働省老人保健課（2009）．運動器の機能向上マニュアル（改訂版）　厚生労働省
〈http://www.mhlw.go.jp/topics/2009/05/dl/tp0501-1d.pdf〉

厚生労働省総合的介護予防システムについての研究班（2001）．「国民生活基礎調査」から厚生労働省老健局老人保健課におい
て特別集計（調査対象者：4534 人）　厚生労働省
〈http://www.mhlw.go.jp/topics/2005/11/dl/tp1101-2b.pdf〉

厚生労働省社会保障審議会介護保険部会（2003）．高齢者介護保険研究会報告　厚生労働省

厚生労働省老健局総務課（2009）．（平成 20 年度老人保健健康増進等事業）地域包括ケア研究会報告書　厚生労働省
〈http://www.mhlw.go.jp/houdou/2009/05/h0522-1.html〉

日本社会福祉士会地域包括支援センターにおける社会福祉士実務研修委員会（編集）（2006）．地域包括支援センターのソーシ
ャルワーク実践　中央法規出版

社会保険研究所（2009）．介護保険制度の解説（解説編）社会保険研究所

■参考 Web site

地域包括ケアシステムのイメージ
〈http://www.mhlw.go.jp/shingi/2008/07/dl/s0724-4b_0003.pdf〉

地域包括支援センター業務マニュアル
〈http://iryo.kk-mic.co.jp/information/file/ETC-191206.pdf〉

厚生労働省　介護保険制度改革の概要　予防重視型システムの確立　改正後のサービス等の種類　厚生労働省
　　〈http://www.mhlw.go.jp/topics/kaigo/osirase/dl/data.pdf〉
厚生労働省　被保険者の種類と受給要件　厚生労働省
　　〈http://www.mhlw.go.jp/topics/kaigo/gaiyo/hoken_10.html〉
厚生労働省　要介護認定の流れ　厚生労働省
　　〈http://www.mhlw.go.jp/topics/kaigo/kentou/15kourei/sankou3.html〉

第3章

厚生労働省（2006）．平成18年度医療制度改革関連資料　安心・信頼の医療の確保と予防の重視　厚生労働省
　　〈http://www.mhlw.go.jp/bunya/shakaihosho/iryouseido01/taikou03.html〉

■参考 Web site

川添恵理子（2014）．訪問看護ステーション未設置の自治体における在宅療養を可能にしている，医療・保健・福祉の連携　公益社団法人在宅医療助成勇美記念財団　2014年度（前期）一般公募「在宅医療研究への助成」
　　〈http://www.zaitakuiryo-yuumizaidan.com/main/refer.php〉
木下由美子（2009）．新在宅看護論　医歯薬出版
厚生労働省　医療保険制度の種類　厚生労働省
　　〈http://www.sia.go.jp/seido/iryo/iryo02.htm〉
厚生労働省　介護給付費の財源構成　厚生労働省
　　〈http://www.mhlw.go.jp/topics/kaigo/gaiyo/hoken_09.htm〉
厚生労働省　要介護認定等基準時間の分類　厚生労働省
　　〈http://www.mhlw.go.jp/topics/kaigo/kentou/15kourei/sankou3.html〉
厚生労働省　要介護状態のおおよその状態像　厚生労働省
　　〈http://www.mhlw.go.jp/topics/kaigo/kentou/15kourei/sankou3.html〉
長江弘子（2014）．継続看護マネジメント　医歯薬出版
社会保険庁　職業・年齢等に応じた医療保険制度
　　〈http://www.sia.go.jp/seido/iryo/iryo02.htm〉
宇都宮宏子・山田雅子（2014）．看護が繋がる在宅療養移行支援　病院・在宅の患者像別看護ケアのマネジメント　日本看護協会出版会

◘ 第Ⅲ部

第1章

Eliot, T. S. (1949). *Notes towards the definition of culture*. New York: Harcourt.
Giger, J. N., & Davidhizar, R. (2002). The Giger and Davidhizar transcultural assessment model. *Journal of Transcultural Nursing*, **13**(3), 185-188.
　　〈http://tcn.sagepub.com/13/3/185〉
Hargie, O., & Dickson, D. (2004). *Skilled interpersonal communication: Research, theory and practice* (4th ed.). Hove, UK: Routledge.
法務省入国管理局（2018）．日本における国籍別外国人登録者数の推移
　　〈http://www.stat.go.jp/data/chouki/zuhyou/02-12.xls〉
池田光穂（2003）．文化の検討
　　〈http://www.cscd.osaka-u.ac.jp/user/rosaldo/ikeda-jx.htm〉
厚生労働省（2006）．厚生労働省統計　疾患　厚生労働省
厚生労働省（2011）．経済連携協定に基づく外国人看護師・介護士候補者の受け入れ等について　厚生労働省
　　〈http://www.mhlw.go.jp/bunya/koyou〉
Leininger, M. M. (2002). *Transcultural nursing: Concepts, theories, research & practices*. New York: McGraw-Hill.
中村久人（2001）．異文化接触と国際経営　東洋大学経営論集，第54号．
日本国際保健医療学会（編）（2005）．国際保健医療学　杏林書院
佐野真一（2006）．大往生の島　文藝春秋
Sooudi-Kanzaki, K. (2009). The relationship between time spent outdoors, falls, and fall-risk among the community dwelling elderly in rural Japan. *Journal for the home healthcare and hospice professional*, **27**(9), 570-577.
University of Iowa Libraries. (1999). Papers of Clyde Kluckhohn.
　　〈http://www.lib.uiowa.edu/spec-coll〉
山本敏晴（2010）．日本経済新聞　2010年9月29日付文化欄　p.36.

第2章

Friedman, M. M. (1998). *Family nursing: Theory, practice & research* (4th ed.). Stanford, CT: Appleton & Lange. p. 50.
望月　嵩・木村　汎（編）（1980）．現代家族の危機：新しいライフスタイルの設計　有斐閣
Rosalinda, A.-L. (2006). *Applying nursing process: A tool for critical thinking* (6th ed.). Philadelphia, PA: Lippincott Williams & Wilkins.（江本愛子（監訳）（2008）．基本から学ぶ看護過程と看護診断　第6版　医学書院　pp. 5-10.）

正野逸子・本田彰子（編著）（2014）．関連図で理解する在宅看護過程　メヂカルフレンド社　p. 20.

第 3 章

Brooker, D. (2004). What is person-centered care for people with dementia? *Review in Clinical Gerontology*, **13**(3), 215-222.

Camp, J. C. (1999). *Montessori-based activities for persons with dementia*. Beachwood, OH: Menorah Park Center for Senior Living.

Gottlieb, L. N., & Carnaghan-Sherrard, K. (2004). McGill Model of Nursing: A guide to nursing the family. *Kazoku Kango*, **4**. Japanese Nursing Publishing Company.

Gottlieb, L. N., Feeley, N., & Dalton, C. (2006). *The collaborative partnership approach to care: A delicate balance*. Toronto, Canada: Mosby Elsevier Canada.（吉本照子（監訳）酒井邦子・杉田由加里（訳）（2007）．協働的パートナーシップによるケア―援助関係におけるバランス　エルゼビア・ジャパン　pp. 7, 9, 29-34, 48-63, 65-79, 81-99, 141-143.）

Gottlieb, L. N., & Gottlieb, B. (2007). *The developmental health framework within the McGill Model of Nursing: "Laws of nature" guiding whole person care*. Montreal, Quebec, Canada: School of Nursing, McGill University.

鹿内あずさ・二本柳玲子・野川道子（2009）．「協働的パートナーシップ」の看護実践への活用　看護技術，**55**(14)，74-79.

Kitwood, T. (1997). *Dementia reconsidered: The person comes first*. Buckingham, UK: Open University Press.

Lalonde, M. (1974). A new perspective on the health of the Canadians. Ottawa, Canada: Ministry of National Health and Welfare.

二本柳玲子・鹿内あずさ（2016）．協働的パートナーシップ理論　野川道子（編）　看護実践に活かす中範囲理論（第 2 版）　メヂカルフレンド社　pp. 105-150.

Rogers, C. R. (1961). *On becoming a person*. Boston, MA: Houghton Mifflin.

■参考 Web site

Bradford Dementia Group-dementia action alliance.
〈http://www.demetiaaction.org.uk/info/2/action_plans/15〉（viewed 09/02/2011）

◘ 第 IV 部

第 1 章

木下由美子（編著）（2009）．在宅看護論［第 5 版］　医歯薬出版

中西純子・石川ふみよ（編）（2006）．リハビリテーション看護論　ヌーベルヒロカワ

World Health Organization (2001). ICF: International Classification of Functioning, Disability and Health. Geneva, Switzerland: World Health Organization.（2001 年採択　厚生労働省社会援護局（2002）．国際生活機能分類（日本語版））

第 2 章

福西勇夫・秋本倫子（1999）．糖尿病療養者への心理学的アプローチ　学習研究社

井伊久美子・河内恵子・川村牧子他（2001）．阪神淡路大震災後の長期支援の検討―恒久住宅転居後の震災被災者の健康問題と生活の実態　*CNAS Hyogo Bulletin*, **8**, 97-99.

川越博美・山崎麻耶・佐藤美穂子（2005）．最新訪問看護研修テキストステップ 1-②　日本看護協会出版会

厚生労働省（2003）．看護師等による ALS 患者の在宅療養支援に関する分科会資料　ALS 患者に対する主な施策厚生労働省
〈http://www.mhlw.go.jp/shingi/2003/03/s0310-1a.html〉

厚生労働省（2006）．医療制度改革大綱による基本的考え方　厚生労働省
〈http://www.mhlw.go.jp/bunya/shakaihosho/iryouseido01/taikou03.html〉

厚生労働省（2006）．平成 18 年介護サービス施設・事業所調査　厚生労働省
〈http://www.mhlw.go.jp/toukei/saikin/hw/kaigo/service06/tyousa.html〉

厚生労働省（2016a）．平成 28 年度介護サービス施設・事業所調査

厚生労働省（2016b）．平成 28 年度訪問看護ステーション利用者の状況

厚生労働省社会・援護局（2002）．国際生活機能分類―国際障害分類改訂版―（日本語版）　厚生労働省
〈http://www.mhlw.go.jp/houdou/2002/08/h0805-1.html〉

厚生労働省社会・援護局（2008）．平成 18 年身体障害児・者実態調査結果　厚生労働省
〈http://www.mhlw.go.jp/toukei/saikin/hw/shintai/06/index.html〉

黒江ゆり子・普照早苗（2004）．病いの慢性性（chronicity）におけるアドヒアランス　*Nursing Today*, **19**(11), 20-24.

Lubkin, I. M., & Larsen, P. D. (Eds.) (2002). *Chronic illness: Impact and interventions* (5th ed.). Sudbury, MA: Jones and Bartlett.（黒江ゆり子（監訳）（2005）．クロニックイルネス―人と病いの新たなかかわり　医学書院　pp. 3-20.）

宗像恒次（1996）．IV 慢性疾患療養者のセルフケア行動と家族　最新行動科学からみた健康と病気　メヂカルフレンド社　pp. 147-161.

World Health Organization (1998). *Health promotion glossary*. Geneva, Switzerland: World Health Organization.（エンパワーメントの定義）

第 3 章

Kikuchi, H., Mifune, N., Niino, M. et al. (2011). Impact and characteristics of quality of life in Japanese patients with multiple sclerosis. *Quality of Life Research*, **20**, 119-131. Springer.

厚生労働省（2009）．特定疾患56疾患　厚生労働省健康局長通知　厚生労働省

■参考 Web site

厚生労働省（2006）．介護・高齢者福祉　要介護認定：特定疾病の選定基準の考え方　厚生労働省
　　〈https://www.mhlw.go.jp/topics/kaigo/nintei/gaiyo3.html〉
難病情報センター（2018）．指定難病疾患群（331疾患）
　　〈https://www.mhlw.go.jp/stf/seisakunitsuite/bunya/0000197628.html〉

第4章

千葉理恵（2011）．地域で生活する精神疾患をもつ者を対象としたリカバリー促進プログラムの効果検証―無作為化比較試験―
　　2009（平成21）年度財団法人在宅医療助成勇美記念財団在宅医療助成一般公募（後期）完了報告書
『実践精神科看護テキスト』編集委員会（編）（2010）．退院調整　実践精神科看護テキスト第9巻　精神看護出版
萱間真美（2007）．精神科訪問看護のケア内容と効果―病棟でのケアとの違いに焦点をあてて　精神科看護，**34**(7)，12-15.
萱間真美（2009）．精神科訪問看護サービス提供体制の現状と今後の課題　精神科看護，**36**(2)，6-11.
萱間真美・松下太郎・船越明子他（2005）．精神科訪問看護の効果に関する実証的研究―精神科入院日数を指標とした分析
　　精神医学，**47**(6)，647-653.
厚生労働省社会・援護局障害保健福祉部精神保健福祉課（2004）．精神保健医療福祉の改革ビジョン　厚生労働省
厚生労働省社会・援護局障害保健福祉部精神・障害保健課（2009）．精神保健医療福祉の更なる改革にむけて　厚生労働省
厚生労働省社会・援護局障害保健福祉部精神・障害保健課（2011）．精神障害者アウトリーチ推進事業の手引き　厚生労働省
Lieberman, R. P., Kopelwicz, A., & Young, A. S. (1994). Biobehavioral treatment and rehabilitation of schizophrenia. *Behavior Therapy*, **25**, 89-107.
西尾政明（2004）．ACT入門―精神障害者のための包括的地域生活支援プログラム　金剛出版　p.13.
野村照幸（2017）．【これからは「クライシス・プラン」をつくっておこう】「クライシス・プラン」ってなんだ？　なぜこの
　　ツールが注目に値するのか　訪問看護と介護，**22**(6)，446-448.
野川道子（編）（2010）．看護実践に活かす中範囲理論　メヂカルフレンド社
緒方　明・三村孝一・今野えり子他（1997）．精神科訪問看護による精神分裂病の再発予防効果の検討　精神医学，**39**(2)，
　　131-137.
栄セツコ・岡田進一（2005）．精神科ソーシャルワーカーのエンパワメント・アプローチに基づく精神保健福祉実践活動の現
　　状とその活動を促進させる関連要因　生活科学研究誌，**3**，205-216.
『精神医療』編集委員会（編）（2010）．退院・地域移行支援の現在　精神医療，No.57．批評社
瀬戸屋希・萱間真美・宮本有紀・安保寛明（2008）．精神科訪問看護で提供されるケア内容　精神科訪問看護師へのインタビ
　　ュー調査から　日本看護科学会誌，**28**(1)，41-51.
宇佐美しおり・野末聖香（編）（2009）．精神看護スペシャリストに必要な理論と技法　日本看護協会出版会

第5章

川越博美・佐藤美穂子・山崎摩耶（編）（2005）．訪問看護研　最新訪問看護研修テキスト　ステップ1-①　日本看護協会出版会
萱間真美（2007）．精神科訪問看護のケア内容と効果―病棟でのケアとの違いに焦点をあてて　精神科看護，**34**(7)，12-15.
萱間真美（2009）．精神科訪問看護サービス提供体制の現状と今後の課題　精神科看護，**36**(2)，6-11.
厚生労働省（2008）．身体障害児・者実態調査報告　厚生労働省
厚生労働省社会・援護局障害保健福祉部精神保健福祉課（2004）．精神保健医療福祉の改革ビジョン
厚生労働省社会・援護局障害保健福祉部精神・障害保健課（2009）．精神保健医療福祉の更なる改革にむけて
厚生労働省社会・援護局障害保健福祉部企画課（2018）．「身体障碍児・者実態調査」（～平成18年）；厚生労働省「生活のし
　　づらさなどに関する調査」（平成23年～）全国在宅障害児・者等実態調査結果の概要　厚生労働省
厚生労働省政策統括官付政策評価官室（2018）．医療的ケアが必要な子どもと家族が安心して心地よく暮らすために―医療的
　　ケア児と家族を支えるサービスの取組紹介―　アフターサービス推進室　p.3.
鹿内あずさ（2018）．NICU/GCUを退院した子供たちの成長と暮らしの様子―在宅における児の発達支援―　こどもと家族の
　　ケア　日総研出版　pp.14-18.
鹿内あずさ（2019）．こどもと家族のケア　北海道胆振東部地震から学ぶ―退院時から家族に伝えて欲しい“災害時の対応と
　　日頃の備え”　日総研出版　pp.27-32.
小林澄江・中村妙子（2011）．小児訪問看護の現状と課題　8事例の訪問看護死の支援から　長野赤十字病院医誌，**24**，43-46.
野川道子（編）（2010）．看護実践に活かす中範囲理論　メヂカルフレンド社
及川郁子（2012）．ナースも楽しく成長できる！　小児訪問看護を始めよう　小児在宅ケアの中心を担うのは訪問看護師　コミ
　　ュニティケア，**14**(3)，12-15.
精神医療編集委員会（編）（2010）．退院・地域移行支援の現在　精神医療，No57.
宇佐美しおり・野末聖香（編）（2009）．精神看護スペシャリストに必要な理論と技法　日本看護協会出版会
吉田美由紀・梶原厚子（2011）．訪問看護と関係機関の連携：成長に伴う活動量を見極める訪問看護　特集：子どもと家族の
　　生活を支える小児における訪問看護（事例にみる訪問看護の実際）小児看護，**39**(4)，1238-1243.　へるす出版

第6章

平山正実（1991）．死生学とは何か　日本評論社

石垣靖子（編著）（1995）．ホスピス・ホームケア―よりよい在宅ホスピスへの道　ユリシス・出版部

柏木哲夫（監修）（1992）．ナースのためのホスピスケアマニュアル　金原出版

柏木哲夫（監修）淀川キリスト教病院ホスピス（編）（2007）．緩和ケアマニュアル　最新医学社

川越　厚（編）（1991）．家庭で看取る癌患者：在宅ホスピス入門　メヂカルフレンド社

川越　厚（編）（1996）．在宅ホスピスケアを始める人のために　医学書院

三浦久幸（2018）．高齢者のエンドオブライフ・ケアの現況；公益財団法人長寿科学振興財団　国立長寿医療センター　健康長寿ネット

　〈https://www.tyojyu.or.jp/net/topics/tokushu/koreisha-end-of-life-care/endoflifecare-genkyo.html〉（2019/3/15 検索）

高齢者在宅療養普及会・啓発委員会マニュアル作成分科会（編集）（作成年不詳）．在宅ホスピスケアマニュアル　患者・介護者用　財団法人総合健康推進財団

厚生労働省（2012）．在宅医療の体制構築に係る指針（平成 24 年 3 月 30 日）

　〈https://www.mhlw.go.jp/seisakunitsuite/bunya/kenkou_iryou/iryou-zaitaku/dl/h24_0711_03-01.pdf〉（2019/3/15 検索）

長江弘子（編著）（2014）．看護実践にいかすエンド・オブ・ライフケア　日本看護協会出版会

World Health Organization. (1990). Cancer pain relief and palliative care. Report of a WHO Expert Committee (*WHO Technical Report Series*, No. 804). Geneva, Switzerland: World Health Organization.

財団法人総合健康推進財団　高齢者在宅療養普及会・啓発委員会マニュアル作成分科会（編集）（1996）．在宅ホスピス・ケアガイドライン医療者用　第一法規出版

財団法人総合健康推進財団　高齢者在宅療養普及会・啓発委員会マニュアル作成分科会（編集）（1997）．在宅ホスピス・ケアマニュアル患者・介護者用　第一法規出版

第 7 章

Alzheimer's Disease Association.

　〈https://www.alz.org/alzheimer's disease-dementia/treatments〉（Viewed May 4th, 2019）

Ashfield, J. (2010). *Taking care of yourself and your family*. Adelaide, South Australia, Australia: Peacock Publications.

Bennett, D. A., Wilson, R. S., Schneider, J. A. et al. (2002). Natural history of mild cognitive impairment in older persons. *Neurology*, **59**, 198-205.

Bolla, K. I., Lindgren, K. N., Bonaccorsy, C. et al. (1991). Memory complaints in older adults. *Archives of Neurology*, **48**, 61-64.

Brooker, D. (2007). *Person centered dementia care*. London: Jessica Kingsley Publishers.

DeCarli, C. (2003). Mild cognitive impairment: Prevalence, prognosis, etiology, and treatment. *Lancet Neurology*, **2**, 15-21.

Folstein, M. F., Folstein, S. E., & McHugh, P. R. (1975). 'Mini-mental state': A practical method for grading the cognitive state of patients for the clinician. *Journal of Psychiatry Research*, **12**(3), 189-198.

Gunstad, J., Paul, R. H., Brickman, A. M. et al. (2006). Patterns of cognitive performance in middle aged and older adults. *Journal of Geriatric Psychiatry and Neurology*, **9**, 59-64.

Hanninen, T., Hallikainen, M., Tuomainen, S. et al. (2002). Prevalence of mild cognitive impairment: A population-based study in elder subjects. *Acta Neurological Scandinavia*, **106**, 148-154.

長谷川和夫（2006）．認知症の知りたいことガイドブック―最新医療&やさしい介護のコツ　中央法規出版　p.85.

平澤秀人（2010）．図説認知症高齢者の心がわかる本　講談社　pp.24-25.

井出　訓（2009）．BPSD の医療と看護　臨床看護，**35**(7)，1005-1012.

池田　学（2010）．認知症　専門医が語る診断・治療・ケア　中公新書　p.11.

加藤伸司（2009）．BPSD はなぜ起こるか，どう向き合うか　JIM，**19**(11)，784-788.

警察庁生活安全局生活安全企画課（2017）．平成 28 年における行方不明者の状況　pp.1-7.

小長谷陽子（2009）．認知症医療の最新知見　臨床看護，**35**(7)，978-988.

厚生労働省老健局（2003）．高齢者介護研究会報告書　2015 年の高齢者介護　厚生労働省

厚生省（1994）．痴呆性老人対策に関する検討会報告　厚生省

Lopez, O. L., Jagust, W. J., DeKosky, S. T. et al. (2003). Prevalence and classification of mild cognitive impairment in the cardiovascular health study cognition study: part 1. *Archives of Neurology*, **60**, 1385-1389.

Medical dictionary.

　〈https://medical-dictionary.thefreedictionary.com/dementia〉（Viewed May 3rd, 2019）

森　悦郎・三谷洋子・山鳥　重（1985）．神経疾患患者における日本語版 Mini-Mental State テストの有用性　神経心理学，**1**，2-10.

永田久美子（監修・編）（2006）．認知症の人の地域包括ケア―多職種で取り組むステージ・アプローチ　日本看護協会出版会

大塚俊男・本間　昭（監修）（1991）．高齢者のための知的機能検査の手引き　ワールドプランニング

Peterson, R. C., Thomas, R. G., Grundman, M. et al. (2005). Vitamin E and donepezil for the treatment of mild cognitive impairment. *New England Journal of Medicine*, **352**, 2379-2388.

鳥羽研二（監修）（2003）．高齢者総合的機能評価ガイドライン　厚生科学研究所

綿貫成明・竹内登美子・松田好美・竹内英真（2005）．術後せん妄のアセスメントおよびケアのアルゴリズム（案）開発　看護研究，**38**(7)，25.

Weiner, M. F., Garrett, R., & Bret, M. E. (2009). *Alzheimer disease and other dementia: Neuropsychiatric assessment and diagnosis*. Washington, DC: American Psychiatric Publishing. pp. 40-44.

山田律子（2007）．認知症高齢者の生活環境づくり Ⅳ章認知症高齢者の看護援助 中島紀恵子・太田喜久子・奥野茂代・水谷信子（編） 認知症高齢者の看護 医歯薬出版

■参考 Web site

榎本みのり 国立精神・神経医療研究センター精神保健研究所 厚生労働省 e-ヘルスネット

〈http://www. e-healthnet. mhlw. go. jp/information/heart/k-02-004. html〉

◆ 第Ⅴ部

第1章（参考資料）

バーグ，I. K.（著）磯貝希久子（監訳）（1997）．家族支援ハンドブック―ソリューション・フォーカスト・アプローチ 金剛出版（Berg, I. K. (1994). *Family based services: A solution-focused approach*. New York: W. W. Norton.）

井上直美・井上 薫（編著）（2008）．子ども虐待防止のための家族支援ガイド―サインズ・オブ・セイフティ・アプローチ入門 明石書店

ミラー，W. R.・ロルニック，S.（著）松嶋義弘・後藤 恵（訳）（2007）．動機づけ面接法―基礎・実践編 星和書店（Miller, W. R., & Rollnick, S. (2002). *Motivational interviewing: Preparing people for change* (2nd ed.). New York: Guilford.）

ミラー，S. D.・バーグ，I. K.（著）白木孝二（監訳）（2000）．ソリューション・フォーカスト・アプローチ：アルコール問題のためのミラクル・メソッド 金剛出版（Miller, S. D., & Berg, I. K. (1995). *The miracle method: A radically new approach to problem drinking*. New York: W. W. Norton.）

宮本ふみ（2006）．無名の語り―保健師が「家族」に出会う 12 の物語 医学書院

Porter Jr., E. H. (1950). *An introduction to therapeutic counseling*. Boston, MA: Houghton Mifflin.

斎藤 環（著・訳）（2015）．オープンダイアローグとは何か 医学書院

セイックラ，J.・アーンキル，T. E.（著）高木俊介・岡田 愛（訳）（2016）．オープンダイアローグ 日本評論社（Seikkula, J., & Arnkil, T. E. (2006). *Systemic thinking and practice series. Dialogical meetings in social networks*. London: Karnac Books.）

第2章

川越博美・佐藤美穂子・山崎麻耶（編）（2005）．訪問看護研修テキストステップ1-① 日本看護協会出版会

木下由美子（編著）（2009）．新版在宅看護論 医歯薬出版

奥宮暁子・石川ふみよ（監修）（2006）．リハビリテーション看護 学習研究社

第3章

Detsky, A. S., McLaughlin, J. R., Baker, J. P., Johnston, N., Whittaker, S., Mendelson, R. A., & Jeejeebhoy, K. N. (1987). What is subjective global assessment of nutritional status? *Journal of Parenteral and Enteral Nutrition*, **11**, 8-13.

深田順子（2010）．口腔ケアと嚥下訓練 石垣和子・上野まり（編） 看護学テキスト NiCE 在宅看護論 南江堂 p. 273.

川越博美・佐藤美穂子・山崎摩耶（編）（2005）．最新訪問看護研修テキスト ステップ〈1〉 日本看護協会出版会

厚生労働省健康局（2010）．身体活動レベル別にみた活動内容と活動時間の代表例（15〜69 歳）日本人の食事摂取基準（2010 年版） 厚生労働省

〈http://www.mhlw.go.jp/bunya/kenkou/pdf/blockbetu-shiryou02.pdf〉

百木 和・土肥慎司・中村吉博・森本彩希・植田紀秀・遠藤隆之・岩谷 聡・黒川直美・羽生大記（2011）．高齢入院患者における SGA と MNA の有用性の比較 日本病態栄養学会誌，**14**(2)，123-131.

中島紀恵子（1994）．生活の場から看護を考える 医学書院

日本静脈経腸栄養学会（2000）．コメディカルのための経腸栄養ガイドライン 南江堂 pp. 9-15.

鹿内あずさ（2004）．独居生活を営む軽度痴呆老人の「食行動」―安全性を保つ観点から― 北海道医療大学看護福祉学部紀要，**11**，1-11.

第4章

川越博美・佐藤美穂子・山崎摩耶（編）（2005）．最新訪問看護研修テキスト ステップ〈1〉 日本看護協会出版会

第6章

日本呼吸器学会・日本呼吸管理学会（編）（2006）．酸素療法ガイドライン メディカルレビュー

日本呼吸器学会肺生理専門委員会・在宅呼吸ケア白書ワーキンググループ（編）（2010）．在宅呼吸ケア白書 2010 メディカルレビュー

木田厚瑞（2006）．在宅酸素療法マニュアル―新しいチーム医療をめざして［第2版］ 医学書院

石原秀樹（2005）．在宅呼吸ケアの現状と課題―平成 16 年度全国アンケート調査報告 厚生省特定疾患呼吸不全研究班平成 16 年度研究報告書 厚生労働省 pp. 31-34.

第7章

平野智子（2009）．在宅での服薬管理のポイント 月間ナーシング，**29**(6)，54-58.

加来浩平（編著）（2010）．新しい糖尿病の治療 完全なる目標達成を目指したこれからの管理・治療のあり方 新興医学出版

社

川村佐和子（監修）数間恵子・川越博美（編集）（2010）．在宅療養支援のための医療処置管理看護プロトコール　日本看護協会出版会

木村隆次（2004）．在宅における服薬指導のコツ─薬と賢くつきあうために　訪問看護と介護，**9**(8)，580-587．

河野浩行（2004）．在宅医療における薬剤管理のしかた　看護部マネジメント，No.198，29-36．

岡田美賀子・梅田　恵・桐山靖代（1999）．ナースによるナースのための最新がん患者のペインマネジメント：Evidence-based nursing practice の探究　別冊ナーシング・トゥデイ　日本看護協会出版会

坂根直樹（編著）（2009）．エビデンスを活かす糖尿病療養指導　中外医学社

特定非営利活動法人日本緩和ケア学会緩和医療ガイドライン委員会（2014）．がん疼痛の薬物療法に関するガイドライン 2014 年版　金原出版　p.32．

恒藤　暁（1999）．身体的苦痛の緩和　がん性疼痛　最新緩和医療学　最新医学社　pp.47-74．

Twycross, R., Wilcock, A., & Toller, C. S. (2009). *Symptom management in advanced cancer* (4th ed.). 〈palliative drugs com〉．（武田文和（監訳）（2010）．トワイクロス先生のがん患者の症状マネジメント［第2版］　医学書院　p.14.）

和田忠志（2004）．在宅医療における薬物療法　訪問看護と介護，**9**(8)，573-579．

Whaley, L. F., & Wong, D. L. (1993). *Nursing care of infants and children* (2nd ed.). St. Louis, MO: The CV Mosby.

World Health Organization (1996). *Cancer pain relief: With a guide to opioid availability*. Geneva, Switzerland: World Health Organization. （世界保健機関（編）武田文和（訳）（1996）．がんの痛みからの解放─ WHO 方式がん疼痛治療法［第2版］　金原出版　p.17.）

余宮きのみ（2008）．がん性疼痛のアセスメント1痛みのアセスメントの基本　林　章敏（編）　いつでもどこでもがん性疼痛マネジメント（Nursing Mook 50）　学習研究社　pp.20-27．

■参考 Web site

がん疼痛の薬物療法に関するガイドライン（2014 年版）　日本緩和医療学会
　　〈http://www.jspm.ne.jp/guidelines/pain/2014/pdf/pair2014.pdf〉

International Association for the Study of Pain（国際疼痛学会）
　　〈https://www.iasp-pain.org/Education/Content.aspx?ItemNumber=1698〉
　　（痛みの定義：日本語訳は特定非営利活動法人日本緩和ケア学会緩和医療ガイドライン委員会（2014）．がん疼痛の薬物療法に関するガイドライン 2014 年版　金原出版　p.18．による）

第8章

新井秀典（2014）．フレイルの意義　日本老年医学会誌，**51**(6)，497-501．

Braden, B., & Bergstrom, N. (1987). A conceptual schema for the study of the etiology of pressure sores. *Rehabilitation Nursing*, **12**(1), 8-12.

Braden, B., & Bergstrom, N. (1988). （真田弘美・大岡みち子（訳）　褥瘡の予防の治療ガイドライン）

Braden, B., & Bergstrom, N. (1989). Clinical utility of the braden scale for predicting pressure sore risk. *Decubitus*, **2**, 44-51.

European Pressure Ulcer Advisory Panel and National Pressure Ulcer Advisory Panel. (2009). *Prevention and treatment of pressure ulcers: Quick reference guide*. Washington DC: National Pressure Ulcer Advisory Panel.

Gosnell, D. J. (1987). Assessment and evaluation of pressure sores. *Nursing Clinics of North America*, **22**, 399-416.／厚生労働省老人保健福祉局老人保健課（監修）宮地良樹（編）（1988）．褥瘡の予防・治療ガイドライン　p.8 に引用

飯坂真司・真田弘美（2010）．世界的な褥瘡カテゴリ分類の現状　*Expert Nurse*，**26**(14)，12-16．照林社

Maklebust, J., & Sieggreen, M. (1991). *Pressure ulcers: Guidelines for prevention and nursing management*. West Dundee, IL: S-N Publications.

日本褥瘡学会（編）（2005）．科学的根拠に基づく褥瘡局所治療ガイドライン　照林社

日本褥瘡学会（編）（2009）．褥瘡予防・管理ガイドライン　照林社

日本褥瘡学会（編）（2012）．在宅褥瘡予防・治療ガイドブック［第2版］　照林社　pp.33, 35, 42．

日本褥瘡学会（編）（2012）．褥瘡ガイドブック　p.17．

日本褥瘡学会（編）（2012）．褥瘡予防・治療ガイド　褥瘡になりやすい人，なりにくい人　照林社　p.16．

大浦武彦（2001）．わかりやすい褥瘡予防・治療ガイド　褥瘡になりやすい人，なりにくい人　照林社　p.16．

大浦武彦・菅原　啓・天野冨士子他（2004）．看護計画を立てる際の褥瘡危険要因（大浦・堀田スケール）の用い方の実際と評価─定山渓病院，トヨタ記念病院の実際と評価─　*Expert Nurse*，**20**(4)，128-137．

真田弘美（編）（2004）．褥瘡ケア完全ガイド　学研　p.43．

須釜淳子・志渡晃一・炭谷靖子・塚田邦夫・表志津子・大桑麻由美・松井典子（2008）．在宅療養者における褥瘡の有病率及び予防・管理に関する調査　在宅褥瘡予防・治療ガイドブック　照林社　pp.i-viii．

祖父江正代・近藤まゆみ（編）（2009）．がん患者の褥瘡ケア　日本看護協会出版会　pp.2, 25．

高橋　誠（1999）．生体工学から見た減圧，除圧；褥瘡予防マットレスの体圧分散　*STOMA*，**9**(1)，1-14．

第9章

Abida, R. F., & Al-Faran, K. (2004). Oral care in the intensive and immediate care units in Riyadh and Qateef. *Pak Oral Dental Journal*, **24**(1), 87-94.

APIC (2008). *Guide to the elimination of catheter-associated urinary tract infections* (CAUTIs). Washington, DC: APIC. pp. 3-41.

APIC (2008). *Guide to the elimination of catheter-related bloodstream infections.* Washington, DC: APIC. pp. 8-57.

APIC (2008). *Guide to the elimination of ventilator associated pneumonia.* Washington, DC: APIC. pp. 8-57.

Bennett, G. (2007). *Prevent infections with isolation precautions: Strategies for the CDC Guidelines.* Marblehead, MA: HCPro.

Boyce, J. M., & Pittet, D. (2005). Guideline for hand hygiene in health-care settings. CDC. *MMWR Recommendations and Reports,* **51** (RR-16), 1-44. October 25 (2005)

CDC (2004). Guidelines for preventing health-care-associated pneumonia, 2003: Recommendations of CDC and the Healthcare Infection Control Practices Advisory Committee (HICPAC). *MMWR,* **53** (RR-03), 1-36.

CDC (2007). 2007 Guideline for isolation Precautions: Preventing transmission of infectious agents in healthcare settings.

Detato, D. D. S., Fernandez, V. A., Lagonegro, R., Lewis, J., Masoorli, S., Milanvich, P. S., & Milone-Nuzzo, P. (1998). *Nurses' illustrated handbook of home health procedures.* Springhouse, PA: Springhouse.

Fiske, J., Griffiths, J., Jamieson, R., & Manger, D. (2000). Guidelines for oral care for long stay patients and residents. *British Society for Disability and Oral Health,* No. 1044867, 1-13.

Florida Department of Health. (2010). Guidelines for prevention and control of infections due to antibiotic-resistant organisms. Division of disease control, Bureau of Epidemiology. pp. 1-61.

Jarvis, W. R. (2001). Infection control and changing health-care delivery systems. *Emerging Infectious Disease,* **7** (2, March-April), 170-173. CDC. Atlanta.

Gorman, L. H. (2008). *Client teaching guides for home health care* (3rd ed.). Sudbury, MA: Jones and Bartlett. pp. 90-92.

川村佐和子他 (2002). 在宅ケア高度技術 日本看護協会出版会

Mundy, L., & Fraser, W. R. (2004). *Determining the cost-effectiveness of healthcare epidemiology and infection control program.* Philadelphia, PA: Lippincott Williams & Wilkins.

鈴木庄亮・久道 茂 (編) (2006). シンプル衛生公衆衛生学 南江堂

Sooudi, K. (2009). 人工呼吸器関連肺炎 (VAP：Ventilator Associated Pneumonia) の予防 *Nursing Today,* 10 月臨時創刊号, 76-79.

Wideman, J. M., & Carrico, R. M. (2005). *Ready reference to the APIC text. APIC: A companion handbook.* Washington, DC: Association for Professionals in Infection Control and Epidemiology.

World Health Organization. (2009). *WHO guidelines on hand hygiene in health care: A summary.* Geneva, Switzerland: World Health Organization. pp. 1-51.

■参考 Web site

CDC (2003). Guidelines for preventing health-care-associated pneumonia: Recommendations of CDC and the Healthcare Infection Control Practices Advisory Committee (HICPAC). 2004.
　〈www.cdc.gov/ncidod/hip/pneumonia〉

CDC. Infection Control in Dental Settings.
　〈http://www.cdc.gov/oralhealth/infection.〉

第 10 章

黒田 勲 (2001). 失敗を活かす技術 河出書房新社

一般社団法人北海道総合在宅ケア事業団 (2002, 2010). リスクマネジメントマニュアル

第 11 章

Anderson, P. L., Cuellar, N., & Rich, K. (2003). Performance improvement in higher education: Adapting a model from health care agencies. *Journal of Nursing Education,* **42** (2), 416-420.

Anderson, P., & Mignor, D. (2008). *Home care nursing using an accreditation approach.* New York: Thomson Delmar Learning.

Bader, M. K., Palmer, S., Stalcup, C., & Shaver, T. (2003). Using a FOCUS-PDCA quality improvement model for applying the severe traumatic brain injury guidelines to practice: Process and outcomes. *Evidence Based Nursing,* **6**, 6-8.

Batalden, P. B., & Davidoff, F. (2010). *What is "Quality Improvement" and how can it transform healthcare?* Hanover, NH: Center for Evaluative Sciences, Dartmouth Medical School. 〈www.qshc.com〉

Joint Commission. (1997). *Nursing practice and outcomes measurement.* Oakbrook Terrace, IL: Joint Commission on Accreditation of Healthcare Organizations.

Juran, J. M., & Defeo, J. (2010). *Juran's quality handbook: The complete guide to performance excellence.* New York: McGraw-Hill International Editions.

厚生労働省 (2010). 平成 22 年度介護給付費実態調査の概容 厚生労働省
　〈http://www.mhlw.go.jp/toukei/saikin/hw/kaigo/kyufu/10/index.html〉

厚生労働省 (2018)。オンライン診療の適切な実施に関する指針 pp. 1-28.
　〈https://www.hlw.go.jp/file/05-Shingikai〉

琴似報告書；東京統計

川村佐和子 (監修) (2000). 在宅療養支援のために医療処置管理看護プロトコール 日本看護協会出版会 p. 39.

National Association for Healthcare Quality (2008). *Solutions.* Glenview, IL: JCAHO.

Schroeder, P. (1994). *Improving quality and performance.* St. Louis, MO: Mosby-Year Book. pp. 1-198.

事項索引

人名索引

執筆者紹介 （執筆順；＊編者）

スーディ 神崎 和代（すーでぃ かんざき かずよ）＊
医療創生大学国際看護学部・教授
札幌市立大学名誉教授
担当：第Ⅰ部1章，4章（共著），第Ⅲ部1章，3章
（共著），第Ⅳ部7章，第Ⅴ部9章，11章

新納 美美（にいろ みみ）
育ちの支援オフィスかんごの木代表
担当：第Ⅰ部4章（共著），第Ⅴ部1章（共著）

鹿内 あずさ（しかない あずさ）
北海道文教大学人間科学部・教授
担当：第Ⅰ部2章，第Ⅲ部3章（共著），第Ⅳ部1章，
5章，第Ⅴ部2章，3章，4章，8章

菊地 ひろみ（きくち ひろみ）
札幌市立大学看護学部・教授
地域看護専門看護師
担当：第Ⅰ部3章，第Ⅱ部1章（共著），3章（共著），
第Ⅳ部3章

門脇 睦子（かどわき あつこ）
訪問看護ステーションそよ風所長
訪問看護認定看護師
担当：第Ⅱ部1章（共著），第Ⅴ部10章

石﨑 剛（いしざき つよし）
特別養護老人ホームあつべつ南5丁目施設長
担当：第Ⅱ部2章

川添 恵理子（かわぞえ えりこ）
北海道医療大学看護福祉学部・講師
地域看護専門看護師
担当：第Ⅱ部3章（共著）

照井 レナ（てるい れな）
北海道大学大学院保健科学研究院・研究生
特定非営利活動法人「飛んでけ！車いす」の会・理事
担当：第Ⅲ部2章

長谷 佳子（はせ よしこ）
北海道医療大学病院
慢性疾患看護専門看護師
担当：第Ⅳ部2章，第Ⅴ部6章，7章（共著）

中安 隆志（なかやす たかし）
北海道医療大学看護福祉学部・助教
精神看護専門看護師
担当：第Ⅳ部4章（共著），第Ⅴ部1章（共著）

那須 典政（なす のりまさ）
林下病院看護部長
精神看護専門看護師
担当：第Ⅳ部4章（共著）

竹生 礼子（たけう れいこ）
北海道医療大学看護福祉学部・教授
担当：第Ⅳ部6章，第Ⅴ部5章

鈴木 真理子（すずき まりこ）
老人看護専門看護師
担当：第Ⅳ部7章（共著），第Ⅴ部2章（共著），8章
（共著）

青柳 道子（あおやなぎ みちこ）
北海道大学大学院保健科学研究院
創成看護学分野・講師
担当：第Ⅴ部7章（共著）

柿山 浩一郎（かきやま こういちろう）
札幌市立大学デザイン学部教授
担当：第Ⅴ部第11章図11-4作成

在宅看護学講座 [第2版]

| 2012 年 11 月 20 日 | 初　版第 1 刷発行 | 定価はカヴァーに |
| 2022 年 4 月 20 日 | 第 2 版第 2 刷発行 | 表示してあります |

編　者　スーディ神崎和代
発行者　中西　良
発行所　株式会社ナカニシヤ出版
〒606-8161　京都市左京区一乗寺木ノ本町 15 番地

Telephone	075-723-0111
Facsimile	075-723-0095
Website	http://www.nakanishiya.co.jp/
Email	iihon-ippai@nakanishiya.co.jp
郵便振替	01030-0-13128

装幀＝白沢　正／印刷・製本＝創栄図書印刷株式会社
Printed in Japan.
Copyright © 2012, 2019 by K. Kanzaki-Sooudi
ISBN978-4-7795-1413-5 C3047